HISTÓRIA DA PSIQUIATRIA

BIBLIOTECA PSCICOLOGIA E PSIQUIATRIA – 23

1. O segredo da paz familiar — H.F. Tashman
2. Usos e Abusos da Pscicologia — H.F. Eysenck
3. Relações Humanas — Thomason/ Clement
4. Ajuda-te pela Psiquiatria — Frank S. Caprio
5. Nos Subterrâneos da Mente — Fritz Redich
6. Descobre-te a ti Mesmo — Stephen Lackner
7. Seja Invulnerável — Laura A. Huxley
8. Renovar para Vencer — John W. Gardner
9. A Conquista da Mente — William Sargant
10. As Drogas e a Mente — Robert De Ropp
11. Fato e Ficção na Psicologia — H.J.Eysenck
12. A Marca da Violência — F. Wertham
13. Condicionamento Pessoal — Homell Hart
14. Sonhos e Pesadelos — J.A. Hadfield
15. As três Faces de Eva — C.H. Thigpen
16. Lavagem Cerebral (O Rapto do Espírito) — J.A. Merloo
17. A Face Final de Eva — J. Poling
18. O Século de Freud — Benjamin Nelson
19. Ajuda seu Marido a Vencer — Kenneth Hutchin
20. A Criança Problema — Josep Roucek
21. A Criança Excepcional — Josep Roucek
22. Psicoterapia de Grupo — Vários
23. História da Psiquiatria — Sheldon Selesnick
24. A necessidade de Amor — Theodor Reik
25. Qual o Problema de seu Filho? — Francis L.Ilg e L.B. Ames
26. A Juventude Descobre o Amor — E.M.Duvall
27. A Saúde Mental da Criança — Michael M. Miller
28. A Nova Juventude — W. Menninger
29. Eros e Tanatos – O Homem contra si Próprio — W. Menninger
30. Amor Contra o Ódio — K. Menninger
31. A Mente Humana — K. Menninger
32. Ajuda-te Pela Nova Auto-Hipnose — Paul Adams
33. Saúde Mental na Empresa Moderna — Harry Levinson
34. Ajuda-te pela Psicologia Aplicada — R.H. Anderson
35. Psicologia da Criança — Kingston/Bernard
36. Como a Criança Pensa — Ruth M. Beard
37. Análise Científica da Personalidade — Raymond Catell
38. Comunicação e Dinâmica em Grupo — Michael Argyle
39. Guia Prático para Entender Piaget — E.W.Hitchfield
40. Como Alterar o Comportamento Humano — H.R.Beech
41. Senso e Contra-Senso na Psicologia — H.J.Eysenck
42. ABC da Psiquiatria — W. Menninger
43. Sexo, Pornografia e Personalidade — H.J.Eysenck
44. Piaget: Teoria e Prática — P.G. Richmond
45. A Arte de Criar Filhos sem Fazer Força — Marvin J.Gersh
46. Problemas entre Pais e Filhos — W.Menninger
47. Ajuda-te pela Auto-Análise — Laura A.Huxley
48. Seu Filho de 0 a 12 anos — Helena Savastano
49. Os Valores e os Fatos — A.P.Rodolphi Agatti
50. Nosso Mundo Mental — Isaac Mielnik
51. O Comportamento Infantil — Isaac Mielnik
52. Psicologia Aplicada à Educação e Orientação Infantil — Frances L.Ilg e Louise B. Ames
53. Piaget na Prática Escolar — Hans G. Furth e Harry Wachs
54. Os Pais não são Culpados Pelas Neuroses dos Filhos — Edmund Bergler
55. Novos Horizontes da Psicologia — P.C.Dodwell
56. Ajuda-te pela Autopsicoterapia — Martin Shepard
57. Conviviologia — Illie Gilbert
58. Excitação Sexual — Robert J. Stoller
59. O Caminho para a Libertação Feminina — Albert Ellis
60. A Nova Mulher — L.Z.Boom, K.Cobum e Joan Pearlman
61. Ajuda-te Pela Auto Hipnose — Freda Morris
62. Use a Cabeça — Aaron Levenstein
63. A Cura pela Liberdade — W.D.Wills
64. Um novo Eu — Muriel James
65. Ajuda-te pela Análise Transacional — Robert L.Goulding
66. Os Adolescentes — Isaac Mielnik
67. A Personalidade — Jacques Chazaud
68. A Vida Antes do Nascimento — Wilson A. Ribeiro
69. O Jogo do Convívio — Illie Gilbert

FRANZ G. ALEXANDER
SHELDON T. SELESNICK

HISTÓRIA DA PSIQUIATRIA

Uma Avaliação do Pensamento e da
Prática Psiquiátrica desde os Tempos Primitivos

Tradução de
AYDANO ARRUDA

São Paulo | 2019

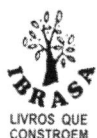

Copyright © 1966. ESPÓLIO DE FRANZ ALEXANDER
E SHELDON SELESNICK, MEDIANTE ACORDO
COM HARPER & ROW, PUBLISHERS, INC.

Título Original: The History of Psychiatry

Direitos desta edição reservados à
IBRASA
Instituição Brasileira de Difusão Cultural Ltda.
Rua Ouvidor Peleja, 610
Tel/Fax: (0xx11) 3791.9696
e-mail: ibrasa@ibrasa.com.br
home page: www.ibrasa.com.br

Nenhuma parte desta obra poderá ser reproduzida,
por qualquer meio, sem prévio consentimento dos editores.
Excetuam-se as citações de pequenos trechos em resenhas
para jornais, revistas ou outro veículo de divulgação.

Capa: Armenio Almeida (MK Design)
Editoração Eletrônica: Armenio Almeida (MK Design)
Publicado em 2019

A367h   ALEXANDER, Franz G.; SELESNICK, Sheldon T.
              História da psiquiatria: uma avaliação do pensamento e da prática psiquiátrica desde os tempos primitivos. / Franz G. Alexander; Sheldon T. Selesnick. – São Paulo : IBRASA, 2019.

              656 p. (Biblioteca: Psicologia e Psiquiatria - 23)
              ISBN ISBN 978-85-348-0372-4

              1. Psiquiatria. 2. História. 3. Psicanálise. I. ALEXANDER, Franz Gabriel,1891-1964; II. SELESNICK, Sheldon T.1925-, III. Título. IV. Série.

                                                    CDU 616.89:93/99

Maria José O. Souza CRB 8/5641

Psiquiatria:616.89
história:93/99
Psicanálise: 159.964

IMPRESSO NO BRASIL - PRINTED IN BRAZIL

Sumário

Introdução de Jules Masserman, 12
Prefácio, 18

PARTE I — A IDADE DA PSIQUIATRIA, 20
1. A Psiquiatria Atinge a Maioridade, 23

2. As Três Tendências Básicas na Psiquiatria, 29
   O Método Mágico, 30
   O Método Orgânico, 33
   O Método Psicológico, 36

PARTE II — DESDE A ANTIGUIDADE, 41
3. Contribuições dos Antigos, 43
   Mesopotâmia, 435
   Egito, 47
   Os Hebreus, 50
   Os Persas, 52
   O Extremo Oriente, 54

4. A Era Clássica, 58

   Do Culto Mágico de Esculápio ao Mundo Materialista dos Gregos, 58

   Psicologia Sem Demônios, 65

   Mitologia Médica Italiana, 74

   O Método Orgânico Helenístico, 75

   Contribuições Psicológicas dos Romanos, 82

   Retrospecto, 88

5. O Período Medieval, 90

   Psicologia Medieval, 90

   O Método Orgânico Medieval, 104

   A Caça às Feiticeiras, os Caçadores e seu Manual no Alvorecer da Renascença, 112

   Da Caridade à Matança — Uma Visão Geral das Contrições Medievais, 116

6. A Renascença, 119

   Desenvolvimentos na Medicina, 121

   Desenvolvimentos na Psicologia, 126

   A Magia e a Cruzada Contra Caça às Feiticeiras, 132

7. A Era da Razão e Observação, 144

   O Ambiente Cultural, 144

   Desenvolvimentos Psicológicos, 149

8. O Iluminismo, 167

   Da Classificação ao Desacorrentamento dos Insanos, 170

   Erros, Magia e Mesmerismo, 190

9. A Reação Romântica, 204
   Desenvolvimentos Psicológicos, 206
   Precursores da Neuropsiquiatria, 222

10. A Era Moderna, 244
    Neuropsiquiatria, 244
    Desenvolvimentos Psicológicos, 265

PARTE III — A IDADE FREUDIANA, 283

11. Sigmund Freud, 285

12. Evolução Científica de Freud, 295
    Estudos do Sistema Nervoso, 296
    Estudos sobre Hipnotismo e Histeria, 298
    Os Fundamentos da Psicanálise, 302
    Revisões e Acréscimos à Teoria Psicanalítica, 310

13. Contribuições de Freud à Teoria Social e às Humanidades, 316

14. O Movimento Psicanalítico, 327

15. Os Pioneiros da Psicanálise, 338
    Karl Abraham, 339
    Ernest Jones, 340
    Sandor Ferenczi, 343

16. Os Dissidentes, 348

   Alfred Adler, 2348

   Carl Gustav Jung, 360

   Otto Rank, 378

17. Contribuições de Fora da Escola Psicanalítica, 385

   Eugene Bleuler e Esquizofrenia, 385

   Jean Piaget e Desenvolvimento do Pensamento Normal, 387

   Alfred Binet e Testes de Inteligência, 391

   Hermann Rorschach e Testes Projetivos, 394

   Adolph Meyer e Psiquiatria de Senso Comum, 398

PARTE IV — DESENVOLVIMENTOS, 403

Introdução, 405

18. O Método Orgânico, 407

   O Bioquímico, o Psiquiatra e a Equipe Multidisciplinar, 407

   Orientação para o Sistema Nervoso, 412

   Tratamentos de Choque e Psicocirurgia, 418

   Psicofarmacologia, 426

   Os Alucinógenos e Psicose Experimental, 435

   Esquizofrenia — O Nó Górdio da Psiquiatria, 437

19. Desenvolvimentos Psicológicos, 442

   Teoria da Personalidade, 442

   Teorias Relativas à Aprendizagem, 458

   Teoria dos Instintos, 460

Desenvolvimentos no Tratamento Psicanalítico, 476

Psicoterapia, 487

20. Psiquiatria Social, 493

   Terapia de Grupo, Terapia de Família e Comunidade Terapêutica, 493

   Problemas Psiquiátricos dos Velhos (Geriatria), 500

   Alcoolismo e Toxicomania, 503

   A Psiquiatria e a Lei, 512

21. A Escola Culturalista e os Neofreudianos, 529

22. Visões Filosóficas, 540

23. Desenvolvimentos na Psiquiatria Infantil, 547

   Primeiros Escritos, 547

   Educação e o Deficiente Mental, 550

   Delinquência e o Movimento de Orientação Infantil, 552

   Psicoterapia de Crianças, 556

   Relações Mãe-Filho, 562

24. O Método Psicossomático na Medicina, 567

   Progressos Metodológicos, 570

   Fatores Emocionais na Doença, 572

   A Necessidade da Corroboração Experimental das Teorias Psicossomáticas, 580

25. Perspectivas, 586

Apêndice A — Os Fundadores da Associação Psiquiátrica Americana, 590

Apêndice B — Jung e os Nacionais-socialistas, 593

Apêndice C — A Organização de Ensino, Prática e Pesquisa Psicanalíticas e Psiquiátricas, 597

Notas, 602

Bibliografia, 626

Ilustrações em seguida às páginas 227

Agradecimentos

Gostaríamos de expressar nossa mais profunda apreciação às pessoas que, por meio de sugestões, críticas e encorajamento, ajudaram a levar este livro à conclusão: dra. Hedda Bolgar, dr. Sidney Cohen, dr. Richard Edelman, dr. Joshua A. Hoffs, dr. e sra. Fred Engreen, dr. Alan Glasser, sra. Fran Goodman, sra. Helen Berk, dr. Eric Marcus, dr. Rocco Motto, sra. Miriam Silinsky, dr. Zanwil Sperber, sr. Lawrence Weinberg, sra. Rose Berk e especialmente a minha esposa, Rose.

O sr. Don Reed, do quadro da biblioteca da Universidade da Califórnia em Los Angeles, a srta. Kathryn E. Laing e o sr. Richard J. Bammann, do quadro da Biblioteca da Administração de Veteranos, em Brentwood, Califórnia, foram muito úteis na pesquisa.

Gostaríamos também de agradecer ao quadro redatorial de Harper & Row, especialmente ao sr. Marion S. Wyeth Jr., sr. Norbert Slepyan e srta. Katherine Johnson, por seus inestimáveis conselhos e assistência.

Uma dívida de gratidão muito especial é reconhecida à sra. Maise Matula por seis anos de dedicada devoção à nossa tarefa comum. Com sua eficiente assistência secretarial e editorial, aliada ao trabalho de biblioteca, foram resolvidos muitos problemas aparentemente insuperáveis.

S.T.S.

JULES MASSERMAN

Introdução

Nenhum leitor inteligente pode ler este livro sem perceber que seu título não lhe faz suficiente justiça, no sentido da memorável quadra de Alexander Pope:

> Let us, since life can little more supply
> Than just to look about us, and to die,
> Expatiate free o'er all this scene of man;
> A mighty maze! but not without a plan.(*)

Isso porque não se trata meramente de uma história da psiquiatria; é uma história dos eternos temores do homem e de suas perenes esperanças, dos mecanismos físicos, sociais e filosóficos que, sob vários disfarces, evoluíram na psiquiatria "moderna". Goethe acentuou com propriedade que "A história da ciência é a própria ciência, a história do indivíduo, o indivíduo", e Halphen acrescentou: "A história não transforma pessoas em céticos, mas proporciona um maravilhoso ensino de prudência."

(*) N. T. — Vamos, como a vida pouco mais pode fornecer
que um simples olhar à nossa volta, e morrer.
Estender-nos livremente sobre toda esta cena do homem;
Um vasto labirinto! Mas não sem um plano.

A psiquiatria americana está especialmente necessitada das largas perspectivas que os drs. Franz G. Alexander e Sheldon T. Selesnick nos convidam a examinar neste livro. Acena para horizontes de lugar e tempo anteriores mesmo àqueles de seus capítulos iniciais. De fato, quando começou a "história" do homem? A história do homem deve ser datada a partir dos toscos artefatos de dois milhões de anos atrás descobertos por J. B. Leakey na garganta de Olduvai ou a partir da fantasia primitiva, mas já artística, do homem como foi registrada há apenas quinze mil anos nas pinturas das cavernas de Lascaux e Altamira? Com referência ainda mais direta a nossos interesses psiquiátricos, essas pinturas e seus sarcófagos vizinhos nos mostram que mesmo o homem paleolítico desde muito tempo antes já experimentara no mais alto grau o que é frequentemente considerado como as três principais fontes de ansiedade do homem: seu bem-estar físico, sua segurança social e, longe de ser a menor, seu lugar imortal no universo.

Os drs. Alexander e Selesnick iniciam sua história da psiquiatria com os registros escritos do homem de quatro ou cinco mil anos atrás, época em que, conforme acentuam, os acádios e egípcios já haviam encontrado soluções absolutamente "modernas" para as ansiedades básicas do homem: tecnologia apurada, sistemas sociais bem organizados e religiões multi-simbólicas. Os autores traçam depois o desenvolvimento físico, transacional e psicológico do homem desde os períodos "Antigo", Clássico, Medieval, Renascentista e Romântico até os aspectos médicos, sociológicos e metapsicológicos da psicologia moderna. Que Alexander e Selesnick o fizeram com alcance erudito e encanto literário é coisa que todo leitor logo descobrirá por si próprio; que também deixaram lugar para acréscimos ou qualificações de suas visões da história é outro aspecto meritório do livro. Por exemplo:

Alguns leitores talvez não estejam absolutamente certos, como parecem estar alguns historiadores da psiquiatria, de que o conhecimento do homem a seu próprio respeito atingiu o auge em nossa era pós-freudiana. A cultura minoica foi em sua época entusiástica, sofisticada, exploratória, criativa e serena durante muitos séculos. Aqueles que lamentam eternamente o desaparecimento da Idade de Ouro da Grécia podem acentuar que Anaximandro traçou a evolução da matéria inorgânica até os animais irracionais e os homens, que Pitágoras chamou o cérebro de órgão da mente, aproximou as funções dos nervos, distinguiu o comportamento racional (cerebral) do instintivo, ou emocional, concebeu ego pessoal e vontade, e construiu uma cosmologia matemática. Heráclito em seu Livro *Da Natureza,* escrito quase dois milênios e meio antes de Hegel ou Freud, percebeu as eternas lutas e sínteses dialéticas entre os opostos no comportamento do homem — bem e mal, amor e ódio, e vida e morte. Platão reconheceu as origens dos sonhos, Tucídides analisou os motivos de figuras históricas, Xenófanes conheceu bem a necessidade que o homem tem de acreditar em mitos antropomórficos e Teofrasto, sucessor de Aristóteles na Academia de Atenas, escreveu uma antologia altamente inteligente de descrições de caráter facilmente reconhecível em nossos amigos e conhecidos de hoje.

Os dramaturgos gregos superaram todos esses sábios em suas visões das complexidades das motivações e atribulações humanas. Considere-se como Sófocles enriqueceu a lenda de Édipo com um largo espectro de relações humanas: o medo oculto que Laio e Jocasta tinham — e que realmente todos os pais têm — da ascendência potencial de seu filho sobre eles; a incansável procura de sua "identidade" pelo príncipe Édipo; a destruidora ira do jovem quando sua presunção de domínio é desafiada na simbólica encruzilhada que leva a Tebas; a inconsciente fantasia que todo homem alimenta de reconquistar uma mãe capaz de prover tudo — e que toda mulher alimenta de adquirir pelo casamento um filho obediente. Com efeito, considerando-se este caleidoscópio de relações humanas sutilmente matizadas, o próprio Sófocles teria ficado perplexo se lhe dissessem que futuramente a expressão "complexo de Édipo" viria a significar apenas o deliberado desejo que um menino tem de matar seu pai e copular com sua mãe.

Outros classicistas poderiam sustentar que, não os trágicos da Grécia, mas seus escritores de comédias, não só compreenderam melhor as fraquezas e loucuras da humanidade, mas também souberam aproveitar melhor esse bem quase unicamente humano — a noção do absurdo que faz estourar a pomposidade e a pressão. Observem Aristófanes, que em *As Nuvens* retrata Sócrates, dentro de um cesto no ar, arrancando, com surpreendentes técnicas freudianas, as fantasias livre-associativas de Estrepsíade, que fora procurar conselho filosófico a respeito de suas dívidas:

SÓCRATES: Venha deitar-se aqui.
ESTREPSÍADE: Para quê?
SÓCRATES: Meditar um pouco sobre questões que lhe interessam.
ESTREPSÍADE: Oh, eu lhe peço, aqui não.
SÓCRATES: Venha, sobre o divã!
ESTREPSÍADE: Que destino cruel.
SÓCRATES: Medite e examine bem, concentre seus pensamentos, deixe que sua mente se volte para todos os lados das coisas. Se encontrar dificuldade, salte rapidamente para alguma outra ideia; evite dormir.

A "análise" continua até quanto Estrepsíade, diante das incitações e interpretações de Sócrates, pensa em controlar o crescimento e a diminuição da lua de modo que parem os meses e suas contas mensais nunca se vençam. Aristófanes seguia uma alegre tradição, honrada através dos tempos por mestres da hilaridade (como Boccaccio, Rabelais, Voltaire, Gilbert, Twain e Thurber, entre outros), que aliviaram o fardo do homem por meio do humor — engenho que, diga-se de passagem, foi com frequência usado por Franz Alexander como eficiente técnica psicoterapêutica.

Glorificadores do período final da Idade Média talvez achem que os autores deste livro não prestaram suficiente tributo ao gênio experimental e matemático de Roger Bacon, *doctor mirabilis,* ou que ninguém previu melhor o moderno princípio da parcimônia em postulados filosóficos do que William of Ockham em sua sentença *"Essentia non sunt multiplicando praeter necessitatem".* Desidério Erasmo e Luis Juan Vives são mencionados no texto, mas seus admiradores talvez observem que os dois gigantes do século XV, em suas vidas pessoais assim como em seus escritos, foram corajosos humanistas em épocas de generalizada desilusão, arrogância e brutalidade oportunista, e que Vives, particularmente em seus *Comentários* sobre *De Anima* de Aristóteles, preconizou o método indutivo como corretivo para o que Francis Bacon posteriormente chamou de "culto dos ídolos da caverna, da tribo e do mercado"; ainda mais brilhantemente, Vives também se antecipou à psicologia motivacional e associacionista de Thomas Hobbes, sem o cinismo e o sicofantismo deste último. De igual maneira, um ou outro leitor pode pensar que Johannes Weyer, John Scotus e outros luminares que chegam até o presente foram também esquecidos ou subestimados.

Atitude inteiramente oposta poderia ser adotada em relação à discussão de Sigmund Freud e sua obra pelos autores. De um lado, Alexander e Selesnick não hesitam em apontar a dívida, em grande parte não reconhecida, de Freud para com Herbart, James, Carus, Von Hartmann, Driesch, Charcot, Bernheim, Forel, Dejerine e outros que o precederam; algumas de suas incoerências; e sua tolerância em relação a uma política de discípulos (veja-se a correspondência com Bleuler) que excluiu do recinto privado da psicanálise todos aqueles que punham seriamente em dúvida qualquer dogma corrente. Por outro lado, porém, os autores caracterizam de maneira variada Freud, apresentando-o ao mesmo tempo como um observador objetivo e um *menschenkenner* intuitivo; um lógico rigoroso, mas dado a tênues e improváveis especulações metapsicológicas; o primeiro precursor da psicoterapia científica, mas um pessimista quanto a sua aplicação geral e seus resultados clínicos; e ainda, "uma das mais importantes e influentes figuras... na civilização ocidental". É possível que as gerações futuras considerem Freud, pelo contrário, como um investigador preocupado, inquieto e solitário, um inovador monotético, um sistematizador imaginativo e um escritor pitoresco, que, embora às vezes apresentasse princípios, forças e suas interações como entidades animadas mais ou menos à maneira de Esopo, ainda assim provocava e evocava útil pensamento sobre o comportamento do homem, sua evolução e seu controle. Alternativamente, os cientistas de comportamento do século XXV talvez louvem Alexander e Selesnick como profetas contemporâneos e repitam seus hinos de louvor à grandeza de Freud. Podemos especular se o julgamento consensual não terá então cessado há muito tempo entre a abjuração e a adulação, mas não cabe aos historiadores do século XX arrogar-se tal presciência.

No entanto, tendo escrito isto, ensaiarei assim mesmo uma incoerência arriscando-me a duas outras previsões. A primeira é que a nossa própria e as futuras gerações considerarão o apreciável espaço dedicado neste livro ao pensamento dinâmico, pesquisa psicofisiológica e modificações pragmáticas de terapia analítica de Franz Alexander inteiramente justificado por sua duradoura significação; e a segunda previsão é que o próprio livro, devido à sua elevada erudição, a suas avaliações e julgamentos predominantemente louváveis, e a seu estilo lúcido e brilhante, permanecerá como um marco na literatura da história do homem. Ou melhor, servirá como um farol giratório serve a um navio em águas mal cartografadas: seu giro dissipa as sombras de regiões já navegadas, fixa seu próprio ponto de referência e depois passa a iluminar o futuro.

Prefácio

O dr. Franz Alexander morreu aos 73 anos de idade em março de 1964, enlutando profundamente a comunidade psiquiátrica e todo o mundo científico. Infelizmente, não viveu o bastante para ver a publicação deste livro. Sua morte ocorreu depois de termos enviado nosso manuscrito original (que havíamos começado juntos em 1959) ao editor e pouco depois de termos iniciado as extensas revisões que são sempre necessárias na preparação de um livro desta natureza. Como foi necessário que eu concluísse o trabalho sozinho, devo assumir a responsabilidade por todas as falhas porventura nele existentes. Todo benefício que pude levar ao trabalho se tornou possível graças à presença e depois à contínua influência do dr. Alexander, que foi meu mestre, meu colega e meu amigo.

Quando o dr. Alexander era estudante no Instituto Psicanalítico de Berlim (em 1919 ele se tornou o primeiro estudante na fonte de talento do movimento psicanalítico), o próprio Freud previu que ele seria um dos grandes contribuidores da psiquiatria. Sua carreira mais que justificou a previsão. Desde seus primeiros trabalhos até o fim de sua carreira, quando estava realizando importantes estudos em medicina psicossomática, seu nome foi identificado com criatividade na pesquisa, na literatura e no ensino. Além de numerosos artigos e livros no terreno da psiquiatria, escreveu sobre teoria política, literatura, ética, estética e criminologia. Tinha uma larga visão do papel integral da psiquiatria na dinâmica da civilização ocidental. Por exemplo, em seu livro *The Western Mind in Transition,* encareceu a necessidade de unir sociologia e psicologia em uma ciência integrada do comportamento. Dedicou a seu trabalho zelo juvenil, uma mentalidade aberta e uma capacidade de criar novos conceitos com base em tradição válida. Não se limitou apenas a escrever, mas também fez história psiquiátrica.

Tive o prazer de conhecer o dr. Alexander em 1950 e apreciar a inspiração e o conhecimento que transmitia a seus alunos. Como seu colega, experimentei o espírito e o gracioso encanto que o tomavam querido de todos os seus companheiros. O que Freud disse de Sandor Ferenczi, que influenciou fortemente o dr. Alexander, pode ser dito do próprio dr. Alexander: "Ele fez de todos nós estudantes."

À memória de Franz Alexander é dedicado este livro.

SHELDON T. SELESNICK

Los Angeles, Califórnia
Novembro de 1965.

PARTE I

A IDADE DA PSIQUIATRIA

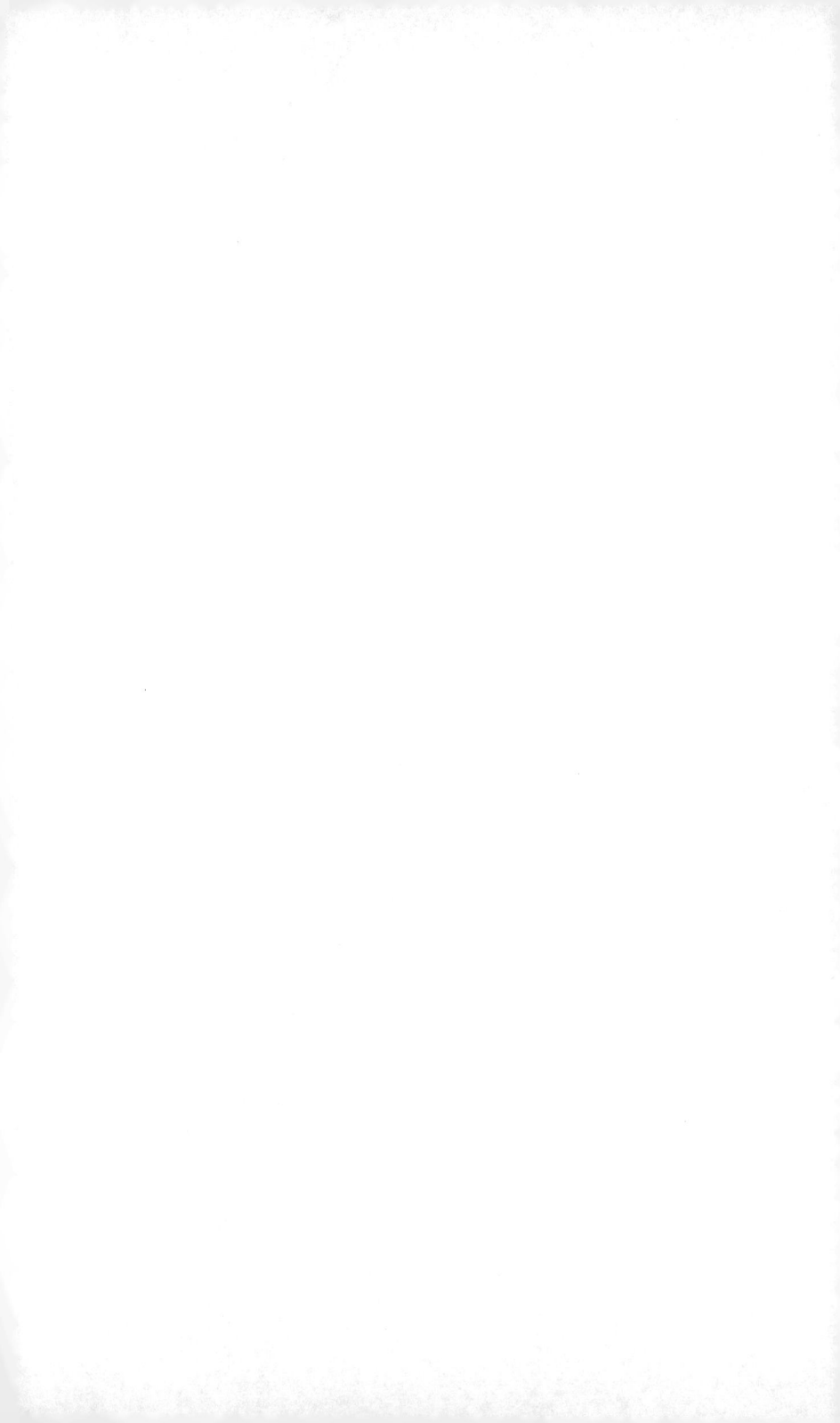

CAPÍTULO 1

A Psiquiatria Atinge a Maioridade

Sempre houve entre nós doentes mentais — que eram temidos, admirados, ridicularizados, lamentados ou torturados, mas muito raramente curados. Sua existência abala-nos até o fundo de nosso ser, pois nos torna dolorosamente conscientes de que a sanidade mental é uma coisa frágil. Para enfrentar suas doenças o homem sempre precisou de uma ciência capaz de penetrar onde as ciências naturais não podem investigar: no universo da mente humana.

Esta necessidade tem sido atendida de muitas maneiras. O esforço iniciou-se com os médicos feiticeiros no passado pré-histórico e, desde aqueles tempos primitivos, foi exercido por filósofos, médicos, artistas, sacerdotes, cientistas e, finalmente, médicos especialmente preparados e dedicados a essa tarefa: os psiquiatras. Como a doença mental ataca a própria essência da natureza do homem, como todos nós estamos intimamente envolvidos no problema da saúde mental e assim estivemos desde tempos imemoriais, a luta para compreender e tratar a doença mental abrangeu amplas áreas de nossa civilização. A evolução da psiquiatria foi uma parte central da evolução da própria civilização.

No entanto, nos últimos trezentos anos a maioria das melhores mentalidades científicas dedicou seus esforços à exploração do universo físico. Nesse período o homem realizou mudanças revolucionárias em seu ambiente físico, cultural e social. A ênfase em ciências físicas afetou profundamente a medicina, de modo que a ciência médica se tomou essencialmente uma ciência natural aplicada. A medicina também melhorou radicalmente a natureza da existência humana. A duração da vida provável aumentou, da mesma maneira que o índice de sobrevivência dos recém-nascidos. Os horrores das doenças — desde moléstias crônicas até surtos epidêmicos — foram consideravelmente atenuados.

Diante disso, não é de surpreender que a visão predominante da natureza do homem tenha sido durante muito tempo governada pelos conceitos das ciências naturais. Pela perspectiva do século XIX o homem era um ser racional e extrovertido influenciado por leis naturais. O ser físico do homem, baseado como é em estruturas celulares, era encarado como parte de um universo maior, baseado em estruturas atômicas e moleculares. Esse ponto de vista fazia do homem um mecanismo racional, uma combinação de livre vontade intelectual e moral, operando em um contexto de determinantes biológicas. Dado esse ponto de vista, era de esperar que a medicina caísse sob a influência das ciências naturais.

Contudo, um ramo da medicina lidava com fenômenos que desafiavam descrição em termos de física e química, de fisiologia e anatomia. Nem todos os homens são racionais. Nem todos os homens têm liberdade intelectual e moral. Pelo contrário, alguns homens comportam-se estranhamente, como que sob misteriosas compulsões. Às vezes falam incoerentemente e às vezes assustam-se sem razão aparente. Podem alternar-se violenta e inexplicavelmente entre animação e depressão. Podem sofrer de desespero excessivo, ser incapazes de usar seu discernimento ou ser perseguidos por alucinações e delírios. Esses homens podem mesmo ser homicidas ou suicidas. Parecem sem dúvida alheios à imagem dominante de homem que a ciência natural criou. Mais frustrador ainda para a ciência é que as causas de seu comportamento não podiam ser determinadas por métodos de laboratório, nem mesmo localizadas em qualquer parte do corpo.

Apesar disso, a psiquiatria demorou muito para firmar-se como parte importante da ciência médica, pois não se enquadrava na orientação materialista, mecânica e racional dominante. Pelo contrário, parecia ser um possível meio de infiltrar na medicina antigos conceitos demonológicos, augurando um retorno aos tempos em que se pensava serem as doenças causadas por maus espíritos. Este temor era reforçado pelo reconhecimento de que a psiquiatria lidava com conceitos psicológicos de maneira muito semelhante à da demonologia dos tempos primitivos. No entanto, os doentes mentais precisavam de ajuda — ou pelo menos de vigilância — e estavam fora do alcance dos métodos físicos da medicina. Assim, ao mesmo tempo que era suspeita, a psiquiatria era também necessária e, por isso, foi limitada principalmente ao cuidado custodiai de casos adiantados, em sua maioria sem esperanças ou perigosos para si próprios e para os outros.

Embora considerada parte da medicina, a psiquiatria era mantida em posição marginal. O psiquiatra era incumbido principalmente de guardar, não de curar. Se não fossem os distúrbios mentais aparentemente devidos a causas físicas, o psiquiatra não teria o menor contato com seus colegas médicos e nem mesmo uma linguagem comum com eles. No entanto, a grande maioria das perturbações mentais, as psiconeuroses e as chamadas psicoses funcionais, as esquizofrenias e as condições maníaco-depressivas, recusavam-se obstinadamente a ser descritas, compreendidas ou tratadas pelos métodos médicos habituais. Seus sintomas só podiam ser observados como fenômenos psicológicos e suas causas eram obscuras. O psiquiatra permanecia por isso separado dos médicos seus colegas.

Em nosso século ocorreu uma revolução científica: a psiquiatria atingiu a maioridade. Por força de realizações substanciais, deixou de ser a enteada desprezada da medicina e tornou-se um dos seus setores mais proeminentes.

Esse progresso foi em grande parte fruto de milhares de anos de estudo da psique humana, mas só se tornou possível depois que as descobertas freudianas transformaram a psiquiatria e penetraram no pensamento médico geral. Muitos que iniciaram suas carreiras psiquiátricas no que era ainda essencialmente o período pré-freudiano presenciaram as mudanças que fizeram da psiquiatria um campo vital da medicina. Presenciaram a necessária introdução de uma espécie sólida e científica de raciocínio psicológico que não parecia ameaçar a medicina com o retorno a suas origens mágicas e animistas. O método de Freud tornou possível dar ao estudo da mente humana a primeira teoria compreensiva da personalidade, baseada em um método eficiente de escrupulosa e sistemática observação e interpretação. Igualmente importante foi o desenvolvimento freudiano de novos conceitos de repressão e defesas psicológicas, assim como de uma teoria de personalidade dinâmica. Por sua vez, este método e suas descobertas resultantes introduziram um método racional de tratamento de psiconeuróticos baseado no conhecimento da natureza e das causas de sua doença. Apesar das acentuadas diferenças entre psicanálise e outras formas de medicina, essas realizações inevitavelmente colocaram a psiquiatria mais próxima do restante da medicina.

O movimento psicanalítico não foi um acidente nem a realização de um único gênio. O advento da psicanálise foi apenas uma das manifestações de uma revolução ideológica na civilização ocidental, quando a curiosidade do homem pelo seu mundo exterior começou a ceder lugar a uma nova espécie de interesse. Em primeiro lugar na filosofia e literatura, depois no aparecimento das ciências sociais e finalmente no advento de uma nova espécie de psicologia, o homem ocidental aceitou o desafio de compreender sua própria personalidade, de procurar respostas para as questões de seu destino e da significação de sua vida. O método psicanalítico de Freud logo se tornou a mais eficiente e compreensiva expressão dessa busca.

Se nossa idade foi aquela em que a psiquiatria desenvolveu os meios de enfrentar a doença mental com maior garantia de êxito, foi também uma idade em que se reconheceram realisticamente os perigos que a doença mental cria para a saúde nacional. Nos últimos vinte e cinco anos, o conhecimento de nossos meios para tratar a doença mental levou o público, o governo e os médicos a considerarem que a doença mental representa para o bem-estar nacional ameaça tão grande quanto a das mais temidas doenças físicas. Calcula-se que nos Estados Unidos de cada dez pessoas uma sofre hoje de alguma forma de doença mental. Treze por cento dos moços examinados pelas forças armadas são considerados incapazes para o serviço militar devido a dificuldades psiquiátricas. De cada dois leitos hospitalares, um é ocupado por paciente mentalmente perturbado. Um bilhão e meio de dólares são perdidos anualmente por pessoas que faltam ao serviço devido a perturbações emocionais. Começamos finalmente a perceber o terrível tributo que a doença mental cobra em potencial humano e produção.

Para enfrentar esse crescente desafio, a educação psiquiátrica expandiu-se. No começo da década de 1930, havia nos Estados Unidos menos de quinhentos psiquiatras praticantes. Hoje, existem quase dezesseis mil. A psiquiatria é um terreno de pioneiros que, devido a sua própria natureza, precisa incluir o estudo da personalidade total. Toca, portanto, todas as especialidades médicas e também as ciências sociais. Compreensivelmente, os estudantes de medicina interessaram-se cada vez mais pela doença mental e pela psiquiatria como especialidade a que se dedicarem. De fato, a psiquiatria situa-se agora em terceiro lugar — superada apenas pela cirurgia e pela medicina interna — entre as especializações escolhidas por médicos. No entanto, a preparação para a prática nesse terreno é talvez a mais árdua em toda a medicina. O médico psiquiatra precisa submeter-se a treinamento comparável ao de seus colegas nos outros campos da medicina. Precisa ter diploma de médico, executar um período de interno e depois fazer um período de três anos de treinamento (residência) sob a supervisão de psiquiatras habilitados. Em seguida, precisa praticar durante dois anos antes de ser considerado habilitado para submeter-se aos exames da junta que lhe conferirá o certificado de psiquiatra. Para tornar-se psicanalista precisa frequentar um instituto psicanalítico seis horas por semana durante quatro anos e ao mesmo tempo submeter-se a sua própria psicanálise pessoal. O treinamento consome tempo e é dispendioso, sendo esse um dos fatores que contribuem para que só haja atualmente nos Estados Unidos mil e cem psicanalistas habilitados.

Ao contrário da opinião generalizada, a psiquiatria não é tão remuneradora quanto muitas outras especializações médicas. No entanto, o psiquiatra encontra grande satisfação pessoal em seu trabalho, pois sua recompensa é saber que pode ajudar um indivíduo a encontrar um modo de vida satisfatório quando essa pessoa, torturada pelo medo, desespero ou confusão, não é capaz de encontrar sozinha esse caminho.

Ademais, a estreita relação entre problemas emocionais e doença física tem sido dramaticamente esclarecida, em resultado do que centenas de especialistas de outros campos da medicina, gratos pela possibilidade de treinamento psiquiátrico, ingressaram em programas de residência psiquiátrica. Nesta tendência e no desenvolvimento de grupos psiquiátricos em universidades e hospitais gerais, estamos talvez presenciando a aliança entre a psiquiatria e outros setores médicos que os psiquiatras há muito tempo sabem ser vital ao aperfeiçoamento da prática médica.

À medida que cresce o impulso de consciência e envolvimento, torna-se cada vez mais evidente não apenas que a psiquiatria atingiu a maioridade, mas também que nossa civilização talvez tenha entrado na idade da psiquiatria. Esta evolução significa mais que a melhoria da psiquiatria; significa o progresso de toda a medicina. O homem, o benfeitor, caminhou muito desde as primeiras e toscas sondagens dos médicos feiticeiros pré-históricos e dos antigos sacerdotes médicos. A saga dessa caminhada é o tema deste livro.

CAPÍTULO 2

As Três Tendências Básicas na Psiquiatria

Três tendências básicas no pensamento psiquiátrico podem ser traçadas até os tempos mais antigos: (1) a tentativa de explicar as doenças da mente em termos físicos, isto é, o método orgânico; (2) a tentativa de encontrar explicação psicológica para as perturbações mentais; e (3) a tentativa de lidar com acontecimentos inexplicáveis por meio de magia.

Nos capítulos seguintes procuraremos acompanhar esses três componentes sempre presentes no pensamento psiquiátrico desde seu início até o estado atual, O progresso da medicina consiste na aplicação de teorias psicológicas e orgânicas, e métodos de tratamento a casos aos quais podem ser convenientemente aplicados, e ao mesmo tempo na eliminação gradual dos componentes mágicos dos processos tanto psicológicos como somáticos. Futuramente terá de ser esclarecida a relação mútua entre os dois métodos básicos: o psicológico e o orgânico. Como veremos, isso levará a uma espécie de teoria de complementaridade — uma solução semelhante à que foi proposta por físicos atômicos.

O Método Mágico

O homem primitivo curava seus males menores mediante várias técnicas empíricas, tôscas e intuitivas: refrescava seus ferimentos com saliva, aliviava febres deitando-se em água fria, extraía matéria estranha de sua pele da melhor maneira possível com os dedos, esfregava os ferimentos com lama, sugava o lugar onde fora mordido por serpente para livrar-se do veneno.

As primeiras tentativas de explicar a doença foram igualmente intuitivas. A explicação mais simples era que as doenças "vinham de si próprias", embora houvesse certo reconhecimento de causa e efeito; por exemplo, o bantu sabe e compreende que o alimento passa através do corpo, que comer e beber demais pode causar desconforto e que purgativos ajudam a curá-lo.

Todavia, quando as causas de uma doença não eram evidentes, o homem primitivo as atribuía a influências malignas quer de outros seres humanos quer de seres sobre-humanos, e lidava com as primeiras pela magia ou feitiçaria e com as últimas pelas práticas mágico-religiosas. Entendendo-se que esses métodos de tratamento eram tentativas de mudar psicologicamente as consequências malévolas, a psiquiatria é historicamente a mais antiga das especializações médicas.

A medicina primitiva pode ser considerada principalmente psiquiatria primitiva. Não havia separação entre sofrimento mental e físico, como não havia entre medicina, magia e religião. A magia era sempre dirigida contra algum ser mortal ou sobre-humano que maldosamente provocara uma doença em outrem. O curandeiro primitivo logicamente lidava com esses seres e com os maus espíritos, torturando seu paciente com recursos humanos, como apelo, reverência, súplica, suborno, intimidação, apaziguamento, confusão e punição, tais como se expressavam através de exorcismo, rituais mágicos e encantamentos. Achava-se que a doença era causada pelo acréscimo de algo supérfluo, que era geralmente "atirado" para dentro do corpo por um feiticeiro ou um deus, com o emprego de tubos e dardos soprados. O conceito de retirada do corpo envolvia a ideia primitiva da alma tal como se manifestava em sonhos, sombras, alucinações etc. Enquanto o corpo e a alma estavam juntos, o homem gozava de boa saúde, mas, se a alma ou parte dela o deixava ou era sequestrada, o homem ficava doente. De acordo com a crença de cada tribo, a alma localizava-se em partes variadas do corpo, como o coração ou o rim. O feiticeiro perverso enganava a alma de sua vítima, tirava-a dele e assim criava doença dentro dele.

Outro princípio importante na magia é a ideia de que duas coisas separadas por certa distância podem produzir um efeito recíproco por meio de uma relação secreta. Sir James Frazer (1854-1941) chamava isso de "magia simpática". Duas coisas que parecem semelhantes afetam-se mutuamente por meio de sua *semelhança* porque cada uma tem simpatia pela outra. Desse raciocínio deriva-se a magia chamada mimética, imitativa e homeopática. O próprio curandeiro pode representar a doença e o restabelecimento de seu paciente, fingindo estar próximo da morte, contorcendo-se na agonia e depois se restabelecendo vagarosamente, incentivando pela magia mimética o restabelecimento do homem agonizante. Uma forma de magia simpática atua através da lei de *contiguidade,* segundo a qual existe continuada ação recíproca entre coisas outrora juntas, mas agora separadas. Assim, aparas de unhas e páreas eram encaradas como recursos para influenciar as pessoas das quais essas coisas haviam feito parte antes. A magia simpática é o que existe por trás do emprego de efígies para influenciar os outros. Pode-se modelar em cera a efígie da vítima potencial, como se faz na península malaia, e furar o olho da figura com a intenção de causar cegueira na vítima viva. Se for desejada a morte, a efígie será tratada como se tivesse morrido. Os malaios tentam criar desentendimentos conjugais amarrando a figura de um homem e a de sua esposa de costas um para o outro, de modo que "cada um olhe para longe do outro".

Embora superficialmente a simpatia entre dois objetos, sejam animados ou inanimados, pareça ser uma explicação mecânica, a ideia fundamental importante é que esses mecanismos — similaridade e contiguidade — são usados por algum ser mau para causar o mal. A intenção má é, portanto, a causa fundamental de doença em todas essas teorias. O efeito é conseguido por meio da capacidade do feiticeiro para influenciar psicologicamente sua sugestionável vítima.

Não é de admirar que em sociedades primitivas os indivíduos mais poderosos, mais empreendedores e muitas vezes mais bem-dotados sejam médicos feiticeiros. Para resumir, o efeito da magia depende da sugestionabilidade da pessoa sobre a qual ela é feita, do poder de sugestão do mágico que influencia e finalmente de uma ligação simpática entre objetos.

A medicina primitiva consistia em processos psicológicos visando a influenciar todos os acontecimentos naturais, entre os quais as doenças de corpo e mente. Essa medicina animista-mágica reflete o ponto de vista do homem primitivo sobre o universo, baseado em sua descoberta das leis psicológicas que governam seu próprio comportamento. O homem mais antigo experimentou subjetivamente em seu próprio comportamento certas sequências de acontecimentos que lhe pareceram naturais, evidentes por si próprias, axiomáticas. Parecia-lhe natural sentir-se enraivecido quando era atacado ou amedrontado quando tinha o impulso de atacar alguém que o derrotara anteriormente. Essas sequências de acontecimentos podem ser chamadas de "silogismos emocionais", que não exigem explicação ou prova. São sentidas como sequências naturais e inevitáveis; seguem a "lógica das emoções". O homem primitivo teve esse tipo de conhecimento muito antes de compreender a ordem das coisas no mundo que o cercava. Não podia saber que bactérias causavam infecção em ferimentos, mas sabia como usar seu próprio corpo e aplicava esse conhecimento interior e subjetivo aos acontecimentos exteriores. O vento era destruidor; daí presumia a existência de um ser encolerizado que soprava para atacá-lo. A chuva era mandada por espíritos para recompensá-lo ou castigá-lo. A doença era uma aflição mandada por seres sobre-humanos invisíveis ou era resultado das manipulações mágicas de seus inimigos. Ele animava o mundo que o cercava atribuindo a acontecimentos naturais as motivações humanas que tão bem conhecia por suas próprias experiências subjetivas. Assim, parecia-lhe lógico tentar influenciar os acontecimentos naturais pelos mesmos métodos que usava para influenciar seres humanos: encantamento, oração, ameaça, submissão, suborno, punição e expiação.

Como a maioria das teorias, a demonologia contém um núcleo de verdade. O fato de *poder* o comportamento humano ser explicado psicologicamente é reconhecível por quem quer que analise suas próprias ações. A falha evidente no pensamento do homem primitivo estava em atribuir motivações humanas à natureza inanimada.

O Método Orgânico

Observando acontecimentos na natureza, o homem começou a reconhecer certas regularidades de sequências temporais. A ocorrência da luz do dia com o nascer do sol levou-o à presunção de que o sol era a causa da luz do dia. Mas este tipo de causalidade era diferente do que se derivava de experiências interiores. O homem podia também dissipar as trevas acendendo uma fogueira. Este acontecimento, porém, era diferente do fenômeno do nascer do sol. O homem *pretendia* fazer luz por meio do fogo; não era capaz de observar o mesmo propósito no sol. Extrapolando suas próprias experiências para explicar fenômenos naturais, presumia que o sol — ou, mais precisamente, o deus-sol — tinha suas próprias e boas razões para criar a luz. Em outras palavras, o homem primitivo estendia a causalidade motivacional de suas próprias ações a toda a natureza.

O problema da existência ou inexistência de propósito na natureza exerceu profundo efeito sobre o desenvolvimento da ciência. A medicina progrediu à medida que se libertou gradualmente dessas teorias animistas e as substituiu por outro tipo de causalidade — não psicológico e aplicável também à natureza inanimada. As ciências naturais só puderam desenvolver-se depois que o homem substituiu suas ideias primitivas de causalidade motivacional na natureza pelo reconhecimento de certas regularidades no mundo natural. Foi difícil desenvolver tal reconhecimento e não foi fácil mantê-lo. Os filósofos racionalistas gregos dos séculos VII e VI antes de Cristo introduziram os fundamentos do pensamento científico, mas na Idade Média suas revolucionárias descobertas foram substituídas pelo renascimento das tendências demonológicas e religioso-mágicas. Só nos últimos trezentos anos, a partir da Renascença, é que o pensamento científico conseguiu verdadeiro predomínio.

Vital ao progresso da ciência foi a crescente convicção de que oportunamente todos os fenômenos da vida podem ser descritos e entendidos em termos de física e química, convicção essa que logo passou a dominar a medicina. Em resultado tornou-se intensa a investigação sobre a efetiva constituição do corpo humano, da célula singular para fora. O corpo humano revelou-se gradualmente como um aparelho físico-químico extremamente complicado que funcionava transformando energia química em energia mecânica. Contudo, mesmo com o aumento dessas descobertas, o problema do propósito reafirmou-se. A ciência natural via todas as ocorrências na natureza como tendo uma causa, mas não um propósito. No entanto, apesar da riqueza das provas que sustentavam a maneira mecânica de entender o corpo, o fato irrefutável era que as partes e funções do corpo interagem de maneira sensata, como que animadas por um objetivo supremo: a sobrevivência. O ponto de vista mecânico levara à conclusão teleológica de que, como as máquinas feitas pelo homem são sempre construídas tendo em vista uma utilização ou propósito, o mesmo devia acontecer com a mais complexa das máquinas, o próprio homem. Isso provocou questões perturbadoras. Quem ou que era responsável pela sensata construção de organismos animais, entre os quais o homem, ou tais organismos representavam uma exceção? Sua função e desenvolvimento deviam ser explicados em termos de propósitos e não de causas? E se existia um propósito por trás da construção dos organismos vivos, qual era esse propósito?

Assim, no começo do século XIX um problema antiquíssimo foi revivido, quando as ciências biológicas e médicas se viram ameaçadas pelo princípio estranho do propósito, como haviam sido pelo animismo em eras pré-científicas. Foram salvas desse dilema pela contribuição de Darwin e pelo conceito de estabilidade.

A principal tentativa de reintroduzir conceitos animistas na biologia foi uma teoria denominada "vitalismo". Seu mais eminente defensor foi Hans Driesch (1867-1941), zoólogo e filósofo alemão, que atribuiu uma força diretiva, uma "energia vital", a todos os organismos vivos. Sustentava ele que o organismo vivo não pode ser perfeitamente compreendido em termos mecânicos e presumia a existência de uma força que dava forma e direção, como princípio elementar e independente da natureza. Esta força vital era psicológica ou espiritual. Era propositada, sendo a vida seu propósito. Era considerada básica e irredutível, não podendo ser atribuída às leis de física e química. O vitalismo não encontrou muitos adeptos e foi rejeitado por quase todos os biologos e pela maioria dos filósofos representativos, como teoria que não pode ter validade e, acima tudo, como desnecessário, pois teoricamente todos os fenômenos da vida podem ser explicados pelos mesmos princípios que governam o mundo inanimado.

A grande contribuição de Darwin, que ajudou a salvar as ciências biológicas de seu retorno ao animismo, foi seu conceito de seleção natural pela sobrevivência do mais apto, conceito que explicava o caráter proposital dos organismos vivos. Na Teoria de Darwin as espécies e as diferenças de características dentro de uma espécie que acidentalmente tenham maior valor de sobrevivência são perpetuadas pela hereditariedade. A teoria darwinista presumia a existência do instinto de auto conservação, sem o qual a luta pela existência ficaria ininteligível. Através do conceito da luta pela sobrevivência, o *propósito* foi introduzido de novo na teoria biológica.

O desenvolvimento do conceito de estabilidade (homeostase) por Theodor Fechner (1801-1887), Claude Bernard (1813-1878) e um fisiologista americano, W. Cannon (1871-1945), resolveu o dilema. Este princípio atribuiu ao organismo a tendência de manter dentro de si próprio certas condições constantes necessárias à perpetuação da vida. Embora isto na realidade seja uma definição mais precisa do instituto de auto conservação, sua formulação em termos de estabilidade afasta-o da significação teleológica. Essencialmente, é como a primeira lei de movimento de Newton, de que os corpos tendem a *permanecer* em movimento ou estacionários devido à inércia. Assim, como a inércia evidentemente não é propósito, a homeostase não seria uma manifestação de propósito.

Com base em tais desenvolvimentos, o fim do século XIX parecia encontrar a solução desse antiquíssimo problema na emancipação de todos os processos naturais em relação às forças psicológicas. O conceito mecânico do universo parecia estar finalmente estabelecido.

O Método Psicológico

O homem primitivo não precisa de explicação sobrenatural para um ferimento causado por arma afiada. Em consequência e nesse sentido, a cirurgia foi o primeiro aspecto não mágico da medicina. Todavia, as doenças internas, nas quais nem a localização do mal nem suas causas podiam ser diretamente observadas, exigiam explicações demoníacas. A esses fenômenos não visíveis o homem aplicou o único conhecimento sólido que possuía, a saber, o conhecimento de suas próprias motivações, que adquirira de sua própria experiência subjetiva direta. Se era capaz de explicar com êxito seu comportamento normal em termos psicológicos, porque demorou tanto tempo para usar o mesmo e sólido conhecimento de causalidade psicológica para explicar comportamento anormal?

Uma das razões da demora no desenvolvimento de uma psiquiatria racional é que o comportamento normal não cria necessidade de explicação científica. Nós conhecemos nossos esforços e nossas esperanças. Sabemos o que fere nossos sentimentos, o que nos agrada e como nossos objetivos e sentimentos determinam nosso comportamento. Pelo menos pensamos saber. Só quando o comportamento e os sentimentos humanos se tornam anormais — por exemplo, quando uma pessoa fica deprimida ou animada sem razão evidente, quando vê ou ouve coisas que não existem, quando sente medo sem ser ameaçada — é que precisamos de alguma explicação especial.

A explicação do homem primitivo para comportamento anormal era que alguma potência de fora, um espírito mau, devia ter tomado posse do sofredor. Em suma, a doença mental, como a maioria das doenças físicas, era para ele evidentemente causada por forças espirituais más. Em princípio, o homem estava certo quando associava a doença mental a forças psicológicas; o que não reconheceu senão recentemente é que essas forças não se encontravam fora dele, não eram causadas por magia, mas eram seus próprios e inaceitáveis desejos, temores e impulsos. A essência da perturbação mental é precisamente a incapacidade do homem para enfrentar a si próprio, para reconhecer os sentimentos e motivações que seu consciente repudia.

Franz G. Alexander | Sheldon T. Selesnick

Neste fenômeno central, que Freud chamou de "repressão", reside a razão da diferença de tempo entre o desenvolvimento da psiquiatria e do resto da medicina. As emoções e impulsos inaceitáveis que o homem exclui de sua consciência não deixam de existir e de influenciar o comportamento. Nos doentes mentais causam sintomas neuróticos e psicóticos irracionais e nas pessoas normais formam as imagens dos sonhos. Foi necessário muito de sinceridade e de coragem moral para que o homem moderno admitisse que, por baixo de sua superfície civilizada e apesar de todas as suas crenças morais e religiosas, ainda abriga os mesmos indomados e indomesticados impulsos sexuais e hostis que seus ancestrais tinham. Como o conhecimento e o tratamento da maioria das perturbações mentais exigem precisamente o reconhecimento desse fato — que a esmagadora maioria de neuroses e psicoses é manifestação de motivações inconscientes e reprimidas — não é de surpreender que o método psicológico em psiquiatria, a descoberta do eu como algo que exige técnicas especiais de auto-observação e comunicação verbal, tenha sido o último capítulo no pensamento médico. A ciência descreveu primeiro o que está mais longe do homem — as estrelas — depois descreveu seu corpo e, no final de tudo, o que está mais próximo do homem, sua própria personalidade.

Sempre que cientistas, filósofos e psiquiatras se aproximaram de uma avaliação racional da natureza humana, a humanidade recuou e recorreu de novo a explicações mágicas ou iludiu-se com especulações pseudocientíficas.

Quando Aristóteles, desenvolvendo mais as opiniões de Sócrates e Platão, que acreditavam ser possível obter vida boa através do conhecimento próprio e do pensamento racional, conseguiu delinear a primeira psicologia racional, ainda acreditava, com Platão, que o intelecto (*nous*) tinha origem sobre-humana, divina. Quando Hipócrates, o grande observador empírico, declarou que a doença sagrada — epilepsia — não era mais sagrada que qualquer outra moléstia e não era resultado das maquinações de espíritos sobrenaturais, ainda acreditava que a melancolia era causada por bílis preta e podia ser curada com purgativos. Cícero, vários séculos depois, contestou a hipótese de bílis preta e sustentou que a melancolia era resultado de dificuldades psicológicas. Proclamou que as pessoas eram responsáveis por 'suas dificuldades emocionais em um sentido psicológico, que traziam suas doenças para si próprias e que podiam fazer alguma coisa em relação a elas. Assim, lançou os alicerces da psicoterapia (para ele "filosofia"), mas suas ideias não se firmaram senão na era moderna.

Santo Agostinho, que foi o maior psicólogo introspectivo antes de Freud e que expôs impiedosamente tudo quanto sentia como mal dentro de si próprio, ainda duvidava de que o homem sozinho, pela investigação de si próprio, pudesse conquistar domínio sobre suas paixões carnais sem procurar o auxílio sobre-humano da Graça Divina. Mesmer, já no século XIX, chegou quase a reconhecer o poder curativo de um fenômeno psicológico, a sugestão hipnótica, mas atribuiu-o ao efeito de "magnetismo animal", que acreditava fluir por seu toque mágico do corpo do hipnotizador para o paciente.

Parece, realmente, que o homem tem profunda inclinação a não compreender as perturbações de seu comportamento em termos de psicologia. Sem dúvida foge à responsabilidade que resulta de tal conhecimento e está disposto a culpar os espíritos, o demônio ou mesmo fluidos místicos de seu corpo por seu comportamento anormal ao invés de reconhecer que ele é resultado de seus próprios sentimentos, esforços e conflitos interiores.

O mais dramático exemplo da ameaça que o homem sentia em um método racional de psicologia humana foi sua volta à forma mais primitiva de demonologia durante a Renascença, quando em todos os demais terrenos o método racional se afirmava vigorosamente. Cresceram os estudos de anatomia e fisiologia. A arte e a literatura retrataram o homem realisticamente, como um indivíduo. Montaigne e Maquiavel trataram os problemas da psicologia concretamente, não em termos de abstrações aristotélicas, e fizeram progressos no sentido da descoberta do homem como pessoa com todos os seus problemas sociais e pessoais. Boccaccio e Rabelais foram tudo menos melindrosos ao retratar os impulsos grosseiros do homem, não só com realismo sem precedentes, mas também com verdadeiro prazer. Durante os séculos XVI e XVII, o homem começou a tomar conhecimento de suas forças vitais instintuais. E durante o mesmo período, em violenta reação contra esse esclarecimento psicológico que avançava rapidamente, a demonologia atingiu novo apogeu. O homem não podia aceitar a responsabilidade por seus impulsos, particularmente por seu impulso sexual, que os escritores e artistas da Renascença expuseram com tanta eficiência, e tinha de atribuí-los à influência de um agente estranho, ao demônio, aos bruxos e às feiticeiras que se acreditava serem seus instrumentos. Um recrudescimento sem precedentes da caça às feiticeiras foi a reação à tendência progressista no sentido do reconhecimento das forças instintuais do homem como parte vital de sua própria personalidade.

A luta ainda continua em nossos dias. O papel do demônio foi agora assumido pela química cerebral. O responsável pela doença mental não é mais um demônio, mas um *deus ex machina,* uma química cerebral perturbada, e não as próprias experiências da vida da pessoa. Sejam quais forem as causas da química cerebral defeituosa, a nova convicção é que a mente perturbada pode agora ser curada por meio de drogas e que o próprio paciente, como pessoa, não precisa mais procurar compreender a origem de seus males e dominá-los pelo aprimoramento de seu conhecimento sobre si próprio. A química cerebral tem indubitavelmente um papel em todos os processos mentais, em todos os nossos esforços, aprendizado e ambições, e também em nossas doenças mentais. Todavia, a química cerebral não pode ser isolada do homem, do que é o núcleo de sua existência, a sua personalidade. De fato, a química cerebral pode ser alterada por tensão emocional, pela ansiedade, cólera, medo e desesperança.

A integração da química cerebral com a psicologia é a principal tarefa com que se defronta a psiquiatria em nossa era presente.

PARTE II

DESDE
A ANTIGUIDADE

CAPÍTULO 3

Contribuições dos Antigos

A história da psiquiatria começou quando um homem tentou aliviar o sofrimento de outro homem, influenciando-o. Quando o sofrimento psíquico e físico não se distinguia entre si, o precursor da psiquiatria era qualquer homem que cuidasse de outro homem com dor. A história da psiquiatria começa assim com a história do primeiro curador profissional, o médico-feiticeiro.

Na sociedade mais primitiva o homem que os outros acreditavam ter poderes misteriosos, entre os quais a capacidade de provocar chuva ou sol, de prever vitória na guerra ou de fazer as plantações crescerem, tinha também a tarefa de curar os doentes. No mais das vezes, o médico-feiticeiro era o sumo sacerdote — não apenas o chefe da tribo, mas também o feiticeiro do clã. Entre raças mais adiantadas, os médicos-feiticeiros formavam uma classe de elite e, em geral, quanto mais elevada era a cultura, mais seleta era essa casta. Em algumas culturas, o médico-feiticeiro herdava sua profissão ou era nomeado para esse cargo porque algum incidente incomum indicara ser ele um favorito especial dos deuses: por exemplo, se evitara ferir-se em uma situação na qual outro homem poderia ter morrido ou ter sido mutilado. Frequentemente um homem se tornava médico-feiticeiro após ter tido uma convulsão ou entrado em transe e experimentado uma alucinação que lhe revelava ser isso o que devia ser. Este método de seleção é especialmente comum entre os Osa-Kaffirs da África do Sul, algumas tribos siberianas e os índios norte-americanos. (*) Um médico-feiticeiro potencial em geral precisa submeter-se a rigoroso treinamento, inclusive adoecendo ele próprio, e a uma complicada cerimônia de iniciação. Por exemplo, na ilha de Nias, na Indonésia, pôde ser escolhido porque seu pai era o médico-feiticeiro-chefe e lhe ensinou as fórmulas mágicas e o uso do tambor, mas só isso não lhe dá direito a herdar a posição de seu pai; ele também precisa ficar doente. Frequentemente essa doença é uma psicose. Durante sua enfermidade ele é tratado por outro médico-feiticeiro e, enquanto está doente, recebe instrução sobre várias manobras ritualísticas. Depois de curado, auxilia seu professor e paga a instrução que recebeu. Nenhuma deferência profissional e conferida ao candidato. O professor decide quando o estudante está preparado para iniciar sua própria prática — exatamente como ocorre hoje com o candidato em um instituto psicanalítico — e um vasto banquete comemorativo assinala a concessão dessa licença.

Como sonhos e alucinações fazem parte da seleção de um candidato, o médico-feiticeiro presta muita atenção a esses fenômenos. Entre os bantus, na África, após o candidato ter tido seu sonho revelador, um médico-feiticeiro é chamado para treiná-lo. Durante o período de iniciação e treinamento, o candidato tem de observar tabus, precisa fazer sacrifícios e *"precisa confessar o que vê em seus sonhos"*.[2] Esse processo de treinamento não é muito menos rigoroso que o de um candidato em um instituto psicanalítico, o qual, como medida preparatória, precisa ser libertado de seus pontos cegos psicanalíticos por meio de psicanálise. Como em sociedades primitivas, os institutos preferem candidatos ligeiramente neuróticos, mas curáveis, devido a seu conhecimento pessoal do sofrimento neurótico.

Por mais sábio e capaz que seja, o médico-feiticeiro tende a atribuir-se o mérito de curas naturais espontâneas e às vezes também explora seus semelhantes a fim de conquistar mais riqueza ou prestí-

---

(*) Os números acima da linha referem-se às notas da página 527 e seguintes.

gio; essas circunstâncias não deixam de ter paralelos civilizados. Em toda a história os médicos usaram vários estratagemas para impressionar seus pacientes, desde lambuzar o corpo com tinta vermelha até usar um manto vermelho ou uma bengala de castão de ouro. Os médicos modernos podem não proferir encantamentos, mas usam às vezes abotoaduras com caduceus simbólicos da profissão e receitam de maneira esotérica com frases em latim. Como afirma com razão um historiador médico, a medicina não perdeu toda a mistificação.[3]

Mesopotâmia

Estando as origens da psiquiatria enraizadas na medicina primitiva de culturas antigas, voltemos nossa atenção para as civilizações organizadas da antiguidade nas quais a medicina já começava a encontrar seus conceitos sistematizados. Uma das mais antigas civilizações, a babilônica, foi contemporânea do Egito pré-dinástico mais ou menos do quarto milênio, antes que fossem construídas as grandes pirâmides e organizadas a religião, a ciência e a arte. Isso aconteceu pelo menos três mil anos antes do florescimento da cultura hebraica.

Os primeiros babilônios provavelmente emigraram das montanhas da Pérsia. Foram finalmente conquistados, assim como seus vizinhos, pelo chefe semita chamado Sargon (mais ou menos em 2750 A.C.), cuja nação foi por sua vez conquistada por Hamurabi mais ou menos em 2100 A.C. O Código do grande Hamurabi, que criou um governo centralizado, foi instituído em lei escrita e é preservado em tábuas cuneiformes de argila. Essas são as leis mais antigas que chegaram até nós em forma sistematizada.

Os primeiros médicos babilônicos foram sacerdotes que ensinavam nas cidades de Babilônia e Nínive, e eram chamados sacerdotes Assipu. Posteriormente houve médicos leigos, que eram chamados Asu (A-zu). Os médicos-sacerdotes tratavam das doenças internas e especialmente das doenças mentais, que eram atribuídas à possessão demoníaca e curadas por métodos mágico-religiosos; os médicos leigos tratavam de anormalidades patológicas externas, geralmente causadas por ferimento, e empregavam meios de tratamento mais naturais. O Código de Hamurabi, sendo um código prático, dispunha sobre lei e ordem; de maneira geral, ignorava os sacerdotes e tratava principalmente do trabalho dos médicos leigos. Como os babilônios acreditavam em concepções animistas, o Asu frequentemente precisava suplementar seus métodos naturais de tratamento com as "pílulas açucaradas da magia e adivinhação".[4] Com efeito, o Asu era o homem "que conhece as águas" e a água desempenhava papel importante nos encantamentos.

Os processos mágicos eram auxiliados por práticas astrológicas e oraculares. Os babilônios acreditavam que os astros eram divinos e possuíam inteligência superior, e que na natureza tudo tinha um plano e uma inteligência. Sustentava-se que o ciclo menstrual e a exacerbação e remitência de certas doenças tinham estreita relação com a atividade cíclica de corpos celestes. Os órgãos de animais sacrificados eram usados como augúrios. O fígado era especialmente apropriado para profecia. Seu tamanho, formato e cor tinham valor prognóstico para o paciente enfermo em benefício do qual o animal era sacrificado. Os médicos sacerdotais, que guardavam ciosamente o conhecimento secreto de seu método de adivinhação, eram chamados hepatoscopistas.

Empregavam-se drogas, mas acreditava-se que o tratamento mais eficaz era o encantamento. A grande farmacopeia babilônica foi preservada nas tábuas cuneiformes; os encantamentos não foram codificados, da mesma forma como as preces silenciosas do paciente não fazem parte dos manuais médicos modernos, embora o paciente possa achar que são tão importantes quanto seu remédio. De fato, o encantamento era um poderoso instrumento psicológico; como diz o eminente historiador médico Sigerist: "Um sistema de medicina que era dominado pela magia e religião, e cujo propósito era reabilitar o indivíduo e reconciliá-lo com o mundo transcendental, evidentemente incluía psicoterapia. A pesquisa da alma do paciente que estava convencido de sofrer porque havia pecado tinha efeito libertador; e os ritos executados e as palavras proferidas pelo sacerdote encantador tinham profundo poder sugestivo." Desse ponto de vista, Sigerist conclui que "a medicina mesopotâmica era psicossomática em todos os seus aspectos".[5]

O mundo espiritual dos babilônios era povoado por muitos demônios que combatiam número ainda maior de espíritos benignos ou deuses. A deusa Ninkharsag, com o auxílio de outros oito deuses e deusas, especializava-se em diferentes síndromes de doença. Todos os médicos tinham seus próprios deuses pessoais; a principal divindade dos médicos era o deus curador, Ninurta, que, com sua esposa, Gula, era o padroeiro da arte de curar. Seu símbolo era a serpente. O sacerdote primeiro diagnosticava a doença e depois apelava ao deus particular que se especializava naquela doença, ao mesmo tempo que invocava a divindade responsável pela cidade onde o paciente morava.

Os deuses tinham sete inimigos, os demônios maus, que chefiavam um exército de demônios menores dedicados a Ishtar, a deusa da feitiçaria e das trevas. Cada doença tinha seu demônio específico. A insanidade mental era causada pelo demônio Idta. Os demônios eram servidos por feiticeiros, que empregavam mau olhado, preparações especiais e certas cerimônias.

Embora a população da Mesopotâmia praticasse principalmente medicina mágica e religiosa, ainda assim a medicina deve muito a ela, pois os mesopotâmios descreveram muitas doenças correta e pormenorizadamente em suas tábuas cuneiformes. Não apenas descobriram muitos princípios médicos, mas foram os primeiros a estudar o histórico da vida do paciente. Além disso, entre os babilônios a higiene e a medicina social, e acima de tudo a ética médica, atingiram grandes alturas.

Em psiquiatria, como em todos os campos da medicina, a codificação das responsabilidades do médico em relação a seus pacientes é indispensável. Se a medicina babilônica nenhuma outra coisa nos tivesse dado, esse já seria um progresso significativo. Os médicos babilônicos tinham tanto renome que com frequência eram chamados ao Egito para consultas.

Egito

Embora tanto os babilônios como os egípcios dessem ênfase à religião e à magia em suas práticas médicas, diferiam em alguns aspectos. Os babilônios desenvolveram profunda disciplina matemática; os egípcios coligiam numerosos pormenores, mas muitas vezes deixavam de distinguir entre fato e imaginação. As tábuas cuneiformes de argila dos babilônios eram mais curtas, mais concisas que os rolos de papiro egípcios, longos, vagos e às vezes incompreensíveis. Tem sido dito que, se os egípcios usassem uma "cesta de papiro usado" com mais frequência, suas contribuições médicas de valor não teriam ficado tão enterradas na massa de outros pormenores inúteis.[6]

Das duas principais influências exercidas sobre o povo do Nilo, uma veio do Oriente e a outra da África. Onde a influência oriental foi maior, predominaram o misticismo e a medicina sacerdotal; onde o contato com a natureza prevaleceu, como na civilização africana, o empirismo foi dominante.[7]

Imhotep, o primeiro curador egípcio de que temos verdadeiro conhecimento, viveu mais ou menos em 2850 A.C., na época da terceira dinastia. Era médico do rei Djoserin e famoso como grande arquiteto, sábio, astrônomo e sacerdote. Posteriormente, em 525 A.C., quando o Egito se tornou província persa, Imhotep foi divinizado como deus especial da medicina, substituindo em importância os outros deuses curadores da hierarquia egípcia. Seu templo em Mênfis tornou-se uma escola de medicina e hospital onde se praticava o sono de incubação — forma de psicoterapia mais desenvolvida pelos sacerdotes esculápios. Muito tempo antes dos gregos, os egípcios estabeleceram em seus templos o tipo de ambiente que em certos aspectos era mais moderno. Por exemplo, os pacientes eram encorajados a ocuparem-se em suas horas de folga com atividades recreativas como excursões sobre o Nilo, concertos, danças, pintura e desenho, e outras ocupações construtivas. Essas atividades devem ter dado resultados terapêuticos, exatamente como acontece em ambientes de hospital moderno, onde é recomendada terapia ocupacional. Contudo, havia tão grande necessidade de explicações sobrenaturais, que as curas, quando conseguidas, eram atribuídas ao santo padroeiro do templo onde se encontrava o paciente.

Os dois mais importantes papiros médicos egípcios que existem hoje são os chamados papiro de Ebers e papiro de Edward Smith, ambos datados de aproximadamente a mesma época, cerca de 1550 A.C. O papiro de Ebers trata exclusivamente de medicina interna e farmacologia, ao passo que o papiro de Smith descreve ferimentos e tratamento cirúrgico. A cirurgia eficaz é uma questão de processo racional, não sendo, portanto, de surpreender que o papiro de Smith contenha pouca coisa em matéria de encantamento religioso ou ritual mágico. O papiro de Ebers, por outro lado, é abundante em encantamentos e explicações ocultas para doenças cuja verdadeira etiologia era desconhecida. O papiro de Smith é importante também porque nele o cérebro é descrito pela primeira vez na história e porque mostra "claramente que ele era reconhecido como a sede de funções mentais".[8]

Os médicos egípcios conheciam pouca coisa sobre nervos, músculos e vasos sanguíneos. Acreditavam que as partes anatômicas eram governadas por espíritos específicos e que o corpo era um microcosmo que, como o mundo exterior, se compunha de quatro elementos. Os ossos e a carne do corpo correspondiam à terra. O líquido do corpo correspondia à água e, assim como o Nilo subia e baixava alternadamente, o líquido do corpo subia e baixava em seus vasos pulsantes. O coração que aquecia o corpo era o equivalente do sol e do fogo, e o sopro era o equivalente do vento.

Os egípcios reconheceram a perturbação emocional que os gregos chamaram posteriormente de "histeria" (hysteron = útero). Acreditavam que os sintomas eram causados pela má posição do útero e por isso fumigavam a vagina, esperando atrair o útero errante para sua posição natural. A fumigação era também tratamento muito conhecido na Grécia, onde Hipócrates e Platão a recomendavam sem restrições. Mesmo Galeno, que se opunha a muitas ideias egípcias, seguia a terapia de fumigação uterina.

Os médicos egípcios eram sujeitos a leis sobre imperícia ou negligência no exercício da profissão, semelhantes às que vigoram no mundo moderno. As práticas tradicionais eram reconhecidas e se o paciente morria por ter sido inconvenientemente tratado, o médico era considerado culpado e responsabilizado.

Quer os médicos fossem sacerdotes, leigos, mágicos ou uma combinação deles, a medicina egípcia era predominantemente mágica e religiosa. Apesar disso, os papiros revelam excelentes observações e pormenorizadas descrições de doenças. Suas medidas profiláticas higiênicas foram aprimoradas pelos hebreus. Indiscutivelmente a medicina egípcia influenciou Moisés tanto quanto Hipócrates. Os médicos egípcios eram tão sagazes em suas observações quanto mágicos em suas explicações e esotéricos em seus ensinamentos.

Os hebreus

A medicina do povo de Israel foi grandemente influenciada pela de seus vizinhos babilônicos e egípcios. Ao contrário deles, os hebreus não tinham textos ou inscrições médicas sistemáticas, mas o Talmude — codificação do que era originariamente leis orais — está cheio de histórias que demonstram sabedoria psicológica. O mecanismo psicológico de culpar outros pelos próprios pecados ou ideias pecaminosas, que chamamos de "projeção" ou "bode expiatório", é descrito anedoticamente em Megile 25, que conta a história de um homem que fazia campanha contra o vício e acusava o povo de Jerusalém de cometer precisamente aqueles crimes de que ele próprio era culpado.[9] Outro "insight" psicológico é atribuído ao rabino Hunah, o qual disse que homens bons tinham sonhos maus, o que significa, de fato, que ele reconhecia servirem os sonhos para expressar desejos que nossos princípios morais conscientes proíbem. Quanto à psicoterapia, o rabino Ami recomendava diversão como tratamento para perturbação mental, e o rabino Asi preconizava que o paciente perturbado falasse livremente sobre suas preocupações.[10]

O ponto de vista fundamental que caracterizava a medicina primitiva hebraica e a distinguia da medicina antiga da Babilônia e Egito residia na crença em que um único Deus era a origem de saúde e doença. "Pois eu sou o Senhor que te sara" (Êxodo 15, 26); "Eu mato, e eu faço viver; eu firo, e eu saro" (Deuteronômio 32, 39). A cura de doença era, portanto, um atributo do Divino e o propósito da doença, inclusive a loucura, era punir o homem por seus pecados.

Franz G. Alexander | Sheldon T. Selesnick

Os mais importantes médicos hebreus eram sacerdotes que tinham meios especiais de apelar ao Grande Curador. Provavelmente o primeiro paciente hebreu que se sabe ter tentado separar os papéis de sacerdote e médico foi o rei Asa (950-875 A.C.), que, conforme está registrado em II Crônicas 16, 12, "na sua enfermidade não recorreu ao Senhor, mas confiou nos médicos". Posteriormente, quando médicos leigos se firmaram, sua prática foi limitada, do mesmo modo que a prática dos médicos leigos egípcios e babilônicos, para que não tivessem jurisdição sobre as doenças ocultas — doenças internas, epilepsia e doenças mentais. As funções dos sacerdotes-médicos eram igualmente bem definidas: supervisionavam as leis dietárias e impunham as regras de higiene social.

O conhecimento anatômico era mais adiantado entre os hebreus que entre os egípcios e babilônicos, pois a Bíblia aprovava a dissecação dos animais sacrificados. Quase todos os órgãos e estruturas são mencionados na Bíblia — um que nunca aparece é o cérebro humano — mas o órgão mais importante, por ser considerado sede da emoção e do intelecto, era o coração. Demônios malignos eram considerados como causa de insanidade mental, asma e outros estados obscuros nos relatos bíblicos; no Talmude, porém, poderes sobrenaturais são de menor importância e a influência do Talmude tornou a medicina hebraica menos mágica que a medicina da Babilônia e Egito antigos.

No Deuteronômio (6, 5) está escrito: "O Senhor te ferirá com a loucura", o que indica que, embora demônios fossem considerados os agentes provocadores da insanidade mental, a suprema força controladora era atribuída ao Divino. A doença mental de Saul, que é cuidadosamente descrita no primeiro livro de Samuel, era considerada como causada por um mau espírito mandado pelo Senhor. Vencido pela depressão, Saul tentou persuadir seu servo a matá-lo; quando o homem recusou, Saul cometeu suicídio (I Samuel 31, 4). Há também várias descrições bíblicas de excitação catatônica e ataques epilépticos.[11] Existe mesmo na Bíblia uma descrição da estranha psicose da licantropia (o delírio em que a pessoa acredita ser um lobo) de que sofreu um dos mais famosos homens da antiguidade, Nabucodonosor (605-562 A.C.), o rei que reconstruiu Babilônia. O interesse hebraico pelos doentes exerceu sempre importante influência sobre

História da Psiquiatria desde os Tempos Primitivos

os aspectos humanitários da medicina e psiquiatria, e já no ano 490 D.C. havia em Jerusalém um hospital destinado exclusivamente aos doentes mentais.[12]

Os persas

O primeiro grande período da medicina persa iniciou-se mais ou menos em meados do primeiro milênio A.C. e floresceu sob o regime de Dario, o Grande, quando a influência persa era generalizada em todo o Oriente Médio. A fonte principal de nossas informações sobre a filosofia persa antiga é o *Zendavesta,* do qual um volume, o *Venidad,* tem vários capítulos dedicados à medicina. O Venidad diz que existem 99.999 doenças que afligem a humanidade, todas elas causadas por demônios. De fato, "Venidad" significa literariamente "a lei contra demônios".

Os persas de meados do segundo milênio abraçaram uma religião dualística. Ahura Mazda (Ormuzd), que criou o mundo, era o deus de bondade e luz; era cercado por seus seis anjos que representavam tudo quanto é dadivoso. Em oposição direta a Ormuzd havia Angra Mayniu (Ahriman), que era o espírito do mal e das trevas. Como Ormuzd não tinha poder infinito, estava constantemente em luta contra Ahriman e os gênios maus que eram seus ajudantes. Ormuzd delegou o reino da medicina a um poderoso anjo chamado Thrita, que se tornou o médico-chefe mitológico persa, mais ou menos como Imhotep e Esculápio eram os santos padroeiros da medicina no Egito e na Grécia, respectivamente.

Exorcismo perpétuo era o caminho da vida boa e o meio de derrotar a má influência de Ahriman. Em consequência, os persas antigos eram sujeitos a tremendas exigências para que fossem virtuosos, corajosos, humildes e caridosos.

Felizmente, para ajudar o homem em sua luta contra o mal, surgiu o profeta Zoroastro (Zaratustra) (mais ou menos no sexto século antes de Cristo). Zoroastro contribuiu para o *Zendavesta* com os meios pelos quais o homem podia decidir de que lado da cerca ficava. Tinha de alinhar-se com Satã, Ahriman, ou com o bem, Ormuzd. Auxiliando Zoroastro em sua catequização da estrada certa havia os sacerdotes conhecidos como Mah (pronuncia-se Mag), o que significava "os maiores". Deve-se lembrar que o Novo Testamento fala nos três sábios Magos que vieram do Oriente para adorar Cristo Infante. Nos anos subsequentes, porém, os grandes Magos perderam a alta estima em que eram tidos e tornaram-se conhecidos como charlatães e embusteiros; daí a significação da palavra "magia".

Tal como Yang e Yin dos chineses antigos, no conceito dualístico dos persas o bem e o mal estavam em constante luta; mesmo dentro do corpo humano travava-se a batalha. As forças do corpo procuravam prazeres e, portanto, o mal, encontrando oposição da alma, que se inclinava para a bondade e a pureza.

Embora o *Venidad* mencione três tipos de médicos — cirurgiões, médicos de ervas e mágicos — a ênfase era quanto aos processos mágicos e religiosos, depositando-se mais confiança nos curadores espirituais. "Quando os médicos competem", disse Ormuzd, "o doutor da faca, o doutor da erva e o doutor da palavra (talvez equivalentes de nossos modernos cirurgião, especialista em doenças internas e psiquiatra), então o crente deve ir àquele que cura pela palavra sagrada, pois ele é o curador dos curadores e beneficia também a alma".[13]

Profilaxia, higiene, pureza da mente e do corpo, boas ações e bons pensamentos eram considerados os meios de obter e manter boa saúde. Conceitos éticos não podem, porém, vencer epidemias e neste sentido a medicina persa não era muito adiantada. Dava ênfase às teorias demoníacas, como a medicina babilônica; incluía também a espécie de tendência religiosa que estava presente na medicina egípcia, mas faltava-lhe a maneira mais racional e empírica de encarar a prática médica que existia naquelas outras duas culturas. Além disso, a hegemonia persa no Oriente Médio fez com que essas teorias antropomórficas, animistas, microcósmicas e espiritualistas pudessem sobreviver e ser encontradas como remanescentes na medicina grega.

O Extremo Oriente

A medicina hindu antiga, como é descrita nos livros sagrados dos *Vedas,* uma coleção de hinos e orações, compreende o período médico védico (até 800 A.C.). Viver nos vales do rio Ganges, onde se instalaram as tribos arianas, era realmente árduo. Pequenos sátrapas governavam pequenos principados divididos. A população castigada pela pobreza encontrava consolo em crenças místicas, especialmente na transmigração da alma, que prometia sorte muito melhor na próxima vida. A possibilidade de redenção através da renúncia aos prazeres mundanos era muito mais desenvolvida na Índia antiga que nas outras terras antigas. A feitiçaria e a demonologia floresciam, e ermitões e reformadores ascéticos percorriam o país oferecendo salvação. A medicina hindu antiga era semelhante à persa e à chinesa no fato de ter como base a luta das forças do mal (Siva) com as forças da restauração (Vishnu). Como se acreditava que demônios coléricos habitavam o corpo, práticas e orações animistas e exorcistas eram oferecidas pelos sacerdotes védicos aos deuses, especialmente ao maior deles, Brama.

Os brâmanes, sucessores dos sacerdotes védicos, possuíam "Brama", ou poder sobre o mundo espiritual, e as práticas médicas eram seu domínio exclusivo. No período brâmane (800 A.C. — 1000 D.C.), textos médicos eram escritos sem a preocupação de separar práticas médicas de ritos de encantamento. No entanto, os trabalhos de Charaka (segundo século D.C.) e Susruta (quinto século D.C.) sugeriam que poderosas emoções podiam estar relacionadas com comportamento peculiar.[14] Teorias místicas sobre possessão demoníaca descreviam a localização dos agentes maus ofensivos. Localizadas também dentro do corpo havia certas características de personalidade; por exemplo, a ignorância localizava-se no abdômen, a paixão no peito e a bondade no cérebro. A fisiologia brâmane considerava que o ar, a bílis e a fleuma são vitais a todos os processos da vida e que essas substâncias eram necessárias nas proporções adequadas para assegurar a saúde. Este harmonioso equilíbrio de substâncias é semelhante à teoria humoral dos hipocráticos gregos.[*] Todavia, não se sabe quanta comunicação houve entre os precursores dos hipocráticos e as práticas médicas hindus. Não foi, porém, a medicina hindu, mas a budista, que mais interessou o mundo ocidental.

O fator central na influência indiana sobre a psiquiatria é a ênfase budista em afastar-se de interesse pelo mundo exterior para o eu interior. A meditação budista tem definido sabor psicoterapêutico; com efeito, tem sido propugnada não apenas como forma de psicoterapia para os doentes mentais, mas também como ajuda no trato com as dificuldades da vida cotidiana.

A filosofia de Gautama Buda (568-488 A.C.), um príncipe hindu, resultou de seu choque diante da descoberta dos efeitos da idade, doença e morte. Sua extraordinária empatia por todas as coisas vivas conquistou-lhe o nome de Buda, que significa o Iluminado. Desenvolveu uma técnica psicológica de meditação com o propósito de atingir oportunamente o supremo estágio de nirvana — um estado tranquilo, desprovido de todo esforço e paixão. Isso devia ser atingido por uma sucessão de quatro estágios de meditação (jhana), que levavam a uma anulação do nascimento, que é o começo e a causa dos males do homem. O objetivo, portanto, é a regressão psicológica ao estado pré-natal de esquecimento, de ser puro, no qual desaparece a diferença entre sujeito e objeto. No primeiro estágio de jhana o mundo é renunciado como símbolo do mal; o desprezo pelo mundo resulta na renúncia a todos os desejos mundanos e o monge meditativo é perseguido pela tristeza. Isto é análogo a um estado de melancolia provocado experimentalmente. Esses sentimentos de tristeza são substituídos no segundo estágio por amor a si próprio, um esforço para tirar do eu todo o sustento espiritual. Essa condição representa regressão ainda maior e assemelha-se aos estados psicóticos em que o interesse se centraliza completamente sobre o eu. No terceiro estágio o sentimento de prazer provocado pelo amor a si próprio diminui e toma-se apatia, que por sua vez se transforma — no quarto estágio — em completo vazio e uniformidade mental. Aqui o meditador ascético é

(*) Fato extraordinário é que os brâmanes também fizeram pormenorizados relatos de complexos processos cirúrgicos, como a rinoplastia.

exaltado acima do prazer e da dor, é livre de amor e ódio, é indiferente à alegria e à tristeza, é de fato indiferente ao mundo inteiro, aos deuses e homens, mesmo a si próprio. Emerge livre de toda emoção. Nesse ponto é capaz de lembrar-se com crescente clareza de todas as circunstâncias de sua vida até os mínimos detalhes. Significativamente, a lembrança de todo o desenvolvimento da pessoa foi descrita por Freud como o objetivo do tratamento psicanalítico para perturbações mentais. Contudo, no treinamento budista, o desenrolar do filme da vida em direção inversa vai ainda mais longe, além do nascimento, de volta a todas as reencarnações anteriores até o próprio começo da vida, invertendo os desenvolvimentos através de todas as existências anteriores. Isto é nirvana, o fim da jornada regressiva através dos quatro estágios da jhana, durante a qual todas as formas de vidas anteriores da pessoa são reexperimentadas de maneira clarividente. Pode-se duvidar que essas recordações sejam de fato verdadeiras, pois é admissível que uma pessoa decidida a fugir do mundo e do eu possa, em seu fervor espiritual, aceitar suas visões como lembranças de encarnações anteriores.

É difícil reconciliar o objetivo de absorção, nirvana, que é uma condição completamente associai, com os preceitos éticos budistas, a cura e a devoção ao "bem-estar e à ajuda de deuses e homens". A absorção em si própria — afastamento do mundo e da sociedade — é um abismo intransponível entre o budismo e o pensamento psiquiátrico ocidental. A psicanálise, por exemplo, esforça-se por conquistar o eu sem perder o mundo exterior. Um afastamento completo é objetivo alheio à tradição cultural ocidental, na qual o homem é imbuído de impulso para a realização. Esta oposição fundamental de ideias explica porque a influência do pensamento oriental sobre o desenvolvimento da psiquiatria foi apenas esporádica. À medida que o interesse extrovertido da cultura europeia atingiu seu apogeu na moderna era da ciência, a própria psicologia assumiu com o tempo os objetivos e princípios de empirismo e experimentação.

A introspecção é, porém, atributo básico do homem. Através da introspecção o homem encontra um caminho para o universo do qual faz parte. Este caminho não contradiz, mas complementa a exploração do mundo físico. Não é de espantar, portanto, que no decorrer da história, sempre que os problemas da existência social se impuseram violentamente a ele, o homem ocidental teve despertada sua preocupação por si próprio e tornou-se mais receptivo à filosofia oriental.

CAPÍTULO 4

A Era Clássica

Do Culto Mágico de Esculápio ao Mundo Materialistico dos Gregos

Nos poemas hexamétricos de Homero, escritos mais ou menos em 1000 A.C., acreditava-se que as pessoas que sofriam de insanidade mental haviam ofendido os deuses, que as castigavam fazendo com que se comportassem de maneira estranha. Assim, quando tresloucado, Ulisses lavrava a areia em lugar dos campos e Ajax matava carneiros em lugar de seus inimigos. Divindades são mencionadas às dezenas nos poemas homéricos, mas Esculápio, que posteriormente se tornou o deus da medicina, é mencionado como mortal. Homero reconheceu seus dois filhos, Machaeon e Podalírius, como cirurgiões. É provável, portanto, que Esculápio, como Imhotep no Egito, tenha sido um ser humano divinizado depois de sua morte.

O culto de Esculápio foi influente na medicina grega durante séculos; de fato, só na era do iluminismo grego, nos séculos VII e VI antes de Cristo, é que sua predominância começou a declinar.

Centenas de templos esculapianos foram construídos em diferentes partes do mundo antigo, a maioria deles na Grécia; o principal desses templos ficava em Epidauro. Os templos eram situados em locais de grande beleza natural, tendo nas proximidades banhos, jardins e encostas. Possivelmente o paciente enfermo recebia inspiração e esperança do esplendor e magnificência dos templos de Esculápio. Nem todos que desejavam tratamento eram admitidos nos templos; se a doença de um suplicante era excessivamente grave, mandavam-no de volta, pois o culto de 'Esculápio dependia de sua reputação. Depois de selecionado e admitido, o paciente recebia instrução quanto à limpeza pessoal e à dietética. O tratamento mais importante era o sono do templo ou de "incubação". Relatos do que transpirava imediatamente antes e durante o sono do paciente não concordam inteiramente. Aparentemente, enquanto dormia no templo, o paciente recebia dos sacerdotes esculapianos inspirações ou instruções de sonho; supunha-se que o sonho revelava ao paciente aquilo de que precisava para melhorar. Ludwig Edelstein, especialista no culto esculapiano, acredita que os pacientes sonhavam com Esculápio, porque eram profundamente influenciados pelos sacerdotes esculapianos, os quais lhes diziam que iriam ter tais sonhos. Edelstein sustenta também que o grego mediano conhecia muita coisa sobre terapêutica prática e portanto podia facilmente ter uma visão envolvendo cura apropriada.[1] Outros historiadores sustentam que os sacerdotes esculapianos eram charlatães, que narcotizavam os pacientes com derivados de ópio e depois personificavam Esculápio, enganando os pacientes para que seguissem seus conselhos. Todos os indivíduos são mais sugestionáveis no período entre o sono e o despertar (estágio hipnótico), o que talvez explique os resultados obtidos pelos sacerdotes esculapianos.

Serpentes desempenhavam papéis importantes no culto de Esculápio; seu próprio nome talvez se tenha derivado do vocábulo grego que significa serpente (*askálabos*). Os gregos adoravam a terra e acreditavam que a serpente era o símbolo do poder do mundo dos mortos e sentiam grande temor quando uma serpente era apresentada pelo sacerdote esculapiano para lamber seus ferimentos. O bastão de Esculápio — uma vara com uma serpente nela enrolada — tornou-se o emblema da medicina.

Embora o culto mágico de Esculápio tivesse extensa influência, havia falta de coesão e dogmatismo entre seus adeptos. A divisão da Grécia em cidades-estados era responsável pela falta de autoridade central em todos os setores da vida. Os sacerdotes não eram tão poderosos e organizados como em outras civilizações antigas, nem a religião dominava a vida cotidiana do grego mediano como fazia na vida do babilônio ou egípcio. Havia em geral ausência de preocupação religiosa. Assim na Grécia não se demorou tanto tempo para abandonar o dogmatismo e os cultos mágicos quanto em outras culturas antigas. Os gregos eram marinheiros e seus contatos com as nações vizinhas ofereceram grande estímulo aos primeiros especuladores filosóficos. Nas escolas médicas de Cós, Rodes, Cnidus e Cirene, a influência oriental era grande. Essas escolas, juntamente com a siciliana, tentavam encontrar explicações racionais e materialistas para tudo. Fundamentalmente, toda a ciência ocidental, nela incluída a medicina, iniciou-se com as especulações racionalistas de uma série de filósofos gregos excepcionalmente bem-dotados.

A ordem cronológica do desenvolvimento do pensamento científico desde as especulações cosmológicas até o estudo do homem e da sociedade não é acidental. O homem primeiro descobre as estreias, depois seu ambiente físico imediato, depois seu corpo e só por último sua personalidade e a sociedade em que vive. A tese de Nietzsche de que o homem está mais distanciado daquilo que se acha mais próximo dele — seu próprio eu — foi confirmada pela prova histórica, antiga e moderna. A história do pensamento grego oferece a demonstração mais clara deste princípio universal, cuja explicação só agora estamos começando a compreender.

Durante quase dois séculos — mais ou menos de 600 a 450 A.C. — o interesse dos filósofos gregos foi quase exclusivamente cosmológico. Esse período foi seguido pela era antropológica (450-400 A.C.), quando o próprio homem se tomou o foco de investigação, continuando gradualmente na idade ético-sociológica de Platão e Aristóteles, e culminando nos sistemas estoico e epicurista do período helenístico e de Roma.

Matéria, força e movimento atraíram o interesse dos filósofos jônios. Tales de Mileto (650-580 A.C.) é considerado o fundador da escola jônia, que lidava com princípios mecânicos e materialistas. Ensinava que toda matéria era criada da água. A ideia absolutamente não era revolucionária; procedia diretamente do Egito, onde se sabia muito bem que a água era necessária à vida e provavelmente básica para ela. Era novidade, porém, propor uma teoria cosmológica compreensiva baseada em um princípio materialista. Tales é considerado o pai da ciência, o primeiro filósofo. Aristóteles considera-o como o homem que fez a primeira tentativa para estabelecer "um início físico" sem pressuposições míticas.[2]

Na tradição milésia, Anaximenes (570-500 A.C.) procurou o elemento primário fundamental à vida humana e o encontrou, não na água, mas no ar. Afirmava ele que, como as nuvens eram formadas de ar e como a própria vida dependia da inspiração de ar atmosférico, seguia-se que o ar era a substância básica do universo. Heráclito de Éfeso (536-470 A.C.), também procurando uma origem material, criou um conceito fundamental relacionado com a ritmicidade. A vida e a morte, a saúde e a doença, o sono e a vigília eram ritmos característicos dos organismos vivos. Os movimentos do fogo, subindo e baixando, representavam simbolicamente esse tipo de movimento dinâmico e, por isso, Heráclito considerava o fogo como o elemento fundamental.

Como muitos gregos desse período, a Escola Eleata, fundada por Xenófanes (mais ou menos 530 A.C.), considerava a terra como material fundamental. Acreditava que a terra, o ar, a água ou o fogo eram, cada um por si só, substâncias básicas, mas considerava sua combinação como fundamental. Pitágoras (580-500 A.C.), cujas ideias serão discutidas em uma seção posterior, acreditava, como a escola eleata de filósofos gregos, nos quatro elementos básicos. Dizem que Pitágoras ficou impressionado pelo fato de a madeira fresca em chamas demonstrar os quatro elementos básicos: fogo, fumaça (ar), água e cinzas (terra). A influência de Pitágoras sobre os crescentes conceitos materialistas na medicina processou-se através de seus discípulos Alcmaeon e Empédocles.

Alcmaeon de Crotona (mais ou menos 500 A.C.), ao contrário de seu mestre-filósofo, Pitágoras, dedicou-se exclusivamente à medicina e fundou a escola siciliana. Talvez tenha sido o primeiro grego a fazer experiências com cérebros de animais.[*] Acreditava que o cérebro era como uma glândula que segregava pensamento, mais ou menos como a glândula lacrimal segregava as lágrimas, e tentou traçar a direção dos "canais" visuais e auditivos até o cérebro.[3] Pensava que a percepção inadequada era devida a uma obstrução dos canais que iam do ouvido e do olho até o cérebro. Esse interesse pelas secreções do corpo levou-o a sugerir que havia relações humorais (a interação dos líquidos do corpo) que podiam ser causa de doença. Essa teoria humoral é uma das origens das doutrinas fisiológicas de Hipócrates. Com efeito, a obra de Alcmaeon, *Da Natureza,* foi provavelmente o texto mais fundamental usado pelos escritores pré-hipocráticos.

Empédocles (mais ou menos 490-430 A.C.) foi um médico que passou grande parte de sua vida em Agrigento, na Sicilia. É considerado por alguns como o verdadeiro fundador da medicina italiana. Foi o primeiro a explicar — mil e novecentos anos antes de Darwin — a evolução através da sobrevivência dos mais aptos. Empédocles acreditava que os elementos eram atraídos e separados pelas forças do amor e ódio, antecipando-se assim aos conceitos de Freud sobre os instintos de vida e morte. A influência histórica de Empédocles foi seu aperfeiçoamento da teoria dos quatro elementos, que se tornou a base das doutrinas fisiológicas dos hipocráticos. Esta teoria sustentava que os quatro elementos básicos (fogo, terra, água e ar) representavam quatro qualidades básicas (calor, secura, umidade e frio). Os quatro humores do corpo eram sangue, fleuma, bílis amarela e bílis preta. Eram encontrados no coração, cérebro, fígado e baço. Um desequilíbrio desses humores era considerado a causa básica de doença e era possível curar a doença empregando drogas que tivessem qualidades opostas às quatro qualidades fundamentais: calor, secura, umidade e frio.

(*) Algumas autoridades consideram um filósofo eleata, Anaxágoras (550-400 A.C.), como o primeiro indivíduo a dissecar animais sistematicamente. Embora Alcmaeon e Anaxágoras fossem contemporâneos, não se sabe se mantiveram comunicação a respeito de suas descobertas anatômicas.

Hipócrates (460-377 A.C.) aplicou as especulações dos filósofos à medicina e combinou-as com observações feitas à beira da cama do doente. Por isso é chamado o Pai da Medicina e foi o primeiro que tentou explicar coerentemente todas as doenças com base em causas naturais. Por exemplo, Hipócrates escreveu que em sua opinião aqueles que inicialmente consideravam "divina" a epilepsia chamava-a de "doença sagrada" para esconder sua ignorância sobre a natureza dela. Essa insistência cética em favor do conhecimento racional é a marca da tradição hipocrática na medicina e varreu o misticismo dos esculapianos. A ciência pôde então tomar-se parte integrante da medicina e psiquiatria.

Dizem que Hipócrates nasceu na ilha de Cós e recebeu sua instrução médica de seu pai, Heracleides, que era provavelmente membro da Esculapiada. Estudou com os sofistas em Atenas e fez muitas viagens à Ásia Menor, mas posteriormente se fixou na Tessália, onde passou a maior parte de sua vida. Os escritos hipocráticos — *Corpus Hippocraticum* — consistem em mais de setenta e seis tratados sobre mais de cinquenta assuntos. Apresentam tão extremas variações no estilo e conteúdo que são em geral considerados como obra de toda a escola de medicina de Cós. Cós dava ênfase ao tratamento e prognóstico, em oposição à escola médica rival de Cnidos, que acentuava o diagnóstico. Os médicos hipocráticos davam ênfase às observações feitas sobre pacientes como guia de sintomas. Do *Corpus Hippocraticum, o* tratado sobre epilepsia encarece que nessa doença o cérebro é doente; a parte sobre dieta declara que a maioria das doenças pode ser prevenida por meio de hábitos racionais de alimentação. O Juramento Hipocrático e os livros *Da Moral* e *Dos Médicos* contêm importantes sugestões clínicas.

O estudante de medicina moderno aprende, em seu primeiro dia na escola de medicina, o princípio hipocrático de que *vis medicatrix naturae* (é a natureza que cura o paciente) e que o médico é meramente assistente da natureza. Os médicos de hoje aprendem o princípio básico de harmonia — "homeostase". A patologia hipocrática fundava-se sobre o conceito de harmonia entre os humores. Os estudantes de medicina aprendem a pensar em termos de síndromes — um coerente grupo de sintomas interligados — e não de diagnósticos múltiplos baseados em sintomas isolados. Hipócrates, ao contrário dos sacerdotes esculapianos, não hesitava em relatar casos malsucedidos. Os médicos de hoje são encorajados a relatar tratamentos malsucedidos para que seja possível aprender mais coisas a respeito das doenças mais difíceis. O próprio Hipócrates afirmava que talvez sessenta por cento de seus casos difíceis tinham êxito fatal. O médico moderno tem constante consciência do prognóstico, que foi salientado pela primeira vez por Hipócrates. A terapia médica de hoje emprega medidas de apoio introduzidas por médicos hipocráticos — por exemplo, exercício para aqueles que sofrem de condições crônicas — mas que devem ser usadas parcimoniosamente com as vítimas de doenças agudas. Hipócrates considerava o banho, a dieta e a higiene apropriada como essenciais à manutenção de boa saúde. No que se referia a tratamento, usava sangria e purgativos, mas só depois de terem falhado outras medidas; receitava remédios — por exemplo, heleboro, um emético e purgativo — especialmente para pacientes que sofriam de insanidade mental, mas advertia quanto à importância da dosagem correta e da cuidadosa observação das reações do paciente. Os jovens que hoje estudam medicina recebem como advertência o lema hipocrático: "Se não podeis fazer bem, pelo menos não façais mar e o exagero da parte do médico no uso de medicamentos drásticos é encarado com desagrado nos bons centros médicos como o era pelo Sábio de Cós. Pela experiência prática, os médicos aprenderam que não só as forças da natureza, mas também o ambiente do paciente, precisam ser arregimentados em auxílio do doente: "A vida é curta, a ciência é longa, a oportunidade é fugidia, a experiência é perigosa, o julgamento é difícil. Não basta que o médico faça o que é necessário, mas o paciente e os atendentes devem desempenhar seu papel, assim como é preciso que as circunstâncias sejam favoráveis."[4]

A psiquiatria deve muito à ênfase dada por Hipócrates à medicina clínica; deve-lhe também o primeiro reconhecimento de que o cérebro é o órgão mais importante do homem. "Os homens deviam saber que do cérebro e só do cérebro vêm nossos prazeres, alegrias, risos e gracejos, assim como nossas tristezas, dores, pesares e lágrimas... em razão do que eu afirmo que o cérebro é o intérprete da consciência."⁽⁵⁾ No entanto, ele acreditava que, se o cérebro estivesse afetado por excessiva umidade, calor ou frio, podia seguir-se a loucura, e que se os humores estivessem corretamente equilibrados surgiam pensamentos saudáveis. Achava que a inteligência era devida à inspiração de pneuma (ar), que circulava e entrava no cérebro.

Os médicos hipocráticos descreveram pela primeira vez delírios tóxicos orgânicos, assim como o sintoma da depressão que chamamos de melancolia e que acreditavam ser causada pela acumulação de bílis preta. Notaram também as características da insanidade puerperal — em termos modernos, "psicose pós-parto" — descreveram fobias e cunharam a palavra "histeria" para designar uma condição, ainda prevalecente, que pensavam fosse específica de mulheres. Pensavam que a histeria era causada por um útero errante que se desprendera de suas amarras na cavidade pélvica. Talvez suspeitassem da origem sexual dos sintomas histéricos, pois recomendavam casamento e relações sexuais como remédios para a condição.

Os hipocráticos iniciaram também a primeira classificação de doenças mentais, que era extremamente racional. Incluíram nesse esquema epilepsia, mania (excitação), melancolia e paranóia.⁽*⁾ Fizeram as primeiras tentativas de descrever a personalidade com base em suas teorias humorais e ainda hoje falamos em pessoas coléricas, fleumáticas, sanguíneas ou melancólicas. Mesmo em nossos tempos tem havido muitas tentativas de estabelecer perfis de personalidade com base em teorias fisiológicas. Os hipocráticos conquistaram grande reputação por sua capacidade de reconhecer e tratar doença mental e o próprio Hipócrates compareceu como perito no julgamento de uma pessoa insana. Mais significativo é que Hipócrates não só obtinha a história completa da vida de seus pacientes, mas também reconhecia a importância de relação íntima entre médico e paciente.

Psicologia sem Demônios

A singular contribuição da cultura grega ao desenvolvimento de nossa civilização foi seu método *racional* — embora absolutamente primitivo — para compreensão da natureza, do homem e da sociedade. Nenhum outro acontecimento histórico — guerras ou sublevações políticas — pode ser comparado por seus efeitos sobre a cultura ocidental a essa mudança de ponto de vista em relação ao mundo. Substituiu as tradições sobrenaturais por uma crença secular em que fenômenos naturais têm explicações naturais. O domínio do homem sobre a natureza começou com essa mudança.[*]

O racionalismo como tendência sistemática iniciou-se com os filósofos gregos dos séculos VII e VI antes de Cristo. Foi aplicado à medicina — mesmo ao estudo de doenças mentais — por Hipócrates no século IV. Esta tendência declinou gradualmente depois que a cultura grega atingiu seu apogeu em Atenas e, para todas as finalidades práticas, desapareceu durante a longa hibernação do pensamento humano — a Idade Média — para ser revivida de novo na Renascença, que iniciou nossa atual "era científica".

Os primeiros conceitos psicológicos dos filósofos discutidos na seção anterior foram principalmente materialísticos. Seu interesse primordial era pelo universo físico. Forças psicológicas, porém, foram reconhecidas como ativas no universo. Eram concebidas como forças impessoais, não pertencentes a pessoas individuais, mas penetrando todo o mundo físico.

Empédocles de Agrigento — a quem já se fez referência anteriormente — foi um estadista e médico que conquistou sua fama

---

(*) A mudança não chegou a concretizar-se senão dois mil e quinhentos anos depois. Os materialistas históricos — como os adeptos de Karl Marx — tendem a considerar mudanças na estrutura econômica, nos meios de produção, como a "causa básica" de mudanças ideológicas. Os idealistas consideram a lógica interna do desenvolvimento do pensamento como primordial; a história é a "autorrealização" do espírito humano (Hegel). Outros acreditam que o gênio criativo de indivíduos excepcionais é o *spiritus rector* (espírito orientador) da história (Carlyle). De acordo com o princípio da multicausalidade, que se tornou dominante na ciência moderna, a verdade provavelmente consiste em um complicado inter jogo de todos esses fatores: condições políticas e econômicas, a lógica interna do desenvolvimento do pensamento e o aparecimento de extraordinários homens de gênio. A mentalidade ultracientífica, que absorveu completamente os ensinamentos da moderna física teórica, tenderá a considerar a casualidade, as coincidências específicas, fortuitas, mas imprevisíveis e possivelmente indeterminadas, desses três fatores (variáveis independentes), como responsáveis pela modelação do destino do homem.

pelo aprimoramento do conceito dos elementos básicos. Enquanto Anaxágoras explicava o movimento dos elementos básicos a partir da razão *(nous)*, que ele concebia como uma fina "substância de pensamento", Empédocles via no amor e no ódio os agentes dinâmicos do mundo. Como *nous* representa ordem e harmonia, o universo de Anaxágoras é ordeiro, dirigido para o objetivo (teleológico) e harmonioso. Empédocles via nas emoções as forças motoras e pode por isso ser considerado o primeiro filósofo voluntario. Ainda não existia, porém, diferença entre os fenômenos físicos e psicológicos; as forças psíquicas eram consideradas como representando um *material fino* e a tendência ao material permanecia incontestada. Pitágoras especulou que, como havia quatro elementos, devia haver pares de opostos e que os próprios números tinham base na realidade. Esta ideia iria prevalecer em muitos escritos filosóficos gregos, assim como em futuras teorias psicológicas. Pitágoras foi o primeiro a acentuar que o cérebro é o verdadeiro órgão do intelecto do homem e a sede de doença mental, embora coubesse a seus discípulos dissecar realmente cérebros animais. Os pitagoristas fizeram experiências em muitos terrenos. Por exemplo, foram os primeiros a empregar terapia de música com pacientes emocionalmente doentes.[6] Diógenes de Apolônia (mais ou menos 460 A.C.), com Anaxágoras, sustentava o princípio teleológicos; atribuía ao ar (pneuma) a qualidade de racionalidade, que para ele explicava a construção utilitária do organismo vivo.

Os pensadores gregos enfrentavam o mesmo dilema que os biologistas dos tempos modernos quando tentam aplicar ao organismo vivo explicações mecânicas que deram certo na explicação de fenômenos físicos. Não incluíam o homem — o observador — em suas formulações. Esses filósofos primitivos não davam atenção a problemas psicológicos e lógicos como tais. Eram "realistas ingênuos" que aceitavam o mundo dos sentidos como realidade absoluta. Não levantavam as cruciais questões: Que é conhecimento? Qual é a natureza da observação e do raciocínio? Nem se interessavam pelos problemas sociais e éticos.

O universo físico, e não o homem, era sua preocupação primordial. Seu método de compreender o mundo era ainda ingênuo no sentido de que se preocupavam apenas com a natureza das coisas, mas não com a natureza do homem, que observa o mundo e pensa a respeito dele. A realidade ainda não estava separada dos *atos psicológicos de observação e pensamento*. Dar esse passo foi a realização dos sofistas. Sua origem espiritual, porém, remontava a Pitágoras.

A escola pitagorista distinguia entre observação e raciocínio, dando ênfase ao último, particularmente ao raciocínio matemático. A essência do mundo passou então a ser o número — a matemática, com suas próprias leis e regularidades internas. Tornou-se evidente que as leis de raciocínio eram superiores, mais perfeitas que as do mundo que percebemos efetivamente através de nossos sentidos. As leis de geometria são absolutas, tendo apenas unidade psicológica; as do mundo de fatos observados são apenas aproximações. Só a figura geométrica idealmente concebida, criação do intelecto, é perfeição. Com essa ênfase na razão, foram lançados os fundamentos da filosofia idealística de Platão. Os ensinamentos dos sofistas foram o elo de ligação entre Pitágoras e Platão. O ponto de vista psicológico tomou-se explícito quando os sofistas — particularmente seu mais competente representante, Protágoras da Trácia (480-410 A.C.) — o aplicaram à observação. Protágoras fundou a "epistemologia", estudo da natureza e das origens do próprio "conhecimento". Quando o foco de interesse se transferiu do mundo exterior de objetos para o do próprio homem que os observa, que vê e ouve os objetos, que reflete sobre eles, o ponto de vista psicológico entrou no pensamento ocidental.

Nós não percebemos os objetos no mundo como eles realmente são. A observação é uma interação (para Protágoras, "movimento") entre o objeto e o observador; daí o resultado dessa interação, que constitui o conteúdo de nossas percepções, depender não apenas da natureza do objeto observado, mas igualmente da natureza do observador. É determinado por ambos, mas é diferente de ambos. Com isso é formulado o princípio básico da psicofisiologia. A diferenciação entre objetos e o ato de percebê-los é claramente estabelecida. Como o ato de percepção é fenômeno tanto fisiológico como psicológico, a psicologia é reconhecida como ramo especial da ciência. A epistemologia, estudo do processo de "conhecimento", é essencialmente uma disciplina tanto psicológica como fisiológica.

Os sofistas contestaram a realidade objetiva da observação e também a do julgamento ético e estético. Com Protágoras, o mundo dos absolutos cedeu lugar a um mundo de comparativos no qual o homem se tornou "a medida de todas as coisas". A extensão desse conceito relativista ao julgamento do valor ético é responsável pela reputação dos sofistas, que duvidavam da validade de tudo que ao senso comum parece evidente por si próprio. A conduta moral tornou-se então pela primeira vez objeto de pensamento filosófico. Sem reconhecer a influência dos sofistas, não é possível entender essa nova tendência — o desvio do interesse do cosmo para o homem, culminando nos ensinamentos de Sócrates, Platão e Aristóteles.

A significação histórica dos sofistas consistiu em transferir o foco de interesse do mundo exterior material para o próprio homem, particularmente para suas faculdades de raciocínio, coisa que havia sido iniciada pelos pitagoristas. Esta nova direção de pensamento encontrou em Sócrates (470-399 A.C.) um promotor muito influente. Partilhava ele da convicção básica de Pitágoras de que a capacidade do homem para reconhecer o mundo é limitada e a cosmologia e metafísica não podem dar respostas certas sobre a natureza do mundo. Contudo, acreditava no conhecimento do comportamento do próprio homem, sustentando que pelo emprego correto de suas faculdades de raciocínio o homem pode chegar aos fundamentos de uma vida boa — da felicidade.

Seria fútil tentar decidir se o curso da filosofia grega, a transferência de interesse da especulação cosmológica para o homem e seus problemas sociais éticos, foi ou não resultado inevitável da lógica interna do desenvolvimento do pensamento. Acontecimentos sociais — o progressivo declínio da tradição, a crise política interna em Atenas — tiveram sem dúvida seu papel no incremento da preocupação por questões psicológicas, éticas e sociológicas. Quando começam a ruir os padrões tradicionais de vida social, o homem não tem mais o necessário desapego para especular sobre o mundo; seu interesse é forçosamente atraído para seu próprio eu e para as questões práticas que lhe interessam na luta pela sua própria felicidade na vida cotidiana. O clima intelectual de Atenas em meados do século V antes de Cristo era idealmente apropriado para incentivar o interesse pelo homem e seus problemas éticos, que os sofistas haviam iniciado. Líder nesse desenvolvimento, Sócrates acreditava que o conhecimento residia no homem e podia ser obtido através de indagação. Dele para Platão (427-347 A.C.) passou o curso do desenvolvimento da exploração racional do homem e seu mundo.

Grande parte da filosofia de Platão proveio de Pitágoras. Pitágoras absorvera muito da mentalidade oriental introspectiva. Para ele a psique tinha existência real. Ele acreditava na alma.[*] Mesmo Platão não pôde tirar completamente a alma da penumbra de misticismo oriental. No entanto, era ainda mais um grego pagão que um místico oriental e o racionalismo predominava em seus escritos. O mundo de Platão é feito de entidades psicológicas — ideias — mas sua psicologia é quase inteiramente especulativa. Suas "ideias" eram abstrações.

Como vimos, os sofistas interessavam-se primordialmente por questões epistemológicas sobre a natureza do conhecimento, da percepção e principalmente do processo de raciocínio lógico. Platão, na verdadeira tradição pitagorista, considerava a matemática como a chave das propriedades formais do mundo que estão ocultas por trás de um mundo de aparências. As ideias são absolutas, imutáveis e perfeitas. O mundo, tal como o percebemos, é mutável e imperfeito, representando apenas uma aproximação da única realidade, aquela que consiste no mundo de ideias. Com esta tese Platão introduziu no desenvolvimento do pensamento humano uma nova espécie de realidade: a *realidade psicológica*. A realidade de ideias era para ele mais segura, mais essencial que a dos objetos que nos são transmitidos por nossos sentidos.

Se fosse tirada da psicologia de Platão a superestrutura teórica, o pouco que restasse seria encarado como baseado em observações introspectivas e, do ponto de vista da moderna psicologia, menos antiquado que as explicações orgânicas hipocráticas dos processos

---

(*) Pitágoras passara muito tempo no Egito e estava imbuído da doutrina de metempsicose (transmigração da alma), juntamente com a teoria da imortalidade. Viajar até a Índia e de lá trouxera teorias orientais para Crotona, cidade colonial grega na Itália, onde estabeleceu sua escola.

corporais. Nenhum filósofo que especule sobre a alma humana pode deixar de lidar com o eterno problema mente-corpo. A importância do corpo pode ser reduzida, mas nada do que se diga pode extinguir sua existência.

As especulações de Platão sobre o corpo e sua relação com o mundo de raciocínio, desejo e sentimento continham uma previsão espantosamente intuitiva da visão científica posterior. Reconheceu ele que a vida é um equilíbrio dinâmico. O corpo forma continuamente matéria e descarrega detritos; a vida é um ritmo perpétuo de depleção e regeneração, como na respiração. Para Platão, estados corporais são reflexos de estados psicológicos. O princípio vital do corpo é a alma. A sede da razão — a alma racional — é eterna e colocada por Deus na cabeça, mais perto do céu. A alma irracional reside no corpo. Suas partes superiores — coragem, ambição e energia — estão colocadas no coração; suas partes inferiores — desejo, apetites (impulsos) e nutrição (fome) — residem abaixo do diafragma. O corpo inteiro é governado pela alma racional. As almas comunicam-se livremente por meio dos órgãos corporais. A ideia básica é que nas partes mais baixas os processos psicológicos e fisiológicos são caóticos e sem direção, recebendo sua organização e direção das funções mais altas da razão. Não se pode deixar de lembrar o conceito de Freud sobre o "id" caótico que gradualmente cai cada vez mais sob o poder organizador do "ego".

Em sua *República,* Platão antecipou-se à teoria do sonho de Freud. No sono a alma tenta retirar-se das influências externas e internas, mas são expressados nos sonhos desejos que geralmente não se expressam no estado de vigília. A grande diferença entre as teorias do sonho de Freud e Platão consiste no fato de ter sido a de Platão uma postulação intuitiva engenhosa, ao passo que Freud idealizou um método operacional pelo qual o conteúdo inconsciente reprimido de um sonho pode ser reconstruído e introduzido na consciência.

A mais significativa contribuição de Platão é o fato de ter considerado os fenômenos psicológicos como respostas totais do organismo inteiro que refletem seu estado interior. O conflito entre os apetites inferiores desorganizados e as funções organizadoras mais altas da razão é a base da psicologia platoniana.[*]

O racionalismo platoniano representou uma reorientação no sentido dos fenômenos psicológicos, éticos e sociais, tão revolucionária quanto o método racional com que os filósofos milésios e eleáticos entendiam o universo circundante. Ambas as escolas suplantaram as explicações demonológicas místicas dos fenômenos: os antigos cosmologistas fizeram isso para a natureza, Platão o fez para a psicologia. Embora essas explicações não tenham contribuído substancialmente para nosso conhecimento concreto do mundo e de nós próprios, prepararam a alma intelectual para explorações metódicas que sobrevieram dois mil anos depois.

Os brilhantes e quase exclusivos métodos de Aristóteles (384-322 A.C.) de Estagira, uma cidade da Trácia, conduziram a importantes progressos no conhecimento e na filosofia. Suas observações muitas vezes espantosamente válidas e a precisão com que as classificou influenciaram muitas matérias, científicas e não científicas, entre as quais a psicologia humana. Descreveu lucidamente os cinco sentidos. O tato, disse ele, é o sentido básico e mais importante; o paladar é semelhante, mas limitado ao tato com a língua. Ambos esses sentidos estão a serviço da nutrição. O olfato, a vista e a audição funcionam à distância. Aristóteles reconheceu que o som é conduzido pelo ar, mas sua explicação da vista é confusa. Em seu entender, todas as percepções são conduzidas ao coração, que é o órgão central dos sentidos. As especulações psicofisiológicas de Aristóteles são em sua maioria de natureza semelhante.

As mais duradouras contribuições de Aristóteles à psicologia são suas descrições do conteúdo da consciência. Distinguia ele, evidentemente com base em observação introspectiva, entre sensação, volição (esforço) e afeição. As afeições são desejo, ira, medo, coragem,

---

(*) Freud talvez tenha sido pouco influenciado pelos escritos de Platão, mas sua orientação básica de que emoções, impulsos, ideias e memórias constituem uma espécie de realidade e são dignas de estudo sistemático porque têm consequência sobre nossos processos de comportamento e corporais foi preparada sob pontos de vista platonianos. O reconhecimento de que os fenômenos psicológicos têm profunda realidade, que não pode ser desprezada, nunca foi inteiramente erradicado do pensamento ocidental.

inveja, alegria, ódio e piedade, lista que quase dispensa acréscimos. As descrições desses diferentes estados afetivos são tão boas quanto as modernas, com possível exceção das descrições de Spinoza, e em alguns sentidos mais completos que as de psicólogos modernos. A ira, derivando-se de sujeição a má ação, procura vingança.(*) O medo deriva-se da noção de perigo com expectativa de derrota, ao passo que a coragem é a mesma coisa, mas com previsão de vitória. A imaginação é descrita como a faculdade de despertar de novo uma imagem mental na ausência do objeto original. Depende da faculdade da memória. A memória, para Aristóteles, é não apenas um fenômeno passivo, mas uma atividade. O esforço exige imaginação, que implica o moderno conceito de que a memória dos sucessos passados determina a direção das ações. Aristóteles considerava todas as sensações como sendo agradáveis ou dolorosas e considerava o pensamento como um esforço orientador no sentido da eliminação da dor e obtenção de prazer, conceito que antecipa o princípio prazer-dor de Freud.

A razão, para Aristóteles, é o intelecto ativo que em si próprio não pode ser explicado; é absoluto. Não depende de experiência; tem, como presumia Platão, origem divina. Esta posição não difere muito daquela da maioria dos filósofos posteriores, entre os quais Kant, cujas categorias de razão pura *(Reine Vernunft)* eram absolutas e irredutíveis. Foi contestada pela primeira vez em nossos tempos pelos pragmatistas, que consideravam a razão uma função orgânica a serviço da sobrevivência, e depois mais explicitamente por Freud, que considerava o ego e suas faculdades de raciocínio como a impressão da realidade externa sobre o organismo, que permite a este último satisfazer suas necessidades. Nessa conformidade, o raciocínio lógico é encarado como sendo fundamentalmente uma função adaptativa e as leis lógicas como adaptações do organismo às leis da natureza. Como Aristóteles considerava o raciocínio Divino e, portanto, sacrossanto, era-lhe impossível conceber o raciocínio como possuindo uma função adaptativa.

(*) Esta é uma declaração mais concreta e significativa para a compreensão do comportamento de uma pessoa encolerizada do que o conceito de Freud sobre um instinto de morte internalizado.

Mitologia Médica Italiana

Na Itália antiga, como em todas as civilizações antigas, a medicina era envolta em magia e nesse estado permaneceu até fins do século II antes de Cristo, quando o pensamento médico racional dos gregos começou pela primeira vez a influenciar médicos italianos.

Os primeiros conquistadores da península italiana de que temos conhecimento foram os etruscos, que provavelmente emigraram da Ásia Menor para a Toscana (mais ou menos em 1000 A.C.).

Os etruscos partilharam das mitologias não só de seus vizinhos imediatos, mas também da Grécia e do Egito. Tinham divindades para todos os propósitos. Apoio e Marte eram os principais protetores da saúde; as deusas Febris e Methitis protegiam contra febres, Scabies contra coceira e Angina contra dor. Desde o momento em que uma mulher conhecia um homem até a ocasião em que dava à luz, era protegida por divindades. Juga pairava sobre a mulher durante seu namoro. Ciníxia ajudava-a a afrouxar suas roupas, Virginensis observava enquanto ela estava sendo deflorada e Pertunda vigiava a inserção. Outras deusas eram responsáveis pela alimentação do bebê pré-natal e por ocasião do parto asseguravam a adequada apresentação pela cabeça.[7]

Mais ou menos no ano 300 antes de Cristo, Roma foi o centro de uma grande epidemia e embaixadores romanos foram procurar o conselho dos sacerdotes esculapianos em Epidauro. Durante a conferência entre a delegação romana e os sacerdotes, uma serpente entrou no navio romano ancorado no porto. Quando o barco chegou a um porto romano a serpente nadou para terra. Quando, logo depois, cessou a epidemia, seu declínio foi atribuído a Esculápio e seus médicos-sacerdotes, e o culto esculapiano floresceu durante algum tempo em Roma.

O Método Orgânico Helenístico

Enquanto Roma estava conquistando as cidades vizinhas e enquanto os sacerdotes esculapianos estavam dominando a medicina romana, medicina mais racional evidenciava-se do outro lado do Mediterrâneo, em Alexandria. Esta cidade, desde sua fundação em 332 A.C. até quando os romanos uniram politicamente o mundo mediterrâneo no século I antes de Cristo, ligou a cultura ateniense a Roma. Euclides, Arquimedes e Erastóstenes contribuíam com dados científicos na geometria, astronomia, física e geografia matemática. Herófilo (mais ou menos 335-280 A.C.), neto de Aristóteles, e Erasistrato (mais ou menos 310-250 A.C.) descobriram por meio de verdadeiras dissecações humanas importantes fatos anatômicos e fisiológicos, e foram homenageados com os títulos de Pai da Anatomia e Pai da Fisiologia, respectivamente. Importante para os desenvolvimentos posteriores na pesquisa cerebral foi ter Herófilo descrito a drenagem venosa e os envoltórios do cérebro, e Erasistrato explorado suas cavidades.

Contudo, os progressos na ciência alexandrina diminuíram gradualmente devido ao bizantinismo cultista. Desviacionismo sectário dominou não apenas a economia, a política e a filosofia, mas também a medicina. Herofilistas e erasistratistas fundaram escolas dedicadas a seus mestres e discutiam entre si, tanto quanto com os céticos, estóicos, epicuristas e dogmaticos.(*) Como frequentemente acontece quando discípulos lutam entre si, reformadores entraram em cena para procurar uma posição corretiva; empiristas sustentavam que as obras respeitadas nem sempre eram fontes de conhecimento e que verdadeiros cientistas confiavam na experiência e observação. Pouco depois os empiristas não apenas desprezavam as obras de Herófilo e Erasístrato, mas também ignoravam todas as descobertas anatômicas.(**)

(*) Thessalus e Draco de Cós, filhos de Hipocrates, fundaram a seita dogmatista, que mais tarde prosperou em Alexandria e que era dedicada ao conceito de que a investigação médica devia cessar, pois Hipócrates já registrara tudo quanto havia de essencial. (Mais de dois mil anos depois as doutrinas de Freud tiveram o mesmo destino nas mãos de alguns de seus adeptos.)

(**) Este padrão de reverência de seita repetiu-se quinhentos anos mais tarde em Bizâncio, contribuindo para o colapso de helenismo, e novamente no fim da Idade Média, quando as opiniões de Aristóteles foram dogmatizadas pelos escolásticos.

Durante o período da ascendência romana no Mediterrâneo, as campanhas das Guerras Púnicas (intermitentemente de 264 A.C. a 146 A.C.) criaram a necessidade de eficiente tratamento dos soldados feridos. Muito mais prático que mandar esses soldados para casa era o estabelecimento de uma rede de hospitais ao longo das estradas que levavam a Roma. Gradualmente o sistema romano de hospitais — o primeiro de sua espécie — tornou-se não apenas eficiente, mas também adiantado. Os feridos eram tratados por médicos reféns, muitos deles gregos, pois não havia médicos profissionais habilitados em Roma.

Copiando e sintetizando, Roma transmitiu a cultura grega à civilização futura. Com o tempo Roma sintetizou e unificou os escritos médicos gregos, mas antes que isso pudesse acontecer os romanos precisaram familiarizar-se mais com as práticas médicas gregas. Contudo, magistrados supervisores tinham interesse econômico em impedir a ascensão de uma classe médica. Escravos ou barbeiros, que praticavam em Roma uma forma não especializada de medicina, pagavam a eles ou a seus senhores as taxas que recebiam. Além disso, como os gregos eram desprezados, somente uma alma muito intrépida viajava da Grécia para Roma na esperança de encontrar emprego como médico.

Um dos primeiros médicos gregos que se dirigiram a Roma deliberadamente para praticar medicina foi Arcagato (mais ou menos 219 A.C.). Médico bem treinado, Arcagato era um profissional muito melhor que seus competidores e por isso teve sucesso quase imediato. Infelizmente cometeu o erro de tentar cirurgia acima de suas capacidades e tornou-se conhecido como "camifex" ("açougueiro"). Em resultado de seus malogros, todos os médicos estrangeiros foram expulsos de Roma.

Catão (234-149 A.C.), poderoso magistrado, opunha-se particularmente aos médicos gregos, que considerava perigosos e indignos de confiança. Essa corrupta autoridade escreveu livros que versavam assuntos variando desde agricultura até tratamento de deslocamentos; um deles, um manual médico, parece um manual de feiticeiro e indica porque ele se esforçava tanto por manter fora de Roma os médicos melhor habilitados.

Felizmente para a causa da transmissão da medicina grega a Roma, outro aventureiro grego, Asclepíades, nascido em Bitínia, no ano de 124 A.C., estava ensinando retórica em Roma. Asclepíades recebera instrução em medicina, filosofia e oratória em Alexandria e Atenas, mas não podia praticar a medicina em Roma devido ao preconceito contra médicos gregos. Certo dia, porém, quando passava por ele um cortejo fúnebre, pôde perceber pela posição do corpo que nele talvez ainda houvesse vida. Deteve o cortejo fúnebre e começou a movimentar o cadáver. Quando o suposto cadáver reviveu, Asclepíades foi saudado como médico milagroso e obteve permissão para exercer a medicina. Prometeu *"Curare tuto, celeriter, et jucunde"* — a cura seria segura, rápida e agradável — e realmente cumpriu sua promessa. Receitava banhos, exercícios, massagens e vinho — regime que agradava a seus pacientes — e também se notabilizava por dar ênfase a tratamento humano e digno. Aposentos claros e arejados, música, banhos e massagens eram oferecidos não só aos pacientes com doenças físicas, mas também aos doentes mentais. Asclepíades acentuava também a importância de distinguir entre doenças agudas e crônicas, e fazia distinção entre alucinações e delírios. Simpatizava-se com os doentes mentais e considerava a doença mental resultado de perturbação emocional.

Asclepíades era filósofo bom demais para manter-se alheio à teoria médica. Suas ideias foram influenciadas pela tendência então prevalecente em Roma de opor-se ao raciocínio grego e especialmente ao raciocínio hipocrático. Em oposição à teoria humoral de Hipócrates, Asclepíades propôs uma teoria baseada em solidez. A base da estrutura solidística poderia facilmente vir a ser o átomo.[*] O conceito materialista de Asclepíades era que o homem se compõe de átomos que se atraem e se repelem mutuamente. Entre os átomos há poros e quando átomos não se moviam da maneira adequada, a razão apresen-

---

(*) A escola atomística grega fundada por Leucipo (século V antes de Cristo) concebia uma cosmologia materialista-mecânica na qual átomos em movimento se destruíam mutuamente ou se aglutinavam. Os movimentos dos átomos ocorriam, não devido a motivações como amor ou ódio, mas devido a leis mecânicas, isto é, como os átomos mais pesados se reuniam no centro, os átomos mais leves eram forçados para a periferia. Demócrito (460-360 A.C.) popularizou a teoria do átomo e depois Lucrécio (95-55 A.C.) aperfeiçoou esse conceito.

tada era que os poros estavam obstruídos. Nessa conformidade, para curar doença, era preciso fazer os átomos voltarem à sua mobilidade adequada por meios mecânicos. Esta teoria simples tornava possível terapia física agradável e elevava o moral do paciente; agradava também à mentalidade romana utilitária e gozadora. Que meio de tratar uma doença poderia ser mais agradável que o princípio de "contraris contrarius" — quando o "contrário" significava afundar-se em uma banheira de água morna bebendo ao mesmo tempo vinho bom fresco?

Depois do sucesso social de Asclepíades, os médicos gregos tornaram-se aceitáveis em Roma e, em 46 A.C., Júlio César concedeu-lhes cidadania plena(**). As teorias de Asclepíades tiveram ainda outras consequências. Themison (123-43 A.C.), discípulo de Asclepíades, aprimorou as ideias de seu mestre e fundou uma nova escola de pensamento médico, o Metodismo. A noção de Themison era que, se os tecidos se compunham de átomos sólidos entre os quais havia poros, na prática era preciso considerar apenas a condição desses poros. Se os poros estavam obstruídos e constritos, era devido ao frio; portanto, o tratamento devia ser a aplicação de calor. Se os poros estavam muito largos, o método de tratamento devia ser a aplicação de frio. A simplicidade desses sistemas implicava em regimes terapêuticos simples e, assim, só eram usados adstringentes e laxativos. Além disso, todos os males podiam ser considerados como problemas generalizados, pois constrição e relaxamento eram conceitos mais amplos que qualquer perturbação local dos poros.

A simplicidade atrai indivíduos sem instrução e Téssalo de Trales (10-70 D.C.), tecelão por profissão, decorou esses princípios metódicos. Tomou-se professor de medicina e médico particular de Nero. Prometia diploma de médico em poucos meses a quem quer que o procurasse e pagasse a taxa exigida. O nome "Téssalo" tomou-se si-

---

(**) Livres da necessidade de obter aprovação, os médicos gregos puderam voltar sua atenção para atividades mais científicas, de tal modo que no século seguinte Largus (mais ou menos 47 D.C.) fez experiências com fisioterapia elétrica ao tratar das dores de cabeça do imperador com enguias elétricas (a primeira vez que se empregou eletricidade na medicina) e Dioscórides (mais ou menos 76 D.C.) dedicou sua vida a receitar plantas e compilar um exaustivo tratado médico que durante mil anos permaneceu como base da terapia medicinal.

nônimo de charlatão médico; mesmo assim, esse impostor introduziu uma prática que ainda hoje é importante no ensino de estudantes de medicina. Provavelmente porque desejava impressionar tanto os pacientes como os estudantes, Téssalo "ensinava" metodismo à beira da cama do doente. Outro médico metódico, Sorano (93-139 D.C.), estudara em Alexandria antes de ir para Roma; escreveu uma autorizada biografia de Hipócrates e foi especialista em problemas ginecológicos e pediátricos. Sorano opunha-se à demonologia; opunha-se também a muitas das terapias simples da escola metodista e em sua prática usava qualquer tratamento de qualquer escola que achasse praticamente sólido. Discutiremos na seção seguinte suas observações cruciais sobre doenças da mente.

Aurélio Cornélio Celso (25 A.C. 50 D.C.) foi um escritor de assuntos médicos, que descreveu todas as fases da vida e da experiência humana. Durante o governo de Tibério, Celso fez uma coleção de muitos dos grandes escritos médicos da antiguidade grega, que traduziu para o latim. Provavelmente não era médico praticante. Como membro da classe patrícia, o exercício da medicina estaria abaixo de sua dignidade. É curioso como o pêndulo havia oscilado nessa época. Não só os escritores gregos eram aceitos, mas tudo quanto não contivesse remanescentes do pensamento grego era desprezado. Como Celso escrevia em prosa latina clara, concisa e pitoresca, foi considerado por alguns como o Hipócrates latino ou o Cícero da medicina. Não se apegava a uma escola de pensamento determinada, embora tivesse o maior respeito pelos adeptos de Hipócrates. Ao contrário, porém, do grande médico grego, Celso não teve discípulos e foi pouco apreciado em vida. Celso acentuou a importância da dissecação e provavelmente assistiu a autópsias. Os romanos deliciavam-se em observar gladiadores partirem os ossos uns dos outros, mas relutavam em examinar os ossos depois de partidos. Se não fosse pela importância que homens como Celso atribuíam à dissecação, é provável que os estudos anatômicos tivessem desaparecido completamente durante esses anos. Celso acreditava na demonologia a ponto de considerar algumas doenças como devidas à ira dos deuses. Contudo, de modo geral, preconizava um método racional de encarar a medicina e fazia observações acuradas. Um de seus conceitos — que assustar um paciente pode curá-lo, espantando os espíritos que o possuíram — era ainda usado na Idade Média.

No último século antes de Cristo muitos médicos mostraram-se descontentes com a rigidez das teorias metodistas anti-hipocráticas e procuraram um princípio vital que explicasse mais satisfatoriamente a saúde e a doença. Encontraram esse princípio no *pneuma,* o ar, e por isso foram chamados de pneumáticos. Como clínicos esses homens eram práticos e interessados por uma ampla variedade de tratamentos; consequentemente foram mais tarde chamados também de ecléticos, porque não se apegavam a qualquer sistema de terapia, embora preferissem a teoria humoral. O ecletismo na filosofia médica tomou-se um meio de escolher em muitas fontes o que se considerava melhor. Como os hipocráticos, os ecléticos eram extremamente cuidadosos em suas descrições de doenças e especialmente em suas observações de pormenores; posteriormente revitalizaram os métodos clínicos hipocráticos originais. Na parte inicial do século I D.C., os ecléticos atingiram sua maior influência com o trabalho de seu principal proponente, Aretaeus (50-130 D.C.).

Pouco coisa se sabe a respeito de Aretaeus, que raramente faz alusão a si próprio em *De Causis et Signis Morborum,* o único de seus tratados que sobreviveu até hoje. Nasceu na Capadócia, na parte oriental da Ásia Menor, e provavelmente estudou em Alexandria e no Egito. Seu ideal era Hipócrates; como ele era livre de dogma e superstição, apresentava vividas descrições clínicas de muitas doenças importantes e interessava-se profundamente pelo bem-estar de seus pacientes. Por exemplo, Aretaeus diz-nos que são inconvenientes os unguentos que mancham roupas de cama e se tornam desagradáveis para o paciente.

Aretaeus observou doentes mentais e fez com eles cuidadosos estudos de seguimento. Em resultado estabeleceu que os estados maníaco e depressivo ocorrem no mesmo indivíduo e que existem intervalos de lucidez entre os períodos maníaco e depressivo. Considerava a doença mental em razão de seu resultado, acentuando o curso da doença e seu prognóstico. Aretaeus foi o primeiro a descrever pormenorizadamente a personalidade da pessoa antes de um colapso mental (a personalidade pré-psicótica). Compreendia também que nem todas as pessoas com doença mental estão destinadas a sofrer deterioração intelectual, fato que não foi convenientemente acentuado senão no século XX.

Os discípulos de Asclepíades firmaram os médicos gregos em Roma; Celso compilou o pensamento médico grego; Aretaeus revitalizou a medicina observativa hipocrática. O desenvolvimento seguinte na medicina romana foi o aparecimento do maior dos escritores médicos, Cladio Galeno de Pérgamo (131-200 D.C.), cuja autoridade foi praticamente incontestável nos mil e quinhentos anos seguintes.

Galeno começou sua carreira como cirurgião dos gladiadores em Pérgamo e, como parte de suas funções, prescrevia regimes dietéticos para esses atletas. No ano 161 D.C. terminou o prazo de sua nomeação e, no ano seguinte, foi para Roma, onde procurou conterrâneos de Pérgamo que estivessem em condições de ajudá-lo. A ascensão de Galeno à fama começou quando curou de febre quartã o filósofo Eudemo. Nos quatro anos seguintes, incluiu entre seus clientes ilustres o tio do imperador Ovaro e o genro de Marco Aurélio. Galeno deixou Roma na época em que foi noticiado estar-se aproximando do litoral italiano uma epidemia. Alguns relatos dizem que fugiu por ter medo de morrer na epidemia; outras narrativas mencionam o fato de ter ido para sua casa em Pérgamo, que também ficava na rota da epidemia; e explicam que simplesmente fizera em Roma inimigos dos quais tinha medo.

Conta-se que Galeno escreveu pelo menos quatrocentas obras, das quais ainda existem oitenta e três livros e pelo menos quinze comentários sobre os escritos hipocráticos. Era muito amigo de tomar emprestado; plagiava, sintetizava, aprimorava e copiava. Aproveitou-se do misticismo de Platão, do estoicismo de Zeno, e dos trabalhos anatômicos de Herófilo e Erasístrato. Tinha gostos epicuristas. A perpetuação de sua influência foi devida à firmeza com que defendeu Hipócrates e sua aceitação de um Criador, ao qual com frequência dedicou seus trabalhos. O Cristianismo da Idade Média não podia encontrar o que condenar no monoteísmo galênico.

Galeno sustentava que a anatomia humana era idêntica à anatomia animal, teoria que foi mantida até o século XVI, quando Vesálio provou o contrário. Galeno provavelmente assistiu a dissecações de corpos humanos apenas duas vezes em sua vida, mas suas descrições de ossos e músculos são excelentes. Observou que lesões cerebrais em animais produzem perturbações do lado oposto do corpo. Localizou sete dos nervos cranianos, distinguiu entre nervos sensores e motores, e mostrou que as artérias continham sangue. Embora soubesse que o sangue era móvel, nunca formulou uma teoria sobre a razão ou a maneira de sua circulação. Notou que o corte da medula espinhal em animais resultava na perda de movimento e sensação abaixo da lesão e propôs a teoria de que os nervos transmitiam impulsos do cérebro e da medula espinhal.[9]

A fraqueza da anatomia galênica reside não apenas em basear-se na dissecação de animais, mas também no fato de Galeno reforçar suas descobertas anatômicas com um apelo à filosofia religiosa. Galeno dependia muito dos hipocráticos; acreditava na doutrina dos quatro humores; filosofava à maneira de Aristóteles e Platão sobre o princípio teleológico na fisiologia. Embora falasse do cérebro como sede da alma racional, chegou a sustentar que perturbação emocional severa poderia indicar uma lesão no cérebro. Procurou, porém, uma força integradora para ligar mente e corpo. Em resultado, reconheceu um princípio organizador ativo derivado de uma fonte espiritual.

Galeno transmitiu ao mundo medieval alguns raios da cultura helenística. No entanto, por ter codificado as noções primitivas de sua era, contribuiu também para retardar de séculos o desenvolvimento da medicina.

Contribuições Psicológicas dos Romanos

Das filosofias gregas que influenciaram o pensamento romano, duas, epicurismo e estoicismo, eram extremamente realistas em sua maneira de encarar os problemas da vida cotidiana. Nenhuma delas era um sistema teórico comparável às ideias dos cosmologistas pré-socráticos; pelo contrário, cada uma delas oferecia um conjunto de princípios éticos para governar a conduta humana. O objetivo fundamental de ambas as filosofias era a obtenção da felicidade, que devia ser encontrada na paz de espírito e na falta de tensão — para os estoicos na indiferença ou apatia, para os epicuristas na segurança interior. Até onde os estoicos e epicuristas se interessavam pela metafísica, sua filosofia era inteiramente materialista, era a teoria atômica de Demócrito. O mundo consistia em átomos, acreditavam eles, e os movimentos dos átomos seguiam suas próprias leis; a única posição sensata do homem era conformar-se com essas leis e aceitar o curso inevitável de acontecimentos materialmente predestinados (estoicismo) ou procurar tirar delas o máximo possível de prazer (epicurismo). O princípio ético central tanto da filosofia estoica como da filosofia epicurista é a "ataraxia" ou falta de perturbação. A pessoa sábia reconhece que só pode obter felicidade tomando-se independente do inexorável e imutável curso dos acontecimentos mundiais ou pelo menos não se deixando perturbar por ele. "Perturbação" significava assim aflição mental, expressão que durante séculos — na realidade, até muito recentemente — era sinônimo de doença mental. As modernas drogas psicotrópicas — tranquilizadores — usadas esperançosamente para livrar o homem de sua tensão emocional, são chamadas "ataráxicos". É característico de nossa era científica tentar conseguir com substâncias químicas o mesmo objetivo que os antigos tentavam alcançar através da filosofia.

O modo epicurista para atingir um estado de felicidade era diferente do estoico. Epicuro modificou o sistema materialista e determinístico de Demócrito para ajustá-lo à sua filosofia. Tornou-o não menos materialista, mas menos determinístico. A antiga doutrina atômica dava a acontecimentos atômicos acidentais (casualidade) importante papel na evolução do mundo, mas ensinava que em seu movimento os próprios átomos seguiam leis universais. Em contraste, Epicuro sustentou que os átomos têm certo grau de autodeterminação. Isso permitiu a Epicuro negar a predeterminação e legalidade absolutas da natureza, proclamando a liberdade de vontade. O homem pode, portanto, tornar-se até certo ponto independente do universal e imutável curso de acontecimentos mundiais e atingir o objetivo supremo — sua própria felicidade. Consiste isso fundamentalmente em procurar prazer. Epicuro preferia, porém, as formas superiores e atenuadas de prazer ao deleite momentâneo dos prazeres da carne. A felicidade completa consiste no gozo sereno, não tempestuoso, desses prazeres atenuados.

O objetivo ético dos estoicos era igual ao dos epicuristas — livrar-se da tensão emocional, o que equiparavam à felicidade. Os estoicos, porém, seguiam mais de perto que os epicuristas o determinismo original de Demócrito. Para os estoicos a sociedade era parte integrante de um universo internamente harmonioso guiado por leis universais imutáveis. Para eles o mundo inteiro, inclusive a sociedade, é governado por uma "inteligência mundial" intrínseca. A ordem social — "políticon systema" — é parte de uma ordem mundial que abrange tudo. Promover esse mundo racional (e ordem social) é dever do homem. Devemos aceitar pacificamente as imutáveis leis universais do mundo e fazer tudo para cumpri-las. Falta de perturbação — falta de tensão emocional — consiste em submeter-se às leis do universo sem rebelar-se contra elas. Essa inteligência mundial é representada por Deus. A filosofia estoica é panteísta e prepara o caminho para o monoteísmo cristão. Por si só, contudo, as contribuições da filosofia estoica sem a poderosa influência do monoteísmo judaico jamais teriam sido suficientes para introduzir a era cristã.

O estoicismo e o epicurismo, como filosofias práticas mais que teóricas, contribuíram pouco para a psicologia como ciência básica. De fato, nenhuma orientação predominantemente ética é favorável ao desenvolvimento da psicologia como ciência. A psicologia lida com processos mentais como fenômenos naturais e não os avalia do ponto de vista do bem e do mal. É difícil para o homem encarar sua própria natureza objetivamente; ele tende a ver em si próprio apenas o que deseja ver, ao mesmo tempo que ignora e reprime o que considera mau e inaceitável. No mundo antigo, como em épocas posteriores, a tendência a avaliar e moralizar em lugar de tentar compreender a natureza humana foi o maior obstáculo ao desenvolvimento da psicologia como ciência. Além disso, a orientação helenística prática e ética foi, no que se referia à psicologia, reforçada no Império Romano pelo definhamento do interesse científico pela natureza, pelo corpo humano e pela mente. Os pensamentos psicológicos de Platão e Aristóteles eram abstratos demais para serem aplicados ao comportamento de pessoas humanas. Eram na realidade generalidades sobre esforços, memória, fantasia, emoções e impulsos humanos, e essas elevadas abstrações não constituíam base adequada para explicar personalidades individuais, muito menos o comportamento de pacientes mentalmente perturbados. Por outro lado, embora a preocupação helenística pelo modo de vida desejável contribuísse pouco para uma psicologia científica, preparou caminho para a psicoterapia empírica que foi um aspecto redentor da medicina de Roma, estéril e estagnada nos demais aspectos.

Não é de surpreender, naturalmente, que a medicina romana refletisse o característico pragmatismo do povo romano. Havia pouco interesse teórico por anatomia e fisiologia, e a orientação dos médicos romanos era estritamente empírica: desejavam proporcionar conforto a seus pacientes por meio de terapias físicas agradáveis. Qualquer processo — banhos quentes, massagem, música, choque de enguias elétricas, dieta ou aposentos bem iluminados e agradáveis — que produzisse resultados imediatos e melhorasse o estado de espírito subjetivo do paciente contribuía também para a reputação do médico, e essa era a única coisa que importava.

As duas mais significativas contribuições ao desenvolvimento da psiquiatria foram dadas por um filósofo, Cícero, e por um médico metodista, Sorano. Cícero (106-43 A.C.), que combinou a virtude romana do pragmatismo com excepcional clareza de pensamento e insuperável capacidade de penetrar no âmago de um problema, comentou assuntos médicos a sua incisiva maneira.

Embora não fosse — ou talvez *porque* não era — médico, reconheceu a significação central da doença mental e perguntou: "Por quê para o cuidado e conservação do corpo foi idealizada uma arte... enquanto por outro lado a necessidade de uma arte de curar a alma não foi sentida tão profundamente... nem foi estudada tão de perto?"[10] Cícero declarou ousadamente que as doenças corporais podiam ser resultado de fatores emocionais. Por isso poderia ser considerado como o primeiro psicossomata. Fazia objeção ao conceito de bílis preta de Hipócrates e acreditava na causa psicológica da melancolia. "O que chamamos de furor, eles chamam de melancolia, como se a razão fosse afetada apenas por uma bílis preta e não fosse perturbada com igual frequência por violenta cólera, medo ou aflição."[11]

Discutindo semelhanças e diferenças entre doenças corporais e mentais, reconheceu as diferenças fundamentais entre as duas. "Nisso de fato a mente e o corpo são diferentes; embora a mente quando em perfeita saúde possa ser visitada por doença, da mesma maneira como pode o corpo, se o corpo pode ser perturbado sem falta nossa, a mente não pode. Isso porque todas as desordens e perturbações da mente procedem de um descuido da razão; essas desordens são, portanto, limitadas aos homens; os animais irracionais não estão sujeitos a tais perturbações, embora às vezes ajam como se tivessem uma razão."[12]

Esta ideia é fundamental à psicoterapia moderna, pois, quando uma pessoa aceita e compreende as origens psicológicas de sua perturbação mental, toma-se capaz de mudar as circunstâncias que causaram seu problema. Essa é também talvez a mais clara declaração que um escritor antigo fez da responsabilidade do homem por seu próprio comportamento, normal ou mórbido. Nas mesmas "Tusculanae Disputationes", Cícero diz ainda: "A cura da aflição e outras desordens é uma só e a mesma, por serem todas elas voluntárias e fundadas em opinião; tomamo-las sobre nós porque parece certo fazer isso. A filosofia empenha-se em erradicar este erro como raiz de todos os nossos males: deixemo-nos portanto ser instruídos por ela e deixemo-nos ser curados; pois enquanto esses males tiverem possessão de nós, não só não podemos ser felizes, mas também não podemos ser corretos em nossas mentes."[13] Hoje não chamamos o tratamento de filosofia, mas de psicoterapia.

O médico metodista, Sorano, que foi mencionado antes, teve um discípulo, Célio Aureliano, que registrou algumas das ideias de seu mestre em um volume intitulado *Da Doença Aguda e da Doença Crônica*. Dezessete capítulos desse livro são dedicados a "phrenitis", doenças da mente. Chamavam-se "phrenitis" porque se acreditava que a sede da mente estava localizada no diafragma (phren).

Sorano era um médico muito esclarecido em sua atitude com relação aos doentes mentais e recusava tratá-los com dureza. "O lugar (onde os pacientes com "phrenitis" deviam ser alojados) deve ser iluminado", diz ele, "através de janelas altas, pois nessa doença muitas vezes acontece de pacientes não vigiados, em sua loucura, saltarem pelas janelas".[14] A colocação do paciente em aposento quente ou frio devia depender do que o paciente achasse mais confortável e a única ocasião em que Sorano julgava aconselhável coação sobre o paciente excitável era quando havia perigo de ele ferir-se. Sempre que fosse preciso usá-la, a coação devia ser humanamente aplicada: "Usem lã ou pano para proteger os lugares onde são amarradas as cordas, a fim de que o mal causado ao paciente não seja maior que a vantagem obtida em conservá-lo quieto."[15] Era igualmente claro em sua recusa de tratar doentes mentais com dureza, da mesma maneira que os grandes reformistas da última parte do século XVIII, que finalmente libertaram os pacientes de seus grilhões.

A maneira de tratar doentes mentais empregada por Sorano era diretamente oposta aos métodos preconizados por Celso, o qual acreditava que tratamento rude faria com que o paciente deixasse a doença mental por medo. Celso acorrentava os pacientes, deixava-os passar fome, isolava-os em escuridão total e aplicava-lhes catárticos em seus esforços para devolver-lhes a saúde pelo medo. Em contraste, Sorano acreditava que podia diminuir o desconforto dos doentes mentais falando com eles e recomendava discutir com o paciente sobre sua ocupação ou outros assuntos que pudessem interessá-lo.

Sorano não duvidava que a doença mental fosse causada por uma perturbação material no organismo, mas temperava este ponto de vista orgânico com medidas práticas e não dogmáticas, cujo propósito era aliviar a angústia mental dos doentes mentais. Ao contrário de outros metodistas, não se contentava em tratar tensão excessiva com medidas relaxantes e tratar excessiva frouxidão com medidas adstringentes. Pelo contrário, acreditava que a teoria era secundária em relação à consideração prática do paciente individual. Uma das espantosas lições que Sorano deixou à posteridade psiquiátrica e que tem sido com frequência repetida na história da psiquiatria consiste no fato de, embora descrevesse a doença mental em termos de perturbação mecânica orgânica, ter tratado os doentes mentais com medidas psicológicas. Sorano subestimou a utilização de drogas e outros métodos físicos, acentuando a importância da relação entre o médico e o paciente.

Retrospecto

A orientação básica dos gregos, revivida durante a Renascença, tornou possível o maior desenvolvimento de todas as ciências naturais, entre as quais a medicina. Podemos desprezar muitas teorias e observações antigas, mas nunca será demais a ênfase que dermos à importância histórica do método racionalista, da mentalidade da Grécia antiga, que foi iniciada e estabelecida como tradição durante essa singular fase da história humana: a era clássica.

Os filósofos gregos mais antigos, aqueles cuja atitude naturalista foi revivida durante a Renascença, prepararam caminho para Hipócrates e sua escola substituindo as explicações mágico-místico-religiosas por uma orientação racional em relação ao mundo e foram portanto os verdadeiros iniciadores de nossa era presente.

De natureza semelhante foi a contribuição dos gregos ao método psicológico. No pensamento antigo o momento da mudança das especulações cosmológicas para o estudo do homem pode ser traçado no aparecimento da escola pitagórica. Não só o idealismo racionalista de Platão, mas também a medicina de Hipócrates, podem ser acompanhados até Pitágoras. É compreensível que o desvio intelectual do mundo exterior para o homem tivesse estimulado a curiosidade a respeito da personalidade humana e do corpo humano. Nesse sentido o corpo tem posição intermediária entre o mundo físico exterior e o eu interior. Pode ser estudado tanto como objeto exterior quanto como parte do conhecimento de si próprio. É parte da realidade exterior e da realidade psicológica. Esse reconhecimento foi inestimável no sentido de despertar o homem para a obrigação de conhecer a si próprio.

A opinião de que a essência da natureza consiste em relações quantitativas entre acontecimentos, que podem ser matematicamente formuladas, foi o mais poderoso golpe no realismo ingênuo dos filósofos primitivos, para os quais o mundo consistia em objetos tangíveis e visíveis como realidades supremas. O raciocínio matemático como função psicológica é claramente diferente da mera observação dos objetos exteriores. Com a ênfase pitagórica no raciocínio matemático e no raciocínio em geral, o foco de interesse voltou-se pela primeira vez dos objetos exteriores para a mente, que reflete sobre a natureza das coisas.

As duas influências que emanaram de Pitágoras — uma sobre Platão e a outra sobre Hipócrates — são as origens da separação entre a psicologia e a medicina que persistiu até nossa era. A unificação dessas duas tendências apenas começou nos tempos presentes.

Embora os filósofos e médicos dos períodos helenísticos e romanos fossem muito menos revolucionários em suas contribuições teóricas do que os grandes pensadores gregos primitivos, seu trabalho juntou-se à corrente principal da evolução psiquiátrica. A difusão da medicina grega por Asclepíades, a revitalização hipocrática estimulada por Aretaeus, algumas das compilações anatômicas de Galeno e a humanização do tratamento dos doentes mentais por homens como Sorano e Cícero — todas essas contribuições serviram bem ao desenvolvimento da psiquiatria. De fato, a preocupação romana com conceitos éticos preparou caminho para desenvolvimentos futuros em psicoterapia.

E embora em fisiologia Galeno se tenha mostrado efetivamente uma força retrocessiva durante séculos, no sentido de manter a posição hipocrática de unidade organísmica, esse médico, que foi o maior dos helenísticos, perpetuou um conceito integral do organismo que é a essência da psiquiatria moderna e do método psicossomático em medicina.

CAPÍTULO 5

O Período Medieval

Psicologia Medieval

Os cidadãos da Grécia antiga no apogeu de sua civilização encontravam segurança interior no conhecimento e na razão. Os romanos adotaram a herança intelectual da Grécia, mas para assegurar sua paz de espírito confiavam mais em instituições sociais e na organização racional de uma sociedade sustentada por lei igualitária, realizações tecnológicas e poderio militar. Quando essas instituições se desintegraram e o império declinou, o medo, genuíno e nu, sentido igualmente por ricos e pobres, tornou-se a questão social dinâmica central. O colapso do sistema romano de segurança produziu um retrocesso geral à crença na magia, misticismo e demonologia, da qual, sete séculos antes, o homem se libertara graças ao gênio grego.

As causas fundamentais da queda do império foram complexas. Entre as mais importantes incluíram-se as pressões de tribos bárbaras e a peste. Entre os séculos I e IV antes de Cristo, seis epidemias mataram centenas de milhares de pessoas e despovoaram a terra. Nessas épocas de catástrofe, o povo procurava consolo em explicações sobrenaturais e o Cristianismo satisfazia perfeitamente muitas das

Franz G. Alexander | Sheldon T. Selesnick

necessidades emocionais das massas desmoralizadas. Cristo foi adorado como o guarda das almas e também como o curador do corpo. Imagens de 'Esculápio tiradas dos santuários pagãos eram veneradas tanto quanto as imagens de Jesus, o curador. O dogma cristão em medicina predominava completamente. Santos eram reverenciados e, como no passado pagão, eram invocados para prevenir doença. São Sebastião protegia contra pestes e São Jó contra lepra; Santo Antônio prevenia todas as espécies de doenças, desde distúrbios intestinais até fraturas. Os sacerdotes cristãos davam conselhos sobre a maneira de curar corpos tanto quanto almas, e sábios religiosos registravam para a posteridade descrições de curas milagrosas. As igrejas tomaram-se santuários dos sofredores e, à medida que cresceu o número de pacientes à procura dos mosteiros, as igrejas construíram hospitais nas proximidades. Em Montecassino, São Benedito de Núrsia (480-543 D.C.) lançou os alicerces da medicina monástica. "O cuidado dos doentes deve ser colocado acima e antes de qualquer outro dever... O enfermeiro deve ser da absoluta confiança, conhecido por sua piedade e diligência, solícito com as pessoas confiadas a seus cuidados."[1] Cassiodoro (490-585 D.C.), filósofo e médico, que depois se tornou monge beneditino, ressaltava não só o cuidado dos enfermos, mas também a instrução do médico sacerdotal e encarecia a necessidade de estudar Hipócrates e Galeno.

No século IV, Constantino, procurando a ajuda dos cristãos contra seus inimigos, fez do Cristianismo a religião oficial. Estabeleceu-se a lealdade entre o Estado e a Igreja. O papa Leão III foi apoiado por Carlos Magno que, por sua vez, foi sagrado imperador do Santo Império Romano. Nos séculos XII e XIII, as Cruzadas marchavam para a Terra Santa contra os mouros e traziam de volta novas ideias e produtos do Oriente. Foi nessa época que as comunas prosperaram, o comércio se desenvolveu, e o poder dos senhores feudais começou a declinar, enquanto monarcas conquistavam supremacia. Novas nações foram formadas com terras derrotadas. Não é de admirar que a Idade Média se tenha caracterizado como uma era de espantosos contrastes. Por outro lado, houve exemplos de tirania, de pestes destruidoras, de fome que exterminou centenas de milhares de pessoas; de outro lado, construíram-se igrejas estupendas e desenvolveram-se os princípios da cavalaria, do heroísmo e da abnegação.

No decorrer desses períodos agitados a influência unificadora de todos os povos foi a fé cristã, juntamente com seu complemento, a língua latina. As pessoas mostravam-se mais dispostas a enfrentar as dificuldades e desconfortos deste mundo devido à promessa de coisas melhores no mundo futuro.

Nunca será demais encarecer a influência construtiva da fé religiosa e da ética cristã durante esses séculos perturbados. Essa força ideológica consolidou e reforçou as desmoralizadas e empobrecidas massas e assegurou a continuidade da civilização. Ainda assim, a fé era uma amante ciumenta. Não tolerava concorrência, particularmente da ciência. O lema medieval *credo quia absurdum est* (acredito nisso porque é absurdo) está em oposição à posição científica que se baseia na observação e razão. O racionalismo como força social desapareceu ou, para ser mais exato, precisou agir subterraneamente durante séculos. A tradição do empirismo cético grego, a erudição alexandrina e as adaptações eráticas da herança grega pelos romanos foram preservadas em bibliotecas monásticas e pelos árabes. Foram, porém, meramente preservadas, não desenvolvidas. A técnica de organização do Império Romano foi a única força dinâmica que sobreviveu, quando a religião se institucionalizou em escala até então desconhecida na história humana. A hierarquia católica era uma reprodução clerical da hierarquia política de Roma, leis romanas foram os modelos das leis canônicas e o bispo de Roma foi a peça correspondente ao imperador. Esta rigidez de organização ajudou a preservar a cultura ocidental, mas no referente à história das ideias médicas — particularmente das ideias que conduziram à psiquiatria moderna — durante os séculos entre o declínio de Roma e a Renascença houve, não só a mais completa estagnação, mas também um retrocesso à espécie de pensamento não racional que existira antes do século VI A.C.

Não é de surpreender que na parte inicial da era cristã, quando a medicina orgânica estava em tão completa paralisação, a maneira psicológica de encarar a doença tenha conservado certa vitalidade. A fé e a ética têm relação com a psicologia: salvar almas tem estreita relação com curar mentes perturbadas, embora os métodos empregados sejam diferentes. A psiquiatria da Idade Média dificilmente poderia ser distinguida da demonologia pré-científica e tratamento mental era sinônimo de exorcismo. Isto se aplica particularmente àquela antiga doutrina herética chamada maniqueísmo, que, embora persa e não cristã em sua origem, exerceu grande atração nos primeiros séculos cristãos. Existia lado a lado com a religião ortodoxa, embora fosse denunciada por homens da autoridade de Santo Agostinho. Era a mitologia dualística da luta eterna entre Ormuzd, o espírito bom, e Ahriman, o demônio que possui o corpo e a mente das pessoas mentalmente doentes. No exorcismo medieval a mitologia cristã e a demonologia pré-histórica estabeleceram uma curiosa união.

Escolásticos cristãos e médicos árabes prestaram considerável contribuição à assistência psiquiátrica humanitária, particularmente no começo da Idade Média, quando o espírito cristão de caridade foi responsável pelo oferecimento de conforto e apoio aos doentes mentais. No período medieval posterior, quando esses primeiros ideais cristãos foram depreciados e a confiança na autoridade e na explicação sobrenatural das doenças caracterizou a medicina monástica, a assistência psiquiátrica deteriorou-se a ponto de tornar-se indistinguível do exorcismo demonológico. Originariamente, o exorcismo não era punição. Os ritos exorcistas dirigiam-se contra o demônio que tomara posse do corpo e alma de um homem, não contra o próprio homem.

Edith Wright sustenta que os leigos medievais tinham atitudes muito mais esclarecidas em relação à doença mental do que os profissionais, pois a poesia e outras formas literárias apresentam visões muito realísticas dessas questões. Wright cita a história de Yvain, herói de um romance francês que se torna psicótico quando é rejeitado por sua amada; a cura sugerida para a psicose é encontrar outro amor para ele. O poema *Amadas* (de fins do século XII) e posteriormente o poema sobre "Tristão" indicam também o conhecimento da ideia de que crises emocionais podem resultar de graves perturbações emocionais e podem ser corrigidas por um método psicológico realístico. Por isso, Wright diz: "Existia na França, nos séculos XII, XIII e XIV, uma concepção de psicose como doença curável, causada principalmente por uma perturbação emocional..."[2]

Quer a insanidade fosse considerada resultado de perturbação emocional ou de possessão diabólica durante o período medieval inicial, a assistência propriamente dita ao indivíduo doente era coisa de responsabilidade coletiva. Não foi senão no século XIV que os doentes mentais passaram a ser considerados feiticeiros e tomaram-se vítimas de perseguição. Além disso, a assistência física aos insanos mentais era melhor no começo da Idade Média que nos séculos XVII e XVIII. Um dos primeiros asilos para doentes mentais, o Bethlehem Hospital, em Londres, era originariamente muito diferente do inferno que depois se tornou conhecido como Bedlam. Naqueles primeiros dias os pacientes eram tratados com muito mais interesse. Quando estavam em condições de deixar o hospital sob os cuidados dos parentes, recebiam braçadeiras para usar, a fim de poderem voltar ao hospital se seus sintomas reaparecessem. Esses pacientes recebiam tanta atenção e simpatia da coletividade que vadios frequentemente falsificavam braçadeiras para serem tomados como ex-pacientes de Bethlehem.[3] No século XIII, em Gheel, na Bélgica, fundou-se uma instituição para cuidar de crianças retardadas e psicóticas, que eram muitas vezes adotadas por famílias compreensivas das vizinhanças. E um monge franciscano, Bartholomaeus Anglicus (mais ou menos em 1480), que escreveu sobre doenças mentais nos prevalecentes termos demonológicos de anjos e demônios, nem por isso deixava de recomendar métodos racionais de tratamento, banhos, unguentos e dietas.

Todos esses exemplos mais ou menos isolados de maneiras esclarecidas e racionais de encarar a questão eram apenas remanescentes do passado e não contribuições originais. Provinham da tradição grega. Foi por isso que o Império Bizantino, que preservou a cultura grega, se tornou tão importante para os séculos posteriores. O aspecto humanitário da medicina medieval foi, porém, contribuição do espírito judaico-cristão.

De todos os escritores medievais, o grande Padre da Igreja, Santo Agostinho, prestou a mais significativa contribuição à psicologia quando demonstrou que a introspecção é importante fonte de genuíno conhecimento psicológico. Como membro devoto da Igreja, Santo Agostinho aceitava a maioria de seus dogmas e superstições, e acreditava na revelação Divina como fonte de conhecimento psicológico. Todavia, o acréscimo que fez da introspecção como instrumento importante para o conhecimento da psicologia humana foi uma contribuição essencial à psicologia dinâmica. Foi ele o primeiro a descrever vivida e minuciosamente experiências emocionais subjetivas e, ao fazê-lo, empregou um princípio metodológico que continua ainda sendo básico na psicologia de hoje. Sem conhecimento de si próprio, a psicologia não poderia existir. Emoções — ira, esperança, alegria, medo — só podem ser experimentadas subjetivamente; se uma pessoa nunca experimentou ira, não há maneira de explicar-lhe o que é a ira, por mais precisa que possa ser sua informação a respeito das mudanças fisiológicas que acompanham a ira. As *Confissões* de Santo Agostinho são um trabalho de autoanálise profundamente incisivo; como disse Brett em sua "História da Psicologia": "Ele permanece entre os maiores, com Platão e Aristóteles, e em um aspecto superior a eles. A psicologia atinge um segundo grande clímax quando seu expositor pode dizer que o fundamento da alma é a contínua autoconsciência e que o pensamento é simplesmente a vida refletida em si própria"[4]. Parafraseando essa sentença: O pensamento é simplesmente a vida refletida e percebida pelo organismo vivo. Santo Agostinho foi não apenas o primeiro precursor da fenomenologia de Husserl e do existencialismo, mas também o precursor da psicanálise. Como Kierkegaard um século mais tarde, usou a confissão autobiográfica como fonte de conhecimento psicológico. Era psicanálise sem psicanalista ouvindo e interpretando as confissões.

Aurelius Augustinus, conhecido como Santo Agostinho, nasceu em Tagaste (Numídia, África do Norte) em 354 D. C. Seu pai, Patricius, era pagão, homem de grandes paixões, que levava uma vida desregrada e encorajou em seu filho a ambição mundana de seguir uma lucrativa carreira como retórico. Sua mãe, Mônica, era uma piedosa cristã e a influência que teve sobre o filho mostrou-se mais forte que a do sensual pai. Quando moço Agostinho teve relação ilícita com uma mulher que lhe deu um filho e até seu batismo aos trinta e três anos de idade sua vida consistiu em constante luta entre o amor a Deus e o desejo de dar expressão às suas paixões carnais.

Estudou retórica em Cartago, onde foi muito influenciado pelos escritos de Cícero. Em um esforço para resolver seu conflito interior sobre o bem e o mal, tornou-se ardoroso adepto da doutrina ascética persa do maniqueísmo, mas desiludiu-se com essa crença depois de uma disputa com um eminente bispo maniqueísta. Passou um ano em casa com sua mãe e depois voltou a Cartago para continuar os estudos. Mônica era atormentada pela falta de fé de seu filho e Agostinho relata um sonho que ela teve, no qual se via junto com ele em pé sobre uma régua de madeira. A régua pode ser tomada como símbolo das regras do catolicismo, pois Agostinho considera o sonho como uma expressão do desejo de sua mãe de partilhar seu modo de vida com ele e assim conduzi-lo à graça.

Os conflitos interiores de Santo Agostinho aumentaram, à medida em que presenciava e participava da licenciosa vida de estudante em Cartago. Foi a Roma passar um curto período de tempo, mas não se sentia mais à vontade com seus amigos maniqueístas e por isso aceitou um cargo em Milão como professor de retórica. Quando abandonou o maniqueísmo continuou a procurar solução para seu conflito interior, primeiro na escola cética e mais tarde na escola neoplatônica, cujos ensinamentos monísticos o atraíam. Sua determinação final de abandonar a sensualidade ocorreu quando caiu sob a influência direta de Alípio, amigo e discípulo do grande eclesiástico Ambrósio, e depois que leu as epístolas de São Paulo.

Sua concubina seguiu-o até Milão e os dois ficaram noivos, mas em sua luta contra a sensualidade Agostinho abandonou-a. A aceitação total do catolicismo não sobreveio com facilidade, porém, e Agostinho teve outro romance. O conflito da carne opondo-se ao espírito e o espírito opondo-se à carne atingiu um pico dramático em seu trigésimo segundo ano de vida e é descrito vividamente em suas *Confissões*. Desandou a soluçar violentamente enquanto orava a Deus. "Abati-me não sei como, embaixo de certa figueira, dando plena vazão a minhas lágrimas; e da enchente de meus olhos jorrou um aceitável sacrifício a Ti... Ansiosamente voltei-me então para onde Alípio estava sentado, pois lá eu havia posto o volume do Apóstolo quando me levantara. Apanhei-o, abri-o e em silêncio li aquele trecho em que primeiro caíram meus olhos: Não na orgia e na bebedeira, não na licenciosidade e na devassidão, não na luta e na inveja; mas entrega-te ao Senhor Jesus Cristo e não faças provisão para a carne, em concupiscência. Não li mais; não precisava; pois instantaneamente no fim dessa sentença, graças a uma luz por assim dizer de serenidade infundida em meu coração, todas as trevas da dúvida desapareceram."[5]

Um ano depois, seu amigo Alípio, o próprio Agostinho e o filho de Agostinho ingressaram na Igreja, realizando assim o sonho de Mônica. No ano seguinte, ela morreu contente. A descrição de sua morte nas *Confissões* é um dos numerosos trechos em que Santo Agostinho, com insuperável realismo, expressou sua constante luta para reconciliar as emoções terrenas com o êxtase religioso. "Fechei seus olhos; e uma enorme tristeza entrou em meu coração, que se extravasou em lágrimas; meus olhos ao mesmo tempo, pela violenta ordem de minha mente, beberam na fonte delas até deixá-la seca; e, ai de mim, que luta! E estando muito descontente por essas coisas humanas terem tanto poder sobre mim... com uma nova aflição, afligi-me por minha aflição e assim fui dominado por dupla tristeza."[8] Só após ter conseguido unificar o amor por sua mãe com o que sentia por Deus pôde ele dar livre vazão a suas lágrimas. Diante de Deus não sentia vergonha do pranto que alguns mortais teriam considerado uma fraqueza.

Seu filho morreu pouco depois e a partir de então Agostinho dedicou sua vida à Igreja. Fundou uma comunidade religiosa monástica em sua cidade natal e, dois anos e meio mais tarde, aceitou convite para servir como padre em Hipona, de onde posteriormente se tomou bispo. Lá morreu em 430 durante um sítio imposto pelos vândalos.

Como eclesiástico Agostinho assumiu posição conservadora contra os heréticos, contra as orientações radicais dos donatistas, que acreditavam no rebatismo e outras inovações, e contra aqueles que falavam na bondade básica da natureza humana. Agostinho acreditava que o homem é tão fraco e corruptível que a redenção só se torna possível através da Graça Divina, e sustentava esta opinião com intransigente severidade. Essa atitude era sem dúvida profundamente influenciada pela própria luta interior que Agostinho travou a vida inteira contra suas paixões mundanas, que somente foi capaz de dominar renunciando completamente a elas e dedicando-se inteiramente à divindade. As controvérsias em que se envolveu permitiram a Agostinho conseguir finalmente externalizar seus conflitos combatendo seus próprios pecados em outros; e atacando seus adversários, atacava tudo quanto fora outrora parte de seu próprio eu.

Sigmund Freud ofereceu como fulcro da doutrina psicanalítica a afirmação de que não se pode combater um inimigo invisível, de que as perturbações neuróticas só podem ser vencidas reconhecendo-se através de auto revelação sua origem inconsciente. Este princípio de intransigente veracidade consigo mesmo foi também o impulso orientador de Agostinho. Como faria Freud séculos mais tarde, Agostinho atacou decididamente a hipocrisia daqueles que tentavam subestimar as profundas motivações não reveladas que são inaceitáveis pela personalidade consciente. Plenamente cônscio das forças associativas da mente, Agostinho era pessimista em relação à natureza humana, mas via um caminho para o domínio da maldade inerente na completa devoção e dependência em relação a Deus, como única fonte da graça que cura.

O que torna Agostinho tão importante na história da psicanálise são os métodos psicológicos que empregou para chegar às conclusões em que se baseavam suas teorias religiosas. Suas *Confissões* são um exemplo sem precedente de autoanálise; nesse trabalho apresenta metodicamente suas recordações anteriores e desnuda sua alma sem reservas. Tenta mesmo reconstruir aqueles primeiros anos perdidos na amnésia infantil com base na observação de crianças e em toda lembrança de sua própria infância inicial que conservasse: "E quando não era prontamente obedecido (sendo meus desejos prejudiciais ou ininteligíveis), eu ficava indignado com os mais velhos, por não se submeterem a mim, como aqueles que não me deviam o menor serviço, por não me servirem; e vingava-me deles pelas lágrimas. Aprendi que as crianças são assim observando-as; e que eu também era assim, elas, absolutamente inconscientes, me mostraram melhor que minhas pajens que o sabiam."[7]

Agostinho não acreditava na inocência angélica das crianças. "Na fraqueza dos membros da criança, não na sua vontade, está sua inocência. Eu mesmo já vi e conheci até mesmo um bebê invejoso; ele não podia falar, mas ficava pálido e olhava rancorosamente para seu irmão de criação. Quem não sabe disso? Mães e pajens contam-vos que refreiam essas coisas, não sei com que remédios. Será isso também inocência, quando a fonte de leite está fluindo com rica abundância, não suportar que outro partilhe dela?... Toleramos gentilmente isso tudo, não por não serem males ou serem males leves, mas porque desaparecerão com o crescer dos anos; pois, embora tolerados agora, os mesmos temperamentos são absolutamente intoleráveis quando encontrados em idade mais avançada."[8]

Agostinho passa a discutir como as crianças adquirem a fala, mostrando que as necessidades subjetivas são a força dinâmica por trás desse processo de aprendizagem: "Saindo da infância, cheguei à meninice, ou melhor, ela chegou a mim, substituindo a infância. Ora, aquilo partiu (pois para onde foi?), e, no entanto, não existia mais. Pois eu não era mais um bebê sem fala, mas um menino que falava. Disto eu me lembro; e desde então observei como aprendi a falar. Não foram os mais velhos que me ensinaram palavras (como fizeram logo depois em outra aprendizagem) por qualquer método estabelecido; mas eu, desejando por meio de gritos, sons entrecortados e vários movimentos de meus membros expressar meus pensamentos, para poder impor minha vontade, e ainda incapaz de expressar tudo quanto eu queria ou a quem eu queria, eu mesmo, pelo entendimento que Tu, meu Deus, me deste, pratiquei os sons em minha memória.

Quando diziam o nome de alguma coisa e ao falar se viravam em direção a ela, eu via e me lembrava que chamavam o que apontavam pelo nome que pronunciavam. E que sua intenção era essa e nenhuma outra tornava-se claro pelo movimento de seu corpo, a linguagem natural, por assim dizer, de todas as nações, expressada pelo semblante, por olhares, pelos gestos dos membros e tons da voz, indicando as tendências da mente, quando persegue, possui, rejeita ou se esquiva. E assim, ouvindo constantemente palavras, à medida que ocorriam em variadas sentenças, eu deduzi gradualmente o que significavam; e tendo treinado minha boca com esses sinais, dei assim expressão à minha vontade. Assim, troquei com aqueles que me cercavam esses sinais coerentes de nossas vontades e me lancei mais profundamente na tempestuosa relação da vida humana, ainda dependendo da autoridade paterna e das ordens dos mais velhos."[9]

Os problemas de sua vida posterior são apresentados com igual perspicácia. "Na meninice propriamente dita, porém (muito menos temida por mim do que a mocidade), eu não gostava de estudar e

História da Psiquiatria desde os Tempos Primitivos

odiava ser forçado a isso. No entanto, fui forçado; e isso foi bem feito para mim, mas eu não fiz bem; pois, a não ser forçado, eu não aprendia. Mas *ninguém, faz bem contra sua vontade...*"[10] Agostinho admite prontamente que detestava matérias básicas, mas gostava de ler os poemas heroicos de Virgílio. "Um e um, dois", "dois e dois, quatro"; isto para mim era uma cantilena odiosa: "o cavalo de madeira cheio de homens armados" e "o incêndio de Tróia" e "vergonha de Creusa e triste similitude" eram o espetáculo de escolha da minha vaidade".[11] O professor de filosofia de hoje talvez hesitasse mais em admitir que histórias de "cowboy" excitavam sua mentalidade juvenil em escala muito maior que álgebra básica.

Essas confissões são os primeiros sinais do conflito de Agostinho entre prazer e disciplina. Com o passar dos anos a noção de sua própria pecaminosidade cresce. A literatura clássica torna-se fonte de tentação sexual. Com escritores gregos e latinos aprende "muitas palavras úteis". Cita Terêncio como exemplo de como a concupiscência pode ser excitada pelo verso "pornográfico":

> Viewing a picture, where the tale was drawn,
> Of Jove's descending in a golden shower
> To Danae's lap, a woman to beguile.
> And what God? Great Jove,
> Who shakes heaven's highest temples with his thunder,
> And I, poor mortal man, not do the same!
> I did it, e with all my heart I did it.(*)

Santo Agostinho confessa como era suscetível às "vaidades" do mundo e como enganava seus pais e professores, escondendo deles seu desejo de ver espetáculos baratos e reproduzi-los. Confessa tam-

---

(*) N. T. Vendo um quadro, onde estava desenhada a história
De Júpiter descendo em uma chuva dourada
Para o colo de Danae, uma mulher a quem seduzir.
E que Deus? O grande Júpiter,
Que abala os mais altos templos do céu com seu trovão,
E eu, pobre homem mortal, não fazer o mesmo!
Eu fiz, e fiz com todo o meu coração.[12]

bém que furtou quando tinha dezesseis anos, demonstrando notável compreensão das motivações do furto e mesmo da psicologia da cleptomania. "No entanto, eu desejava furtar e roubei, sem ser forçado pela fome ou pela pobreza... Pois furtei *aquilo de que eu já tinha o suficiente* (o grifo é dos autores) e de muito melhor qualidade. Não cuidei de desfrutar aquilo que furtei, mas senti prazer no próprio furto e pecado. Havia uma pereira perto de nosso vinhedo, carregada de frutos, que não tentavam pela cor nem pelo gosto. Alguns jovens licenciosos entre nós foram sacudir e furtar esses frutos... e apanhamos enormes quantidades, não para comer, mas para lançar aos próprios porcos, apenas experimentando-os. E isso, não só para fazer o que gostávamos mas porque causava desagrado... Pois se alguma coisa daquelas peras entrou em minha boca, o que a adoçava era o pecado."[13]

Agostinho não se limitou a reconhecer a atração do furto proibido; avançou mais em sua busca de motivações secretas, demonstrando conhecimento da psicologia das quadrilhas de adolescentes com sua descoberta de que cometer um crime na companhia de outros aumenta ainda mais a satisfação dele tirada; isto é, para empregar o vocabulário da psicologia dinâmica moderna, descobre que as ações são determinadas não por um único motivo, mas por muitos: "Nisso gostei também da companhia dos cúmplices, com os quais o fiz... Pois se eu gostasse das peras que furtei e quisesse desfrutá-las, poderia tê-lo feito sozinho, se a mera prática do furto bastasse para causar-me prazer; nem teria precisado inflamar o comichão de meus desejos pela excitação de cúmplices. Mas como meu prazer não estava naquelas peras, estava no próprio crime, que a companhia de companheiros de pecado ocasionava."[14]

O gênio psicológico de Agostinho é visto na maneira como procura compreender o pesar que sentiu quando um amigo querido morreu. Retrata vividamente a pessoa enlutada chafurdando-se na miséria e chega quase a reconhecer que a função do ódio no luto é ajudar a desapegar-se da pessoa amada e perdida. Igualmente penetrante é sua análise do amor à fama. Reconhece que o admirador de um grande homem não o admira pelo que ele diz e faz, mas porque deseja estar em seu lugar e ter para si o amor e a admiração das pessoas. No entanto, pergunta ele, por que não admira pessoas pelas suas qualidades? "Amo em outrem aquilo que, se eu não odiasse, eu não rejeitaria e expulsaria de mim?" Resignadamente acrescenta: "O próprio homem é um grande abismo, cujos cabelos Tu numeraste, ó Senhor, e eles não caem ao chão sem ti. E no entanto é mais fácil cortar os cabelos de sua cabeça que seus sentimentos e as batidas de seu coração."[15]

Agostinho refere-se mais de uma vez àqueles que procuram explicar a conduta do homem apenas em termos físicos, contornando assim a responsabilidade individual e ignorando a capacidade do homem para responder por seu comportamento em termos psicológicos: "Àqueles impostores que chamam de Matemáticos, eu consultei sem escrúpulo; porque eles pareciam não usar sacrifício, nem orar a qualquer espírito para suas adivinhações... (Eles dizem:) "A Causa de teu pecado é inevitavelmente determinada no céu"; e "Isto fez Vênus, ou Saturno ou Marte": que certamente o homem, carne, sangue e orgulhosa corrupção, pode não ter culpa, enquanto o Criador e Ordenador do céu e das estrelas deve arcar com a culpa."[16]

Há mil e quinhentos anos Agostinho acreditava que o sofredor devia compreender-se psicologicamente e corrigir seu comportamento. Em sua grande obra *De Civitate Dei,* a metáfora que emprega para expressar o que seria a vida sem tumulto interior é a de uma cidade de Deus governada por homens realmente religiosos cujas almas estão livres de todos os impulsos destruidores. A Cidade de Deus, diz Agostinho, não pode ser construída por meios tecnológicos ou políticos. Seu aparecimento exige uma mudança em valores interiores; e é esse sincero interesse por questões psicológicas que torna os escritos de Agostinho tão pertinentes para a psiquiatria no século XX.

Em suas *Confissões,* a psicologia torna-se real e concreta; em contraste com as descrições abstratas de Platão e Aristóteles, adquire carne e sangue. A psicologia de Santo Agostinho fala em sentimentos, conflitos e angústia de um indivíduo da maior sinceridade e capacidade introspectiva, e pode ser com razão considerada como a mais antiga precursora da psicanálise.

Nos primeiros cinco séculos depois da queda de Roma, monges atuavam ao mesmo tempo como teólogos e como médicos. A Universidade de Salerno, que atingiu preeminência nos séculos XI e XII, teve importante papel na separação entre medicina e teologia, com a devolução do tratamento físico às mãos de médicos não clericais. A psicologia, porém, não teve tal sorte; sua relação com a magia não foi rompida e suas ideias continuaram sendo propriedade da teologia filosófica e do escolasticismo medieval até bem dentro do século XIV. O resultado foi a estagnação do pensamento sobre questões psicológicas, pelo que foi em grande parte responsável Santo Tomás de Aquino (1225-1274), discípulo do grande mestre Alberto Magno.

No século XIII, a filosofia natural de Aristóteles foi revivida no Ocidente, transmitida em manuscritos gregos preservados pelos árabes. Santo Tomás entrou em acordo com essa força intelectual vital reconciliando os ensinamentos de Aristóteles com o dogma cristão através de sua subordinação a revelação religiosa. Assim, as obras do grande observador e racionalista grego foram colocadas na paradoxal posição de empecilhos dogmáticos ao desenvolvimento da ciência e da livre investigação. De grande importância foi a descrição que Tomás de Aquino fez da separação entre o corpo e a alma. Acreditava ele que o corpo é governado pela alma, mas que a alma pode existir independentemente do corpo. Sustentava que as funções vegetativas dependem do sistema alimentar e de alguns outros órgãos, e que a faculdade sensitiva opera através dos órgãos sensoriais; mas não considerava os poderes racionais como funções de algum órgão corporal ou dependentes do cérebro. O que Santo Tomás fez com os ensinamentos de Aristóteles é um exemplo clássico do padrão histórico comum pelo qual uma realização originariamente pioneira, depois de ser institucionalizada, pode tornar-se dogma rígido e o maior obstáculo ao desenvolvimento futuro. Esses e outros princípios ficaram tão institucionalizados que mesmo no século XVIII Aristóteles continuava sendo a inflexível fortaleza do pensamento reacionário e opressivo. A influência de Santo Tomás na história da psiquiatria deve ser assim encarada como regressiva. (*)

(*) Por outro lado, outro escolástico e discípulo de Alberto Magno, Roger Bacon (1214-1292), ajudou a manter viva a tradição empírica racional. Opondo-se a Santo Tomás, Bacon sustentou que a observação e não a dedução podia levar à verdade suprema. Sua contribuição para a psiquiatria foi considerar que as doenças mentais provêm de causas naturais. Esta e outras ideias fizeram com que fosse censurado pela Igreja, a que servia como frade franciscano, e condenado pela Universidade Oxford, onde lecionava.

O Método Orgânico Medieval

Nos primeiros anos da Era Cristã, quando o mundo ocidental estava lutando contra as hordas bárbaras, o Império Bizantino foi o repositório da herança greco-romana na medicina, como em outros setores culturais. O mais antigo médico bizantino de renome foi Oribásius (325-403 D.C.), que compilou escritos médicos grego-romanos. Oribásius nasceu na Ásia Menor, em Pérgamo, terra natal de Galeno. Copiou ideias de Galeno e também compilou trabalhos de Aristóteles, Asclepíades e Sorano. Um compilador posterior, Aétius de Amida (527-565 D.C.), transcreveu dezesseis livros de seleções de escritores anteriores. Descreveu três tipos de "phrenitis" — isto é, doença mental — nas partes anteriores mediana e posterior do cérebro, afetando memória, razão e imaginação. Alexandre de Tralles (525-605 D.C.) e Paulo de Aegina (625-690 D.C.) seguiram Aétius na localização de perturbações emocionais no cérebro.

Alexandre de Tralles conquistou fama mundial — seus escritos foram traduzidos para o hebraico, o latim e o árabe — tanto quanto seu irmão, que foi o arquiteto de Santa Sofia, em Constantinopla. Seu principal trabalho trata da patologia e terapêutica de doenças internas e ocupou doze volumes. Ele era excelente observador na melhor tradição grega; bom exemplo de sua atenção a pormenores é a diferenciação que faz entre vários parasitas encontrados no intestino. Descreveu mania e melancolia, reconhecendo que ambas podem ocorrer no mesmo indivíduo — uma redescoberta das observações de Aretaeus. Como Paulo de Aegina, recomendava banhos, vinhos, dietas e sedativos para os perturbados mentais, terapia semelhante à empregada pelos metodistas romanos. Paulo de Aegina escreveu sete volumes intitulados *Da Medicina*. A maioria de seus escritos trata de obstetrícia e cirurgia, esta última matéria excelentemente versada com pormenores precisos. (Como observamos antes, a cirurgia sempre foi menos prejudicada pela magia e pelo dogma do que os outros setores da medicina.) Conforme ele próprio admitia, Paulo nunca publicou coisa alguma original e dependia inteiramente do passado para sua informação; nisso foi típico dos escritores médicos medievais, que consideravam sua função preservar o conhecimento, sem contribuir para ele com coisa alguma nova.

A ciência e a medicina bizantinas, assim como o Império Bizantino, travaram uma batalha perdida contra o crescente e inevitável destino do declínio helenístico. O dogma cristão, que venerava a autoridade de Aristóteles e Galeno, conservou durante certo tempo sua função preservativa. Esta forma de função preservativa, porém, não podia proibir para sempre a decadência de seu estimado objeto, que era a ciência grega racional. Os dogmáticos hipocráticos tentaram uma forma semelhante de preservação, mas felizmente não puderam resistir à onda de experimentação e exploração científica. Um milênio havia transcorrido desde o tempo dos dogmatistas, mas a regra da autoridade permanecia inconteste. Os escolásticos e os monges iam ter seu milênio, interrompido apenas brevemente pela tentativa de sábios árabes de acrescentar seu preservativo à autoridade antiga já excessivamente protegida.

Fascinante capítulo na história do pensamento médico inicia-se no século VI com a ascensão do Império Árabe, mil e duzentos anos após o Império Persa ter contribuído para o nascimento da medicina. Um profeta, Maomé, surgira para unir o povo árabe em nova e florescente cultura, que se difundiu, à medida que as conquistas árabes expandiram sua influência, por todo o mundo ocidental.

Maomé nasceu em 570 em Meca e, quando morreu, em 632, em Medina, o mundo árabe já estava abraçando o Islã, religião de que ele se proclamara profeta. Um século mais tarde, seus sucessores conquistaram a Síria, Pérsia, Mesopotâmia, África, Egito, Arábia e Espanha. O Império Árabe era tão gigantesco que precisou ser dividido ao meio para ter administração eficiente.

Bagdá tornou-se o Califado Oriental e Córdoba o Ocidental. A marcha desse povo, que professava o monoteísmo e reconhecia um único profeta, só se deteve em 717 às portas de Constantinopla. O avô de Carlos Magno, Carlos Martel, conteve a invasão islâmica da França em Tours no ano de 732 D.C. Não foi senão no século XI, com o crescimento do poder dos turcos, que o poderio militar árabe começou a declinar. Finalmente, no século XIII, quando os tártaros devastaram

Bagdá, a onda dos muçulmanos militantes foi destruída para sempre. Os árabes devoravam conhecimento quase com a mesma rapidez com que consumiam impérios. Em certo sentido, Maomé morreu analfabeto; durante toda sua vida, porém, admirou o conhecimento, pois estava dito que "Alá ensinou o homem a mover a pena". À medida que conquistavam países, os árabes apossavam-se de manuscritos como parte de seu butim e assim se tornaram os principais guardas do conhecimento antigo. Ofereceram também duas contribuições que se tornaram instrumentos indispensáveis das ciências naturais: a álgebra e o conceito do zero.

O mais importante impulso da medicina árabe foi o trabalho dos nestorianos, seita religiosa que foi dominada por tribos islâmicas nas terras da Mesopotâmia, Síria e Pérsia. Os nestorianos eram seguidores de Nestório, que nascera na Síria. A data de seu nascimento é incerta; sabe-se, porém, que ele morreu exilado no deserto líbio em 451 D.C. Como Maomé, tornou-se líder de uma seita religiosa. Recebeu educação cristã na Síria e, devido a sua grande reputação como monge eloquente, foi chamado a Constantinopla, onde serviu como patriarca da cidade de 428 a 431. Nestório discordou de algumas doutrinas católicas e foi deposto e desterrado para a Arábia. Seus adeptos pregaram na Ásia, Síria, Armênia e mesmo nas distantes terras da Índia e da China; mas muitos membros da seita, devido a perseguição, abandonaram seus estudos teológicos e começaram a trabalhar na cura de corpos doentes. Fundaram escolas médicas em Edessa, na Mesopotâmia, e Gondischapur, na Pérsia. Seus missionários médicos viajaram para Salemo e assim estabeleceram contato com a primeira e mais importante escola médica da Europa. Esses "Cristãos do Oriente", perfeitamente instruídos em grego, língua falada na cidade de Constantinopla na época de Nestório, traduziram obras gregas para o sírio e depois, quando médicos nestorianos começaram a tratar de importantes califas árabes, seus trabalhos em sírio foram traduzidos para o árabe. Dessa maneira, os nestorianos, sírios pelo nascimento e gregos pela educação, transmitiram helenismo à Pérsia e Arábia, colocando Hipócrates, Aristóteles e Galeno nas mãos dos árabes.

O mais ilustre dos médicos árabes foi Rhazes (865-925 D.C.) o "Galeno Persa". Devido a seu brilhantismo como professor e clínico, foi nomeado médico-chefe do Hospital de Bagdá, um dos primeiros hospitais antigos a terem uma enfermaria dedicada aos doentes mentais. Rhazes escreveu mais de duzentos volumes sobre assuntos que variavam desde medicina e religião até filosofia e astronomia. Seu *Liber Continens* foi uma compilação de todo o conhecimento médico árabe até sua época.

No terreno da psiquiatria Rhazes foi tão bom quanto o melhor dos médicos hipocráticos. Descreveu cuidadosamente todas as doenças, mesmo as doenças mentais. Combinava métodos psicológicos e explicações fisiológicas de uma maneira que fazia lembrar os hipocráticos e empregava psicoterapia de modo primitivo, mas dinâmico. Rhazes foi certa vez chamado para tratar de um famoso califa que sofria de grave artrite. Aconselhou um banho quente e, enquanto o califa se banhava, ameaçou-o com uma faca, proclamando que ia matá-lo. O califa, que estava ajoelhado no banho, levantou-se e saiu correndo. Rhazes deixou o palácio e escreveu depois explicando a razão de seu comportamento. "Havia... uma deficiência na caloria natural e este tratamento teria sido desnecessariamente prolongado, por isso eu o abandonei em favor de *psychotherapeusis,* e quando os humores mórbidos haviam experimentado suficiente cocção no banho, eu vos provoquei deliberadamente a fim de aumentar a caloria natural que assim adquiriu força suficiente para dissolver os humores já amolecido."[17] (o grifo é dos autores).

Enquanto alguns outros médicos árabes preeminentes usavam explicações demonológicas para doenças, Rhazes sempre combateu o charlatanismo e sustentou seus princípios como médico e como homem. Quando o patriarca de Bocara discutiu com Rhazes e não conseguiu fazer com que o grande mestre mudasse de opinião, condenou-o a ser golpeado na cabeça com seu próprio livro até partir-se o livro ou a cabeça.[18] Rhazes ficou cego devido a esse castigo e permaneceu sem vista porque não concordou em submeter-se a uma operação com um cirurgião que não estava familiarizado com a anatomia do globo ocular.

Como outros médicos árabes, Rhazes era prejudicado pelo fato de o Alcorão não permitir dissecação anatômica. Não era permitido aos árabes olharem o corpo despido de uma mulher e, como a Bíblia cristã, o Alcorão insistia na aceitação da autoridade. Assim a medicina árabe foi entravada por falta de liberdade intelectual. Como dizia o próprio Rhazes: "Se Galeno e Aristóteles pensam o mesmo sobre um assunto, então naturalmente a opinião deles é a certa. Quando diferem, porém, é extremamente difícil saber a verdade."[19]

Os médicos árabes não foram capazes de oferecer contribuição real à teoria psiquiátrica porque dependiam inteiramente das especulações orgânicas de Hipócrates. Contudo, alguns médicos árabes perceberam que existia relação entre doenças físicas e emoções. Uma mulher que sofria de cãibras nas juntas tão severas que não conseguia levantar-se foi curada por um médico que ergueu sua saia, deixando-a assim envergonhada. "Um fluxo de calor produziu-se dentro dela e dissolveu o humor reumático."[20]

Avicena (980-1037 D.C.) foi reconhecido como criança prodígio aos dez anos de idade, quando decorou o Alcorão. Antes dos vinte anos era médico da corte real e, depois de adulto, foi considerado o mais brilhante de todos os médicos árabes. Seu livro *O Cânone* foi uma tentativa sistemática de correlacionar a filosofia aristotélica, a observação hipocrática e a especulação galênica. O livro tornou-se a bíblia médica na Ásia e posteriormente na Europa, tendo sido usado até o alvorecer da experimentação anatômica no século XVI. Robinson, o historiador médico, considerava *O Cânone* "o mais influente manual já escrito."[21] Como nos escritos de Galeno, há nele páginas de excelente exposição médica lado a lado com páginas cheias de tolices médicas. Avicena foi o primeiro a usar cateter em pacientes que tinham constrição uretral causada por gonorreia; no entanto aconselhava também a colocação de um piolho no meato da uretra para pacientes que sofriam de retenção urinária.[22] O fato de suas ideias terem podido exercer influência durante tão longo período de tempo é um exemplo extraordinário de como o autoritarismo médico, desprovido de criatividade, pode manter-se durante séculos sem que contra ele se erga uma palavra de crítica.

Avicena, como Rhazes, tentava correlacionar reações fisiológicas e estados emocionais. Conta-se que tratou de um paciente, terrivelmente mal, colocando o dedo sobre o pulso do doente e recitando em voz alta os nomes de províncias, distritos, cidades, ruas e pessoas. Notando como a pulsação do paciente se acelerava quando eram mencionados os nomes, Avicena deduziu que o paciente estava amando uma moça cuja casa ele conseguiu localizar pelo exame digital. O homem seguiu o conselho de Avicena, casou-se com a moça e sarou de sua doença.[23]

Avicena interessou-se também por delírios psicóticos e seu tratamento. Quando um de seus pacientes afirmou que era uma vaca e mugiu como vaca, Avicena disse-lhe que um carniceiro ia abatê-lo. O paciente foi amarrado pelas mãos e pelos pés; depois Avicena proclamou que ele estava magro demais e precisava ser engordado, e desamarrou-o. O paciente começou a comer entusiasticamente, "adquiriu forças, livrou-se de seu delírio e ficou completamente curado".[24]

No decorrer do século XII, Avenzoar (1113-1162) e seus discípulos Averróis (1126-1198) e Maimônides (1135-1204) influenciaram a medicina árabe com suas especulações filosóficas. Avenzoar era um muçulmano espanhol e foi um dos poucos árabes que ergueram a voz contra Galeno. Os árabes, que se opunham ao derramamento de sangue e que por isso recusavam usar o escalpelo, empregavam o cautério (engenho para matar tecido por meio da aplicação de substâncias quentes) como principal instrumento cirúrgico. Era usado também em pacientes que sofriam de doença mental, prática que Avenzoar condenou.

Averróis era declaradamente aristotélico, mas transigia com a religião sustentando que "existe uma dupla verdade", uma produzida pela fé e a outra pela "filosofia racional".[25] Essa conciliação era importante para a psicologia médica; firmava a tradição de um médico manter suas convicções religiosas e, apesar disso, acreditar em descobertas científicas.

Maimônides, que é mais conhecido por seus comentários bíblicos e seus escritos filosóficos do que por seus tratados médicos, deu ênfase aos aspectos mentalmente higiênicos de uma vida ética, na tradição dos sábios hebraicos. Considerava a medicina mais uma arte que uma ciência e, como médico intuitivo, interessava-se muito mais pelo paciente como uma totalidade do que por sua doença. Como Averróis, não considerava a fé religiosa e as explorações científicas incompatíveis e foi uma das raras vozes que se ergueram contra o autoritarismo durante a Idade Média.

Maimônides, Avenzoar e Averróis representaram uma força humanística e filosófica que emanou no Califado Ocidental em Córdoba e exerceu indiscutível influência sobre o movimento de fundação de hospitais no Império Muçulmano. Provavelmente o mais antigo hospital de Bagdá foi construído no século IX; em 1160, já havia mais de sessenta hospitais naquela cidade e Damasco também tinha um importante hospital que cuidava dos enfermos sem nada cobrar deles. Outro excelente hospital foi fundado no Cairo em 1283. Em Fez, no Marrocos, um asilo para doentes mentais foi construído no começo do século VIII. Asilos para insanos foram também construídos pelos árabes em Bagdá em 705, no Cairo em 800 e em Damasco e Alepo em 1270.[26] Como os árabes acreditavam que os insanos mentais eram de alguma forma divinamente inspirados e não vítimas de demônios, o tratamento hospitalar dispensado a eles era em geral bondoso e compassivo.

Os hospitais europeus, assim como os árabes, fundados nos primeiros séculos da Era Cristã eram impregnados de orientação humana. Na Europa, o primeiro hospital construído foi provavelmente o de Lyons, fundado em 542 D.C. O Hôtel-Dieu foi erguido em Paris no ano de 652 D.C. Provavelmente o primeiro hospital italiano foi o de Santa Maria della Scala, em Siena, construído em 898 D.C. No século XII foram instalados mais hospitais para cuidar dos cruzados que ficavam doentes ou eram feridos. O primeiro hospital europeu dedicado exclusivamente a doentes mentais foi construído em 1409 em Valência, na Espanha.

Cassiodorus e São Benedito lançaram os alicerces da medicina monástica. A cura de ferimentos e ossos partidos exigia, porém, mais do que fé e o desenvolvimento de uma medicina leiga empírica e prática era inevitável. Mesmo porque o trabalho médico dos monges era limitado por muitas doutrinas eclesiásticas: executar deveres clericais fora do mosteiro, cobrar honorários e tocar carne eram práticas inaceitáveis. Assim, quando os concílios de Clermont e Latrão, no século XII, proibiram que monges deixassem os mosteiros para cuidar de pacientes, a medicina leiga começou a evoluir na Universidade de Salerno.

Salerno sempre foi uma cidade cosmopolita e, de acordo com uma lenda, a escola que lá existe foi fundada no século IX por um judeu, um árabe, um grego e um italiano. A escola não era sectária e não tinha inclinação provinciana. Como o porto de Salerno sempre permanecera aberto à influência árabe tanto quanto europeia, isso garantia uma tradição de medicina hipocrática de observação. Em Salerno estavam conspicuamente ausentes a mística e a terapêutica sacerdotal.

Constantinus Africanus (1020-1087), judeu que se converteu ao cristianismo e se tornou monge beneditino, foi responsável pela tradução das versões árabes dos ensinamentos hipocráticos para o latim e por seu transporte para Salerno. A tradição hipocrática de medicina orgânica voltou a dar ênfase à patologia do sistema nervoso e, particularmente, do cérebro, na explicação da doença mental; por exemplo, abscessos dos ventrículos cerebrais eram considerados como agentes excitantes de psicoses e eram tratados por meio de dieta, sangria e drogas. Os tratamentos confortadores (como hidroterapia) dos metodistas romanos eram também empregados. Animais eram dissecados e os resultados registrados. A reputação da escola de Salemo atingiu o apogeu quando, em 1240, Frederico II decretou que só ela, dentro dos limites do Santo Império Romano, tinha o direito de conferir diploma oficial aos médicos.

No decorrer do século XIII, médicos leigos que mantinham a tradição hipocrática opuseram-se aos escolásticos, que condenavam a experimentação clínica. Este conflito social generalizado existia também em nível pessoal da mente dos próprios médicos. Por exemplo, Pietro Albano (1250-1316), da escola de Pádua, tentou reunir o raciocínio dedutivo aristotélico com os fatos conhecidos da medicina e foi condenado à morte pela Inquisição porque subestimou os princípios espirituais. Arnold de Villanova (1240-1313), da escola francesa de Montpellier — que fazia parelha com a escola italiana de Salerno — teve destino semelhante. Villanova foi julgado por heresia porque tentou fundir os princípios hipocráticos com culto ao demônio. Sua recomendação para tratamento de mania é característica: "A pele é incisada em forma de cruz e o crânio é perfurado de modo que o material morbífico passe para o exterior."[27] Evidentemente Villanova desejava dar oportunidade a que deixassem o corpo tanto os demônios como os vapores mórbidos.

A incerteza da era produzia muita insegurança e incentivava as forças irracionais sempre presentes na mente dos homens. A magia sempre foi um meio de lidar com o desconhecido — como testemunha a explicação medieval de perturbação mental. Os teólogos acreditavam que o homem era o centro do universo; se uma pessoa tinha saúde era porque o céu assim ordenara e se ficava louca era porque alguma força externa, algum corpo celeste, devia tê-la afetado. Sabia-se que as pessoas emocionalmente aflitas ficavam mais perturbadas quando estavam sozinhas com seus pensamentos e a conclusão natural, para a mentalidade medieval, era que mentes perturbadas sofriam a influência do fenômeno mais proeminente da noite, a lua. Lunatismo significa literalmente uma perturbação causada pelo corpo lunar; as instituições que cuidavam dessas pessoas perturbadas foram durante séculos chamadas de "asilos de lunáticos".

De modo geral, durante todo o decorrer dos séculos XIII e XIV, o corpo humano e suas aflições orgânicas eram tratados por médicos leigos, mas os problemas da mente continuavam sendo domínio dos sábios clericais. Que afirmavam esses sábios da Igreja quanto à causa de conflagrações, epidemias e doenças da alma? Dois monges dominicanos, Johann Sprenger e Heinrich Kraemer, advertiram os fiéis de que os culpados eram os feiticeiros. As razões pelas quais suas ideias foram tão calorosamente aceitas são complexas e ilustram igualmente a eterna procura de segurança pela humanidade por quaisquer meios.

A Caça às Feiticeiras, os Caçadores e seu Manual no Alvorecer da Renascença

A caça às feiticeiras surgiu na Europa exatamente quando o espírito da Renascença estava começando a provocar reações de inquietação entre os guardiões do *status quo*. O feudalismo foi ameaçado pela descoberta da pólvora; a invenção da imprensa tornou possível a autoeducação; os abusos da Igreja estavam sendo atacados pelos precursores da Reforma. Além disso, ocorreram várias epidemias de peste que mataram cinquenta por cento da população da Europa. As instituições sociais que estavam começando a ruir não tinham condições para suportar descontentamento político ou religioso e a Igreja, os monarcas e os senhores feudais arregimentaram suas forças para a defesa. Essa era precisava encontrar seu bode expiatório e a severa perseguição aos judeus parecia não ser suficiente para conter a maré.

Uma das mais importantes ameaças surgiu nas fileiras da própria Igreja. Séculos de celibato compulsório não haviam inibido os impulsos eróticos de monges e freiras. Sabia-se que existiam passagens subterrâneas ligando conventos de monges e de freiras. As pessoas das cidades muitas vezes precisavam enviar prostitutas aos mosteiros a fim de proteger as donzelas da localidade. Tornava-se cada vez mais imperativo que a Igreja iniciasse um movimento ante erótico, que tornasse suspeitas as mulheres, estimuladoras da licenciosidade dos homens. Os impulsos condenáveis dos homens não podiam mais ser tolerados, por isso foram projetados sobre as mulheres à sombra de um estandarte misógino cujo lema era: "A mulher é um templo construído sobre uma cloaca."[28] As mulheres despertavam as paixões do homem, portanto deviam ser transmissoras do demônio. Mulheres psicóticas com pouco controle quanto à manifestação de suas fantasias sexuais e sentimentos sacrílegos eram os exemplos mais claros de possessão demoníaca; e voltando-se contra elas a Igreja aumentou o medo já crescente dos perturbados mentais. Os séculos XIII e XIV caracterizaram-se por movimentos psicóticos coletivos que aterrorizavam a Igreja porque não podiam ser controlados. Na Hungria, por exemplo, em 1231, apareceu um grupo sustentando que as pestes eram causadas por pecados individuais. Marchavam através de grande parte da Europa cantando hinos, ostentando cruzes vermelhas no peito e carregando chicotes com nós dos quais pendiam pontas de ferro. Quando passavam pelas aldeias demonstravam sua penitência publicamente açoitando a si próprios e a todos os prosélitos confessos que pudessem atrair. Essa fraternidade de flagelantes ou cruciferários tornou-se excessivamente poderosa, tanto que ameaçou usurpar a prerrogativa de perdoar os pecadores, até então exclusiva da Igreja. O imperador Carlos IV e o papa Clemente proibiram finalmente sua organização. Todavia continuavam a surgir outros grupos de descontentes e psicóticos; por exemplo, em 1418, milhares de maníacos dançavam nas ruas de Estrasburgo diante de espectadores que se identificavam com essas orgias auto humilhantes e assim aliviavam vicariamente seus sentimentos de culpa por seus próprios desejos corporais.

Tão logo se desfraldou plenamente o estandarte misógino, a ideologia do movimento coletivo de caça às feiticeiras foi codificada por Johann Sprenger e Heinrich Kraemer, com típica meticulosidade germânica, em seu livro *Malleus Maleficarum* ("O Martelo das Feiticeiras") (1487), que é ao mesmo tempo um manual de pornografia e um manual de psicopatologia. *Malleus* foi traduzido para o inglês em 1928 pelo reverendo Montague Summers. Em 1484 os autores obtiveram do papa Inocêncio VIII aprovação para publicar seu "Manual da Inquisição"; em seguida, Maximiliano I, rei de Roma, aprovou o documento em 1486; e, finalmente, um ano depois, a faculdade de teologia da Universidade de Colônia aprovou o *Malleus*. Kraemer e Sprenger contavam assim com o apoio da Igreja, de uma universidade importante e do monarca.[29]

O *Malleus* expõe pormenorizadamente a destruição dos dissidentes, cismáticos e doentes mentais, todos os quais são incluídos no termo "feiticeiro". O livro divide-se em três partes. A primeira parte tenta provar a existência de demônios e feiticeiras; se o leitor não se deixar convencer pelos argumentos dos autores, é porque ele próprio está sendo vítima de feitiçaria ou heresia. A segunda parte diz como identificar feitiçaria; a terceira parte descreve como as feiticeiras devem ser julgadas por tribunais civis e punidas. A maneira preferida de destruir o demônio era queimar seu hospedeiro, a feiticeira. O *Malleus* sustenta que, se um médico não puder encontrar a razão para a causa da doença ou "se o paciente não puder ser aliviado por medicamentos, mas pelo contrário parecer ficar pior devido a eles, então a doença é causada pelo demônio".[30] Assim, toda doença desconhecida era considerada como causada por feitiçaria; hoje, quando não é possível encontrar razão orgânica para uma doença, pensa-se que seja provocada psicologicamente. O *Malleus* acentua que: "Toda a feitiçaria provém de desejo carnal que existe em mulheres insaciáveis" e, além disso, que "três vícios gerais parecem ter especial domínio sobre mulheres más, a saber, infidelidade, ambição e luxúria. Portanto, são mais inclinadas para a feitiçaria do que as outras as que são mais dadas a esses vícios do que as outras... Sendo as mulheres insaciáveis segue-se que são mais profundamente contagiadas entre as mulheres ambiciosas aquelas que são mais ardentes em satisfazer seus desejos imundos.[31] Os autores do *Malleus* justificavam seu ataque às mulheres declarando que elas provinham da costela inferior de Adão e eram assim imperfeitas em sua estrutura física e sua alma.

Deve-se reconhecer também que as feiticeiras acusadas muitas vezes favoreciam os planos de seus perseguidores. Uma feiticeira aliviava sua culpa confessando suas fantasias sexuais em tribunal público; ao mesmo tempo, obtinha certa satisfação erótica demorando-se em todos os pormenores diante de seus acusadores do sexo masculino. Essas mulheres com graves perturbações emocionais eram particularmente suscetíveis à sugestão de que abrigavam demônios e diabos, e confessavam que coabitavam com o espírito mau, da mesma forma como hoje em dia indivíduos perturbados, influenciados pelas manchetes dos jornais, se imaginam assassinos procurados pela polícia.

O *Malleus* incluía muitas descrições dos íncubos, os demônios masculinos que seduziam mulheres, e dos súcubos, os demônios femininos que violavam sexualmente seus cativos masculinos. De fato, o livro está todo repleto de orgias sexuais pornográficas que ocorriam entre esses demônios e seus hospedeiros humanos. Não contentes com essas vividas passagens, Kraemer e Sprenger procuravam satisfazer os impulsos voyeuristas dos inquisidores julgadores, recomendando que a feiticeira fosse despida e seus cabelos públicos raspados antes de ser apresentada aos juízes. O fundamento para a raspagem dos órgãos genitais era que o demônio não poderia assim esconder-se entre os cabelos púbios.[32] Essa bíblia do caçador, dirigida contra heréticos, doentes mentais e mulheres de todas as categorias da vida, foi responsável pela queima na fogueira de centenas de milhares de mulheres e crianças.

Da Caridade à Matança —
Uma Visão Geral das Contribuições Medievais

Procurando avaliar os desenvolvimentos culturais da Idade Média, a história vê-se diante da difícil tarefa de estimar tendências complexas e heterogêneas. Movimentos contraditórios como o fio de água subterrâneo da tradição greco-romana, o espírito cristão original e puro, a regressão à demonologia sobrenatural e o crescimento de influências orientais estavam envolvidos. A avaliação de uma pessoa podia muito bem depender de sua escolha da tendência que preferisse. Pode-se facilmente admirar as realizações caridosas dos mosteiros, a construção dos primeiros hospitais na Europa, a fundação das primeiras universidades, o gênio psicológico de Santo Agostinho, a erudição enciclopédica e a sutileza dedutiva de Santo Tomás de Aquino, e a visão esclarecida de Avicena e Maimônides, que se destacam nitidamente contra um fundo de obscurantismo predominante. Contudo, pode-se também lamentar a esterilidade intelectual dos escolásticos, a volta à demonologia pré-histórica e a institucionalização dos princípios vitais da ética cristã que com o tempo levou a incomparáveis excessos de intolerância e injustiça cometidos em nome daqueles princípios.

É possível descobrir certa clareza quando se reconhece por trás dessas contradições o eterno conflito entre dois princípios psicológicos fundamentais com que o homem tenta vencer sua insegurança: o conhecimento e a fé. Com o malogro da experiência racionalista greco-romana, o homem retornou à segurança da fé no sobrenatural, a um estado infantil de desamparo e dependência em relação a algo mais forte que ele próprio e capaz de livrá-lo do pânico e da confusão. Os primeiros quinhentos anos da Idade Média foram caóticos, confusos e pavorosos, devido às guerras, à fome e à peste. A Igreja, com sua promessa de que "os deserdados herdarão o mundo", oferecia segurança à alma tanto quanto a lei romana oferecia segurança ao corpo civil. Incumbidos de cuidar de todas as doenças do homem, os monges tratavam tanto da alma como do corpo e dessa tutela surgiu um sistema hospitalar humano. Ainda assim, embora algumas formas de sofrimento humano pudessem reagir à fé, o mesmo não acontecia com as calamidades orgânicas. A medicina monástica não conseguiu conter a onda de conhecimento empírico na Europa Ocidental mais do que o médico-feiticeiro o poderia ter feito na antiguidade.

Os romanos haviam preservado o pensamento grego em Constantinopla. Os médicos nestorianos transportaram os manuscritos gregos para a Síria e a Pérsia, onde os árabes os descobriram. Nos séculos XII e XIII os cruzados levaram contribuições árabes de volta para a Europa Ocidental; Constantinus Africanus traduziu para o latim as obras árabes e a escola leiga de Salerno começou a florescer. Tendo passado a dedicar-se exclusivamente a especulações filosóficas, os monges conservaram sua participação nos problemas da mente, mas entregaram a medicina a médicos leigos, com os quais então competiam. O demônio era exorcizado para curar a mente e métodos empíricos começaram a aliviar o sofrimento orgânico. As medidas psicoterapêuticas práticas de Avicena e Rhazes foram perdidas enquanto os escolásticos especulavam. As grandes universidades dos séculos do meio da Idade Média contribuíram com informação, mas não com inventiva. Os escolásticos veneravam a lógica aristotélica e os médicos leigos reverenciavam Hipócrates e Galeno. E a perspectiva do homem não avançou.

No século XIII, o fio de água dos manuscritos gregos transformou-se em poderosa torrente. A influência de Aristóteles começou a desafiar a influência cristã e a velha luta entre fé e razão começou a recrudescer. O dogma entrou em ação defensiva no plano teórico. Aristóteles foi adaptado ao Cristianismo pela exclusão do espírito realístico de suas opiniões e retenção apenas das palavras desanimadas. Sob as atenções dos escolásticos, as opiniões de Aristóteles foram deduzidas do dogma cristão. À luz dessa verdade revelada, parecia supérflua mais *exploração* — o modo indutivo de chegar ao conhecimento. Contudo, essa defensiva teórica contra a livre investigação era insuficiente.

Outra força contra o esclarecimento na Renascença foi o recrudescimento das práticas exorcistas nos trezentos anos seguintes. Paradoxalmente, esse período de renovado esclarecimento foi em parte caracterizado por violenta regressão ao supernaturalismo, que, diante do revigorante renascimento do conhecimento e exploração, recorreu à repressão das heresias pela espada. Os doentes mentais foram atingidos pela caça às feiticeiras. Racionalizações teológicas e explicações mágicas serviram como fundamentos para a queima na fogueira de milhares de doentes mentais, assim como de igual número de outros infelizes. Aqueles que haviam escrito a respeito da mente passaram então a escrever sentenças de morte, quando a tradição de raciocínio escolástico em defesa do dogma cedeu lugar à perseguição sanguinária.

CAPÍTULO 6

A Renascença

O comércio entre os países do Mediterrâneo foi um poderoso impulso para o desenvolvimento de povoações marítimas e para a ascensão das classes média e mercante cosmopolitas. Outra influência cultural sobreveio com a chegada dos escritos clássicos preservados pelos árabes, que o reintroduziram no mundo ocidental. Essas foram faíscas culturais que acenderam o efêmero esclarecimento do século XIII.

No século XIV e nas primeiras décadas do século XV — uma era de epidemias de peste, luta civil, guerras, práticas clericais corruptas, desunião entre papas e imperadores, e reverência à autoridade — a lenta chama do esclarecimento poderia ter sido extinta se não fossem homens como Dante, Boccaccio e Petrarca. Esses homens, os primeiros humanistas, chefiaram um movimento que se afastava das rígidas doutrinas dos escolásticos em direção ao renascimento de respeito pelos escritos dos romanos e gregos. O estudo dos clássicos da antiguidade no original, e não dos comentários sobre eles, tomou-se o ideal dos humanistas.

O movimento humanístico deu ênfase do respeito pelos escritos da antiguidade e o consequente restabelecimento do ensino grego caminhou de mãos dadas com crescente desprezo pelo escolasticismo medieval, que dava ênfase ao outro mundo do sobrenatural. Contudo, o humanismo não foi em si próprio a essência da Renascença e o espírito humanístico não libertou os homens do jugo da autoridade da antiguidade. Como observou Bertrand Russell: "Muitos deles (humanistas) ainda tinham pela autoridade a reverência que os filósofos medievais tinham, mas substituíam a autoridade da Igreja pela dos antigos. Isso foi, naturalmente, um passo rumo à emancipação, pois os antigos discordavam entre si e era necessário discernimento individual para decidir qual deles seguir."[1] A ciência, porém, não pode substituir uma autoridade por outra, pois não pode depender de autoridade como fonte de conhecimento. A Renascença científica não pôde principiar senão depois que o homem começou de novo a confiar mais em suas próprias experiências que naquilo que lia em textos antigos.

No século XV circunstâncias históricas criaram novas faíscas de esclarecimento, de modo que nos séculos XVI e XVII a chama da Renascença estava inextinguível para sempre. Quando os turcos conquistaram Constantinopla em 1453, uma colônia de sábios gregos fugiu para os países ocidentais, onde traduziu os escritos originais dos grandes sábios antigos. A imprensa entrou em uso em meados do século XV e proporcionou meios de levar esses escritos a crescente número de leitores. A antiguidade pôde, então, não apenas ser estudada pelos mais eruditos dos humanistas, mas também ser lida por maiores porções do público. No entanto, o mundo dos antigos iria logo perder seu domínio sobre a mente dos homens. O mundo real de hoje estava entrando mais nitidamente em foco.

O emprego da pólvora e a descoberta de novos continentes e novas rotas comerciais contribuíram para dar ênfase ao que existe aqui e agora. Cavaleiros feudais e barões salteadores não podiam mais proteger-se por trás de seus estudos ou de suas fortalezas. Uma nova e próspera classe média estava ascendendo e o velho mundo feudal desmoronava-se. O mundo sobrenatural da Igreja e a ordem feudal estavam sendo substituídos pelo mundo real do presente. No século XVI Machiavelli descrevia o mundo da realidade política, tal como Copérnico descrevia a realidade geofísica e substituía a ilusão geocêntrica pela perspectiva heliocêntrica. Os pintores e anatomistas da Renascença descobriram o corpo humano em tudo quanto tinha de concreto. Autoridade e tradição cederam tão completamente à mentalidade inquisitiva que mesmo as mais sagradas instituições e conceitos medievais eram postos em dúvida. Reformadores como Calvino, Knox, Wycliffe, Zwingli e Lutero desafiavam a autoridade da Igreja Católica, astrônomos atacavam os conceitos celestiais dos antigos e os anatomistas investiam contra a anatomia de Galeno. Rabelais e Montaigne, no século XVI, denunciaram as práticas decadentes de clérigos e autoridades municipais.

O homem, como indivíduo concreto, havia sido descoberto e tornara-se objeto do artista e do anatomista. Chegara o dia em que o artista ia experimentar sua mão e o anatomista seu escalpelo no sentido de compreender o homem no contexto de seu presente. Os artistas mostraram como o homem parecia por fora, os anatomistas descreveram sua estrutura interna e, finalmente, os psicólogos e os filósofos da Renascença descreveram suas sensações e sentimentos. À medida que o homem começou a confiar em seus próprios sentidos e suas próprias experiências sem basear-se na palavra escrita da autoridade, a ciência pôde entrar na Renascença.

Partindo da perspectiva desta visão geral das grandes tendências históricas, seguiremos agora o desenvolvimento do pensamento do século XV ao século XVII focalizando as três correntes principais: a orgânica, a psicológica e a mágica.

Desenvolvimentos na Medicina

A opinião medieval de que o corpo nu é pecaminoso e deve ser coberto estava sendo superada pelos artistas da Renascença com sua ousada representação da forma humana despida em toda sua realidade nua e voluptuosa. As representações dinâmicas do corpo humano nas obras importantes de artistas italianos do fim do século XV e começo do século XVI, como Leonardo da Vinci, Botticelli, Rafael, Michelângelo, Ticiano, Tintoreto e Signorelli, contrastam flagrantemente com os corpos rígidos, irreais, empertigados e imóveis pintados durante a Idade Média. Com efeito, o corpo humano foi tão informativo para os pintores da Renascença quanto para os médicos e é perfeitamente compreensível que médicos e artistas do século XVI pertencessem às mesmas guildas.

O maior representante da combinação de talento artístico e científico da Renascença foi Leonardo da Vinci (1452-1519), pintor, biologista, escultor, arquiteto, engenheiro, poeta, músico, filósofo, químico, geólogo e mecânico. Leonardo compreendeu que o artista precisava ter conhecimento da estrutura anatômica.

Estudou corpos vivos e mortos, desenhando o que via com tanta precisão que seus desenhos anatômicos foram usados por médicos durante muitos séculos depois de sua morte. Chegou a seccionar o cérebro e desenhar com precisão cavidades desse órgão por meio de sua nova técnica de injetá-las com cera. Leonardo foi um passo além dos humanistas, pois rompeu completamente com a autoridade, mesmo com as fontes antigas a que os humanistas prestavam homenagem. "Aqueles que estudam autores antigos", disse Leonardo, "e não as obras da natureza são enteados, não filhos da Natureza, que é mãe de todos os bons autores.["][2]

Os estudos anatômicos de Leonardo foram relativamente desconhecidos de seus contemporâneos; em consequência, a ideia de desenhar corpos dissecados foi atribuída, não a Leonardo, mas ao médico Berengarius, de Capri (1470-1530). Berengarius acreditava na vantagem de fazer observações em primeira mão, mas não se libertou completamente do ponto de vista humanista de que as descobertas essenciais haviam sido feitas pelos sábios da antiguidade. Consequentemente, não era capaz de decidir se seguia a palavra de Galeno ou sustentava suas próprias observações. De grande importância é o fato de ter publicado em 1521 parte de seus trabalhos e seus contemporâneos terem podido estudar seus desenhos quase exatos de cortes transversais do cérebro. Foi, naturalmente, acusado de vivissecção, da mesma maneira que Herófilo e Erasístrato, os anatomistas de Alexandria, haviam sido acusados por seus contemporâneos.

O mais alto clamor daqueles que defendiam a autoridade dos antigos foi erguido contra o maior de todos os anatomistas e o homem a quem a medicina moderna deve seus alicerces: Andreas Vesálius (1514-1564). O pai de Andreas, um belga de Wessale, era renomado farmacêutico na corte de Carlos V. Quando criança Vesálius leu escritos anatômicos antigos e dissecou animais mortos. O estudo da anatomia continuou sendo sua paixão, tanto assim que mais tarde, quando estudante em Paris, onde a dissecação não era permitida, violava túmulos para obter espécimes nos quais pudesse continuar seus estudos da estrutura anatômica.

Vesálius começou seus estudos médicos na Universidade de Paris em 1533, sob a orientação dos ilustres anatomistas Vidus e Sylvius. Esses dois homens seguiam Galeno, mesmo quando o que ele dizia contradizia aquilo que viam com seus próprios olhos. Sylvius declarava, por exemplo, que como Galeno havia afirmado que o osso da coxa era curvo, se parecia reto era porque no decorrer dos anos os homens haviam usado calças justas e assim modificado a curvatura do osso. Em 1535, Vesálius não pôde mais tolerar que lhe ensinassem a anatomia galênica e decidiu transferir-se para a Universidade de Pádua, que tinha reputação de liberdade intelectual. Pádua conferiu-lhe um diploma de Doutor em Medicina nos últimos meses de 1537 e dedicou-lhe tão elevada consideração que no dia seguinte ao de sua diplomação ele foi nomeado professor de anatomia. Nos seis anos seguintes escreveu *De Hunani Corporis Fabrica,* uma das grandes contribuições à ciência ocidental.

De Fabrica, publicado em 1543, no mesmo ano em que Copérnico lançou em seu tratado, revolucionando os conceitos prevalecentes sobre o sistema solar, é uma obra enorme que inclui todos os aspectos da anatomia humana, com mais de trezentas ilustrações do amigo de Vesálius, Calcar, que era aluno de Ticiano. O livro revolucionou o estudo da anatomia e liquidou de uma vez por todas com os escritos de Galeno, que, como Vesálius conseguiu provar, baseara suas descrições em dissecações de animais, não de corpos humanos. *De Fabrica* e o tratado de Copérnico representam o início da ciência moderna.

Vesálius estabeleceu também em Pádua um novo método de ensinar anatomia. Em lugar de ficar sentado a uma cadeira segurando um livro com os escritos de Galeno e lecionando enquanto um barbeiro dissecava o corpo diante dos estudantes, Vesálius permanecia com os estudantes ao redor do corpo, que ele próprio dissecava, demonstrando sua aula à medida que prosseguia. Após Vesálius ter libertado a anatomia da especulação teórica e dissecação animal, tornou-se possível o estudo preciso do cérebro humano. Vesálius comparou os cérebros de animais e do homem, demonstrando que eram semelhantes em estrutura, mas que o cérebro do homem era maior em relação ao peso do corpo. Além disso, distinguiu entre a matéria cinzenta e a matéria branca do cérebro e preservou cortes transversais do cérebro para que fossem desenhados por Calcar.

Logo depois da publicação de *De Fabrica*, Vesálius foi violentamente atacado por ter ousado contestar Galeno. Desanimado e possivelmente temendo pela própria vida, Vesálius deixou Pádua para juntar-se à corte de Carlos V, da Espanha, onde seu pai havia servido. Durante os vinte anos seguintes, levou a vida de um médico da corte. As dissecações eram raras e espaçadas na Espanha, e ficaram perdidas as demais contribuições que Vesálius poderia ter dado à pesquisa anatômica. Morreu em 1564 em um naufrágio ao largo da ilha de Zante, quando regressava de uma peregrinação à Terra Santa — peregrinação que talvez tenha sido feita como penitência por suas sacrílegas atividades anatômicas.

A confiança na observação mais que na teoria refletiu-se também no fato de terem os médicos do século XVI começado a olhar seus pacientes de perto e a registrar o que viam. Na Itália, Giovanni Montanus (1498-1552), na Alemanha, Johann Lange (1485-1565), e na França, Jean Femel (1497-1558) foram os clínicos preeminentes. Observações realísticas semelhantes às suas surgiram pela primeira vez no terreno da doença mental. Johann Weyer (1555-1588) registrou com pormenores exatos a verbalização e comportamento de pessoas emocionalmente perturbadas e Girolamo Cardano (1501-1576) apresentou, em sua autobiografia, um vivido retrato da personalidade psicopática (antissocial). Gerolamo Mercuriale (1530-1606) escreveu ensaios sobre melancolia e distinguiu várias espécies de mania, mas coube a Félix Plater (1536-1614), professor de anatomia e medicina em Basiléia, aplicar medidas precisas de observação aos doentes mentais. Plater procurou classificar todas as doenças, inclusive as mentais, e passou tempo nos calabouços suíços estudando prisioneiros psicologicamente doentes. Plater considerava que a maioria das doenças mentais era devida a alguma espécie de lesão cerebral; apesar disso, explicava as fantasias sexuais como resultado de possessão pelo demônio ou castigo de Deus. Em seu *Praxis Medica* abundam ricas descrições clínicas que fazem lembrar os escritos hipocráticos. Félix Plater pode ser, de fato, considerado como digno precursor dos classificadores alemães da doença mental do século XIX.

O primeiro defensor de método experimental na medicina foi Ambroise Paré (1510-1590), que começou como simples cirurgião barbeiro no exército de Francisco I. Sua instrução era escocessa e não conhecia grego nem latim. Os soldados franceses que sofriam ferimentos de pólvora eram tratados, de acordo com antigo costume, com óleo fervente. Paré observou que esses ferimentos geralmente adquiriam graves infecções, mas quando, por falta de óleo, só eram aplicadas ataduras aos ferimentos de alguns soldados, estes saravam bem sem infecção. No resto de sua vida Paré sustentou que os ferimentos deviam ser tratados simplesmente de modo que o processo natural de cura pudesse ocorrer sem interferência. Hipócrates ensinara essa doutrina, mas fora ignorado durante séculos por médicos ambiciosos. Outro exemplo do interesse de Paré pela experimentação objetiva é o estudo que fez de certa mistura de cebola que lhe haviam dito ser eficaz no tratamento de ferimentos. Paré experimentou essa mistura tratando metade da área queimada com ela e deixando a outra metade sem tratamento, para poder comparar os resultados. Deu essa mesma preparação a alguns pacientes feridos e deixou de dá-la a outros que haviam sofrido ferimentos semelhantes. Este humilde barbeiro, que disse: "Eu o pensei e Deus o curou", introduziu assim o princípio de experiências controladas na ciência médica.

A sede de mais informações e conhecimentos, aliada à liberdade intelectual, manteve o método experimental vivo das universidades italianas, especialmente nas de Pádua e Veneza. A não ser pela forte influência do *Malleus Maleficarum* e das caças a feiticeiras, o século XVI proporcionou brilhantes expectativas de maior progresso, pois a instrumentação e mecanização facilitavam nas ciências biológicas a ampliação do método experimental.

Desenvolvimentos na Psicologia

A glória da Renascença começou quando a palavra dos clássicos deixou de ser venerada e o espírito de indagação intelectual helênica adquiriu nova vida e foi intensificado. Não é tarefa nossa apresentar aqui pormenorizada apreciação dos numerosos homens de letras que pela primeira vez desafiaram o dogma autoritário de um Aristóteles cristianizado. Nosso interesse volta-se mais para toda contribuição em favor do desenvolvimento da psicologia — particularmente do ponto de vista psicológico na psiquiatria — que ocorreu durante esses séculos. Os primeiros passos indispensáveis para encarar o homem de maneira mais realística como pessoa foram dados pelos humanistas da Renascença, que se opuseram aos escolásticos e introduziram um novo ponto de vista sobre a natureza e o homem.

No século XIII surgiu um grupo cujos integrantes podem ser considerados os precursores dos humanistas da Renascença: Giovanni Bonaventura (1221-1274) na França, Johannes Eckhart (1260-1328) na Alemanha, John Duns Scotus (1265-1308), William de Ockham (1280-1349) e Roger Bacon (1214-1294) na Inglaterra. Suas profissões eram diferentes: Bonaventura foi um filósofo religioso, Eckhart um místico, Bacon um filósofo da ciência que se voltou para a psicologia. Todos eles, porém, tinham uma coisa em comum: uma visão realística e concreta *deste* mundo e da natureza, inclusive a natureza *humana*. Foram voluntaristas, querendo isso dizer que consideravam o intelecto meramente como um instrumento que servia aos esforços básicos do homem, e sua psicologia é inconfundivelmente augustiniana por ser fundada na experiência subjetiva interna. Esses homens dos séculos XIII e XIV ousaram entrar em um novo território — o mundo dos sentimentos, dos impulsos e dúvidas — e ao fazê-lo redescobriram a individualidade do homem.

Na época em que esse movimento em direção ao realismo psicológico se realizou, Giotto, o pai da pintura moderna, estava irrompendo através da rigidez despersonalizada do formalismo bizantino e atrevendo-se a pintar Cristo como um homem entre outros. No trabalho de Giotto, escreve André Malraux, "a Psicologia substituiu o símbolo e a pintura descobriu por sua vez que um dos métodos mais eficientes de sugerir uma emoção é retratar sua expressão... Para trazer de volta à vida a adormecida população de estátuas antigas, era necessário apenas o alvorecer do primeiro sorriso sobre a primeira figura medieval... No rosto de Maria (Giotto) instila algo daquele supremo patos que encontramos no sofrimento das criancinhas..."[3] Scotus, Ockham e Eckhart, contemporâneos filosóficos de Giotto, estavam também revivendo, depois de seiscentos anos, o conceito de Santo Agostinho sobre a realidade das experiências interiores do homem.

A ideia de que os impulsos e sentimentos do homem são dominantes e que o intelecto é seu servo representou uma completa inversão da posição escolástica medieval inicial, segundo a qual o raciocínio dedutivo é um instrumento da verdade revelada, que em si própria está além da competência do homem. Com essa inversão a psicologia humanizou-se e foi aberta a porta para o estudo do homem como organismo biológico cujas faculdades psicológicas servem a sua vontade de viver. As contribuições que esses primeiros voluntários prestaram aos fundamentos da psicologia como ciência natural jamais poderão ser exageradas; deve-se notar, porém, que a origem espiritual de seu pensamento remonta à importantíssima ênfase dada por Santo Agostinho ao autoconhecimento.

A literatura tanto quanto a arte tornou-se mais realística. Os talentos literários de Rabelais e Boccaccio expressaram de maneira nova os impulsos básicos e naturalmente terrenos do homem, que haviam sido ignorados durante séculos. Seu trabalho indica que depois de longos anos de contemplação abstrata e repressão instintual os homens estavam ficando realistas em relação a si próprios e ao mundo. Os sentidos — tanto aqueles que transmitem impulsos interiores como aqueles que transmitem percepções do mundo exterior — não eram mais negados e a negação das forças da vida cedeu lugar à sua aceitação. Este realismo psicológico, naturalmente, foi apenas outra manifestação de que a mentalidade europeia estava sendo libertada do dogma medieval e novamente, pela primeira vez desde os gregos, estava encontrando o mundo natural de interesse vital, a essência da realidade.

O século XV é a era de transição entre os mundos medieval e moderno. O mundo medieval tornara-se formalizado, o Cristianismo perdera tanto seu espírito que o ritual superara a fé e o mundo secular era governado por complicado e estático sistema de estereótipos tradicionais cuja completa rigidez está bem simbolizada na arquitetura gótica mais recente. O mundo sobrenatural ainda existia na mente do homem, mas perdera sua vitalidade. Ortega y Gasset fala do homem do século XV como vivendo em dois mundos, como sendo "arrancado de um sistema de convicções e ainda não instalado em outro... Ele ainda acredita no mundo medieval, isto é, no outro mundo sobrenatural de Deus, mas acredita sem fé viva. Sua fé já se tornou uma questão de hábito... embora isso não signifique que seja insincera."[4,]

O único denominador comum entre os grandes movimentos intelectuais deste século, que em muitos aspectos parecem contradizer-se entre si, é uma nova confiança na capacidade do homem para adquirir conhecimento sobre a natureza através do emprego de suas próprias faculdades de observação e raciocínio — descobrir a verdade, em lugar de recebê-la através da revelação divina ou prová-la por raciocínio silogístico. O emprego da razão e observação para descobrir a verdade foi uma completa fuga à prática medieval dos teólogos que usavam o raciocínio dedutivo a fim de provar a verdade revelada. Esta revolução intelectual iniciou-se no século XIII com a redescoberta da filosofia de Aristóteles. As ideias de Aristóteles foram usadas por Alberto Magno e Santo Tomás para apoiar o dogma revelado; mas, no século XV, os humanistas descristianizaram Aristóteles apesar de sua declarada intenção de reconciliá-lo com o Cristianismo e ao fazê-lo abriram caminho para a verdadeira Renascença.

A contribuição dos humanistas foi principalmente na literatura, nas artes plásticas, na filosofia ética e só tangencialmente na medicina e psiquiatria. A psicologia sempre esteve mais profundamente ligada à tradição religiosa do que as ciências naturais, por ser a alma do homem o objeto de ambas, e por isso a psicologia teve de esperar mais tempo para beneficiar-se dessa reorientação espiritual. Como sempre acontecera, a necessidade que o homem tem de encontrar o meio de viver uma vida ética interferiu com o desenvolvimento da *psicologia como ciência*.

Os primeiros humanistas, como Petrarca (1304-1374), foram principalmente moralistas fortemente influenciados por Cícero e tendiam a reconciliar o espírito da Igreja com a cultura pagã dos clássicos. Petrarca opunha-se à variante averroísta de aristotelismo; detestava o raciocínio dedutivo medieval. Voltou à religião cristã pré escolástica, à religião de Santo Agostinho, que se baseava na experiência subjetiva sincera em contraste com a religião racionalista sintética dos teólogos escolásticos.

A principal significação do humanismo não está no conteúdo de suas ideias, mas em seu espírito, na descoberta de toda a concreta complexidade da existência humana e, acima de tudo, em uma nova confiança do homem em suas próprias convicções e sentimentos. Logo, dentro de um século, essa autoconfiança atingiu um apogeu no "homem universal" da Renascença. Refletiu-se na vida de personalidades pitorescas e exuberantes como Benvenuto Cellini e César Borgia, nas gigantescas e musculosas estátuas de Michelângelo, nas pinturas transbordantes de vida de Rafael, Ticiano e Veronese. Nesta ênfase dada aos verdadeiros sentimentos e impulsos do homem reside a significação histórica do humanismo e é essa redescoberta do homem em sua existência terrena que dá ao termo "humanismo" sua verdadeira justificação.

A descoberta da existência concreta do homem ocorreu primeiro no reino da religião, que era a principal arena cultural da época. Desidério Erasmo (1465-1536), em quem o humanismo atingiu sua plena realização, foi um eclesiasta que, como Petrarca, atacou o formalismo e a corrupção da Igreja, o estéril ritual despido de espírito. Seu *Elogio da Loucura,* que escreveu quando visitava seu amigo inglês Sir Thomas More, outro grande humanista, tomou-se um dos livros mais lidos na Europa.

A psicologia teórica dos humanistas era aristotélica ou platônica e continha pouca coisa original. Porponazzi (1462-1525), famoso professor da Universidade de Pádua, instruiu-se tanto como filósofo quanto como médico; suas maiores contribuições tratam da relação da mente com o corpo e da imortalidade da alma. Seus escritos mostram de maneira impressionante o dilema em que se encontravam os pensadores sérios da época, espremidos, como estavam, entre as tradições prevalecentes da filosofia escolástica e o aristotelismo avarroísta. Pomponazzi tentou uma conciliação. Apoiava ambas as teses, de que a alma é mortal e imortal, de que a mente precisa do equipamento físico do corpo para expressar-se e também de que a razão, como pregava Tomás de Aquino, tinha existência independente. Havia pouca observação efetiva em seu trabalho; ele foi principalmente um intérprete de Aristóteles e o novo espírito dos tempos manifestou-se em seus escritos apenas pelo fato de suas reafirmações serem mais clamas e mais simples que as dos comentadores anteriores.

Maior originalidade foi demonstrada por Júlio César Scaliger (1484-1558). Descobriu ele o sentido cinestésico, o sentido muscular que registra a posição das diferentes partes do corpo. Postulou também uma ideia básica da fisiologia: que os movimentos do corpo são causados por impulsos nervosos centrais ou "enervações". Considerava que os instintos eram hábitos de comportamento adaptativos e herdados, que é como eles são hoje encarados.

Ainda mais moderno em sua perspectiva foi o espanhol Juan Luis Vives (1492-1540). Dotado de uma mente ativa e pesquisadora, chegou à psicologia através de seu interesse pela educação. A fim de apreciar sua significação, precisaremos passar em revista seus predecessores imediatos e seus contemporâneos.

Antes de Vives, os humanistas não se interessavam primordialmente pela ciência e não se interessavam particularmente pela teoria científica. Seu pensamento era pragmático e eles consideravam que sua função histórica era ajudar o homem a encontrar um novo modo de vida. Sua orientação ética atingiu plena expressão na Academia Neoplatônica de Florença, fundada por Cosimo de Mediei, onde Marsilio Ficino (1433-1499) proclamou suas ideias sobre a capacidade que todo homem tem de encontrar o caminho para a verdade eterna e o mais elevado bem. Giovanni Pico delia Mirandola (1463-1494) foi mais longe e esposou o princípio de que todo homem é livre para determinar seu próprio destino, conceito que influenciou os desenvolvimentos dos últimos três séculos talvez mais que qualquer outro. A ideia de Pico era de que só o homem, em contraste com todos os outros seres, não tem estado fixo, mas é capaz, por ser livre, de realizar seu ideal. Contudo, esta condição ideal só pode ser atingida através da educação. A educação, que é psicologia aplicada, é o meio pelo qual o homem aprende a aproveitar de maneira construtiva sua faculdade de livre escolha. A tese de Pico foi completada por Vives, o educador.

Vives era animado principalmente por vital interesse pela educação. Sua orientação pragmática produziu ocasionais lampejos de *insight;* por exemplo, achava que a experiência emocional e não a razão abstrata desempenha o papel primordial nos processos mentais do homem. A fim de educar uma pessoa e mudar seu caráter, é necessário compreender o complexo funcionamento de sua mente. Generalizações e abstrações talvez sejam suficientes para escrever tratados sobre a natureza humana, mas não têm valor prático. A psicologia educacional precisa funcionar, disse Vives, caso contrário de nada serve. Vives conseguiu uma orientação psicológica concreta na qual o conhecimento abstrato do homem foi substituído por uma apreciação de cada homem como indivíduo, diferente dos outros.

A formação do caráter através da educação exige o conhecimento das emoções ou, como as chamava Vives, das paixões. Vives oferece uma descrição altamente realística das paixões humanas — amor, ódio, ressentimento, inveja, ciúme, esperança — que é apresentada de acordo com princípios gerais semelhantes aos da física. Esses princípios poderiam ser chamados de "lógica das emoções". Nesse sentido, Vives faz parte daqueles poucos psicólogos iniciais que prepararam o caminho para a ciência da psicodinâmica, mas partilhou do destino de todos os humanistas: ser capaz de fazer apenas um princípio disperso, de introduzir ou acentuar atitudes gerais, mais do que conquistar sólido conhecimento baseado em observação sistemática.

Se nossa medida para avaliação das contribuições do passado é seu modernismo, dois escritores da Renascença merecem o mais alto reconhecimento: Montaigne e Maquiavel. Esta medida de modernismo é justificada na ciência, pois a ciência é um corpo de conhecimento em contínuo crescimento, um tipo verdadeiramente cumulativo de atividade cultural. Michel Eyquem de Montaigne (1533-1592) não foi senão um sistemático pensador ou teórico. Era um realista psicológico, interessado apenas pela grande riqueza dos sentimentos, caráter e comportamento humanos, e sem o menor interesse por princípios abstratos gerais. Contentava-se em compreender as ações humanas em termos psicológicos e — talvez possamos usar justificadamente o termo — "psicodinâmicos". Niccolò Maquiavel (1469-1527) partilhava da aversão de Montaigne pela abstração. Passou a ser um costume considerar Maquiavel como o primeiro psicólogo social, mas seria melhor considerá-lo como o primeiro estudioso das relações interpessoais. Seu conselho ao príncipe não se baseia primordialmente em um conhecimento da dinâmica social, mas em um astucioso conhecimento intuitivo de interações humanas e particularmente da psicologia de liderança. O que há de mais característico tanto em Montaigne como em Maquiavel é que, ao contrário dos humanistas, eles distinguiam entre a psicologia do comportamento humano e a moral. Tentaram descrever como os seres humanos efetivamente se comportam, sem fazer julgamento moral a respeito de seu comportamento, e por esta razão, embora nenhum deles tenha contribuído diretamente para o desenvolvimento da psicologia do anormal ou psiquiatria, merecem um lugar na história da psiquiatria. Encarar fenômenos naturais desapaixonadamente, sem distorções convenientes, é bastante difícil; estudar o comportamento humano dessa mesma maneira objetiva é talvez a mais difícil de todas as tarefas científicas.

A Magia e a Cruzada Contra Caça às Feiticeiras

Apesar dos progressos feitos na tecnologia e na ciência durante a Renascença, a magia continuou a ser uma influência tão forte como sempre fora. Embora tivesse sido destruída a fábula da terra como centro do universo, sobreviveram outros mitos envolvendo corpos celestes, como os que se encontram na astrologia. De fato, a adivinhação astrológica tornou-se durante a Renascença ainda mais popular do que fora antes. A razão deste aparente paradoxo é que as descobertas científicas e racionais provocam muitas vezes contra forças de irracionalidade; embora a ciência responda a algumas perguntas, ao fazê-lo provoca outras. Essas coisas desconhecidas provocam medo e ansiedade, que fantasias pseudocientíficas tentam aliviar. Assim a ciência da astronomia, progredindo no sentido de negar animação à natureza, foi enfrentada pela astrologia, cujo propósito é dar novamente animação à natureza. A idade que inventou o microscópio e o telescópio foi por essa razão fortemente influenciada pelo horóscopo. Não é, porém, que existam dois campos: um científico e outro anticientífico. O temor de negar animação, com a constante necessidade de dar animação, pode ocorrer dentro do mesmo indivíduo. Alguns dos maiores cientistas de todas as idades abraçaram o misticismo e praticaram magia. O fim da Idade Média e o começo da Renascença não foram exceções. Johannes Kepler (1571-1630), que descobriu três das leis que governam o movimento planetário, recorria às vezes ao desenho de horóscopos; Rabelais, renhido inimigo do charlatanismo, também desenhava horóscopo e se dizia "Doutor em Medicina e Professor de Astrologia".[5] Oficialmente, a astrologia era condenada pela Igreja, mas era sabido que os papas consultavam com frequência adivinhadores astrológicos. Professores de astrologia gozavam de grande reputação em muitas universidades da Idade Média e Renascença, tanto quanto os professores de matemática. Como todos os magos, os astrólogos mantinham-se em segurança enquanto pudessem vangloriar-se de ocasional sucesso na previsão. Podia-se até mesmo afirmar que o mago astrológico fora quem causara o acontecimento desejado. O argumento *post hoc propter hoc* (o conceito de que um acontecimento que se segue a outro é causado pelo primeiro) influencia indivíduo? com inclinação para a magia, sejam eles selvagens primitivos, homens da Renascença ou pessoas sofisticadas do século XX. As notícias a respeito de uma previsão certa de um astrólogo têm mais peso que milhares de previsões falsas. Além disso, a prática mágica é impressionante porque segue uma ordem coerente e se toma ritualizada. Nesse sentido, homens que admiravam o método científico de procedimento sistemático podiam admirar os processos do astrólogo. Por isso outros rituais mágicos também impressionavam os homens da Renascença. Videntes de areia (geomantes), videntes de farinha (aleuromantes) e leitores de folhas de chá rivalizavam-se em popularidade com os videntes de estreias. Os homens tinham curiosidade sobre o que o futuro reservava e também desejavam saber como eram e como seriam suas personalidades e seus caracteres. A astrologia dava ênfase à previsão, mas algumas das outras artes divinatórias combinavam presciência com previsão de configuração de personalidade. Entre os leitores das psiques individuais destacavam-se os quiromantes e os fisionomistas.

A quiromancia provavelmente surgiu na China mais ou menos em 3000 A.C. e de lá se espalhou por todas as partes da Ásia, Grécia e Itália. Foi especialmente popular durante a Renascença, quando anatomistas descobriram que as dobras da mão humana servem a uma função preênsil definida e quando pintores deram destaque à mão a fim de capturar toda a qualidade de expressão humana. Os quiromantes sustentavam que o formato e tamanho da mão de uma pessoa e seus variados sulcos revelavam também se ela era caridosa, inteligente, piedosa, descarada, exaltada ou imprudente. (Se o quiromante achasse que o imperador cuja mão examinava era dotado de traços favoráveis de personalidade, nunca mais precisaria temer por seu emprego na corte.) O primeiro livro sobre quiromancia foi provavelmente escrito por um médico alemão, Johannes Hartleib, no começo do século XVI.[*]

A mão é apenas uma das partes do corpo humano que foram estudadas nas tentativas de ler o caráter humano. Hipócrates

acreditava que a forma do corpo humano revelava traços de personalidade. Aristóteles estudou os cabelos, os membros e todas as demais porções do corpo humano para chegar a impressões caracterológicas. Achava que o nariz era particularmente revelador. Nariz pontudo como o de um cão significava irritabilidade; nariz aquilino indicava caráter semelhante ao da águia. A fisionomia continuou sendo um dos importantes instrumentos de diagnóstico das características psicológicas durante toda a Idade Média e Renascença. Provavelmente houve mais ensaios e livros escritos sobre esse assunto durante o século XVI do que em todos os séculos anteriores juntos.

---

[*] Ainda em fins do século XIX um escritor francês, Casimir d'Arpentiginy, tentava estabelecer relação entre o formato da mão e a disposição psíquica.

Além disso, o interesse em encontrar uma correlação simples entre constituição física e traços psicológicos continuou ainda por muito tempo depois da Renascença. Gall, brilhante neuroanatomista do século XVIII, como veremos, concluiu que o formato e tamanho do crânio e suas protuberâncias superficiais revelavam importantes fatos a respeito do temperamento do indivíduo; e César Lombroso, antropologista italiano do século XIX, sustentava que existia correlação entre criminalidade e configuração facial.

O mais influente e eminente fisiognomonista da Renascença talvez tenha sido Girolamo Cardano, que muitos consideram o sistematizador da correlação das linhas e expressões faciais com o caráter. Foi um dos mais brilhantes médicos de seu tempo, provavelmente tão influente quanto Vasálius, e no entanto era um charlatão. Era um sagaz anatomista e confirmado quiromante. Suas pesquisas em astronomia equiparavam-se a suas especulações horoscópicas. Cardano era um matemático muito considerado e no entanto acreditava firmemente em numerologia. Era declarado demonologista e renhido opositor da caça a feiticeiras. As obras de Cardano são tão irreconciliáveis entre si quanto os traços de sua personalidade. Em seu tempo foi divinizado e vilipendiado, elogiado e ultrajado. Burckhardt, a maior autoridade no que se refere à Renascença, considerava a autobiografia de Cardano, *De Propria Vita* (1575), um estudo biográfico altamente significativo, equiparando-se ao de Benvenuto Cellini como revelador do espírito da Renascença. Não era, porém, sagaz em introspecção nem preciso em pormenores. A autobiografia de Cardano revela francamente as incoerências de seu caráter: "A Natureza fez-me capaz de todo trabalho manual. Deu-me o espírito de um filósofo e aptidão nas ciências, gosto e boas maneiras, voluptuosidade, alegria, tomou-me piedoso, fiel, amante da sabedoria, meditativo, inventivo, corajoso, amante de aprender e ensinar, ansioso por igualar os melhores, por descobrir coisas novas e fazer progresso independente de caráter modesto, um estudioso da medicina, interessado em curiosidades e descobertas, habilidoso, astucioso, sarcástico, um iniciado nos conhecimentos misteriosos, industrioso, diligente, engenhoso, vivendo apenas de um dia para o outro, impertinente, desdenhoso da religião, resmungão, invejoso, triste, traiçoeiro, mágico e feiticeiro, miserável, odioso, lascivo, solitário, desagradável, rude, adivinhador, invejoso, obsceno, mentiroso, obsequioso, apreciador da tagarelice dos velhos, mutável, irresoluto, indecente, amante de mulheres, briguento e, devido aos conflitos entre minha natureza e minha alma, não sou compreendido nem mesmo por aqueles aos quais me associo mais frequentemente."[7]

A vida de Cardano foi um desfile de sucessos e tristes fracassos, de felicidade momentânea e absoluto desalento. Seu pai era um advogado e matemático milanês muito respeitado, que acreditava em práticas ocultas e que foi incapaz de casar-se com a mãe de Cardano porque ela lhe era socialmente inferior. Depois de ter recebido seu diploma de médico, Cardano foi recusado como membro da sociedade dos médicos de Milão por ser filho ilegítimo e por esse motivo não podia praticar a medicina lá. Entre 1526 e 1532, foi clínico geral na pequena aldeia de Sacco, onde era respeitado pela coletividade. A essa altura, porém, tornara-se jogador inveterado e perdia quase todo o dinheiro que ganhava, de modo que foi obrigado a viver com a família no asilo de pobres. Foi durante esse período que se interessou pela exploração científica dos jogos de azar e, mais tarde em sua vida, escreveu livros populares sobre o assunto. Conta-se que Cardano descobriu o princípio da probabilidade antes de Pascal.

Na década de 1540, Cardano estava lecionando e escrevendo muitos livros populares, em um dos quais, *Sobre as Más Práticas de Medicina do Uso Comum,* elogiava a sociedade médica milanesa. Conquistou reputação como médico, embora não fosse reconhecido pelas autoridades médicas, e talvez tenha sido o escritor médico mais lido de seu tempo. Seus temas variavam desde a física, astronomia, matemática, moral e imortalidade até tratados como criação de filhos — embora seus dois filhos tenham-se tornado criminosos, jogadores e bêbados. O próprio Cardano foi preso por heresia em 1570 sob a acusação de ter elogiado Nero por haver assassinado mártires cristãos e ter tido a audácia de fazer o horóscopo de Jesus Cristo.

Apesar da sua crença em premonições, visões e demônios, Cardano demonstrava às vezes genuíno raciocínio científico. Nunca chegou a concretizar muitas de suas brilhantes teorias; por exemplo, havia inventado meios de ensinar os surdos a aprender e inventado até mesmo meios de ensinar os cegos a ler.

Cardano acreditava muito na conveniência de manter a moral e ensinava que todo aquele que acreditasse em si próprio venceria as vicissitudes da vida — tese provavelmente extraída da superação de seus próprios infortúnios. Cardano expunha sua filosofia sucintamente: "Um homem não é senão sua mente. Se esta estiver fora de ordem, tudo estará perdido. E se estiver bem, todo o resto será fácil... Era meu propósito por meu próprio exemplo ensinar estas duas coisas: primeiro, não é senão uma consciência culpada que pode tornar o homem miserável; segundo, a firmeza de espírito ajuda muito não apenas a suportar males, mas também a produzir uma mudança da sorte. É necessário para que evites ser miserável que *acredites que não o és* (o grifo é dos autores). Regra que, em uma palavra, pode ser aprendida e ensinada por todos os homens."[*][8] Cardano reconhecia que para ser um médico bem sucedido era preciso que seus pacientes acreditassem nele. "Cura mais aquele em quem mais acreditam."[9] A natureza persuasiva de sua maneira de apresentação aliava-se ao desejo que o paciente tinha de ser curado, de modo que em certo sentido Cardano fazia do poder de sugestão parte de seus esforços terapêuticos. Os dois séculos seguintes iriam ativar ainda mais a profunda influência da sugestão através do ritual do magnetismo animal (mesmerismo), culminando no hipnotismo do século XIX.

O maior sugestionador da Renascença não foi um médico, mas um homem que servia como tenente nas fileiras do exército de Cromwell, Valentine Greatrakes (1628-1666), o qual utilizava a crença popular na eficácia do "toque do rei" — crença em que doenças podiam ser curadas pelo toque de um líder divinamente inspirado. Na Europa Ocidental o primeiro governante a tocar para curar foi Eduardo, o Confessor, no século XI. Depois dele, tanto na França como na Inglaterra, acreditava-se que os reis eram capazes de curar doenças por

---

(*) Neste sentido Cardano pode ser considerado um dos precursores do hipnotizador, psicoterapeuta e auto-sugestionador francês Émile Coué (1857-1926), que será lembrado pelo seu ditado: "Todo dia e em todo sentido eu me estou tornando cada vez melhor."

esse processo e a tuberculose do pescoço — o "mal do rei" — era popularmente considerada como especialmente sensível à mão do rei. Cromwell não praticava o toque ritual e, após Carlos I ter sido degolado em 1649, considerou-se que o toque do rei fora conferido a Valentine Greatrakes, curandeiro irlandês "divinamente inspirado". A princípio Greatrakes teve poucos clientes, mas gradualmente sua clientela aumentou até que, por fim, milhares de pacientes apresentavam-se para serem curados pelo impressionante irlandês e "seus celeiros e dependências externas estavam repletos de inúmeros espécimes da humanidade sofredora".[10] Walter Bromberg, historiador psiquiátrico, considera Greatrakes significativo por ter praticado como leigo uma forma de psicoterapia que até então pertencera aos membros da classe dominante.

Astrologia, quiromancia, toque mágico, sugestão e outras magias praticadas durante a Renascença eram empregadas para aliviar ansiedade e medo. Medidas mais drásticas para aliviar ansiedade resultante de impulsos inaceitáveis consistiam em atribuí-los a certas mulheres e em seguida perseguir e executar as mulheres como feiticeiras.

O laço do enforcador e a tocha do executor estavam sempre preparados naqueles tempos. É espantoso que tenha sido erguido contra a fobia da feitiçaria algum protesto, ainda que fraco, mas houve alguns homens corajosos que não puderam dar aprovação ao homicídio, embora acreditassem no demônio. Dois dos que mais alto protestaram contra os caçadores de feiticeiras são figuras importantes na história da psiquiatria. Um deles, Paracelso (1493-1541), foi um místico excêntrico; o outro, Johann Weyer (1515-1588), foi um observador seguro. Ambos eram médicos e exerceram considerável influência em seu mundo.

Philippus Aureolus Paracelsus nasceu com o nome de Theophrastus Bombastus von Hohenheim em Maria-Eisiedeln, na Suíça. Quando jovem preferia ser chamado de Theophrastus, nome do distinto sábio que sucedeu a Aristóteles,[*] mas posteriormente latinizou seu nome, com característica falta de humildade, para Paracelsus — "maior que Celsus". (Era tão violento e turbulento que o vocábulo Bombastus foi introduzido na linguagem para descrever homens como ele.) Seu pai,

Wilhelm von Hohenheim, era um médico que provinha de família nobre; depois que sua esposa se suicidou, levou seu raquítico filho para uma cidade mineira, onde Paracelso cresceu e iniciou seus estudos de alquimia. No começo da adolescência, Paracelso tornou-se um vagamundo. Foi educado em seis cidades de três países. Seu sucesso como médico começou em Basiléia em 1526, quando curou um influente cidadão que estava com uma perna gangrenada. Depois curou o famoso teólogo Erasmo e, em resultado, foi nomeado professor de medicina na Universidade de Basiléia. Imediatamente se dedicou a um programa de solapamento da autoridade dos antigos. Apelava aos estudantes que, em lugar de confiar nos antigos, confiassem nele e em suas experiências. Quando os estudantes e o corpo docente exigiram sua resignação, o violento iconoclasta queimou livros de Avicena e Galeno, proclamando; "Pois eu vos digo ousadamente que o cabelo de minha nuca sabe mais que todos os vossos escritores juntos; as fivelas de meus sapatos contêm mais sabedoria que o próprio Galeno ou Avicena e minha barba mais experiência do que toda vossa academia."[11] Seus clamores contra as autoridades, antigas e modernas, só encontravam paralelos em suas recomendações aos médicos para "seguirem apenas as pegadas de Paracelso".[12] Permaneceu na universidade menos de um ano e passou os anos restantes de sua vida vagueando de novo. Finalmente voltou a Salzburgo, onde morreu. Contemporâneos seus disseram que morreu de cansaço causado por suas peregrinações e complicado por intensa sede pelo álcool.

    Embora Paracelso fosse astrólogo, não pensava que a doença fosse causada pelas estreias ou por demônios. Pelo contrário, acreditava em um "espírito natural" que se utilizava das substâncias alquímicas básicas — sais, enxofre e mercúrio — para formar o complexo corpo humano. Imaginava a personalidade humana como um todo, constituído de partes espiritual e corporal intimamente ligadas à alma. A

(*) Quando Aristóteles caminhava com seus alunos nos jardins botânicos (o Lyceum) de Atenas, os estudantes solicitaram-lhe que escolhesse um sucessor. Aristóteles pediu que fossem servidos vinhos de diferentes áreas e notou que as misturas servidas por Theophrastus de Lesbos eram as mais doces. Aristóteles escolheu assim não seu vinho favorito, mas seu herdeiro, que veio a ser o "Pai da Botânica".

doença mental era uma perturbação dentro da substância interna do corpo e não podia ser considerada como resultado de efeitos externos. Acreditava que toda doença, mental ou física, podia ser curada pelo medicamento adequado, mas fazia objeção à polifarmácia da época e receitava drogas simples em dosagens precisas. Seu rancor e seu desprezo eram aparentemente reservados à autoridade e nunca se dirigiam contra os pacientes, pelos quais sempre demonstrava apenas simpatia. Vangloriava-se de que, embora tivesse sido expulso de muitos países, em todos os lugares seus pacientes o amavam.

O obscurantismo de Paracelso e sua tendência ao misticismo tomaram ambíguas suas contribuições filosóficas e psiquiátricas. Tornou-se quase costumeiro em alguns círculos afirmar que o escritor que tem o germe de uma ideia original, mas cujas ideias são mal definidas e confusas, não é compreendido porque fica fora do âmbito de seus contemporâneos e sucessores. Se Paracelso se tivesse revoltado contra a autoridade de Galeno sem insinuar seu próprio dogmatismo, poderia ter sido com razão designado como um grande reformador médico. Na questão da caça a feiticeiras foi inegavelmente alto e claro. Um dos mais trágicos iconoclastas da história da medicina, foi ele o segundo médico a falar lucidamente contra o Código dos queimadores de feiticeiras; o primeiro foi Agrippa, cuja maior razão à fama médica provém de ter sido o mestre de Johann Weyer.

Johann Weyer, ao contrário de Paracelso, não atacou a autoridade pelo gosto da autopublicidade. Weyer era um indivíduo calmo, metódico e consciencioso; seu objetivo consistia em provar que as feiticeiras eram doentes mentais e deviam ser tratadas por médicos em lugar de interrogadas pelos eclesiásticos. Weyer nasceu no ano de 1515 em Grave, no território que hoje constitui a Holanda. Pouca coisa se sabe de sua vida; parece ter sido dotado de imensa curiosidade e seu pai, um plebeu, mandou-o estudar com Cornelius Agrippa von Nettesheim (1486-1535), médico e filósofo alemão. O inspirador tratado de Arippa *Da Nobreza e Proeminência do Sexo Feminino,* ensinou Weyer a sentir empatia pela situação das mulheres perseguidas. Depois de estudar três anos com Agrippa, Weyer, então com 19 anos, viajou para a França a fim de estudar medicina em Paris e Orleans. Intelectual brilhante, foi convidado em 1945 pelas autoridades de

Arnheim para ser seu médico oficial, posto que ocupou até 1550, quando se tornou médico particular do duque William de Clèves. O duque sofria de depressão crônica e tinha muitos parentes que haviam ficado insanos. Observara que as feiticeiras manifestavam muitos dos mesmos sintomas de seus parentes e simpatizava com a ideia de Weyer de que essas mulheres eram realmente vítimas de doença mental. Quando, em 1578, o duque sofreu episódios temporários psicóticos, em resultado de um ataque, não foi mais capaz de manter sob controle os caçadores de feiticeiras em seus ducados; consequentemente Weyer precisou deixar o serviço do duque e durante o resto de sua vida ocupou um cargo sob a proteção da condessa Anna de Tchlenburg. É perfeitamente justo que esse homem, que defendeu mulheres contra as hordas assassinas de caçadores de feiticeiras, tenha sido protegido por uma mulher.

Enquanto estava com o duque William, Weyer visitou Julich e Berg para investigar todos os casos noticiados de feitiçaria. Acumulou dados, entrevistou acusadores e acusados, e depois, de maneira cuidadosa e sistemática, destruiu as acusações com explicações naturalísticas. Um dos melhores exemplos de seu método de investigação é o caso de uma menina de 16 anos que acreditava que o demônio havia posto em seu estômago pano, unhas e agulhas. Weyer examinou cuidadosamente um pedaço de pano que tinha supostamente saído do estômago da menina e descobriu que estava úmido só de saliva, não de sucos gástricos, prova convincente de que a menina estava mentindo.[13] Em um de seus panfletos, *De Commentitiis Jejuniis* ("Do Alegado Jejum"), descreve que, segundo contavam seus pais, não comia nem bebia desde seis meses antes. Weyer levou a menina para sua casa e convenceu-a a confessar que sua irmã de 12 anos a alimentara secretamente durante todo aquele tempo.

Os cuidadosos estudos de casos de Weyer contêm excelentes descrições psiquiátricas de diferentes perturbações mentais. Weyer continuou suas investigações sobre os abusos envolvidos na identificação de feitiçaria durante doze anos e finalmente, em 1563, publicou *De Praestigiis Daemonum* ("A Ilusão de Demônios"), que quatro anos depois traduziu para o alemão. *De Praestigiis* é uma refutação ponto por ponto do *Malleus Maleficarum* e revela que Weyer não era um renegado rebelado e amargurado nem um réprobo ímpio; era um homem religioso, respeitoso e reverente, cujo único desprezo era pelo carrasco. Em sua introdução Weyer diz: "Quase todos os teólogos estão obvervando em silêncio essa impiedade (a queima de feiticeiras). Doutores toleraram-na, juristas tratam-na ainda sob a influência de velhos preconceitos..." Acreditava firmemente que "essas doenças cujas origens são atribuídas a feiticeiras provêm de causas naturais.[14] Weyer tinha plena consciência de que ainda não era possível explicar todas as doenças mentais, mas sabia "que feiticeiras não podem prejudicar ninguém através da mais perversa vontade ou do mais feio exorcismo, que é antes sua imaginação inflamada pelos demônios de maneira para nós incompreensível — e a tortura da melancolia — que as leva a imaginar que causaram toda espécie de mal. Isso porque quando toda a maneira de ação é lançada à balança e os instrumentos assim examinados com cuidadosa investigação, logo se toma então claro a todos os olhos e mais lúcido que o dia o absurdo e a falsidade da questão."[13] Refere-se em todo o livro à "pobre e perplexa velha" que fora acusada de feitiçaria e pouco importa saber se o próprio Weyer acreditava no diabo e em demônios, pois ele não era um advogado do diabo. Weyer compreendia, como seu digno predecessor Hipócrates, que os médicos em sua frustração, incapazes de curar certas doenças, admitem que o diabo se apossou de seu paciente. Quatrocentos anos depois de Weyer, médicos ainda sustentam, quando não podem curar uma doença, que o paciente é "nervoso" ou "psiconeurótico". Como Hipócrates, Weyer lutou para provar que as doenças mentais não são sobrenaturais nem sagradas e que era seu direito, como médico, tratar pessoas por elas afligidas. Não pôde, porém, fugir ao escárnio da gente de seu tempo. Era chamado de "Weirus Hereticus" ou "Weirus Insanus".[18] Segredava-se que ele próprio era um mago, caso contrário não defenderia os outros magos. Em nosso século aqueles que chamam variadamente o psiquatra de "médico louco", "diminuidor de cabeças" ou "abridor de nozes" não são mais sábios que os atacantes de Johann Weyer na Renascença.

Zilboorg considerava que a significação de Weyer foi ter sido o "primeiro médico cujo principal interesse se voltou para doenças mentais",[17] que ele focalizou pela cuidadosa observação de casos individuais. Por outro lado, Weyer não propôs uma teoria compreensiva sobre as doenças mentais; manteve-se desconhecido de seus contemporâneos, exceto como cruzado contra a caça às feiticeiras[*] e seus escritos psiquiátricos permaneceram em sua maior parte ignorados dos médicos até recentemente quando foi reconhecido como psiquiatra primitivo.

★ ★ ★

A Renascença assinalou a reorientação do homem em direção à realidade. Embora a luta contra a superstição não tenha sido vencida nesse período, o ponto crítico foi atingido; o homem ocidental comprometeu-se a procurar a verdade a seu próprio respeito. Como vimos, esse compromisso foi assumido em muitas frentes — científica, filosófica, política e artística — e estimulou amplo e múltiplo estudo do homem, que proporcionaria sólida base para descobertas futuras. O corpo do homem em toda sua magnífica complexidade foi redescoberto. A mente e o espírito do homem foram iluminados de novo — como realmente são. No trabalho de Vesálius, Paré, Plater, Cardano, Vives, Paracelso, Weyer, Montaigne, Giotto, Maquiavel e muitos outros homens de gênio e coragem, começou a surgir uma imagem mais honestamente construída do homem como um todo. Ainda mais importante, o vital princípio da observação objetiva foi restabelecido e mostrou ser a mais valiosa e duradoura parte da herança da Renascença.

(*) Reginald Scott (em *The Discovery of Witchcraft*, 1984) apresentou uma devastadora crítica da caça a feiticeiras e popularizou as opiniões de Weyer a respeito de feiticeiras.

CAPÍTULO 7

A Era da Razão e Observação

O Ambiente Cultural

Ao século XVII deve-se atribuir o mérito de haver lançado os primeiros alicerces do mundo moderno. Aos olhos de alguns historiadores as realizações intelectuais sem precedentes desta era na ciência, literatura, artes plásticas e filosofia são muito mais significativas que as da Renascença e da Reforma, pois no século XVII a ciência tornou-se um foco de esforço humano. Uma lista parcial dos homens empenhados em trabalho científico é impressionante: Galileu, Brahe e Kepler, na astronomia: Boyle, Huygens, Robert Hooke e Newton, na Física; Descartes, Newton, Guynes e Pascal, na matemática; e Thomas Sydehan e William Harvey, na medicina. O interesse social pela ciência também levou, em 1662, à fundação da Royal Academy of Sciences em Londres e, quatro anos depois, da Academie Royale des Sciences em Paris.

Como acontece em todos os desenvolvimentos históricos, é impossível atribuir a uma única causa a razão de tão grandes progressos do conhecimento científico naqueles anos. Certos fatos, porém, se destacam. Em primeiro lugar, o centro da atividade cultural europeia começou a transferir-se da Espanha e Itália para a Inglaterra, França e Holanda. A era da expansão ultramarina, na qual a Inglaterra desempenhou papel muito importante, estava bem avançada. No fim do século XVI grandes marinheiros como Francis Drake e Walter Raleigh haviam aberto novas terras e suas aventuras e novas experiências estimulavam vigorosamente outras mentalidades inquisitivas e ajudavam a destruir o apego a tradições econômicas e sociais. Os humanistas da Renascença haviam incentivado a confiança do homem em suas próprias faculdades intelectuais. A Reforma minara a autoridade central do Papa e desafiara com êxito uma crença que até então ficava acima de toda dúvida. A Reforma acentuou também que o indivíduo tinha de confiar em sua própria consciência, se não ainda em seu próprio *insight* racional. Em grande parte, portanto, podemos dizer que os desenvolvimentos científicos do século XVIII foram consequências lógicas dos efeitos libertadores do humanismo da Renascença, da Reforma e da exploração do Novo Mundo. O primeiro apoiou a ideia de que os homens devem confiar em suas próprias aptidões; a segunda reforçou essa ideia e também minou a autoridade central. Um dos resultados dessas modificações foi a ascensão de uma ciência racional baseada na observação experimental.

Na base dos progressos do século XVII no conhecimento científico havia dois métodos intelectuais. O primeiro dava ênfase ao raciocínio dedutivo, analítico e matemático; o segundo, ao raciocínio empírico e indutivo. A primeira metodologia é usada por Descartes, Hobbes e Spinoza; a segunda por Francis Bacon e John Locke. Ambas as escolas de pensamento partilham de uma característica vitalmente importante: a dúvida no conhecimento existente e a crença em que o mundo é governado por uma ordem racional suscetível de descoberta, seja pelo raciocínio dedutivo ou por laboriosa observação. As duas tendências encontraram harmoniosa integração no trabalho do maior cientista da era, com quem a ciência no sentido moderno começa como novo fenômeno na história humana: Galileo Galilei (1564-1642). Combinou ele o método experimental com presunções intuitivas hipotéticas, de modo que a experiência servia para verificar a validade da hipótese. Fez avanços em ambos os métodos; utilizou-se do telescópio para observação e da análise matemática dos dados experimentais e observacionais para raciocínio rigoroso. A ciência no sentido moderno desenvolveu-se da integração dos dois métodos. O processo de verificação experimental das presunções hipotéticas leva a novo conhecimento fatual não incluído na teoria original. Isso exige a modificação da hipótese original. A modificação da hipótese leva a novas experiências e através delas a novas descobertas em um movimento interminável, cíclico e espiralado que em uma curva assintética se aproxima da verdade absoluta, mas nunca a alcança.

René Descartes (1596-1650), o mais extremado dos racionalistas dedutivos, foi ainda influenciado pela Idade Média: de espírito escolástico, tentava resolver o enigma do mundo por raciocínio dedutivo silogístico, partindo de abstrações intuitivas que tinham pouca relação com o mundo dos sentidos e terminando com um universo mecanístico no qual os organismos vivos são complexas peças de maquinaria. Às declarações fisiológicas de Descartes faltam fundamentos sólidos e ele não era também bom observador de fenômenos psicológicos. Dotou o homem de uma "substância pensante", a alma, que, disso estava certo, não interagia com o corpo. Separou assim completamente o corpo da mente, numa enganadora dicotomia que ainda obceca o estudo do homem.

Apesar da autoridade de Descartes, a influência dos observacionistas gradualmente suplantou a dos racionalistas. Durante muito tempo o empiricismo de Bacon e Locke contribuiu para o desenvolvimento das ciências naturais experimentais mais que a tendência racionalista, que apesar disso ganhou impulso no século XVIII, particularmente na França. A tendência ao racionalismo só atingiu plena concretização nos últimos anos do século XIX.

Descartes procurou um ponto de partida básico e inatacável, e o encontrou em seu famoso "cogito, ergo sum". O fato de pensar (ou autoconsciência) é a mais segura de todas as declarações de fato. É uma experiência imediata com a qual se pode construir um sistema. Descartes, porém, produziu um sistema cheio de contradições que tinham pouca semelhança com o mundo da realidade. Isso indica que hipótese e experiência, que raciocínio dedutivo e indução a partir de observações, não podem ser separadas sem paralisar a procura do conhecimento.

Desenvolvimentos novos sempre provocam repercussões defensivas. O século XVII, no qual o conhecimento avançou mais rapidamente que em qualquer outra era anterior, também foi cheio de contradições. A crescente aptidão do homem para descobrir os segredos da natureza através da observação e da razão resultou em um novo mundo de autoconfiança no qual, contudo, ninguém se sentia confortável. Como reação, reforçaram-se o anelo de dependência infantil e o desejo de ser governado por líderes autocráticos e dogmas. Nada revela mais claramente as profundas contradições da época que a disseminação da caça a feiticeiras neste século de crescente conhecimento naturalístico.

As forças da superstição e do dogma revoltaram-se contra a razão esclarecida, que tentava libertar o homem da cega subordinação à autoridade.

Aparecem também contradições na pintura barroca. O assunto incluía a grandiosa e empolgada retratação da nobreza, do negociante rico e do político poderoso, mas também reproduções do homem comum e pobre das ruas, das trivialidades da vida cotidiana na aldeia, de danças folclóricas, do açougue e do quarto de doente. Os mesmos pintores que eram incumbidos de retratar os cidadãos eminentes voltavam-se para temas de natureza mais prosaica quando seguiam suas próprias inclinações. Rembrandt, que glorificou o burguês rico, pintou também o anatomista ensinando a seus confrades na mesa de dissecação.

A cisão interna entre atitudes colidentes expressou-se claramente na arquitetura barroca, onde a luta entre o rígido formalismo e o maneirismo resultou em exageros tortuosos e desprovidos de gosto que expressavam uma ênfase na liberdade de forma e a rejeição dos grilhões da tradição clássica. O homem barroco, na bombástica e espalhafatosa ênfase que dava à força e grandeza, e ao sensualismo da came, aparece como uma caricatura do verdadeiro individualismo do homem da Renascença. O individualismo do homem barroco é mais uma pose, uma afirmação defensiva de algo que estava declinando sob a influência corrosiva da razão.

Os valores prevalecentes da época eram contraditórios. Honra feudal, bravatas individuais e a espada de duelo eram desafiadas pelas aburguesantes virtudes cívicas da poupança, sobriedade, mentalidade prática, transigência e engenhosidade. O fidalgo cedeu seu lugar ao comerciante. Don Quixote de Cervantes torna-se insano na luta pelos declinantes ideais feudais do cavaleiro andante contra uma sensatez envolvente, prosaica e niveladora. Os dois princípios estão simbolizados nos dois protagonistas: Don Quixote, o sonhador exaltado, luta pelo passado glorioso e romântico, enquanto seu prático servo, Sancho Pança, é o necessário expoente da razão empírica e prática, mas, infelizmente, prosaica.

O dualismo entre fé e razão é visto em um grande livro escrito por um médico inglês, Sir Thomas Browne (1605-1682): *Religio Mediei*. Raros livros refletem de maneira mais eloquente a luta da religião contra a perspectiva científica. *Religio Mediei* foi um livro oportuno e um *best-seller*. Brawne nasceu cinco anos após Giordano Bruno ter sido queimado na fogueira, no mesmo ano, 1605, em que era publicado o livro de Francis Bacon que marcou época, *Advancement of Learning*. A solução de Browne para o dilema espiritual não era original. Como seu historiador, Jeremiah S. Finch, observou, ele aceitou "duas ordens de verdade: a que pode ser descoberta graças à razão do homem e a que só pode ser conhecida intuitivamente."[1] Viveu em dois mundos hermeticamente divididos: admitia que o estudo da natureza exterior pela ciência é permissível e ao mesmo tempo depunha perante o tribunal em favor da feitiçaria. Todavia, sua tortuosa dubiedade intelectual não impediu que seu livro fosse incluído no Index.

Em algumas passagens de *Religio,* Browne demonstra uma percepção intuitiva de motivações psicológicas e particularmente de algumas das reveladoras contradições da mente. Declara que ninguém pode julgar outrem porque ninguém conhece a si próprio. Pergunta: Podem as pessoas esperar caridade quando não são caridosas consigo mesmas? Tinha consciência da coexistência comum, mas contraditória, de severa autocrítica e indulgência, de abnegação e vanglória. Dizia que Diógenes era mais vanglorioso que Alexandre, que não rejeitava honrarias, ao passo que ele recusava todas elas. Essa intuição introspectiva na profundeza da natureza humana foi característica do *grand siècle* e pode ser também encontrada nos escritos de Pascal, Spinoza, Sydenham, Burton, Shakespeare e Cervantes. Essa idade de contradições — a idade da divisão entre o misticismo medieval e a ciência moderna — favorecia a introspecção. A dúvida, provocando conflito interior, obriga o homem a voltar-se para seu próprio eu na tentativa de resolver em sua mente essa intrigante contradição.

Desenvolvimentos Psicológicos

Os voluntaristas do século XIV descobriram os desejos e sentimentos naturais do homem; os humanistas e artistas da Renascença celebraram a vitalidade terrena do indivíduo. A contribuição dos cientistas e filósofos do século XVII para a história da psiquiatria foi a ênfase que deram ao papel da razão no conhecimento e posterior controle da natureza exterior.

Contudo, a razão tem também outra função: o domínio das forças instintuais interiores do homem, seus desejos e sentimentos. Coube ao nosso tempo reconhecer as funções da razão dirigidas para dentro, aquelas do autoconhecimento e autodomínio, que vinham declinando sistematicamente desde os dias de Sócrates, Platão e Aristóteles. O século XVII realizou progresso sem precedentes no sentido do conhecimento da natureza. Quanto ao conhecimento da natureza do próprio homem, o século XVII fez apenas as primeiras e tateantes tentativas.

Médicos interessados pela psiquiatria nessa era das ciências naturais mostravam-se ainda inclinados a explicar a doença mental com base em especulação fisiológica. Ainda assim, a consideração de meticulosa observação como suprema virtude não podia deixar de resultar em alguns progressos na psicologia e mesmo na psiquiatria.

Thomas Hobbes (1588-1679), filósofo racionalista e adversário do escolasticismo, pode ser considerado um dos criadores da psicologia associacional. Fundamentalmente, sua psicologia é mecanística: percepções dos sentidos são a única fonte de vida psíquica e as percepções estão associadas entre si de acordo com a sequência temporal em que são percebidas. Hobbes foi também um voluntarista biologicamente orientado; acreditava que todos os fenômenos psicológicos são regulados pelo instinto de conservar a vida e pela necessidade que o organismo tem de procurar prazer e evitar dor. Nisso, como veremos, antecipou-se a Spinoza, que desenvolveu as mesmas opiniões mais amplamente.

Filósofo que também foi médico, John Locke (1632-1704), acreditava, como Hobbes, que todo conhecimento tem origem na experiência, isto é, nas percepções dos sentidos. Locke distinguia, porém, entre experiência exterior (a percepção dos objetos) e experiência interior (a percepção de sentimentos e desejos). A doutrina de Locke foi desenvolvida por seus adeptos, o bispo George Berkeley (1685-1753) e David Hume (1711-1776), os quais concluíram que nenhum conhecimento absoluto é possível, pois tudo quanto sabemos a respeito do mundo é baseado em experiência subjetiva transmitida através das percepções dos sentidos, que não refletem um quadro objetivamente "verdadeiro" do mundo. Só através dos sentidos é que o homem pode adquirir qualquer conhecimento do mundo.

Observações psicológicas impressionantemente imparciais aparecem também no trabalho de dois grandes médicos ingleses, William Harvey (1578-1657) e Thomas Sydenham (1624-1689). Suas contribuições à psiquiatria, marginais uma vez que o interesse principal de ambos era pela medicina orgânica, são apesar disso extraordinárias. Sydenham descreveu as manifestações clínicas da histeria, que, devido à sua ubiquidade, continuava sendo de significação central para o médico praticante, e Harvey descreveu o efeito de tensões emocionais sobre a atividade cardíaca.

Sydenham nasceu em Winford Eagle, Dorsetshire, e morreu em Londres. Provinha de uma família puritana e, como seus irmãos, serviu no exército de Gromwell durante a Guerra Civil. Estudou em Oxford, onde recebeu um diploma de Bacharel em Medicina em 1648; realizou estudos pós-graduados em Montpellier e regressou a Londres em 1661 para exercer a medicina. As contribuições de Sydenham são resultado de arguta observação clínica. Declarou ele: "Ao escrever a história de uma doença, deve-se deixar de lado toda e qualquer hipótese filosófica que tenha ocupado anteriormente a mente do autor. Feito isso, os fenômenos claros e naturais da doença devem ser notados... Nenhum homem pode declarar os erros que têm sido causados... pela... hipótese fisiológica. Escritores cuja mente adotaram um falso colorido... misturaram doenças com fenômenos que só existiam em seus próprios cérebros; mas que teriam sido claras e visíveis a todo o mundo se a hipótese presumida fosse verdadeira. Acrescente a isso que, se por acaso algum sintoma realmente coincidisse de maneira precisa com sua hipótese e ocorresse na doença cujo caráter descreviam, eles o ampliariam além de toda medida e moderação; fazem tudo de uma vez; o grão de areia se torna uma montanha, ao passo que, se não estiver de acordo com a dita hipótese, eles passam por cima dele em perfeito silêncio ou apenas com menção ocasional, a menos que, por meio de alguma sutileza filosófica, possam arregimentá-lo no seu serviço ou então, por meios honestos ou desonestos, ajustá-lo de uma ou outra maneira a suas doutrinas."[2]

Essa atitude intransigentemente empírica, combinada com seu dom para observação clínica precisa, conquistou-lhe os títulos de "Príncipe dos Médicos Ingleses" e "Hipócrates Inglês". Dizem que o grande professor de medicina da Holanda, Hermann Boerhaave (1668-1738), tirava o chapéu sempre que se referia a Sydenham.

Sydenham não confiava em livros; acreditava apenas no que podia ver e aprender em sua própria experiência à beira da cama dos pacientes. Nisso foi verdadeiro filho de seu tempo e a atmosfera intelectual em que se movia é melhor exemplificada pela sua amizade com dois dos maiores empíricos da época, Robert Boyle, fundador da química experimental, e John Locke, filósofo cujos ensinamentos prepararam o caminho para o Iluminismo francês e, através desse poderoso canal intelectual, para as revoluções francesa e americana. O que Locke pregava nas abstrações da filosofia — que todo conhecimento provém de observação — Boyle demonstrou em termos concretos por sua lei experimentalmente estabelecida a respeito do comportamento de gases (as equações entre pressão, temperatura e volume) e Sydenham demonstrou em suas descrições clínicas. A admiração recíproca desses homens não é, portanto, de causar admiração. Locke, que também era médico, expressou seu respeito por Sydenham, alguns anos após a morte deste último, declarando ser lamentável que os médicos, ao invés de seguirem os métodos empíricos de Sydenham, ainda preferissem discutir suas teorias divergentes sobre doença.

As mais extraordinárias contribuições de Sydenham à medicina foram seus tratados sobre gota, doença venérea, dança de São Vito e emprego da quina no tratamento de febre intermitente. Em sua famosa obra *Epistolary Dissertation on the Hysterical Affections,* uma carta ao dr. William Cole, Sydenham descreve com tanta precisão os sintomas da histeria que mesmo hoje pouco se pode acrescentar ao que foi dito por ele. Sustentou ele que essa era a doença crônica mais comum e reconheceu que, embora histeria se refira ao útero (em grego, *hysteron* é útero), indivíduos do sexo masculino também sofrem dessa doença. A única concessão de Sydenham ao preconceito de que apenas mulheres sofrem de histeria foi o fato de ter chamado de "hipocondríaca" a histeria masculina.

Sydenham reconheceu pela primeira vez que sintomas histéricos podem simular quase todas as formas de doenças orgânicas. Menciona, por exemplo, a paralisia de um lado do corpo, que pode ser também causada por apoplexia, e declara que a hemiplegia histérica pode resultar "de alguma violenta comoção da mente (emoções fortes)". Descreveu convulsões histéricas semelhantes a ataques epilépticos, dores de cabeça histéricas que provocavam vômito, "palpitação do coração" psicogênica e o que chamou de "tosse histérica". Afirmou que dor histérica pode ser tomada por pedras nos rins e sugeriu que um diagnóstico distinguindo entre uma pedra verdadeira e distúrbios histéricos pode ser feito quando se conhece o estado psicológico do paciente; por isso faz indagações sobre as circunstâncias emocionais na época da origem da dor.[3] Sydenham não se interessava por explicações teóricas para a histeria. Confiava ainda no antigo conceito de que "espíritos animais" causam doenças afetando partes do corpo.

Sydenham não foi o único escritor médico do século XVII que reconheceu a influência de fatores psicológicos na doença. William Harvey proclamava "aprender e ensinar anatomia, não em livros, mas em dissecações, não nas posições de filósofos, mas no tecido da natureza".[4] Harvey sugeriu em seus escritos que poderia ter-se aprofundado mais na relação entre mente e corpo. Se o tivesse feito com tanto talento quanto demonstrou quando, pela primeira vez na história da fisiologia, descreveu a circulação do sangue, poderia ter-se tornado o pai da moderna medicina psicossomática. De fato, Harvey talvez tenha escrito muito mais coisas do que conhecemos. Ele era monarquista e quando o rei Carlos foi degolado muitos dos seus manuscritos foram queimados por enfurecidas multidões antimonarquistas.

Em seu *De Motu Cordis* (1628) Harvey escreveu: "Toda afecção da mente que é acompanhada de dor ou prazer, esperança ou medo, é causa de uma agitação cuja influência se estende ao coração... E, diga-se de passagem, talvez seja por isso que pesar, amor, inveja, ansiedade e todas as afecções da mente de espécie semelhante são acompanhadas de emagrecimento e definhamento ou cacoquimia e coagulação, que produzem toda espécie de doença e consomem o corpo do homem".[5] Em 1649, disse o seguinte a propósito de um caso de doença do coração: "Fiquei conhecendo um homem forte, que, tendo recebido injúria e afronta de outrem mais poderoso que ele e contra quem não podia tomar vingança, ficou tão dominado por ódio, rancor e paixão, e no entanto a ninguém comunicou, que por fim adquiriu uma estranha indisposição, sofrendo de extrema opressão e dor do coração e peito, e, mostrando-se inúteis as receitas dos melhores médicos, ele caiu no curso de alguns anos em um estado escorbútico e caquético, tornou-se raivoso e morreu".[6]

Em 1649 Harvey continua a discutir a influência das emoções sobre o corpo: "E que existe realmente mais merecedor de atenção que o fato de em quase toda emoção, apetite, esperança ou medo, nosso corpo sofrer, o semblante mudar e o sangue parecer correr de um lado para outro? Na cólera os olhos ficam faiscantes e as pupilas contraídas; na modéstia as faces ficam tintas de rubores; no medo e no sentimento de infâmia e vergonha, o rosto fica pálido, mas as orelhas ardem como que pelo mal que ouviram ou iriam ouvir; no desejo, como o pênis é rapidamente distendido pelo sangue e ereto!... Tal é a força do sangue reprimido e tais são os efeitos de seu impulso".[7]

A orientação empírica iniciada por Bacon e Locke na psicologia e por Sydennam e Harvey na medicina não se limitou, naturalmente, à Inglaterra. Um dos grandes admiradores de Sydenham foi um alemão, Georg Ernest Stahl (1660-1734). Stahl sistematizou as observações tanto de Sydenham como de Harvey em *Theoria Medica Vera* (1707), que trata de perturbações mentais, ampliando as ideias de Sydenham sobre histeria em um princípio geral de biologia. Stahl acreditava que o aspecto mais característico de todos os organismos vivos, sejam humanos ou subumanos, está em serem animados por uma força especial que é muito clara em suas manifestações psicológicas. Chamou essa força vital de "alma"; não é distinta do corpo, nem é algo separado ou exterior que precisa ser sobreposto ao corpo para tomá-lo vivo. O conceito de força vital de Stahl aproxima-se das opiniões atuais da medicina psicossomática, que não separam os fenômenos dinâmicos da psicologia daqueles da fisiologia. Mais importante talvez do que a "alma" de Stahl para a história da psiquiatria foi sua ideia de que algumas perturbações mentais assim como físicas resultam de causas puramente psicológicas e podem ser diferenciadas das condições mentais — como delírios tóxicos — que têm base orgânica. Embora tivesse feito essa importante diferenciação prática, Stahl encarava o organismo vivo como uma unidade psicobiológica. A influência de Stahl foi insignificante em sua época, de modo que esses progressos teóricos exercem pouco efeito até quando Christian Ideler (1766-1846) os redescobriu cem anos mais tarde.

Nenhuma discussão sobre as contribuições do século XVII para os aspectos psicológicos da medicina estará completa sem um tributo a Baruch Spinoza (1632-1677), talvez o maior dos psicólogos pré-freudianos. Este tímido e ascético habitante do gueto judaico de Amsterdã forneceu o fundamento epistemológico de nossa era psicossomática, a identidade de corpo e mente.

Spinoza nasceu em Amsterdã, de uma família de judeus portugueses (Espinoza) que fugira da Inquisição Espanhola. Filho de um próspero comerciante, desde muito moço dedicou todas as suas energias ao estudo, tanto religioso como secular. Além da Bíblia e do Talmude, leu as obras de filósofos árabes e judeus, particularmente Maimônides, e, depois de aprender latim, Demócrito e Epicuro; mas o impulso mais direto para o desenvolvimento de seu próprio sistema proveio de Descartes. O objetivo de Spinoza era criar uma visão unificada do mundo; sentia-se ao mesmo tempo frustrado e desafiado pela radical separação de mente e corpo por parte de Descartes e substituiu esse dualismo por um conceito de *paralelismo psicofisiológico*. Seu princípio básico é que mente e corpo *são inseparáveis* porque são idênticos; o organismo vivo experimenta seus processos corporais psicologicamente, como afetos, pensamentos e desejos. A psicologia e a fisiologia são dois aspectos da mesma coisa: o organismo vivo.

Spinoza foi um pensador muito coerente e intransigente, para quem a procura da verdade e a defesa de suas convicções representavam os supremos valores. Julgado herético devido a seu panteísmo e suas refutações da imagem antropomórfica do Deus das religiões judaica e cristã, Spinoza foi publicamente excomungado pelos anciãos da sinagoga quando tinha 27 anos de idade. Os judeus de sua comunidade foram proibidos de comunicar-se com ele por qualquer meio; foram proibidos de entrar em um aposento onde ele estivesse presente ou de ler uma linha sequer de seus escritos. Ele se sustentava lecionando e polindo lentes. Mal ganhava o suficiente para viver, mas recusava sistematicamente aceitar presentes e anuidades que lhe eram oferecidos por admiradores, entre os quais Henry Oldenbury, secretário da Real Sociedade da Inglaterra, Leibnitz, o grande filósofo, e Huygens, o físico. Recusou também uma pensão que lhe foi oferecida por Luís XIV, porque o rei esperava que Spinoza lhe dedicasse seu livro seguinte; e rejeitou a cátedra de filosofia na Universidade de Heidelberg porque nela não poderia contestar os conceitos do Cristianismo.

Spinoza empregou o vocabulário prevalecente em sua época, isto é, expressou-se em termos religiosos. Seu Deus, porém, não reside fora e acima do mundo natural, como algo sobreposto ao universo; é o próprio universo. Spinoza ridicularizava como primitiva a ideia de que Deus podia realizar milagres, isto é, atos que contrariassem as leis da natureza. Seu Deus não tinha outros atributos além das leis da natureza, leis que podem ser decifradas por raciocínio matemático claro. Embora fale do *"amor intellectualis dei"* como a atitude suprema do homem, Spinoza com essa expressão se refere ao amor à verdade — o anseio de conhecer as leis da natureza. Em suas opiniões ele era, como Sócrates, um filósofo muito secular; em seu modo de vida absolutamente não era secular. Sua dedicação exclusiva à procura da verdade era tão verdadeiramente religiosa quanto a dedicação de Santo Agostinho ao amor a Deus.

Nada pode exemplificar mais a mudança havida na perspectiva do homem ocidental a partir do século V que a diferença entre o "amor a Deus" de Spinoza e Santo Agostinho, que ambos consideravam como a suprema virtude do homem. Santo Agostinho negava categoricamente a capacidade do homem para encontrar a verdade confiando apenas em suas próprias faculdades. Exigia rendição incondicional à sobrenatural sabedoria de Deus. O "amor intelectual a Deus" de Spinoza não é senão uma paráfrase de sua confiança em que o homem, pelo raciocínio sólido e firme, pode decifrar as leis da natureza e da mente, tornando-se livre da servidão de suas paixões e atingindo assim a perfeição. No curso dos doze séculos que separam esses dedicadíssimos pensadores, a fé foi destronada e a razão entronizada como virtude suprema.

Spinoza expressou seu princípio mais fundamental nesta sucinta frase: *"ordo rerum et idearum idem est"* — a natureza das coisas e das ideias é idêntica. Esta lúcida declaração postula a identidade de mente e corpo como dois aspectos ou, no vocabulário de hoje, aspectos subjetivo e objetivo, da mesma entidade básica, o organismo vivo.

Spinoza não foi apenas um grande metafísico, mas foi igualmente um significativo psicólogo. Em sua *Ética* descreve processos mentais conscientes com pormenores e precisão ainda não superados. A *Ética* pode ser melhor avaliada à luz de certas considerações semânticas. Spinoza não era um médico, mas um filósofo que escrevia no jargão ainda prevalecente dos teólogos escolásticos, embora em suas ideias nada tivesse de escolástico. O título *Ética* é enganador. Trata-se de uma compreensiva apresentação da metafísica, psicologia e ética.

Consiste em vários livros. Um deles é dedicado à relação da mente com a matéria e é em parte epistemologia em parte psicologia; outro, *A Natureza e Origem dos Afetos,* é pura psicologia descritiva. Ainda outro trata da *Falta de Liberdade Humana e Poder dos Afetos.* O livro final trata do poder do conhecimento — em termos modernos, *insight* — que toma o homem livre; atingir essa liberdade interior é o objetivo desejável do homem. Spinoza discute emoções, ideias e desejos em termos estritamente objetivos, sem empregar as categorias de bom ou mau. Os valores têm relações com o organismo: 'Tom" é o que serve à auto conservação, "mau" é o que interfere com ela. O anseio de auto conservação é um dos conceitos mais fundamentais de Spinoza, que o considera um determinante de comportamento. O eixo de seus trabalhos é a psicodinâmica ou, em outras palavras, a causalidade psicológica. Do mesmo modo que os acontecimentos físicos, os acontecimentos psicológicos são estritamente determinados: "Não existe vontade absoluta ou livre. Cada volição é determinada por uma causa, que por sua vez é determinada por outra causa e esta última por sua vez por alguma outra causa até o infinito... O princípio fundamental é a tendência inata do corpo a perpetuar seu ser." (Tese 48, *Etica)* Isto é comparável ao princípio da estabilidade ou princípio homeostático de Fechner, Freud, Claude Bernard e Cannon, que será discutido mais tarde.

Spinoza aproximou-se do conceito de inconsciente dinâmico quando propôs que a auto conservação motiva processos psíquicos: "A psique tenta tanto quanto pode tomar-se cônscia das coisas que aumentam o poder do corpo". (Tese 12.) E: "A psique tende a não se tornar cônscia das coisas que diminuem o poder do corpo." (Tese 13.) Este esforço para evitar tomar-se cônscia de certas ideias perturbadoras é precisamente o que Freud queria dizer com repressão, que ele acreditava servir para afastar ansiedade e manter homeostase.

Spinoza acreditava que o amor se deriva também do desejo de sobreviver e que o amor não é "senão prazer ligado à ideia da coisa que causa prazer..." Considerava o ódio como desprazer ligado à ideia de sua causa: odiamos aquilo que ameaça nossa existência. Freud também concebeu um instinto de vida, mas acreditava que o ódio não está a serviço do instinto de vida, como ensinava Spinoza, mas pelo contrário é uma manifestação do instinto de morte, que se dirige para a autodestruição.

De interesse ainda maior que essas considerações teóricas básicas é a pormenorizada análise que Spinoza fez de diferentes qualidades emocionais. Na Tese 17, discute pormenorizadamente o fenômeno que duzentos anos mais tarde Bleuler chamou de ambivalência. "Se pensamos em uma coisa que geralmente está ligada a desprazer, mas nos faz lembrar de algo que costumava causar-nos igual quantidade de prazer, nós a odiamos e amamos ao mesmo tempo." Spinoza chamava de "vacilação da alma" essa mistura de duas emoções opostas; tem com as emoções a mesma relação que a dúvida tem com as ideias. Como para Spinoza as emoções e ideias estão intimamente ligadas, a dúvida e a vacilação da alma diferem entre si apenas quantitativamente. A opinião psicanalítica atual considera a dúvida característica do neurótico obsessivo compulsivo como manifestação dessa ambivalência básica. Igualmente penetrante é a análise de esperança e piedade feita por Spinoza. "A esperança é prazer incerto derivado da ideia de um acontecimento passado ou futuro, sobre cujo resultado estamos em dúvida. O medo também resulta da ideia de alguma coisa incerta. Quando a dúvida é desfeita, a esperança transforma-se em confiança e o medo em desespero... A alegria é uma espécie de prazer que se deriva de algo sobre cujo resultado estivemos em dúvida no passado... A piedade é desprazer que o sofrimento de outra pessoa desperta em nós, pessoa que sentimos ser semelhante a nós." Esta espécie de piedade através da identificação é hoje chamada por nós de empatia. Spinoza também definiu (Tese 7) os mecanismos psicológicos que em termos modernos são chamados de super compensação e formação de reação: "Um afeto só pode ser contrabalançado ou eliminado por outro afeto oposto e mais forte."

Spinoza discute os aspectos éticos de seu sistema filosófico logicamente coeso no quinto e último livro de *Ética: O Poder do Intelecto ou da Liberdade Humana*. Freud aplicou sua teoria psicológica para restabelecer a saúde mental pela extensão da atividade da mente consciente aos processos mentais inconscientes. Para Freud os resultados terapêuticos da psicanálise dependem da substituição de atos mentais inconscientes por outros conscientes. O agente terapêutico supremo é o *insight* aumentado e transformado em processos motivacionais da própria pessoa. Igual é o objetivo de Spinoza, mas ele chama de ético esse objetivo. O que Freud chama de saúde mental, Spinoza chama de liberdade da mente. Para ambos constitui o mais alto valor. A mente da pessoa só pode tomar-se livre do poder das paixões pela compreensão intelectual da situação psicológica total. Spinoza chama o *insight* parcial de ideia inadequada. Para ele, assim como para a psicanálise de hoje, a função do intelecto é integradora, é uma compreensão de todas as motivações e sentimentos em sua totalidade. Spinoza desenvolveu um sistema teórico de personalidade muito apropriado, que precisou esperar até Freud para sua execução operacional. Freud desenvolveu uma teoria do inconsciente, de repressão e de conceitos de transferência e resistência. Spinoza tinha apenas vago conhecimento de processos dinâmicos, que ele teria chamado de "ideias inadequadas". Suas descrições psicológicas da dinâmica de processos mentais conscientes, contudo, são de uma inteireza excepcional.

O maior mérito de Spinoza é a coesão lógica e a integração estrita de seus pensamentos. Isso toma seus trabalhos de leitura difícil. Ele propõe seu sistema na forma axiomática da geometria; cada passo segue-se ao passo anterior. Além disso, sua linguagem, cheia de expressões escolásticas, é medieval e apresenta flagrante contraste com o modernismo de suas opiniões. Contudo, o método axiomático de apresentação contribui para a extrema clareza de suas definições. Suas sequências causais são baseadas, não na geometria, mas na psicodinâmica e seus axiomas derivam-se do conhecimento intuitivo da lógica de emoções, assim como os axiomas da geometria se baseiam na mais irredutível lógica de ideias.

A influência de Spinoza sobre o desenvolvimento do pensamento moderno foi tão penetrante que muitos de seus conceitos básicos se tomaram parte do clima ideológico geral que influenciou Freud sem que este conhecesse sua origem. Isto se aplica particularmente às opiniões biológicas e fisiológicas de Freud. Johannes Muller, "o pai da fisiologia moderna", adotou inteiramente a teoria de emoções e instintos de Spinoza. De acordo com Muller, os últimos três livros da *Ética* de Spinoza representam a melhor contribuição científica para a psicologia. Freud em sua teoria dos instintos adotou a opinião então corrente sobre o instinto de conservação. Embora não se tenha originado com Spinoza — Hobbes professava a mesma crença — nenhum outro filósofo fez dela a pedra angular de sua teoria da personalidade.

A importância de Spinoza para a história da psiquiatria reside no fato de ter ele, em sua concepção do universo, considerado os fenômenos psicológicos tão significativos quanto os processos materiais. A influência de seus conceitos sobre a teoria da personalidade foi profunda, embora a metodologia exigida para a aplicação dessa ideia a indivíduos não tenha surgido senão depois do trabalho de Freud nos séculos XIX e XX.

O que existia no século XVII, porém, eram as obras de dois autores que tiveram incrível *insight* nas profundezas inconscientes da personalidade humana: William Shakespeare (1564-1616) e Miguel Cervantes (1547-1616). Como tem ocorrido repetidamente, intuição e observação artísticas antecipam-se às descobertas científicas. Esses dois intuitivos e observadores artistas sondaram as profundezas da personalidade humana muito tempo antes de serem exploradas por psicanalistas.

São inúmeras as magistrais descrições dos conflitos inconscientes universais feitas por Shakespeare. Hamlet, por exemplo, é, em termos modernos, uma personalidade neurótica compulsiva, retratada de maneira precisa e completa. A razão inconsciente da hesitação compulsiva de Hamlet em vingar-se de seu tio — isto é, seu conflito de Édipo — está inconfundivelmente indicada no texto. Falstaff é outro exemplo da compreensão que Shakespeare tinha dos fenômenos psicológicos. Em "Henrique IV", o fundo inconsciente da personalidade psicopática de Falstaff, sua profunda resistência a tornar-se adulto, é acentuado pela figura contrastante do príncipe Hal. As pretensões regressivas de *playboy* de Hal são a princípio alimentadas pela atuação (acting out) desinibida de Falstaff, mas estas são modificadas por sua identificação com o rei seu pai, que representa maturidade, dever e liderança. Em *Rei Lear*, Shakespeare toca o profundo apego que existe entre pai e filhas; em *Otelo,* explora em profundidade a psicologia do ciúme.

A compreensão que Cervantes tinha da psicologia da doença mental é talvez ainda mais impressionante que a de Shakespeare. *Dom Quixote,* um dos primeiros romances psicológicos, é mais que uma profunda paródia da sociedade espanhola contemporânea, embora sem dúvida essa tragicomédia retrate a cultura espanhola agonizante do século XVI.

Dom Quixote oferece, porém, muito mais que sátira contemporânea. Cervantes tem profunda compaixão por esse tolo e insano cavaleiro que se torna um mártir de seu idealismo e um símbolo dos mais elevados esforços do homem. O profundo efeito dramático da história de Dom Quixote resulta do fato de que um meio usado pela humanidade para evitar a realidade frustradora e monótona consiste em voltar às coloridas imagens do passado, tendência regressiva presente em certo grau em toda pessoa sadia ou doente. Quando Cervantes consegue fazer o leitor identificar-se com Dom Quixote está ilustrando o princípio de que a mentalidade do psicótico inclui as qualidades essenciais do pensamento normal. Não há fisiologia especial para processos sadios ou mórbidos do corpo e igualmente não existem duas espécies de psicologia, uma para a mente sadia e outra para a mente enferma. Os princípios básicos são os mesmos em psicologia e psicopatologia. Em termos psicológicos, o tema central deste romance é a fuga do presente insuportável para as fantasias da glória do passado. Esta forma de comportamento exemplifica a regressão, principal característica da psicose.

Dom Quixote e Sancho Pança, como Dom Juan e Leporello, são figuras complementares, personificando dois aspectos da mesma pessoa. Mesmo quando dão rédea solta a suas fantasias ansiosas e falsificam a realidade de acordo com suas necessidades emocionais através de suas alucinações e delírios, os psicóticos, em sua maioria, mantêm certo grau de senso prático que lhes permite mover-se no mundo. Em certo sentido, vivem uma dupla existência, conservando tênue posição no mundo prático, ainda que obscurecida pelo mundo criado por sua fantasia. Sancho Pança personifica essa racionalidade residual. É completamente dominado por seu amo demente, mas ao mesmo tempo ajuda-o em questões práticas e torna-lhe possível assim viver com sua loucura. Esta singular simbiose de Dom Quixote e Sancho

Pança — que na realidade são uma só pessoa — oferece um quadro fiel da mente do psicótico. A fantasia, faculdade de imaginar, é um componente essencial do pensamento; na psicose essa faculdade de imaginação é usada, não para vencer a realidade, mas para fugir dela. Esta é uma das razões ocultas pelas quais somos pessoalmente tão avessos ao psicótico: ele abusa dessa característica faculdade do homem. Cervantes faz o possível para defender seu psicótico, demonstrando de maneira comovente que existem circunstâncias atenuantes em seu favor. Dom Quixote é de fato um homem de nobres ideais e elevados princípios, e não podemos deixar de admirar sua tenacidade em tentar viver de acordo com eles, nem podemos deixar de lamentar que o destino não lhe permita viver a existência exemplar de um cavaleiro andante. Não podemos rir dele e desprezá-lo. O pior que podemos dizer dele é que não foi talhado para este mundo — bom demais para ele — observação que na verdade se aplica a muitos pacientes mentalmente perturbados. Não foi por coincidência que a Espanha, possivelmente o primeiro país do mundo a livrar os pacientes psicóticos de seus grilhões, produziu também o primeiro romance sobre um herói psicótico.

Outra descrição literária de estado mental patológico é *The Anatomy of Melancholy* (1621), escrito por um professor de teologia de Oxford, Robert Burton (1577-1640). O modo de Burton encarar a doença mental foi tão avançado para sua época que seu livro não teve predecessores nem sucessores imediatos, embora haja influenciado muitos dos escritos ingleses nos séculos posteriores. Burton reconheceu os principais componentes psicodinâmicos da melancolia e descreveu alguns dos princípios essenciais da psicanálise. Sir William Osier qualifica *The Anatomy of Melancholy* como "o maior tratado médico até hoje escrito por um leigo".

Não há dúvida que o conhecimento psicológico é fundamentalmente baseado em experiência subjetiva, e Bergan Evans e George Mohr (1895-1965), com base em *The Anatomy*, assim como na história da vida de Burton, concluíram de maneira muito convincente que o próprio Burton tinha íntimo conhecimento sobre o fundo emocional da depressão. Este é outro livro revelador, como *Confissões* de Santo Agostinho e *Interpretação dos Sonhos* de Freud, cheio de arguta introspecção e intuitiva compreensão da dinâmica emocional.

O livro de Burton é um estranho conglomerado de concepções errôneas antigas e contemporâneas, superstições demonológicas, mitologias fisiológicas e um relato compulsivo de tudo quanto todos os demais já haviam dito sobre melancolia.

As partes significativas da *Anatomy* são aquelas que se baseiam quase inteiramente na interpretação de Burton sobre a história de sua própria vida. Ele não era um clínico; a maioria do que sabia sobre doença mental se derivava de suas próprias experiências interiores: "Outros homens adquirem seu conhecimento em livros, eu adquiro o meu melancolizando-me." O fato biográfico saliente é a infância infeliz de Burton, que ele atribuiu à falta de afeição dos pais e que produziu nele um persistente e intratável descontentamento com o mundo, um azedume nunca resolvido que ele expressava por várias maneiras e com grande habilidade literária. Sarcasmo declarado e oculto caracteriza seu estilo. Seus alvos principais são os professores de universidade, que, no seu dizer, eram uma gente servil e intelectualmente desonesta, criaturas indefesas e nada práticas, desprovidas de visão, que adulavam seus patronos analfabetos e que possuíam conhecimento limitado e inútil. Toda essa acusação era um ataque a si próprio, pois Burton era professor de grande eminência em Oxford e um recluso que constantemente sonhava ser capaz de participar da vida. A opinião moderna sobre o núcleo psicodinâmico da melancolia é que a destruidora hostilidade e ressentimento sentidos em relação ao mundo se dirigem contra o próprio eu. Burton ilustra muito bem isso, pois seus escritos estão cheios de autodepreciação direta e indireta; por isso, de início publicou seu espirituoso e erudito livro anonimamente, usando o pseudônimo de Democritus, Junior; só mais tarde tomou a publicá-lo com seu próprio nome.

Sendo o próprio Burton uma personalidade destruidora, seu *insight* na mentalidade do melancólico não tem igual. O que distingue Burton do melancólico comum e torna-o importante para a história da psicopatologia é ter sido capaz de concretizar seu *insight* subjetivo em uma compreensiva patografia da depressão. Reconheceu claramente o núcleo emocional da depressão — implacável hostilidade. Reconheceu também seu componente autodestruidor. Não foi, porém, capaz de ligar as duas coisas e compreender que a hostilidade dirigida para dentro ocorre quando as expressões de tendências destruidoras dirigidas para fora são reprimidas e frustradas. Descreveu claramente, porém, os característicos conflitos interiores causados pela constante luta do indivíduo contra suas hostilidades e como elas se manifestam em ciúme, competição e ambivalência em relação ao sexo oposto.

Suas recomendações terapêuticas incluem todos os remédios que já haviam sido sugeridos para melancolia desde a antiguidade até seu tempo — exercício físico, esportes (no mau tempo, esportes de espectador), xadrez, banhos, biblioterapia, terapia musical, viagens, purgativos, alimentos e drogas, dieta e moderação na satisfação sexual. "As recreações comuns que temos no inverno e em muitas ocasiões solitárias com que ocupar nossa mente são cartas, carteias e dados, "shovel-board",(*) xadrez, o jôgo dos filósofos(**); trunks"(***), jôgo do volante, bilhar, música, mascaras, canto, dança, jogos de Natal, brincadeiras, gracejos, enigmas, perguntas capciosas, propósitos, indagações e ordens, historias alegres de cavaleiros andantes, rainhas, amantes, lordes, ladies, gigantes, anões, ladrões, embusteiros, feiticeiras, falas, duendes, frades etc., como aquela que a mulher coruja contou de Psique em Apuleius, os romances de Boccaccio e o restante, que alguns se deliciam em ouvir, alguns em contar, e com que todos se divertem."(9) Burton apoia seu conselho com uma torrente de citações de fontes conhecidas e desconhecidas.

Enterrado entre a desconexa riqueza de diversões terapêuticas há um capítulo muito notável dedicado ao valor de confessar sofrimento a um amigo: "Se nosso julgamento for tão depravado, e nossa razão dominada a ponto de precipitarem-se, de modo que não possamos procurar nosso próprio bem ou nos moderarmos, como ocorre comumente nesta doença (melancolia), o melhor meio de nos aliviarmos é revelar nossa miséria a algum amigo, para não sufocá-la em nosso próprio peito; isso porque o sofrimento escondido estrangula a alma; mas quando o revelamos a algum amigo discreto, seguro e amoro-

---

(*) Jogo em que discos de metal são impelidos sobre uma superfície dividida por linhas.
(**) Uma espécie de xadrez.
(***) Uma espécie de jogo de bilhar.

so, ele é instantaneamente eliminado... O conselho de um amigo é um encanto, que como o vinho de mandrágora atenua nossos cuidados."[10]

Burton sabe como é difícil encontrar um amigo "discreto, seguro e amoroso". Depois de intermináveis discussões, sugere um médico. Além disso, tem vaga ideia de que aquilo a que hoje chamamos de "transferência" é o fator terapêutico primordial na auto revelação confidencial e confessória: "É a melhor coisa do mundo, como Sêneca aconselhava em tal caso, arranjar um amigo de confiança, a quem possamos livre e sinceramente revelar nossos segredos; nada delicia e alivia tanto a mente, como quando temos um coração preparado, ao qual nossos segredos possam descer, de cuja consciência estejamos tão seguros quanto da nossa, cuja fala possa aliviar nosso desvalido estado, cujo conselho possa confortar-nos, cuja alegria possa expulsar nosso pesar e cuja própria vista possa ser agradável a nós!"[11] Em terminologia moderna, o paciente que encontra tanto prazer na simples vista de seu terapeuta e tem tal disposição para revelar seus segredos e emoções reprimidas está-se aproximando do estado de "transferência positiva". A importância dessa relação positiva para os resultados terapêuticos só foi inteiramente apreciada nos últimos anos.

★ ★ ★

Se a Renascença representou os primeiros passos importantes do homem ocidental em direção a um modo realístico de encarar a psiquiatria depois da longa noite de ignorância medieval, a Idade da Razão assinalou um grande passo à frente. Através dos esforços dos grandes cientistas, filósofos, homens de letras e artistas do século XVII, a doença mental foi ainda mais desembaraçada da superstição e do erro autoritário. Isso só ocorreu quando o raciocínio indutivo, baseado em observações cuidadosas e objetivas da doença mental, pôde aliar-se a sólido julgamento intuitivo. No trabalho de Sydenham, por exemplo, as meticulosas observações de histeria levaram o homem na direção do conhecimento das complexas relações entre mente e corpo. Essa tradição empírica, estimulada e expandida por Bacon e Locke, e desenvolvida por Harvey e Sydenham, é o fundamento operativo da ciência moderna.

No entanto, a importância do século XVII na história da psiquiatria não seria tão grande como foi sem as contribuições mais intuitivas de Spinoza. Faltando-lhe suficiente metodologia para lidar com os grandes problemas metafísicos e psicológicos a que se dedicava, Spinoza ainda assim foi capaz de esmigalhar o princípio cartesiano da dicotomia de mente-corpo estabelecendo a validade do conceito integral do organismo. Por isso e por sua brilhante análise de estados emocionais, muito lhe devem todos os estudiosos subsequentes da mente humana. Com tais progressos realizados graças ao emprego da observação e da razão, os cientistas do mundo ocidental aproximaram-se do século seguinte confiantes em que tempo e esforço constantes produziriam ainda maior esclarecimento.

CAPÍTULO 8

O Iluminismo

O contínuo desenvolvimento das ideias científicas não pode ser nitidamente dividido em séculos. É simplesmente por uma questão de conveniência que se rotula o século XVIII como a época do "Iluminismo" e o leitor deve ter em mente que a herança empírica, racional e observacional do século XVII continuou a florescer durante todo o século XVIII e constituiu realmente muito do impulso para os progressos feitos em todo o Século Iluminado. Iluminado, sim, mas também uma era cheia de contradições internas. Tendências paralelas, velhas e novas, fundiram-se e misturaram-se: embora se esposasse o conceito da bondade do homem, instintos destruidores encontraram vazão em sangrenta revolução; embora os insanos tivessem sido libertados de seus grilhões, inventou-se a guilhotina.

A característica saliente do século XVIII, porém, é que a crença na razão substituiu a tradição e a fé em todos os aspectos da sociedade. No começo do século XVIII a experimentação já expulsara definitivamente a abstração dedutiva nas investigações cientificas e médicas. George Stahl, um vitalista, estava debatendo com seu colega Friedrich Hoffmann (1660-1742) na Universidade de Halle e perdendo para a posição deste último, segundo o qual a experiência devia suplantar a razão na pesquisa biológica. John Hunter (1728-1793), cujo epitáfio na Abadia de Westminster proclama ser ele o "Fundador da Cirurgia Científica", escreveu a seu amigo Edward Jenner (1749-1823), o inovador da vacina contra varíola: "Não pense, faça a experiência"; e parece que toda a investigação médica do século XVIII obedeceu ao conselho deste eminente cirurgião. O ponto de vista objetivo finalmente expulsara o demônio da doença humana e a psiquiatria estava a ponto de ingressar na medicina através de canais orgânicos. Nas primeiras décadas do século, médicos procuravam matéria destruída no cérebro para explicar doença mental e conceitos como os da sede da alma e de "espíritos animais" estavam gradualmente caindo no esquecimento.

O progresso nas ciências exatas durante o Iluminismo foi atordoante. Luigi Galvani (1737-1798), fisiologista italiano, e o conde Alessandro Volta (1745-1827), físico italiano, fizeram trabalho pioneiro em eletricidade; John Dalton (1766-1844), químico inglês, revolucionou a física com sua teoria atômica; Joseph Black (1728-1799), químico escocês, descobriu o dióxido de carbono. Henry Cavendish (1731-1810), Daniel Rutherford (1749-1819) e Joseph Priestley (1733-1804) descobriram e descreveram o hidrogênio, o nitrogênio e o oxigênio, respectivamente. O oxigênio foi também identificado independentemente por Karl Wilhelm Scheele (1742-1786), da Suécia. Na Alemanha, a embriologia foi modernizada pelo trabalho do microscopista Kaspar Friedrich Wolff (1733-1794) e na Suíça Albrecht von Haller (1708-1777) iniciou progressos na fisiologia e compilou, em seu *Elementa pliysiologiae corporis humani* (1757-1766), todo o conhecimento fisiológico então existente. Em todos os terrenos da tecnologia, progresso juntou-se a progresso. Apareceram novas invenções — o rolo de fiar, a locomotiva, o paraquedas, o balão. Na medicina, novos instrumentos de diagnóstico foram acrescentados ao arsenal do médico. Stephen Hales (1677-1761), teólogo inglês, desenvolveu um método para tomar a pressão do sangue e estudou a dinâmica da circulação do sangue. Leopold Auenbrugger (1722-1809) aprendeu quando criança que, batendo em barris de vinho, podia ficar sabendo o nível do líquido existente dentro. Como médico, batia no peito dos pacientes e deixou para a posteridade médica o valioso método de avaliar doença torácica por percussão. O médico francês René Laennec (1781-1826) inventou o estetoscópio, tornando assim possível para os médicos ouvirem mais claramente os sons dentro do peito. Os princípios do conhecimento dos processos digestivos foram feitos por um naturalista francês, René de Réaumur (1683-1757), e um abade italiano, Lazaro Apallanzani (1729-1799). As doenças passaram a ser diagnosticadas com mais exatidão e localizadas com mais precisão, e, como o conceito de localização é essencial ao desenvolvimento da história da psiquiatria orgânica, ainda teremos mais coisas a dizer sobre Giovanni Battista Morgagni (1682-1771), cujas descobertas anatômicas firmaram aquele conceito.

Era mesmo de esperar que esses desenvolvimentos nas ciências naturais afetassem a filosofia e o pensamento de toda a sociedade. Voltaire (1694-1778), por exemplo, escreveu dois livros sobre o trabalho de Issac Newton (1642-1727) na óptica e na astronomia: *Philosophic de Newton* e *Physique*. Realizou também ele próprio experiências de física e biologia. Outro filósofo, Charles Montesquieu (1689-1755), considerava a história como uma ciência natural com suas próprias leis inalteráveis; encarava a vida social, a moral, os costumes e as leis como partes orgânicas interligadas de um amplo mecanismo social total.

A psicologia também estava sendo tratada com a mesma orientação. Locke declarou que todo conhecimento se deriva da experiência exterior ou interior. Etienne Condillac (1715-1780), o filósofo francês, desenvolveu este ponto de vista e procurou demonstrar que todos os complicados fenômenos psicológicos — mesmo conceitos como memória, discernimento e raciocínio — derivam-se de sensações elementares. De acordo com sua teoria, as complexas aptidões do homem para abstrair e diferenciar dependem de sensações elementares, que são as unidades fundamentais de todos os fenômenos psicológicos. Assim, a filosofia, a história, a ética e a psicologia tornaram-se, pelo menos em princípio, ciências naturais e, como elas, sujeitas a análise racional e observação empírica.

Da Classificação ao Desacorrentamento dos Insanos

A riqueza dos dados médicos e científicos estabelecidos durante os séculos XVII e XVIII foi tão grande que se tomaram necessárias síntese e sistematização. A ciência precisa dar sentido aos fatos coligidos fazendo generalizações e inventando um sistema de ordem. O século XVIII tornou-se necessariamente a Idade dos Sistemas. A química foi sistematizada por Antoine Laurent Lavoisier (1743-1794), que desenvolveu também muitos dos pontos essenciais da combustão e da respiração; e a marcha no sentido da sistematização continuou quando Carolus Linnaeus (1707-1778), médico e botânico sueco, aplicou os princípios de organização à matéria viva em seu *Systerna naturae* (1735). Classificou ele todos os espécimes botânicos em gêneros e espécies, estendendo sua classificação ao mundo animal, onde colocou o homem na ordem dos Primatas e lhe deu o nome de *Homo sapiens*.

Médicos que tentaram dividir em categorias os sintomas dos doentes mentais no século XVIII foram prejudicados pelo fato de terem à sua disposição para classificar poucas observações diretas de pacientes. Como a codificação era a ordem do dia, porém, os sintomas mentais foram descritos e divididos em categorias no decorrer de todo o século e, em 1800, grande número de clínicos havia meticulosamente relatado e classificado suas observações. Contudo, mesmo no trabalho de homens sensíveis como Philippe Pinel (1745-1826) e Vincenzo Chiarugi (1759-1820), a nosologia psiquiátrica superou o verdadeiro conhecimento das origens das misérias psicológicas; e sem conhecimento psicológico, a observação de pacientes mentais, por mais cuidadosa que fosse, só podia resultar em um sistema de classificação mais ou menos significativo. A sistematização não explica os fenômenos que classifica. Quando a classificação se estende demais, há tendência a ignorar dados fatuais que não se ajustam e o sistema fica repleto de erros. Os métodos de tratamento psiquiátrico foram muito pouco afetados por todos esses classificadores e em geral continuaram sendo baseados em uma combinação de especulações psicológicas e fisiológicas primitivas.

Franz G. Alexander | *Sheldon T. Selesnick*

O mais célebre professor dessas especulações no século XVIII foi Herman Boerhaave (1668-1738), filho de um clérigo holandês. Sua fama era tal que — conta-se — uma carta endereçada ao "Dr. Boerhaave, Europa", foi-lhe entregue em Leiden. O próprio Boerhaave, porém, não prestou à medicina contribuições duradouras, mas seu ensino influenciou dúzias de médicos eminentes. Embora tentasse manter um ponto de vista bastante eclético, Boerhaave era parcial em relação às doutrinas e métodos hipocráticos. Como Hipócrates, ensinava seus alunos a observarem e aprenderem à beira da cama dos pacientes, mas a ênfase que deu à doutrina hipocrática dos quatro humores foi um passo decididamente retrogressivo na história da teoria psiquiátrica. Para esse renomadíssimo professor da época, a melancolia não era senão uma doença causada por sucos pretos; e seus alunos Gérard Van Swieten (1700-1772) e Anton de Haen (1704-1776), que fundaram a escola médica de Viena, e William Cullen (1712-1790) e John Pringle (1707-1782), que ajudaram a fundar as escolas de medicina de Glascow e Edinburgh, difundiram essa doutrina por toda a Europa.

A psicoterapia de Boerhaave consistia em sangrias e purgativos, em mergulhar o paciente em água gelada ou empregar algum outro método que o levasse quase ao choque. Boerhaave deu à classe médica um de seus primeiros instrumentos de choque, uma cadeira giratória que deixava o paciente inconsciente. Sua cadeira giratória foi usada pelo avô de Charles Darwin, Erasmus Darwin (1731-1802), médico que acreditava que todas as doenças resultavam de "movimentos desordenados" dos tecidos nervosos do corpo e que a cadeira giratória corrigia a desarmonia. Benjamin Rush (1745-1813), fundador da psiquiatria americana, era firme defensor da cadeira giratória, pois acreditava que o sangue congestionado no cérebro produzia doença mental e que essa condição era aliviada pelo movimento giratório.

Em sua maior parte, os médicos do século XVIII interessaram-se pelos aspectos bizarros, incomuns e extraordinários das perturbações mentais. Todavia, três alunos de Boerhaave, George Cheyne (1671-1743), Robert Whytt (1714-1766) e Cullen não se deixaram fascinar pelos sintomas do indivíduo neuroticamente perturbado e cada um deles propôs uma classificação diferente da doença mental baseada na fisiologia. Cheyne afirmava que o comportamento neurótico era extremamente comum na Inglaterra e, para provar o que dizia, publicou *The English Malady: or A Treatise of nervous diseases of all kinds, as spleen, vapours, lowness of spirits, hipochondriacal and hysterical distempers* (1733). Cheyne declarava que nada havia de vergonhoso no comportamento neurótico e apresentou a história de sua própria vida como um caso desses. Seu livro nada tinha da penetrante introspecção das "Confissões" de Santo Agostinho ou das reveladoras observações biográficas de Cardano, mas acentuava que os homens mais respeitáveis, até mesmo um membro do Colégio de Médicos de Edinburgh, podiam sofrer de perturbação emocional e que isso não era necessariamente razão para sentir-se humilhado. No entanto, a classificação do comportamento neurótico de Cheyne, baseada na teoria hipocrática dos humores, essencialmente substitui explicação por nomenclatura.

Whytt dividiu as neuroses em histeria, hipocondríase e exaustão nervosa — posteriormente chamada de "neurastenia" por George Beard (1839-1883) — o que não está muito longe de nossa atual classificação descritiva clínica, embora as ideias dele não fossem baseadas em pormenorizadas observações psicológicas. A teoria básica de Whytt proclamava a opinião atual de que motilidade perturbada dentro do sistema nervoso produz distúrbios nervosos. "Contudo por mais no escuro que possamos estar em relação às causas imediatas das doenças dos nervos, seus efeitos podem ser todos reduzidos a alguma mudança naquele poder de sensibilidade ou movimento que os nervos comunicam às diferentes partes do corpo."[1] Embora Whytt fosse um neurologista meticuloso — foi o primeiro a descrever o reflexo pupilar e a discutir o choque que se segue a ferimentos na coluna espinhal[2] — cuidadosa observação clínica e experimentação com reflexos simplesmente não podiam revelar verdadeiro conhecimento da perturbação emocional.

A classificação da doença mental de William Cullen foi a mais compreensiva de todas as tentadas em meados do século XVIII. A nosologia de Cullen era tão impressionante que Philippe Pinel dela se utilizou mais tarde em seu próprio sistema de ideias. Cullen seguiu os métodos de Linnaeus e François Boissier de Sauvages (1706-

1767), médico que descreveu mais de duas mil doenças e as dividiu em classes, ordens e gêneros. A oitava classe de Sauvages, as "folies", era uma apresentação sistemática e compulsiva de todos os aspectos dos diferentes distúrbios nervosos.

Cullen lecionava sobre a teoria de medicina, que hoje chamamos de fisiologia, em 'Edinburgh. Tornou-se popular porque não lecionava no obscuro latim, mas falava a língua vernácula. Fazer-se compreender tomou-se o lema da época, não apenas para os médicos, mas também para filósofos, como Voltaire, Diderot, Condorcet, Condillac, D'Alembert e Rousseau. Em sua obra principal, os quatro volumes de *First Lines of the Practice of Physick* (1777), Cullen dispõe em categorias quase todas as doenças então conhecidas, de acordo com sintomas, métodos de diagnóstico e terapia; quatro livros do segundo volume são dedicados à doença mental.

Cullen foi o primeiro a empregar o termo "neurose" querendo dizer doença que não é acompanhada de febre ou patologia localizada. Subdividiu a neurose em Comata (condições como apoplexia e derrame), Adynamiae (alterações do sistema nervoso involuntário ou do que hoje chamaríamos de sistema nervoso autônomo) e Spasmi (perturbações dos músculos voluntários, como convulsões). A quarta categoria de neuroses era Vesaniae, termo que Cullen tomou dos antigos e com o qual queria dizer deterioração intelectual. Cullen acreditava que a neurose era devida a deterioração definitiva, fosse do intelecto ou do sistema nervoso voluntário ou involuntário. Suas descrições clínicas são notavelmente precisas. Descreveu pormenorizadamente os sinais exteriores — isto é, os concomitantes fisiológicos — do que chamamos de "ataque de ansiedade". O verdadeiro sentimento do paciente ou o que levava à perturbação fisiológica era desconhecido deste classificador. No fundo de todas as aflições neuróticas, pensava Cullen, deve haver alguma espécie de colapso fisiológico: "O medo e o abatimento mental, ou uma disposição tímida ou desanimada, podem surgir em certos estados ou em certas ocasiões de mera debilidade... A doença da melancolia, portanto, depende manifestamente do temperamento geral do corpo.[3] A psiquiatria atingira o ponto de abandonar o conceito de que um demônio exógeno causava desarmonia interior, mas insistia então em que o mal era fisiologia em desordem. Com referência à base fisiológica da melancolia, Cullen escreveu: "Pode-se observar que nela (melancolia) existe um grau de torpor no movimento do poder nervoso, tanto com respeito à sensação como à volição, que há uma rigidez geral dos sólidos simples e que a balança do sistema sanguíneo pende para o lado das veias."[4] Os tratamentos de Cullen baseavam-se principalmente em dieta, sangria e vomitório — as medidas habituais usadas para combater distúrbios fisiológicos. Cullen, como a maioria de seus contemporâneos, tratava vio-lentamente os pacientes perturbados, com severa coação, ameaças e camisas de força.

Em 1701, ano em que Boerhaave assumiu a cátedra de fisiologia em Leiden, foi conferido em Pádua diploma de medicina a um brilhante estudante de anatomia, Giovanni Battista Morgagni. Morgagni dedicou sua vida a observar doenças do ponto de vista da mesa de autópsia. Não se interessava apenas pelo cadáver; o que queria saber era se os sintomas do paciente podiam ser relacionados com as descobertas post-mortem e por isso insistia em que todos os relatórios de autópsia incluíssem pormenorizado histórico do caso. As anotações de Morgagni sobre oitocentas autópsias, compiladas em mais de meio século, foram publicadas em 1761 em um dos mais importantes documentos médicos de toda a história: *De sedibus et causis morborum per anatomen indagatis* (Dos Locais e das Sedes e Causas de Doenças Investigadas pela Anatomia). Morgagni ensinava que as doenças tinham relações com determinados órgãos e interessava-se especialmente pela patologia cerebral. Demonstrou que os sintomas resultantes de um derrame não eram devidos a doenças do cérebro propriamente dito, mas ao rompimento de vasos sanguíneos que afetava secundariamente o cérebro. Observou também que a paralisia após o derrame envolvia o lado do corpo oposto à área da hemorragia no cérebro. No fim do século XVIII, neuro-anatomistas, neurologistas e médicos interessados nas razões da doença mental deixaram-se dominar pelo conceito de Morgagni de que a doença podia ser localizada e começaram pormenorizados estudos do cérebro. Sir Charles Bell (1774-1842) chegou a localizar a área do cérebro responsável pelo reflexo respiratório. John Haslam (1764-1844), que serviu como superintendente do Bethlehem Mental Asylum de 1795 a 1816, na ardorosa procura do local do transtorno mental, examinava os cérebro de insanos falecidos; suas descrições de autópsias são tão vívidas que se torna possível identificar uma de suas conclusões post-mortem como sendo provavelmente o primeiro registro de sífilis do cérebro[5]. A neuropatologia não conseguiu revelar a sede da doença mental, mas a busca continuou. Ao aproximarem-se os últimos anos do século, médicos estavam ainda se voltando de uma fisiologia hipocrática revisada, mas estéril, para os inspiradores conceitos da localização cerebral. Felizmente, desta vez os argumentos dos humanitários estavam afetando os homens responsáveis pelos estabelecimentos de insanos. Somente depois que o manicômio se tornou um hospital — isoladamente o maior passo na história do tratamento psiquiátrico — é que o psicótico pode ser estudado e tratado eficazmente.

Um sistema adicional de classificação foi proposto em fins do século XVIII por Philippe Pinel, teórico, professor, nosógrafo e reformador. Pinel nasceu em St.-André em 1745. Era filho de um médico. Primeiro se interessou pela filosofia clássica, depois foi influenciado pelos escritos de Locke e Condillac; mais tarde se voltou para as ciências, matemática e fisiologia. Estudou medicina em Toulouse, fez trabalho pós-graduado em Montpellier, depois viveu e exerceu a profissão em Paris até sua morte em 1826. Serviu como médico-chefe em Bicêtre e na Salpêtrière. Viu a Revolução chegar e partir. Conheceu muitos dos grandes pensadores e políticos dessa era turbulenta. Severo e calmo, gentil e sensível, mas emocionalmente distante, a erudita inclinação que se tornou manifesta em seus primeiros tempos de estudante nunca o deixou.

As observações de Pinel sobre seus pacientes de hospital constituíram a base de uma classificação de doença mental surpreendentemente simples e prática, que evitava as complicações e redundâncias dos sistemas de De Sauvages e Cullen. Pinel separou as doenças mentais em melancolias, manias sem delírio, manias com delírio e demência — isto é, deterioração intelectual e idiotia. Suas descrições de perturbações mentais, que necessariamente tinham de ser baseadas em manifestações exteriores, são superiores às de qualquer de seus predecessores. Descreveu alucinações, embora não empregasse esse termo, o voo de ideias dos pacientes maníacos, as imprevisíveis variações de humor e a perda de interesse pelo ambiente tão características de certas formas de psicose. Suas descrições de sintomas eram, ademais, sistemáticas; distinguia entre perturbações de atenção, memória e discernimento, e reconhecia a significação de afetos. Nesses setores foi fortemente influenciado pela nova ciência da psicologia desenvolvida por Locke e seus seguidores.

Pinel acreditava que a base do transtorno mental podia ser uma lesão no sistema nervoso central, pois mantinha as noções tradicionais sobre a causa física da doença mental. Além disso, acreditava que a doença mental era um fenômeno natural a ser estudado de acordo com os princípios que prevaleciam nas ciências naturais — primeira observação e depois uma sistemática apresentação de dados. Pinel estava convencido de que a doença mental não era coisa sobreposta ao sofredor, mas resultado de hereditariedade e experiências da vida.

A orientação francamente psicológica de Pinel está claramente revelada no prefácio de seu *Traite Médicophilosophique,* onde adverte o estudante de psiquiatria para que não confunda a ciência dos fatos com especulações metafísicas e rejeite ficções fisiológicas sem significação, tais como a presença de materiais nocivos no coração e no cérebro, intemperança do cérebro, hiperemia cerebral (ingurgitamento do sangue) ou endurecimento dos nervos. Não encontrava aplicação para processos terapêuticos baseados na administração indiscriminada cie drogas ou nos processos médicos tradicionais de purgação e sangria. Insistia em que os médicos deviam viver entre os insanos para poderem estudar seus hábitos e personalidades, seguindo o curso de suas doenças dia e noite, e acreditava que apenas médicos dotados de certo conhecimento de motivação humana — o que chamava de "história do conhecimento humano" — são talhados para trabalhar com doenças mentais. Pinel considerava que, além da hereditariedade, a educação falha do paciente podia causar aberração mental, o mesmo acontecendo também com paixões insuportáveis, como medo, ira, tristeza, ódio, alegria e júbilo. Inclinava-se assim a atribuir a perturbação mental a experiência emocional.

Pinel só louvava os psiquiatras do passado que haviam seguido o método psicológico. Elogiava particularmente Celso, Aretaeus e Celio

Aureliano por terem reconhecido a significação da atitude do médico em relação ao paciente mental e por sua capacidade de conquistar a confiança dos pacientes, diante dos quais assumiam o adequado equilíbrio entre firmeza e bondade. Reconhecia que esses promissores primórdios da medicina psicológica haviam sido retardados pela posição dogmática de Galeno na anatomia e por uma química fictícia dos "humores".

Além de ser influenciado pelo espírito prevalecente de investigação racional, Pinel concordava também com outro movimento característico do Iluminismo — o zelo pela reforma social e elevação moral. Havia crescente crença em que o homem podia modelar seu destino pela ação social baseada no conhecimento científico dos fenômenos sociais. Pinel referia-se a seu trabalho no asilo de doentes mentais como "tratamento moral"; sua maneira humana de encarar as pessoas mentalmente desequilibradas e seus princípios de administração hospitalar ainda são válidos. Muitos dos métodos de tratamento da época de Pinel eram idênticos aos empregados na Grécia antiga — administração de purgativos, sangria e drogas como heléboro — todos eles métodos baseados em toscas teorias fisiológicas. Sua contribuição primordial foi mudar a atitude da sociedade em relação aos insanos de modo que esses pacientes pudessem ser considerados seres humanos enfermos merecedores e necessitados de tratamento médico. Pinel sustentava ser impossível determinar se os sintomas mentais resultavam de doença mental ou dos efeitos das correntes.

As ideias de Pinel faziam parte da época, pois outros homens também se estavam interessando pelo bem-estar de grupos de pessoas até então maltratadas e desprivilegiadas. Rousseau advertia que "o homem nasce livre e no entanto em toda parte está acorrentado" e suas palavras foram levadas a sério na psiquiatria, assim como em outros setores, por homens dotados de imaginação e coragem. Ao racionalismo, à observação através da experimentação e à classificação — as três tendências básicas do século XVIII — juntou-se uma quarta, o movimento em favor de reforma, que posteriormente iria impressionar de maneira muito profunda o mundo médico na passagem do século. John Howard (1726-1790), o xerife de Bedfordshire, promoveu agitação em favor da melhoria de condições para os ocupantes das prisões inglesas; Sir John Pringle, que era médico em Edinburgh, ajudava a conseguir tratamento mais justo para os prisioneiros de guerra através do trabalho de um grupo neutro (precursor da Cruz Vermelha); a Sociedade pela Melhoria das Condições dos Pobres foi fundada na Inglaterra para prover alimentos, abrigo e tratamento médico aos indigentes. No fim do século XVIII, Johann Peter Frank (1745-1821) propôs em seu *Sistema Completo de Política Médica* um exame dos riscos existentes para a saúde pública, enquanto Christoph Wilhelm Hufeland (1762-1836), outro cruzado da saúde pública, considerava a própria saúde mental como problema coletivo.

Começou a prevalecer um espírito de otimismo. Johan Heinrich Pestalozzi (1746-1827), reformador educacional suíço, acentuava que a situação miserável dos insanos precisava ser drasticamente mudada. Trezentos anos depois de terem sido envolvidos pelo movimento misogenico, os insanos iam então beneficiar-se da tendência oposta, que era a de não tolerar maus-tratos irresponsáveis a seres humanos. As atrozes condições sanitárias em geral existentes nos hospitais de toda a Europa eram constantemente criticadas; e esse mesmo fervor otimístico pela reforma e pelos direitos individuais servia de base ao trabalho de Pinel no sentido de atenuar a triste sorte dos habitantes dos hospitais de doentes mentais.

Embora, desde considerável período de tempo antes, os doentes mentais não fossem torturados na fogueira, sua situação durante o século do Iluminismo era ainda angustiante. Quando não eram hospitalizados, vagueavam pelos campos, escarnecidos, espancados e ridicularizados. Na Inglaterra, os menos infortunados, internados no Bethlehem Hospital, que durante o período medieval tratara psicóticos com certo grau de bondade, tiveram razão no século XVIII para lamentar seu destino. Bethlehem — ou Bedlam, como passou a ser chamado — era um lugar de passeio dominical preferido pelos londrinos, que iam olhar os loucos através dos portões de ferro. Se sobrevivessem às condições de sujeira, à alimentação abominável, ao isolamento e escuridão, e à brutalidade de seus guardas, os pacientes de Bedlam tinham direito a tratamento — eméticos, purgativos, sangria e várias das chamadas torturas inofensivas aplicadas por meio de acessórios especiais. Certamente não eram melhores as condições no Bicêtre de Paris, que passou a fazer parte do Hospital Geral em 1660, e que abrigava "loucos", e na Salpêtrière, onde "loucas" eram acorrentadas. O St. Luck's Hospital, na Inglaterra, e o Pennsylvania Hospital, em Filadélfia, fundados em 1751, o Hospital para Insanos em Moscou fundado em 1764, e o Narrenthurm em Viena, fundado em 1784, ofereciam abrigo e segregação, sendo verdadeiros paraísos em comparação com Bedlam. No que se referia à administração urbana, fosse em Paris, Londres, ou Nova Orleans, o código policial era o mesmo: "Se um louco perigoso não tem parentes, deve ser colocado na prisão."[6] Nem sempre, porém, isso era desvantagem; as condições da vida na prisão eram mais ou menos iguais às existentes nos hospitais estabelecidos, mas pelo menos na cadeia o paciente não precisava sofrer drásticas afrontas em seu corpo. Nessas circunstâncias generalizadas, não é de surpreender que, quando assumiu a administração do Bicêtre em 1793, o próprio Philippe Pinel fosse considerado louco por seus contemporâneos — pois soltou os pacientes de suas correntes, abriu suas janelas, deu-lhes alimentação nutritiva e tratou-os com bondade. Dois anos depois, quando lhe foi confiada a direção da Salpêtrière, Pinel reformou-a também da mesma maneira.

É difícil compreender a incrível desumanidade com que eram tratados os doentes mentais na era do Iluminismo, a menos que se levem em consideração três fatores principais: a ignorância quase completa sobre a natureza da doença mental, o profundo temor que se tinha dos insanos e finalmente a crença então corrente em que a doença mental era incurável. As fantasmagorias fisiológicas contemporâneas sobre as causas da doença mental não podiam ser postas de lado: ninguém observava tumores negros; ninguém media umidade ou secura corporal; ninguém observava os movimentos de "espíritos animais"; e não havia ponte que ligasse o conhecimento anatômico ao funcionamento perturbado ou normal da mente. No entanto, o indivíduo mentalmente doente não é tão diferente da pessoa normal como se costuma acreditar. A doença mental é constituída do mesmo material que o resto de nossa mente — de temores e paixões, desejos e ódios — do mesmo material com que são feitos os nossos sonhos. Os sonhos são a insanidade temporária da vida cotidiana, quando o controle da razão dorme e nossa fantasia desembesta. O medo das pessoas mentalmente doentes tem outro aspecto: é o medo das forças emocionais elementares que todos abrigamos em nossa mente inconsciente; em outras palavras, é o medo de nós mesmos. É por isso que os homens instintivamente acentuam toda pequena distância que os separa dos doentes mentais e consideram uma pessoa insana tão estranha, achando impossível empatizar-se com ela.

As inúmeras descrições contemporâneas da miserável sorte dos insanos comprovam esse temor. Sua cruel segregação e reclusão foram descritas por Johann Christian Reil (1759-1813), um dos mais avançados psiquiatras de sua época: "Encarceramos essas miseráveis criaturas como se fossem criminosos em cadeias abandonadas, perto das tocas dos mochos em gargantas áridas além dos portões da cidade, ou em úmidos calabouços de prisões, onde jamais penetra o olhar piedoso de um humanitário; e deixamos que elas, acorrentadas, apodreçam em seu próprio excremento. Seus grilhões comem a carne de seus ossos e seus rostos pálidos e emaciados olham expectantes para os túmulos que encerrarão sua miséria e cobrirão nossa indignidade."[7] Pacientes excitados eram encerrados nus em estreitos compartimentos e alimentados através de orifícios com vasilhas de cobre presas a correntes. Os espancamentos eram comuns e defendidos por meio de superficiais racionalizações. Camisas de força e correntes presas em paredes ou camas eram usadas para conter pacientes, pois a teoria era que, quanto mais dolorosa a coação, melhores os resultados, particularmente com psicóticos obstinados. Os atendentes eram em sua maioria indivíduos sádicos de pouca inteligência que não conseguiriam arranjar outro emprego. "O rugir dos pacientes excitados e o tinir das correntes são ouvidos dia e noite", diz Red, "e tiram dos recém-chegados a pouca sanidade que lhes resta."[8] Condições anti-higiênicas, falta de nutrição, ferimentos causados pelas correntes e aplicação de drásticos irritantes da pele para aumentar o tormento matavam grande número desses pacientes. A crença na incurabilidade da doença mental era apenas mais uma razão para o absoluto desinteresse pelo bem-estar dos doentes mentais. O príncipe Laroche Foucault-Lianfort declarou em um relatório à Assembleia Francesa: "Os insanos são considerados incuráveis; não recebem tratamento. Aqueles que são considerados perigosos são postos a ferros como animais."[9]

Em contraste com esses horríveis métodos de tratar insanos, havia uma tradição mais humana, particularmente na Espanha, onde os mouros tinham preservado as ideias dos romanos antigos sobre tratamento bondoso. O historiador psiquiátrico Schmitz diz: "Não Pinel, mas os médicos de Valência em 1409 foram os primeiros a retirar as correntes e instituir tratamento moral. Exercícios livres, jogos, ocupação, diversão, dieta e higiene eram usados." (*) (10) No asilo de Saragoça era usado também trabalho agrícola para canalizar as energias do paciente para atividade construtiva. O asilo de Valência, construído no começo do século XV, era conhecido em toda a Europa por sua administração avançada e suas facilidades clínicas. O asilo original de Valência foi destruído pelo fogo em 1545, mas foi substituído por um novo hospital que incluía um departamento especial para crianças. Outros hospitais espanhóis foram construídos em Sevilha, Valladolid, Palma de Maiorca, Toledo (o Hospital de Innocentes) e Granada.

Além de seus avançados hospitais para doentes mentais, os médicos espanhóis prestaram, através dos séculos, significativas contribuições ao conhecimento psiquiátrico. Um dos mais eminentes médicos espanhóis foi Arnold de Villanova (1240-1313), professor na Universidade de Montpellier. Descreveu alucinações e epilepsia, e tinha profundo conhecimento da vida emocional dos doentes mentais. Cristobal de Vega (cerca de 1510) descreveu mania, melancolia e erotomania, que enfrentou por meio de tratamento "moral". Andres Piquer (1711-1772) discutiu a psicose maníaco-depressiva, embora talvez tivesse derivado essa concepção de Aretaeus da Capadocia, o médico romano do século I. A perspicácia psicológica do filósofo espanhol Vives e do romancista Cervantes já foi discutida anteriormente.

O isolamento da Espanha em relação ao resto da Europa depois do século XVII talvez tenha sido responsável pelo fato de nunca ter-se desenvolvido mais o desabrochar inicial da psiquiatria na península ibérica. Seja qual for a razão, a libertação dos insanos na Europa só

(*) Peter Bassoe (1874-1945), neurologista de Chicago, chamou atenção para este esquecido capítulo da história psiquiátrica e confirmou a declaração do historiador **Üllensperger** de que o berço da psiquiatria foi a Espanha, onde foram construídos os primeiros edifícios convenientes e apropriados para a hospitalização dos insanos."

ocorreu no fim do século XVIII, com o trabalho de Pinel, na França, e as reformas do grão-duque Pietro Leopoldo, da Toscânia (1747-1792), na Itália.

Leopoldo, esclarecido monarca absoluto, partilhou do zelo do século XVIII pela reforma e foi responsável por vastas mudanças sociais em seu reino: promoveu o desenvolvimento agrário, cuidou dos delinquentes e aboliu a pena de morte. A primeira "lei dos insanos" liberal entrou em vigor durante seu reinado, em 1774, e previa tratamento médico para os psicóticos. Leopoldo construiu o Hospital de Bonifácio em 1788 (cinco anos antes de Pinel assumir a direção do Bicêtre) e no ano seguinte escolheu afortunadamente um médico idealista, Vincenzo Chiarugi, para executar a reforma hospitalar. Quando Pinel foi nomeado chefe no Bicêtre, Chiarugi já havia publicado seu mais importante trabalho, *Da Insanidade,* em três livros. Chiarugi seguia os conceitos de localização de Morgagni e acreditava que as psicoses eram devidas a deterioração física do cérebro. Suas ideias sobre o papel psicológico das emoções na doença mental eram uma confusa mistura derivada de Descartes, Aristóteles, Platão e Santo Tomás. Contudo, Chiarugi formulou uma classificação prática das doenças mentais quase idêntica à de Pinel e seu plano para tratamento dos pacientes era semelhante em quase todos os pormenores. Chiarugi opunha-se a coações físicas despropositadas e a medidas severas.[*] "É supremo dever moral e obrigação médica respeitar o indivíduo insano como pessoa. É especialmente necessário que a pessoa que trata do paciente mental conquiste sua confiança. É melhor portanto ter o tato e compreensão, procurando levar o paciente à verdade e instalar razão nele pouco a pouco de maneira bondosa... A atitude dos médicos e enfermeiros precisa ser autoritária e impressiva, mas ao mesmo tempo agradável e adaptada à mente debilitada do paciente... Geralmente é melhor seguir as inclinações do paciente e dar-lhe

---

(*) George Mora, que merece todo crédito pela investigação da história inicial do movimento contra coações na Itália, tentou esclarecer as razões pelas quais Chiarugi é tão pouco conhecido ou apreciado, em contraste com Pinel. Mora acentua que o estilo de Chiarugi era difícil de compreender e que muitos de seus livros foram perdidos. Além disso, Chiarugi não teve uma longa série de seguidores e sucessores como Pinel.[11]

todos os confortos que forem aconselháveis do ponto de vista médico e prático."[12]

Outro hospital de doentes mentais administrado com humanidade no século XVIII, a Real Casa de Matti, situava-se em Palermo, na Sicilia. Um leigo, barão Pietro Pisani (1760-1837), tornou-se seu administrador em 1824. Era brilhante estudioso da música, da literatura e da jurisprudência, e viajava muito. Sua motivação para tornar-se um humano superintendente de hospital foi o fato de ter ficado gravemente deprimido durante muitos anos após a morte de seu filho e, consequentemente, como acontece com frequência aos que conheceram a tragédia, empatizar-se calorosamente com a situação de outros que passaram por experiências semelhantes.[*] Os regulamentos de Pisani, publicados em 1827, baseavam-se em seu entendimento de que, "apesar de seus distúrbios mentais, os pacientes reagem a um tratamento franco e sincero, e são capazes de experimentar sentimentos de confiança, benevolência, amizade e o orgulho."[13] Pisani providenciou para que fossem submetidos a autópsias todos os pacientes que morressem enquanto hospitalizados; basicamente, porém, acreditava que as situações familiares dos pacientes haviam precipitado suas doenças. Segundo as informações existentes, quarenta por cento dos pacientes reagiram ao tratamento de Pisani por meio de completa recuperação. Isso foi conseguido sem o emprego de drogas narcotizantes, mas pela criação de uma atmosfera de compreensão e afeição. Sem a vantagem da instrução médica, mas tendo aprendido o que era ser mentalmente doente, o barão Pietro Pisani destaca-se como um dos grandes inovadores do tratamento de "milieu" e da comunidade terapêutica, que caracteriza os melhores hospitais mentais da era moderna.

(*) Posteriormente, no século XIX, Dorothea Lynde Dix (1802-1887), professora em Boston, dedicou-se, tal como Pisano, ao bem-estar alheio motivada por tragédias em sua própria vida. Entre os 30 e 40 anos, depois de recuperar-se de grave ataque de tísica, dedicou-se a reformar as condições em prisões, asilos de indigentes e asilos de insanos. Com pertinácia e inabalável devoção a sua causa, foi responsável pela construção ou remodelação de trinta e dois hospitais em todo o mundo, vinte dos quais nos Estados Unidos. Os treze superintendentes de hospitais mentais que fundaram o que é hoje a Associação Psiquiátrica Americana foram diretamente influenciados por suas ideias e seu trabalho.

Todavia, quer consideremos Pinel o Chiarugi da França ou Chiarugi o Pinel da Itália, seus trabalhos foram semelhantes e o tempo estava maduro para ambos.

Outro hospital no Sul da Itália, perto de Nápoles, era o Aversa, que no século XIII fora um leprosário e em 1420 se transformara em convento de Santa Maria Madalena. Em 1813, o hospital tornou-se asilo de doentes mentais e, nos anos seguintes, sob a direção de Giovanni Linguiti (1773-1825), um sacerdote, adquiriu reputação em toda a Europa como centro de esclarecido tratamento moral. O hospital de Madalena atingiu seu apogeu sob a direção de Biagio Miraglia, que aboliu completamente coações físicas de toda espécie e preconizou progressos como sistemas de ventilação para o hospital. Miraglia contribuiu para a psiquiatria forense e fundou a primeira publicação italiana de psiquiatria; foi também o principal frenologista italiano, o que serve apenas para lembrar que práticas ocultas e humanitarismo não se excluem mutuamente.

Alguns médicos a leste do Reno estavam também começando a mudar seus conceitos de tratamento. Anton Muller (1755-1827), de Wurzburg, e Johann Christian Red incluíram-se entre os primeiros médicos alemães que se dedicaram à psiquiatria como especialidade e preconizaram um método humano na terapia dos pacientes. Johann Gottfried Langermann (1768-1832), como superintendente de um asilo perto de Bayreuth, na Baviera, teve mais oportunidade que Red ou Muller para executar suas ideias. Langermann não acreditava na vantagem de manter atitude fria ou indiferente em relação a seus pacientes, nem podia concordar em que as doenças mentais resultassem de lesão no sistema nervoso. De fato, Langermann, juntamente com Red, acreditava que até mesmo algumas doenças com aspectos orgânicos podiam ser atribuídas a fatores psicológicos e acentuava a importância de um método psicológico na terapia. Reviveu também a distinção de Stahl entre perturbações orgânicas e funcionais da mente. Em grande parte, devido aos esforços de Langermann, outros hospitais humanitários foram fundados em Seidburg e Leubus, na Prússia.

O movimento em favor de tratamento humano baseou-se, na França, na filosofia da libertação e, na Alemanha, no conceito da racionalidade; na Inglaterra, a força propulsora de reforma foi religiosa.

Treatise on Madness, de William Battie, publicado em 1758, foi o primeiro tratado extenso sobre doenças mentais na Inglaterra. Battie, que era superintendente do St. Luke's Hospital, provavelmente iniciou o ensino de psiquiatria clínica na Inglaterra. St. Luke's foi supostamente fundado porque as condições em Bethlehem eram insalubres, mas os superintendentes de ambas as instituições debatiam constantemente em público qual dos hospitais era melhor administrado. As acusações e contra-acusações continuamente trocadas entre John Monro, que dirigia Bethlehem, e Battie obscureceram uma importante contribuição prestada por Battie. Distinguiu ele dois tipos de insanidade: as doenças devidas a "distúrbios internos" (hoje as chamaríamos de doenças mentais "endógenas") e aquelas devidas a fatores extrínsecos ou "exógenos". Battie compreendia que as doenças exógenas resultavam de lesão cerebral, mas não reconhecia que a doença mental funcional resultava de conflitos interpessoais.

Battie, Thomas Arnold, William Perfect e Andrew Harper publicaram na década de 1780 alguns artigos sobre doenças mentais, mas a classe médica, assim como o público, não sabia como explicar a doença mental. Em 1788, quando o rei George III sofreu uma psicose depressiva, leigos e médicos discutiram igualmente se convinha provocar vesículas em seu crânio, purgar seus intestinos, aplicar-lhe sangria, fazê-lo vomitar ou levá-lo a passeio pelos jardins do palácio real, ao mesmo tempo que ouvir música calmante. A questão mais básica de saber se o doente mental merecia ou não confiança sem ser sujeito a coação física foi respondida por um grupo de moralistas religiosos, os quaeres. Em 1792, William Tuke (1732-1822), um comerciante de chá quaere, fundou o York Retrat. Tuke admirava muito Pinel e seguia suas ideias, criando para seus pacientes uma atmosfera impregnada de benevolência, conforto e simpatia. O filho de William Tuke (1755-1814), e seu neto, Samuel Tuke (1784-1857), continuaram em York com o espírito humanitário de seu predecessor.

Em fins da década de 1830, seguindo a orientação de Tuke, Robert Gardiner Hill (1811-1878) aboliu coação física no asilo de Lincoln, como fizera John Conolly (1794-1866) no asilo de Hanwell. Conolly foi elemento importante no estabelecimento de um programa de instrução em psiquiatria clínica em Hanwell, onde ensinava que encarcerar um paciente era ainda pior que abandoná-lo. As ideias de Conolly espalharam-se posteriormente pelo Continente até a Rússia, onde influenciaram Serge Korsakov (1854-1900), o grande neuropsiquiatra, que falou perante seus colegas médicos (1887) em Moscou "Do Tratamento de Pacientes sem Coação Física"[*][14].

Os grandes reformadores psiquiátricos Pinel, Chiarugi, Langermann e os Tukes não enriqueceram nosso conhecimento médico com novos e singulares *insights,* como um Harvey ou um Freud; embora não tenham sido gênios, foram homens de grande devoção e coragem, verdadeiros representantes dessa nova era que começou a aplicar a razão e a observação no conhecimento não apenas do universo, mas também do comportamento do homem, de sua conduta social e moral.

Os médicos americanos do século XVIII também contribuíram de maneira significativa para a organização e administração de programas de reforma de hospitais mentais. O Pennsylvania Hospital começou, depois de 1752, a admitir pacientes mentalmente perturbados; em 1775, foi construído em Willamsburg, Virgínia, um hospital exclusivamente para doentes mentais. No fim do século XVIII, como seus colegas europeus, os psiquiatras americanos estavam-se encaminhando para o conceito de localização cerebral de Morgagni e estavam também ficando descontentes com as condições de seus hospitais.

Em 1812, o "primeiro psiquiatria americano", Benjamin Rush (1745-1813), em *Diseases of the Mind,* o primeiro manual de doenças mentais escrito por um americano, declarou: "Passando em revista os meios escassos e inadequados que têm sido empregados para melhorar a condição das pessoas loucas, somos levados a lamentar ainda mais a maior lentidão no progresso da humanidade em aliviar

---

(*) A ausência de coação física ainda não é inteiramente aceita. Conta-se que recentemente um psiquiatra americano mostrou-se incrédulo ao ver que não havia grades nas janelas de um hospital de doentes mentais em Londres, onde os pacientes tinham toda a liberdade de movimento. "Os senhores não temem que esses psicóticos tenham um acesso de fúria e firam a si próprios e a outros pacientes?" — perguntou ele. Ao que seu cavalheiresco colega inglês respondeu: "Meu caro senhor, na verdade estes em ser psicóticos, mas lembre-se que eles são, acima de tudo, ingleses!".

a elas do que a qualquer outra classe de filhos aflitos dos homens. Durante muitos séculos, elas foram tratadas como criminosos ou evitadas como animais carniceiros; ou, quando visitadas, o têm sido apenas para o propósito de desumana curiosidade e divertimento... Felizmente, estão passando agora esses tempos de crueldade para com esta classe de criaturas semelhantes a nós e de insensibilidade a seus sofrimentos.

Na Grã-Bretanha, ocorreu uma revolução humana ditada pelos aperfeiçoamentos modernos na ciência de mente, assim como da medicina. Mudança semelhante ocorreu no Pennsylvania Hospital, sob a direção de seus atuais administradores. O estrépito das correntes e o barulho do chicote não são ouvidos em suas celas. (Os insanos) agora gozam das bênçãos do ar e da luz, e do movimento, em agradáveis e ensombradas alamedas no verão e em espaçosos salões aquecidos por lareiras no inverno, em ambos os lugares com os sexos separados e igualmente protegidos dos olhares dos visitantes do hospital. Em consequência dessas vantagens, eles recuperaram a figura humana e com ela sua relação com os amigos e o público há muito tempo esquecida. Muita coisa, porém, ainda resta a fazer para seu conforto e amparo"[15]

Quando tinha 15 anos, Rush diplomou-se pelo College of New Jersey (hoje Princeton), depois do que passou cinco anos e meio recebendo instrução médica. Em seguida, estudou na Universidade de Edinburgh com Cullen, a quem foi apresentado por Benjamin Franklin. Aos 23 anos recebeu seu diploma de médico em Edinburgh e apenas um ano depois tornou-se o primeiro professor de química na primeira escola de medicina americana, em Filadélfia. Em 1789 tornou-se professor de medicina nessa mesma universidade. Aos 31 anos, foi um dos signatários da Declaração de Independência e um ano mais tarde foi um dos principais médicos-cirurgiões do Exército Continental. Após regressar a Filadélfia ao término da Guerra Revolucionária, juntou-se ao quadro do Pennsylvania Hospital, onde serviu até seu falecimento.

Rush nasceu na cidade de Byberry, perto de Filadélfia. Foi o quarto de sete filhos. Quando tinha apenas 6 anos, seu pai morreu e seu tio, um ministro presbiteriano chamado Samuel Finley (que depois veio a ser presidente do College of New Jersey), ensinou a Benjamin virtude, trabalho e responsabilidade. O dr. Minley incutia sua disciplina não pelo emprego da vara, mas pela ameaça dela. Muitos anos mais tarde, Benjamin Rush iria empregar o mesmo princípio, quando necessário, para coagir seus pacientes a mudarem de padrões de comportamento. Finley acreditava também que tudo quanto beneficiasse a humanidade estava certo e tudo o mais estava errado. Não se podia distinguir o bem do mal recorrendo aos outros; cada um precisava decidir por si próprio e em seguida adotar a ação definida e positiva. Rush tomou-se um cruzado contra a escravidão, o álcool e a pena de morte. Era defensor das escolas públicas, dos dispensários gratuitos para indigentes, de facilidades de ensino superior para mulheres e de hospitais para alcoólatras.(*)

As crenças médicas de Rush provinham de seu reverenciado mestre, William Cullen, o qual acreditava que insanidade é resultado de perturbações dentro do indivíduo e não de misteriosas forças exteriores que entrassem no corpo. O conceito que Cullen tinha da importância fisiológica da irritabilidade dos nervos e dos sistemas vasculares foi adotado por Rush. "A causa da loucura está situada principalmente nos vasos sanguíneos do cérebro e... depende da mesma espécie de ações mórbidas e irregulares que constituem outras doenças circulatórias. Nada há de específico nessas ações. Fazem parte da unidade da doença, particularmente da febre, da qual a loucura é uma forma crônica que afeta a parte do cérebro que é a sede da mente."[16] Rush acreditava que a doença mental podia ser causada por condições somáticas — por exemplo, hidropisia, gota, gravidez ou tuberculose — ou por atividade social desordenada, "satisfação" tanto quanto masturbação. Rush sugeria que certos "estados mentais" atuavam sobre o corpo mais "indiretamente" e com o tempo produziam patologia dos vasos cerebrais; entre essas condições incluía medo, ira, ausência da terra "natal" e perda de propriedade ou liberdade. Acreditava que ali-

---

(*) Na seção bibliográfica da *Biography of Benjamin Rush,* de Nathan Goodman, causa espanto observar a lista dos escritos que publicou sobre medicina, sociologia, política e teologia.

viar o corpo da congestão vascular por sangria, a medida terapêutica mais comum da época, eliminava uma causa básica da doença mental.

Embora Rush observasse: "Será necessário ao médico ouvir com atenção os tediosos e desinteressantes pormenores de seus (do paciente) sintomas..." e embora compreendesse que o paciente experimentava certo alívio ao falar com o médico, o papel passivo de ouvinte simpático não atraía a natureza zelosa de Rush. Frequentemente discorria para seus alunos e pacientes sobre a doença mental e sobre "psicologia", mas na maioria das vezes suas medidas psicológicas eram truques que faziam lembrar as medidas dos árabes antigos para forçar o paciente a modificar suas ideias ou suas ações. Por exemplo, se tinha um paciente que acreditava haver um pequeno animal dentro de seu corpo e não havia meio de convencê-lo do contrário pelo raciocínio, Rush achava que devia dizer ao paciente que ia dar-lhe um remédio que "destrói o animal"; alternativamente, um animal pequeno podia ser posto na privada do paciente: "o logro", dizia Rush, "seria justificável se servisse para curá-lo de sua doença."[18] A um paciente que acreditava não poder esvaziar sua bexiga devia-se dizer, sustentava Rush, que o mundo estava em chamas e que "nada o apagaria senão sua urina".[19] Se essas manobras não dessem resultado, Rush era a favor de aterrorizar o paciente jogando-o na água gelada ou por qualquer outro meio drástico. Rush usava cadeiras tanto tranquilizadoras como giratórias com seus pacientes perturbados. Acreditava que era necessário prender os pacientes excitados e colocá-los em uma cadeira tranquilizadora, que ele achava mais humana que a camisa de força. À cadeira tranquilizadora tinha tiras de couro que eram amarradas em torno dos braços e das pernas dos pacientes, restringindo sua ação e assim "acalmando-o". A cadeira giratória era utilizada para aliviar o cérebro congestionado do paciente.

Apesar desses aparelhos aparentemente cruéis, o interesse de Rush por seus semelhantes era sincero. Acreditava na conveniência da higiene e terapia ocupacional para doentes mentais. Talvez o próprio Rush tivesse um pressentimento de que seus métodos cairiam um dia no descrédito, mas desejava deixar pelo menos o espírito humanitário de seu trabalho quando escreveu na última página de seu livro: "Aqui o leitor e o autor precisam separar-se. Antes de sumir de vista eu acrescentarei apenas que, se não promovi — como seria agradável a meus desejos — o interesse da medicina com este trabalho, espero que meus esforços na *causa da humanidade* não sejam igualmente mal sucedidos; e que os sofrimentos de nossos semelhantes, devido às causas que foram mencionadas, possam encontrar simpatia no coração e alívio na bondade de toda pessoa que julgue proveitoso ler esta história deles.[20] Talvez o que um homem escreve para a posteridade no último ano de sua vida possa ser considerado falso, mas não é possível pôr em dúvida a irrestrita sinceridade do que um homem diz a seu filho na intimidade de seu quarto quando está morrendo. Rush deu a seu filho este último conselho, que resume suas virtudes e sua filosofia: "Seja indulgente com os pobres."[21]

Erros, Magia e Mesmerismo

A tendência e de fato a necessidade de classificação de dados científicos que tanto predominaram no século XVIII nem sempre promoveram conhecimento científico. A era do Iluminismo foi também uma era de impostores.

Para começar, consideremos Friedhich Hoffman, que já foi mencionado antes por suas controvérsias com Stahl. Este último acreditava em uma substância vital efêmera, ao passo que Hoffmann considerava que as doenças eram causadas por uma substância material não especificada que, em excesso, produzia espasmos e tonicidade, e, quando deficiente, produzia atonia e exaustão.

Essa doutrina super-simplificada levava a dois modos de terapia: estimular e acalmar pessoas. Hoffmann receitava "pastilhas" para esses fins, refletindo a mania da época por panaceias para tensão ou esgotamento nervoso. Essa tendência persistiu até nossos dias, em que tônicos, pílulas de fígado, vitaminas e coisas semelhantes são usadas indiscriminadamente. Um médico, John Brown (1735-1788), amigo e colega de William Cullen, desenvolveu ainda mais a doutrina de Hoffmann sobre excessos e deficiências. De acordo com as teorias de Brown, o ser humano é bombardeado por estímulos que produzem um estado superexcitado ou "histérico"; a falta de estimulação leva a fraqueza nervosa ou "astenia".

A alguns pacientes que sofriam de astenia foram dadas doses tão enormes de drogas estimulantes que o pouco de vida que lhes restava logo os abandonou. Como diz o historiador médico Guthrie, o sistema de Brown "matou mais gente que a Revolução Francesa e as Guerras Napoleônicas em conjunto."[22] Em nossos próprios tempos, estimulantes (ou férias) são com muita frequência receitados para pacientes que "se sentem esgotados" — um disfarce sintomático de conflito neurótico que poderia ser tratado com resultados mais permanentes pela psicoterapia competente. Quando esses pacientes compreendem suas motivações estão, em muitos casos, a caminho do alívio de suas tensões interiores.

As ideias de Hoffmann e Brown fundamentavam-se na tosca doutrina de *"contraria contrariis",* segundo a qual uma droga será eficaz se suas ações forem contrárias ao sintoma do paciente.

Este conceito, também chamado de "alopatia", ficou posteriormente tão desacreditado que um sistema oposto se desenvolveu sob a direção de um médico alemão, Samuel Hahnemann (1755-1843). Ao invés de dar doses enormes de drogas cujas ações eram contrárias aos sintomas, Hahnemann dava doses muito pequenas de drogas cujas ações eram semelhantes aos sintomas. Seu lema era "similia similibus curantur" — o igual cura o igual. O melhor que se pode dizer da homeopatia de Hahnemann é que, se não curava, pelo menos também não matava. A homeopatia ficou tão em moda que se formaram sociedades e se fundaram jornais para propagação dessa doutrina.

Os alopatas e os homeopatas não foram tão populares quanto os adeptos de dois outros sistemas que atraíam o público porque pareciam "científicos": a frenologia, fundada por Franz Joseph Gall (1758-1828) e o magnetismo animal de Franz Mesmer (1734-1815), ambos os quais estudaram na Escola de Medicina da Universidade de Viena, após o que emigraram para Paris, onde foram recebidos ao mesmo tempo com ferozes aclamações e manifestações de repúdio. Embora ambos cheirassem a charlatanismo, o sistema de Gall conduziu a significativos desenvolvimentos na neurologia, enquanto o sistema de

Mesmer levou a importantes desenvolvimentos em hipnoterapia, a madrinha histórica da psicanálise.

Franz Gall, médico alemão de Tiefenbronn, foi um devotado estudioso da medicina que dedicou sua vida ao estudo do cérebro. Descreveu o desenvolvimento do cérebro no feto, traçou o desenvolvimento do cérebro humano desde suas primeiras origens nos gânglios nervosos dos insetos e dissecou cuidadosamente a matéria branca do cérebro, acompanhando importantes fibras desde a medula espinhal até o cérebro.[23] Gall, que foi muito influenciado pelos ensinamentos de Morgagni, acreditava não apenas que as funções do cérebro podiam ser localizadas nesse órgão, mas também que os traços de caráter podiam ser atribuídos a certos locais dentro do cérebro. Decidiu que existiam trinta e sete traços — por exemplo, cautela, firmeza, benevolência, combatividade — e que esses traços estavam localizados em trinta e sete "órgãos" dentro do cérebro. Quando notou, certo dia, que os mais brilhantes estudantes de medicina de sua classe eram aqueles com olhos salientes, Gall deduziu que o órgão da memória existia no cérebro atrás dos olhos.[24] Em seguida cometeu um segundo erro, ainda mais grave: presumiu que o crânio que cobre o cérebro tinha protuberâncias sobre os "órgãos" que fossem superdesenvolvidos. A conclusão evidente era que apalpar as protuberâncias e reentrâncias do crânio seria um método de leitura do caráter. As teorias grosseiramente materialistas de Gall foram qualificadas como ímpias pelo governo austríaco, sendo ele por isso obrigado a deixar Viena em 1802. Ensinou suas ideias durante cinco anos por toda a Europa, período em que Johann Casper Spurzheim (1776-1832) se tornou seu discípulo. Em pouco tempo Gall prosperou e adquiriu uma clientela de elite em Paris. Spurzheim, porém, começou a remodelar e popularizar os conceitos de Gall, introduzindo neles a noção de que as propensões mentais do indivíduo podem ser modificadas por influências morais adequadas, diluindo assim com a tintura da esperança a doutrina puramente fatalística e materialista de Gall sobre localização cerebral. Spuzheim deixou Gall em Paris e começou a viajar para difundir sua nova teoria, a que deu o nome de "frenologia". Seus adeptos mais famosos foram um advogado escocês, George Combe, e seu irmão, o médico Andrew Combe. Esses homens acharam que era seu dever advertir as pessoas quanto aos perigos que havia quando os "órgãos morais e intelectuais" não eram fortalecidos por meio de orientação espiritual e higiene pessoal adequadas. "Quando o cerebelo é realmente grande", escreveu George Combe, "e o temperamento é ativo, o indivíduo passa a distinguir-se de seus semelhantes pela predominância de suas propensões amorosas. Em todos os seus momentos vagos, sua mente demora em objetos relacionados com essa faculdade e a satisfação dela é o mais importante objeto de seus pensamentos. Se seus órgãos morais e intelectuais forem fracos, ele não terá escrúpulo de invadir a santidade de confiantes inocentes e a felicidade conjugal, tornando-se assim um impostor, destruidor e viciado sensual da mais pavorosa categoria."[25] Em 1832, Spurzheim veio lecionar nos Estados Unidos; morreu alguns meses depois (em Boston) e teve funerais de herói. *The American Journal of the Medical Sciences* lamentou: "O profeta partiu, mas seu manto está sobre nós", ao que *The London Medical Gazette,* um pouco menos impressionada por Spurzheim, retorquiu: "Não sabemos sobre quem descerá seu manto, se descer sobre alguém, mas esperamos que ninguém cometa a tolice de trazê-lo através do Atlântico."[26] Quando Combe veio à América depois da morte de Spurzheim, recebeu também as aclamações de importantes cidadãos e médicos. Psiquiatras mostravam-se entusiasmados com a frenologia e cidadãos eminentes como Horace Mann (que deu a seu filho o nome de George Combe), Walt Whitman, Edgar Allan Poe e James Garfield elogiaram-no. Esse sucesso atraiu charlatães e logo frenologistas estavam substituindo os leitores de folhas de chá e os quiromantes nas barracas de parques de diversões. Pela manipulação frenológica liam-se fortunas e faziam-se fortunas. O mundo médico e os cidadãos esclarecidos começaram a ridicularizar a credulidade em relação à frenologia e seguiam John Quincy Adams, o qual disse que "não podia entender como dois frenologistas eram capazes de olhar-se cara a cara sem explodir em risadas."[27]

A frenologia propriamente dita com o tempo caiu no descrédito, mas ainda assim os conceitos de localização cerebral de Gall deram, particularmente na Alemanha, tremendo impulso às escolas de neurologia do começo do século XIX. O magnetismo animal e a frenologia chegaram às praias da América em impetuosa corrida, mas os tiros da partida foram dados com séculos de diferença. As raízes do magnetismo animal encontram-se em crenças primitivas. A atração entre ferro e magnetos era conhecida das sociedades primitivas e magnetos sempre atraíram a mentalidade mágica. Braceletes e colares magnetizados eram usados como amuletos e talismãs. Paracelso ensinava que, não apenas magnetos, mas também os corpos celestes eram capazes de atrair e afetar o corpo humano emitindo um fluido celeste. Jan Baptista van Helmont (1577-1644), famoso químico flamengo, acreditava que o poder de influenciar objetos distantes residia não só na natureza, mas também no homem, e que o homem era, portanto, capaz de afetar seus semelhantes e curá-los. William Maxwell (1581-1641) escreveu sobre um "fluido universal" que era responsável pela influência do homem sobre a matéria e do homem sobre o homem. Franz Mesmer, o criador do magnetismo animal, formulou esses conceitos em proposições básicas. A Proposição I declara: "Existe uma influência mútua entre os Corpos Celestes, a Terra e os Corpos Animados." A proposição II declara: "Um fluido universalmente distribuído e contínuo é capaz de receber, propagar e comunicar todas as impressões de movimento, (e) é o meio de sua influência." Um fluido corporal misterioso, mencionado na Proposição IX, "tem propriedades semelhantes às do magneto; podem ser igualmente distinguidos pelos diferentes e opostos, que podem ser modificados, comunicados, destruídos e fortalecidos... Esta propriedade do corpo animal, que o coloca sob a influência dos corpos celestes e da ação recíproca daqueles que o cercam, levou-me, por sua analogia com o magneto, a chamá-lo de Magnetismo Animal." Acreditava ele que esse fluido misterioso era "intensificado e refletido por espelhos exatamente como a luz" e que essa propriedade magnética podia ser "armazenada, concentrada e transportada". Na Proposição XXII, Mesmer diz: "O magneto e a eletricidade artificial... têm, no referente a doenças, propriedades que partilham com vários outros agentes oferecidos pela Natureza" e, utilizando este princípio, pode-se curar "distúrbios nervosos diretamente e outros distúrbios indiretamente". As proposições finais de Mesmer sustentam: "Com este conhecimento o médico determinará com segurança a origem, natureza e progresso da doença, mesmo a mais complicada". Além disso: "Esta doutrina permitirá ao médico determinar o estado de saúde de cada indivíduo e protegê-lo das enfermidades a que poderia de outra maneira estar sujeito. A arte de curar atingirá assim sua fase final de perfeição."[28]

O médico que fez essas afirmações nasceu na pequena aldeia austríaca de Iznang. Seu pai era chefe do serviço florestal subordinado ao arcebispo de Constança. Pouca coisa se sabe sobre a meninice de Mesmer. Estudou música, latim e teologia em um mosteiro. Aos 15 anos, foi do mosteiro para uma universidade jesuíta na Bavária. Antes de entrar na Universidade de Viena em 1759 já tinha o diploma de Doutor em Filosofia. Começou a estudar Direito, mas logo se decidiu pelo curso de medicina. Em 1766, diplomou-se pela escola de medicina na Universidade de Viena. Em sua dissertação, *Influência dos Planetas,* discutiu a influência dos corpos celestes sobre a fisiologia do homem.

Dois anos mais tarde Mesmer casou-se com uma rica viúva, dez anos mais velha que ele, o que lhe possibilitou entrar na alta sociedade vienense. Não era fluido invisível que atraía senhoras e cavalheiros vienenses para Mesmer. Sabia-se que ele fora aluno de Van Swietan e De Haen, os famosos discípulos de Boerhaave, e que era capaz de falar de filosofia, metafísica e ciência. Homem alto e bonito com um "rosto bem moldado e sensual, testa alta, lábios cheios e queixo forte... falava e andava com confiança própria a irradiava — talvez a palavra apropriada fosse — magnetismo."[29]

A ardente ambição de Mesmer era experimentar suas teorias e vê-las aceitas pelo mundo científico. Gostava de uma polêmica animada, mas jamais toleraria uma análise penetrante de suas próprias ideias. Se as fantasias existentes em suas teorias eram contestadas, o sangue subia-lhe à cabeça, ele perdia a calma e retrucava violentamente. A primeira e poderosa munição para suas teorias proveio de um sacerdote jesuíta, astrólogo da corte de Maria Tereza, o padre Hell, que contou a Mesmer as curas por ele realizadas com o emprego de um magneto. Mesmer estava convencido de que o magneto era um meio de "concentrar" o fluido mágico e por isso usou-o para livrar uma mulher histérica de seus ataques. O padre Hell usava magnetos de aço e deu mesmo um deles a Mesmer para que usasse em sua paciente, mas Mesmer nunca admitiu que o padre Hell soubesse alguma coisa sobre a teoria do magnetismo animal e teve logo uma feroz briga com ele. Mesmer decidiu então que não era necessário realmente colocar magnetos no corpo do paciente, pois acreditava que qualquer objeto inanimado ficava magnetizado simplesmente por entrar em contato com sua própria pessoa ou, como dizia ele: "O aço não é o único objeto capaz de absorver e emanar a força magnética. Pelo contrário, papel, pão, lã, seda, couro, pedra, vidro, água, vários metais, madeira, cães, seres humanos, tudo quanto eu toquei se tornou tão magnético que esses objetos exerciam sobre o doente influência tão grande quanto um magneto propriamente dito. Eu enchi garrafas com materiais magnéticos exatamente como se faz com eletricidade."[30]

Com o tempo Mesmer passou a não usar objeto algum: um gesto de suas mãos era suficiente para fazer os pacientes sentirem a transmissão de sua força magnética. Uma atraente pianista cega, Fräulein Paradies, protegida de Maria Tereza, procurou Mesmer na tentativa de recuperar a vista e os médicos vienenses ergueram-se em armas. Suspeitavam que a jovem paciente sentia forte atração sexual pelo elegante Mesmer. O mundo médico já fora abalado pelas momices de um homem que tocava seus pacientes e prometia cura. Não ia haver curandeiro irlandês, nem Valentine Greatrakes em Viena. Em 1778, incitando os cidadãos, os médicos obrigaram Franz Mesmer a deixar Viena.[*] Se Mesmer estivesse disposto a desistir de seu desejo de ser reconhecido pela fraternidade médica poderia ter permanecido em Viena; sendo como era, aceitou uma oferta de Luiz XVI, da França, para ir a Paris e lá fazer experiências em magnetismo animal.

Mesmer alcançou espantoso sucesso em Paris — não nos círculos acadêmicos, mas entre as senhoras histéricas. Durante cinco anos Mesmer tratou todos quantos procuravam sua clínica. Dos pobres nada cobrava; dos ricos cobrava honorários enormes. A própria Madame Du Barry, que se queixou rancorosamente da exorbitância dos honorários, não pôde resistir ao grande curandeiro. O tratamento de

---

(*) Mais de cem anos depois, os cidadãos vienenses mostraram-se novamente ultrajados pelo que consideravam teorias sexualmente grosseiras de Sigmund Freud.

Mesmer, realizado muitas vezes com grupos de pacientes ao mesmo tempo, era uma cerimônia impressionante. Os pacientes entravam em um aposento mal iluminado e forrado de grossos tapetes, cercado de espelhos para refletir todas as sombras, ouviam-se suaves melodias e havia uma fragrância de flores de laranjeira. Os pacientes formavam um círculo de mãos dadas ao redor da *haquet,* uma banheira cheia de água "magnetizada". Nessa cena preparada entrava o curandeiro, vestindo um manto cor de lilás e sacudindo uma varinha mágica amarela. No passado, médicos haviam carregado bastões de ouro e usado capas vermelhas para impressionar seus pacientes. Por que não um manto roxo e uma varinha amarela? Mesmer não acreditava que houvesse algo de sobrenatural no que fazia e explicava seus rituais em termos naturalísticos. O que desejava obter era uma "crise" — o momento em que um paciente de repente gritasse, começasse a suar frio e depois entrasse em convulsões. Mesmer sabia que alguns de seus pacientes, presenciando essa cena, reagiriam com sintomas semelhantes. Não sabia, naturalmente, que isso não passava de sugestão coletiva. Sabia, porém, o que os revivalistas e curandeiros religiosos de todas as idades haviam sabido, isto é, que logo após o violento episódio a tensão declinava imediatamente. Não sabia que tensões sexuais haviam sido despertadas naquela atmosfera e que a "crise" era o momento da descarga dessas tensões.

A mania do magnetismo animal — "Mesmeromania", como a chamou posteriormente Stefan Zweig (1881-1942) — não foi profissionalmente satisfatória para Mesmer. Só conseguiu convencer dos méritos de seu processo um médico, Charles d'Eslon, médico do irmão de Luís XVI. D'Eslon trabalhou incansável e fielmente para fazer a teoria de Mesmer ser aceita por seus colegas de profissão, mas em todo lugar onde elogiava a nova teoria em reuniões médicas era violentamente atacado. Mesmer a princípio sentiu-se desencorajado e depois ficou furioso. A própria Maria Antonieta implorou a Mesmer que permanecesse em Paris e ofereceu-lhe enorme subvenção para continuar seu trabalho, mas Mesmer considerou essa oferta humilhante, pois percebia que nela não havia reconhecimento médico, mas a oportunidade de tomar-se o favorito da sociedade de Paris. Por isso, deixou Paris em 1781. D'Eslon ficou para continuar uma luta sem êxito com as autoridades médicas; estas recusaram obstinadamente deixar-se convencer, mas d'Eslon formou uma sociedade secreta de leigos, a Sociedade da Harmonia, cujo propósito declarado era promover o magnetismo animal.

Mesmer regressou posteriormente a Paris para sofrer a mais devastadora derrota de sua vida, da qual jamais se recuperou. Em resultado de considerável pressão por parte de d'Eslon e outros membros da Sociedade da Harmonia, Luís XVI, da França, nomeou em 1784 uma comissão incumbida de estudar o magnetismo animal. O presidente da comissão era Benjamin Franklin e entre seus membros incluíam-se um famoso astrônomo, Jean Badly, um eminente botânico, A. L. de Jussieu, o químico Lavoisier e o dr. Guillotin, cuja ideia era que todo homem condenado, qualquer que fosse sua posição social, tinha direito a uma execução misericordiosa.[*] A comissão concluiu finalmente que não existia magnetismo animal, mas apenas "imaginação" — isto é, uma coisa que não existia — e assim guilhotinou simbolicamente as ambições de Mesmer. Pouco tempo depois os bens de Mesmer foram confiscados pelos jacobinos, que ignoraram o fato de ter ele tratado de membros da classe operária e só se lembraram que sua clientela incluía o mais alto escalão da aristocracia. Não ajudou muito a Mesmer ter Jussieu, em um voto vencido, observado que, apesar de sua teoria inexata, o magnetismo animal parecia curar.

Nem o ajudou o fato de Lorenz Oken, um filósofo, e Karl Wolfhart terem-no visitado em seus últimos anos e lhe pedido que continuasse seus escritos. Foi Wolfhart quem mudou o nome de magnetismo animal para "mesmerismo". A essa altura Mesmer já havia caído no esquecimento. Todavia, surgiram duas facções. Uma dedicada ao objetivo de fazer com que a classe médica aceitasse o mesmerismo; e outra formada de charlatães, que viam nele um meio de obter ganho econômico.

(*) Durante o Reinado do Terror, Guillotin também quase perdeu a cabeça em sua própria invenção. Fato irônico é que Bailly e Lavoisier iriam morrer no instrumento que recebeu o nome de seu colega na comissão de 1784.

Um americano, Elisha Perkins (1741-1799), diplomado pela Escola de Medicina de Yale e praticando medicina em Connecticut, adaptou as ideias de Mesmer e inventou os *Perkins Tractors,* que eram bastões de metal constituídos de várias ligas que podiam supostamente curar não só males nervosos, mas também todas as doenças físicas. Até mesmo George Washington usou *Perkins Tractors.* O filho de Elisha levou os *tractors* para Londres, onde fundou o Perkinean Institute; mas como os *tractors* feitos de madeira, de papel ou qualquer outra coisa eram tão eficazes quanto os de metal, a mania das *tractors* de metal não durou muito; de qualquer maneira, não eram tão atraentes quanto uma invenção de James Graham, O. W. L. ("Oh, Wonderful Love")(**)

A ideia de Graham era um templo da saúde, dentro do qual seus pacientes se recostavam em camas celestiais, cercados por vidro e banhos magnéticos; Graham convenceu os londrinos de que, por apenas cem libras, podia assegurar-lhes não só saúde eterna, mas também potência eterna. Se as camas celestiais, dançarinas perfumadas ou faíscas elétricas não conseguiam despertar a imaginação erótica do paciente, as sugestões segregadas pelos assistentes de Graham geralmente o conseguiam.

Provavelmente o mais notório charlatão da história foi Giuseppe Bálsamo (1743-1795), que dava a si próprio o nome de Conde Alessandro di Cagliostro. Ganhava a vida praticando a medicina com magnetos; dedicava-se também à extorsão e fraude; envolveu-se ainda no famoso "Caso do Colar de Diamantes", quando vendeu a um cardeal um cintilante "diamante" feito por alquimia. Balsamo usava magnetismo animal em sessões que conduzia tão dramaticamente quanto Mesmer em suas *baquets.* Os partiticipantes dessas sessões podiam comunicar-se com anjos e com seus mortos queridos, graças à intervenção do grão-mestre, que era Bálsamo, naturalmente.

Em 1784, ano em que a comissão régia decidiu contra Mesmer, dois de seus alunos, o marquês de Puységur (1751-1825) e seu ir-

---

(**) N. T. — "Oh, Maravilhoso Amor".

mão, um militar reformado, iniciaram "experiências" de magnetismo animal em sua propriedade perto de Soissons. Seu principal paciente era o jardineiro Victor. O marquês registrou todos os acontecimentos de cada sessão mesmérica e publicou suas observações sobre o que chamou de estado de "sonambulismo artificial", no qual Victor era capaz de manter conversações inteligentes e lúcidas. Victor, comumente tímido e retraído, era menos desinibido durante o "sonambulismo" e o marquês concluiu que o rapaz tinha grandes poderes de clarividência que se manifestavam no transe. Além disso, o marquês descreveu o que seria hoje chamado de sugestão pós-hipnótica, sem compreender o que havia observado. Como Mesmer, ele acreditava que um fluido universal tinha o poder de impregnar o corpo e dar ao "camponês ignorante" seus extraordinários poderes. Os irmãos Puységur nada usavam dos processos cerimoniais de Mesmer porque trabalhavam com camponeses simples, que não estavam acostumados a tais acessórios. Os camponeses simplesmente se sentavam em roda de uma árvore que havia sido magnetizada, não com um magneto, mas com um fluido universal que os Puységur pensavam ser energia elétrica. Os irmãos não provocavam crises convulsivas; simplesmente faziam seus pacientes dormirem e lhes diziam que quando acordassem seus sintomas teriam desaparecido. Um pouco das patranhas fora assim eliminado do novo tratamento, embora a estranha teoria não tivesse sido revisada. O que os dois irmãos praticavam era sugestão por hipnose, processo usado ainda hoje.

Para seguir mais algumas ramificações do mesmerismo precisamos estender a narrativa até o século XIX. Um discípulo do marquês de Puységur, Charles Poyen, levou o magnetismo animal para os Estados Unidos. Poyen fez uma demonstração pública de magnetismo no Maine (1836), com o que convenceu um relojoeiro, Phineas Parkhurst Quimby (1802-1866), do valor da cura mental. Como Poyen e os De Puységur, Quimby acreditava firmemente que os fenômenos mesméricos eram elétricos e nunca realizava suas demonstrações de hipnose durante tempestades. Certa noite estava tão absorto em mesmerizar um jovem aluno seu, Lucius Burkmar, que não reparou quando começou uma tempestade elétrica. Burkmar, como de costume, caiu em transe e Quimby começou então a duvidar da validade da explicação elétrica. Quimby conquistou projeção nacional porque o povo acorria a ver seu aluno, que, em transe, com clarividente previsão, diagnosticava doenças e, ainda mais importante, era capaz de receitar o remédio apropriado. Certa vez, quando Burkmar aconselhou um paciente a tomar um medicamento caro e o paciente protestou, Burkmar replicou com uma recomendação para que tomasse uma droga mais barata. Os sintomas do paciente atenuaram-se quando ele tomou a droga mais barata e essa circunstância levou Quimby a acreditar que o que ocorria nada tinha a ver com o transe de Burkmar, sua clarividência, magnetismo animal ou fluidos invisíveis, mas que a fé indiscriminada em seus poderes e nos de Burkmar é que produzia resultados. A partir de então, Quimby ficou certo de que as curas eram efetuadas pela mente e não por eletricidade, e durante um quarto de século demonstrou o valor de sua "cura mental".

Em 1862, Quimby conheceu uma professora de 40 anos de idade que transformou sua fé em dólares e sua demonstração em um culto. Mary Baker sempre fora uma pessoa delicada, frágil, tensa, dada a "ataques" e dotada de ares estranhos. Casara-se duas vezes antes de conhecer Quimby. Esse encontro foi histórico nos anais da cura pela fé. Depois de ter sido tratada de sintomas neuróticos debilitantes por Quimby, ela se recuperou dramaticamente. Mesmer deixara os magnetos; Quimby deixara de mesmerizar. Mary Baker (posteriormente conhecida como Mary Baker Eddy depois de seu terceiro casamento) empenhou-se então em uma cruzada que levou à Ciência Cristã, movimento que abrangia a fé e a cura, sustentando que, como o Senhor nunca faz alguém doente, a doença é uma ilusão e a crença nas providências curativas de Deus destrói a ilusão da doença. A paradoxal difusão da Ciência Cristã nos séculos XIX e XX, ao lado dos contínuos e espetaculares progressos da Ciência médica, não foi devida apenas ao fato de os adeptos de Mary Baker Eddy serem sinceros crentes em sua missão. Esse poderoso movimento irracional não é senão outro testemunho do arraigado desejo de magia e fé sentido pelo homem.

Outros seguidores do marquês de Puységur atuaram ativamente na Alemanha e Inglaterra. Um deles, Johann Kaspar Lavater (1741-1801), foi um clérigo e famoso consultor espiritual. Tinha em Goethe um de seus amigos mais íntimos e mantinha constante comunicação com o conde Cagliostro. Lavater trabalhava fazendo um "diagnóstico de caráter" com base em características faciais e depois começava o tratamento baseado no sonambulismo de Puységur. Na Alemanha, o mesmerismo combinou-se assim com fisiognomonia. Na Inglaterra, John Elliotson (1791-1868), conhecido como um dos primeiros a usar o estetoscópio, liderou um movimento tendente a tornar aceitável pelas sociedades médicas uma combinação das técnicas de frenologia e magnetismo animal. Elliotson empregou também pela primeira vez o mesmerismo para diminuir a dor durante operações cirúrgicas e, devido a esta prática radical, foi demitido de sua função oficial de presidente da Real Sociedade Médica e Cirúrgica. Na Índia, entre 1845 e 1851, James Esdaile (1808-1859) executou mais de duzentas e cinquenta operações sem dores em sentenciados hindus com o emprego do mesmerismo. O emprego de gases anestésicos na década de 1840 diminuiu o interesse pelo uso do mesmerismo na cirurgia, mas os médicos haviam sido levados a ver que o mesmerismo era mais que fraude e "mera imaginação". Em 1843, James Braid, um cirurgião de Manchester, publicou *Neurypnology or The Rationale of Nervous Sleep,* no qual sustentou que nada havia de mágico nos estados de transe; eram causados simplesmente pelo excessivo cansaço muscular depois de prolongado período de concentração e consequente esgotamento físico. Braid não explicou o que era o transe, mas dissipou um pouco da atmosfera que o charlatanismo criara em torno do mesmerismo. O mesmerismo tornou-se então neuripnose; Braid relacionou-o com o estado de sono e mudou seu nome para hipnose (hypnos em grego quer dizer sono). Hipnose era um têrmo tranquilizadoramente científico e, à medida que avançava o século XIX, na mesma instituição onde Pinel tirara as correntes de seus pacientes, a Salpêtrière, a hipnose tornou-se uma matéria séria de investigação científica sob a influência de Jean Martin Charcot (1825-1893), o mais importante neurologista da era moderna.

Em tempos modernos e recentes há exemplos evidentes de práticas mágicas e charlatanismo, mas seu efeito de maneira nenhuma tem sido tão generalizado ou tão influente quanto foi o do mesmerismo. De fato, o que caracteriza os séculos XIX e XX é o declínio do impacto de sistemas mágicos sobre a medicina e a psiquiatria. Isto não quer dizer, porém, que sistemas errôneos de ideias não tenham tido consequências nos círculos médicos.

* * *

Para resumir, na Idade do Iluminismo podem-se ver três importantes desenvolvimentos que foram resultado direto dos acontecimentos intelectuais da Renascença e da Idade da Razão. O empirismo e o racionalismo, juntamente com métodos mais sofisticados de observação e classificação, fizeram com que os problemas da doença mental fossem focalizados com mais nitidez e tornaram possível aos homens encararem os doentes mentais com mais compaixão. Embora a paixão pela classificação por parte de Pinel e outros nem sempre levasse ao aumento do conhecimento, tornou possível uma maneira mais objetiva de encarar a insanidade e outros transtornos mentais. Além disso, o espírito da época reforçou o impulso em prol de tratamento mais humano dos insanos, como exemplifica o trabalho de Chiarugi, de Rush e dos médicos espanhóis. Na carreira de Pinel podemos ver com mais clareza esse movimento em direção a tratamento decente dos insanos, pois Pinel foi ao mesmo tempo um classificador extraordinário e um libertador dos insanos de suas correntes. À luz desses dois desenvolvimentos — ambos indicando um triunfo da razão sobre o medo — seria quase de esperar que ocorresse o terceiro grande progresso da idade: a eliminação da magia como modo importante de encarar a psiquiatria. Ainda hoje a superstição não foi totalmente erradicada, mas, do começo do século XIX para frente, a influência dos sistemas mágicos sobre a psiquiatria virtualmente desapareceu.

CAPÍTULO 9

A Reação Romântica

Os filósofos do Iluminismo tentaram criar uma nova sociedade baseada nos mesmos princípios racionais e mecanísticos que haviam ampliado com êxito o conhecimento do homem a respeito do universo físico. No início do século XIX, porém, o otimístico e vitorioso espírito do racionalismo entregou-se rapidamente à desilusão e a razão foi destronada pela redescoberta da profundeza irracional da psique humana. Instinto e paixão tornaram-se os pontos focais de interesse; *Weltschemerz* e o recuo da conquista do mundo exterior para a vida privada expressavam o novo espírito da época. Schiller expressou a desilusão dessa nova era romântica em relação ao conhecimento: *"Nur im Irrtum ist das Leben, und die Wahrheit ist der Tod"* — A vida é meramente um erro e a morte é a verdade. A ideia do século XVIII de que a razão poderia fazer do mundo um lugar melhor onde se viver passou a ser considerada ilusória; o consequente desencanto com o valor da racionalidade foi um pessimístico *tedium vitae*, um *"mal de siècle"* que dominou a mentalidade europeia e do qual Byron se tornou o intérprete mais influente.

Franz G. Alexander | Sheldon T. Selesnick

Assim, nas cinco primeiras décadas entre 1790 e 1840 houve um movimento para longe da razão na direção da emoção e da fé. Essa oscilação para o misticismo é com frequência considerada como regressiva, mas tal avaliação é uma opinião muito parcial sobre o progresso. Se o progresso consiste meramente no domínio intelectual do universo físico, então a era romântica interrompeu o inexorável avanço do credo científico. Mas se o conceito de progresso não se limitar exclusivamente ao crescente domínio do mundo físico, mas ampliar-se de modo a incluir o crescente conhecimento da vida interior e da personalidade do homem, então foram realmente grandes as contribuições da era romântica. A luta do homem com seu eu interior tornou-se mais fascinante e desafiadora que sua luta com o mundo exterior e esse mesmo conflito interior pela primeira vez passou também a ser uma questão intelectual central. Werther de Goethe encarna o neurótico introvertido desiludido e as peças de Heinrich Kleist tratam principalmente de psicopatologia. A vida de Julien Sorel, o herói de *O Vermelho e o Preto* de Stendhal, é outro exemplo do emprego literário de temas psicológicos. O crescente desencanto não surgiu sem causa.

Na política europeia, depois da queda de Napoleão, os negócios internos adquiriram predominância sobre grandes conquistas e rivalidades internacionais. Liderados pelo estadista austríaco, príncipe Mettemich (1773-1859), espírito orientador do movimento reacionário, a Alemanha, Rússia e França, com o consentimento e a tácita cooperação da Inglaterra, concordaram no Congresso de Viena (1814-1815) em restaurar o absolutismo, a ordem e a religião. Os governantes desses países viam inimigos não uns nos outros, mas em seus próprios povos, que tinham sido incitados pelos lemas da revolução e resistiam a tornar-se novamente "súditos". A classe dominante combatia seu inimigo interno pela repressão. Apareceu o estado policial, obra-prima de repressão política de Metternich. Por toda parte se moviam furtivamente delatores e agentes secretos. A ação política foi substituída por palavras e por altas, mas ineficazes, canções sobre liberdade e morte dos tiranos. A maioria dos homens, porém, retirava-se para suas casas e procurava a felicidade nos pequenos acontecimentos da vida cotidiana: "Gluck im Winkel." O interesse pele destino pessoal substituiu a participação grandiosa nos acontecimentos públicos e a ação revolucionária para reformar o mundo. Consequentemente, as experiências da vida cotidiana foram dotadas de exagerado conteúdo emocional, de modo que casos de amor, complicações passionais, amizades e intrigas pessoais tornaram-se extraordinariamente importantes. Ao cidadão do mundo do século XVIII, ativamente inclinados a criar uma nova sociedade de acordo com os princípios abstratos e universais da razão, sucedeu o pequeno burguês contente em introduzir-se discretamente no canto insulado de seu pequeno mundo.

Desenvolvimentos Psicológicos

Nessa espécie de atmosfera social floresceu o interesse pela psicologia, história e filosofia idealística, pois a mente voltada para si própria tinha de tornar-se cônscia das profundezas da vida interior.

Não é de admirar, portanto, que a primeira metade do século XIX tenha notável significação para a história da psiquiatria. A psiquiatria lida com o homem como pessoa; seu tema é a mente. Durante sua história civilizada, a humanidade tentou sistematicamente ignorar a "psique" como matéria de interesse científico e reduzi-la a mecanismos psíquicos. Esses mecanismos — que Hipócrates chamava de humores, ou secura ou umidade do corpo, Morgagni identificou como processos localizados no cérebro e Gall acreditou serem reconhecíveis por protuberâncias visíveis no crânio — recusaram obstinadamente deixar de existir.

Apesar dos esforços para mecanizar o homem, a "psique" reaparecia sempre de novo. Apareceu no quadro mundial de Platão povoado de "ideias", nas revelações introspectivas de Santo Agostinho, na ênfase dada pelos humanistas ao indivíduo como uma personalidade singular, na explicação psicogênica de Sydeham para a histeria, na tese metafísica de Spinoza sobre a identidade fundamental de corpo e alma, na força vital de Stahl e no "tratamento moral" dos insanos de Pinel.

O interesse em explicar a psique no início do século XIX foi, porém, mais definido que qualquer desses esforços anteriores na psicologia. Sua intenção e seu resultado foi tornar a psiquiatria parte integrante do resto da medicina.

O primeiro tratado sistemático de psicoterapia foi publicado em 1803 pelo médico alemão Johann Christian Red. Red foi um dos mais ruidosos promotores da reforma hospitalar, mas sua contribuição mais significativa foi propugnar o método psicoterapêutico de maneira sistemática e imaginativa. Da mesma forma que Pinel e outros psiquiatras do século XVIII e princípios do século XIX, Red foi fortemente influenciado pelas ideias da psicologia empírica, mas mostrou-se mais experimental e intuitivo que seus contemporâneos e mais sistemático na aplicação de seu método psicológico no tratamento de doentes mentais. Em suas *Rhapsodien uher die Anwendung der psychischen Curmethode auj Geisteszerruttungen"* — "Rapsódias sobre a aplicação da psicoterapia a perturbações mentais" — título tipicamente romântico, formula pela primeira vez sistematicamente os princípios, assim como as diversas técnicas de tratamento psicológico. Ainda estava muito longe de formular uma teoria compreensiva de personalidade; suas ideias de influenciar as manifestações patológicas do paciente por meio de certas técnicas terapêuticas (expor o paciente silencioso a ruídos altos ou colocar o paciente excitado em um aposento escuro e sem barulho) são ingênuas e toscas. Mostra-se, porém, inteiramente convencido de que a doença mental é um fenômeno psicológico, cuja causa exige métodos psicológicos de tratamento. "Não faz muito tempo que eu comecei a aplicar métodos de tratamento psíquico à cura da doença mental e reconheci que ela deve ser curada por tais métodos." Diz que o trabalho de Pinel sobre a insanidade é "excessivamente rico" em pormenores, mas "fraco em sistema", tendo falta de princípios e originalidade.

Reil reconheceu claramente as enormes dificuldades que a psicoterapia precisa vencer. Diz que o psicoterapeuta precisa de talento, perspicácia, conhecimento e facilidade técnica maiores que as dos médicos que lidam com doenças corporais, mas que isso não deve ser considerado desencorajador porque a psicologia oferece ao médico um novo instrumento capaz de corrigir até mesmo doenças corporais.

Reil via claramente que existe uma interação entre os fenômenos psicológicos e fisiológicos no organismo e reconhecia ser necessário explicar a personalidade sadia para que a alma doente pudesse ser compreendida. Acentuava, porém, que a psicologia não devia ser meramente normativa. Desejava que ela contivesse todo o conhecimento "psicológico" sobre a interação mútua entre acontecimentos psicológicos e fisiológicos, e se tornasse parte integrante da ciência da medicina, igual em importância à farmacologia.

Reil estava declaradamente convencido, e mais solidamente que qualquer de seus predecessores, da íntima relação entre corpo e mente. "Sentimentos e ideias, em suma, influências psíquicas, são os meios apropriados pelos quais as perturbações do cérebro podem ser corrigidas e sua vitalidade pode ser restaurada."[2] Esta tese é a base de todo seu sistema psicoterapêutico. Em uma palavra, ele propunha curar doenças mentais principalmente por influências psicológicas — posição notável considerando-se que Reil era também um especialista em anatomia cerebral. (Seu nome foi dado a uma parte do cérebro, a "ilha de Reil".) Reil considerava a observação clínica sólida muito mais valiosa que a filosofia de poltrona para atingir seu objetivo terapêutico. Detestava também o emprego indiscriminado de agentes farmacológicos; por exemplo, dizia que os opiatos podiam produzir sintomas mentais.

Reconheceu também claramente o papel da excitação sexual nas perturbações mentais. Refere-se a mulheres histéricas que ficaram perturbadas devido à sua incapacidade de ter filhos e que adquiriram delírios de gravidez, como resultado da frustração de seu instinto reprodutor. Para doenças mentais causadas por problemas sexuais Reil recomenda relações sexuais. "O platônico espiritual que se tornou psicótico devido a seu delírio sobre a pureza do sexo feminino deve ser provido de uma prostituta que curará seus delírios, seduzindo-o para o atoleiro das inclinações sujas."[3] Essa declaração mostra claramente que Reil, filho de um ministro e homem de rígidas convicções morais, era antes de tudo um naturalista que encarava a psiquiatria como um ramo da medicina baseado no conhecimento científico do cérebro, assim como da psique. Outros métodos de tratamento que Reil sugere são terapia ocupacional, terapia musical e terapia teatral;

por meio da última tentava modificar padrões habituais de sentimento e ação em seus pacientes fazendo com que assistissem a uma peça. O fundamento dessa técnica é que os pacientes ficam psicologicamente envolvidos nos argumentos. Reil acreditava que isso estimulava a autoconsciência dos pacientes. À medida que se desdobravam os perigos retratados no drama, os sentimentos e a inteligência do paciente eram ativados, forçando-o a encontrar meios se salvar-se de perigos imaginários semelhantes.

A psicologia em que se baseavam os diversificados processos terapêuticos de Reil era pouco mais que tosco senso comum; ele usava recompensa e castigo, intimidação e apelo à razão da mesma maneira como fazem os pais quando procuram influenciar o comportamento de seus filhos. Contudo, sempre que usava um recurso técnico, como assustar um paciente, Reil apresentava um fundamento psicológico para opor-se ao emprego dessas técnicas de maneira sádica. Chamava a essas técnicas de "tortura não perniciosa".

A contribuição de Reil à psiquiatria foi ter esboçado um programa terapêutico empiricamente baseado. Contudo, o tempo ainda não estava maduro para que esse programa fosse posto em prática. Além disso, Reil estava impregnado da parcialidade filosófica do Iluminismo, com sua tendência a generalizar. Com efeito, tendia a generalizar demais e não considerava a singularidade do indivíduo, que é melhor compreendido com base na história de sua vida particular. Por exemplo, expor todos os pacientes silenciosos ao ruído do disparo de canhão — como propôs Red — é ignorar que alguns desses pacientes talvez se tenham retirado para o silêncio devido a uma assustadora experiência de ruído.

Na França, os homens que seguiam Pinel continuavam a tradição desse eminente clínico e reformador. Embora reconhecessem a importância central das "paixões" — a maior preocupação dos psiquiatras românticos alemães — seu principal efeito sobre a história do desenvolvimento psiquiátrico reside em sua precisa execução clínica da reforma hospitalar. O mais eminente discípulo de Pinel, Jean Etienne Dominique Esquirol (1772-1840), seguiu com tanta precisão o trabalho de seu mestre que as contribuições dos dois homens são frequentemente confundidas. Como Pinel, Esquirol não se entregava a especulações filosóficas ou fisiológicas sobre doença mental.

Em muitos sentidos, suas descrições de síndromes clínicos são ainda mais precisas que as de seu mestre. Essas descrições eram frequentemente acompanhadas de estatísticas, em uma das primeiras tentativas de emprego desse método na história da psiquiatria. Esquirol relacionou os acontecimentos psicológicos precipitantes que pareciam significativos no colapso mental de centenas de seus pacientes na Bicête e na Salpêtrière. Fez a primeira descrição precisa da idiotia, mas advertiu que nem todos os defeitos intelectuais podiam ser incluídos nessa categoria, pois a aparente falta de inteligência de um indivíduo pode resultar de uma preocupação com seus próprios pensamentos e sentimentos, diminuindo assim sua capacidade de pensar inteligentemente em matérias abstratas. Esquirol, pela primeira vez, distinguiu entre alucinações (termo que ele cunhou) e delírios: alucinações são impressões sensórias, como, por exemplo, ouvir ou ver objetos que não existem e que são inteiramente produtos da mente; delírios são falsas impressões baseadas na má interpretação de um estímulo sensório real. Esquirol tentou classificar formas de doença mental de acordo com monomania afetiva ou uma perturbação em determinado aspecto do comportamento, como, por exemplo, monomania homicida ou incendiária. Se uma das monomanias estava ligada à depressão, Esquirol usava o termo lipemania. A classificação de Esquirol não está em uso geral hoje em dia; ainda assim, alguns pacientes mentais, como os paranoides e os neuróticos obsessivos menos gravemente perturbados podem ruminar sistematicamente sobre um tema central ao qual dedicam toda sua atenção e podem portanto ser considerados monomaníacos. Esquirol percebeu que a capacidade de raciocínio do homem é subserviente a suas necessidades emocionais. Esta ideia fora exposta muitas vezes depois do declínio da filosofia escolástica, mas foi Esquirol quem a aplicou especificamente às perturbações mentais. Acentuou ele que da monomania pode resultar ação criminosa e que esse tipo de criminoso não deve ser punido, mas deve ser tratado em um hospital de doentes mentais. Discípulos de Pinel, particularmente Guillaume Ferrus (1784-1851) e François Leuret (1897-1851), contribuíram também para a psiquiatria forense preconizando tratamento para os criminosos insanos. Leuret acentuou que impulsos fortes podem dominar a consciência de um homem e forçá-lo à prática de atos criminosos. Isso contrariava a crença popular da época e ainda contraria o pensamento de algumas mentalidades jurídicas de hoje, as quais afirmam que todos os criminosos são desprovidos de consciência. Felizmente, as ideias de Leuret a respeito da incapacidade de dominar e conter impulsos esmagadores estão sendo cada vez mais reconhecidas pelo judiciário.

O livro clássico de Esquirol, *Des maladies mentales considerées sous les rapports médical, hygiénique e médico-légal* (1838), foi um texto básico durante mais de meio século e estimulou seus alunos a contribuírem com novas e básicas definições para a psiquiatria clínica. Jean Pierre Falret (1794-1870) acreditava que a terminologia antes empregada para mencionar pacientes mentalmente enfermos tinha implicações negativas. Reconhecendo as implicações sociológicas do afastamento do paciente da sociedade, propugnava ele que a doença mental fosse chamada de "alienação mental".[4] Os médicos que tentavam restabelecer o contato do paciente com seu ambiente social tornaram-se por isso conhecidos como alienistas. Além disso, Falret, depois de cuidadosas observações clínicas, concluiu que pacientes deprimidos frequentemente tinham disposições alternadas de excitação maníaca, que chamou *de la folie circulaire* (1854). Jules Baillarger (1809-1890) chamou esse síndrome clínico de *folie à double forme*. Desde os tempos do romano Aretaeus nunca tinha havido o entendimento de que disposições depressivas podem ser interrompidas por períodos de exaltação no mesmo paciente. Essas condições foram posteriormente chamadas de psicoses maníaco-depressivas pelos pesquisadores alemães do fim do século XIX. Baillarger, como seu mestre, Esquirol, interessou-se pelos fenômenos alucinatórios. Descreveu alucinações no estado hipnagógico — quando a pessoa está a meio caminho entre sono e consciência — e descreveu alucinações que ocorrem em delírio devido ao alcoolismo. Étienne Georget (1795-1828) foi um jovem clínico cujas descrições de perturbações mentais eram tão exatas que descreveu com precisão uma forma grave de psicose mais tarde denominada hebefrenia. Embora Georget parecesse compreender que certas ideias inaceitáveis não são levadas à consciência e ficam, portanto, reprimidas, não desenvolveu mais esse profundíssimo conceito. Estava ainda fora do alcance dos seguidores de Esquirol entender a psicologia como um estado de processos dinâmicos de emoções e ideias que tanto no insano como nas pessoas sãs têm uma significativa continuidade e interligação. Ainda não operavam sistematicamente com o princípio da causalidade psicológica. Este princípio inerente à psicologia motivacional parece não ter sido uma consequência da psiquiatria descritiva, mas existir apesar dela, e só se concretizou com o trabalho de Freud. Ainda assim, a contribuição dos seguidores de Esquirol consistiu em lançar os alicerces de uma nova disciplina médica, a psiquiatria clínica, introduzindo uma maneira erudita e metódica de classificar e descrever sintomas mentais. Seu conhecimento de acontecimentos fenomenológicos levou a uma sistematização mais ampla das entidades clínicas por parte dos psiquiatras alemães do fim do século XIX. Além disso, todos esses homens, com verdadeiro espírito humanitário, executaram reformas de Pinel na administração hospitalar. Seu interesse pelo conteúdo psicológico foi reforçado pelo clima ideológico do começo do século XIX, mas suas contribuições refletem fundamentalmente o ponto de vista clássico e racionalista de Pinel.

A orientação clínica dos seguidores de Pinel e Esquirol oferecia ao mesmo tempo vantagens e limitações. Esses psiquiatras não se cingiam a falar e especular sobre doença mental, mas estudavam cuidadosamente seus pacientes. Escreveram sobre perturbações do raciocínio, afetos, memória e discernimento, mas não estabeleceram relação entre eles e o mau funcionamento da personalidade total. Descreveram sintomas, síndromes e padrões de comportamento mais ou menos isolados, mas não compreenderam que essas eram manifestações superficiais de uma perturbação subjacente básica da mais vital função do organismo, isto é, coordenar seus diferentes aspectos em uma unidade harmoniosa.

Um passo na direção de uma psicologia capaz de encarar sintomas mentais como manifestações de perturbações da personalidade inteira foi dado por um dos mais originais psiquiatras da época, J. Moreau de Tours (1804-1884), que também foi discípulo de Esquirol. Moreau e alguns de seus contemporâneos na

Alemanha preocuparam-se com as forças irracionais, emocionais e ocultas da personalidade e foram assim verdadeiros representantes da tendência romântica. Procuraram compreender a pessoa como um todo, a totalidade da pessoa doente e o desígnio psicológico invisível por trás da loucura. Progrediram a partir da tendência meramente descritiva e classificativa dos seguidores de Pinel e foram pronunciadamente mais dinâmicos em suas opiniões. Todos eles se anteciparam a certos aspectos do pensamento psicanalítico e nesse sentido se aproximaram da orientação de nossos dias mais que seus predecessores e seus sucessores imediatos na segunda metade do século. Moreau convenceu seus colegas de que a base do entendimento psicológico de outra pessoa é a introspecção. Antes que possa saber o que é a dor, a pessoa precisa experimentá-la e Moreau, a fim de ter experiência pessoal de sensações peculiares, chegou até a tomar haxixe. Antecipou-se assim aos psiquiatras de nossos tempos que tomam drogas alucinógenas a fim de experimentar estados psicóticos.

Moreau salientou pela primeira vez que os sonhos oferecem verdadeira pista para o conhecimento das funções mentais perturbadas. Sonhos, disse ele, são feitos do mesmo material que alucinações e assim oferecem um elo de ligação entre a pessoa sadia e o insano; sonhar é a psicopatologia transitória da pessoa normal. Moreau não empregou o termo "inconsciente", mas chegou perto desse conceito quando escreveu sobre dois modos de existência. "Parece, portanto, que dois modos de existência — duas espécies de vida — são dados ao homem. O primeiro resulta de nossa comunicação com o mundo exterior, com o universo. O segundo não é senão o reflexo do eu e se alimenta de suas próprias fontes internas distintas. O sonho é uma espécie de território intermediário onde termina a vida exterior e começa a vida interior."[5] Moreau compreendia que a pessoa insana "sonha acordada" e que "... delírio e sonho não são meramente análogos, mas absolutamente idênticos."[7] Moreau descreveu os fenômenos psicológicos completamente subjetivos que ocorrem no estado de sonho, quando o homem se retira do mundo exterior fechando-se aos estímulos exteriores transmitidos pelos órgãos dos sentidos, e explicou que a ausência do impacto da realidade exterior dá ampla liberdade às forças irracionais e ilógicas da mente.

Esses processos psicológicos subjetivos livres sem restrições da realidade caracterizam o estado de sonho e as psicoses. A pessoa insana é alienada do mundo exterior e vive apenas sua vida interior privada; quando se alucina vê e ouve, não o que a realidade lhe mostra, mas o que deseja ver e ouvir. Esses conceitos de Moreau anteciparam-se à distinção básica de Freud entre os processos psicológicos "primários" e "secundários". Os processos primários são primitivos pelo fato de a fantasia seguir seu próprio rumo ditada exclusivamente pela realização do desejo e sem influência do impacto da realidade exterior. Na descrição de Freud, processos psicológicos secundários são aqueles que ocorrem através de pensamento racional resultante de contato com a realidade, ou, como Moreau descrevera anteriormente, resultante de "comunicação com o mundo exterior".

Outras opiniões de Moreau eram menos viáveis. Entre elas estava sua comparação entre gênio e insanidade, que levou a um daqueles becos sem saída não raros na história do pensamento psiquiátrico. Moreau explicou que a semelhança entre esses dois estados decorria de sua origem comum na superatividade da mente. Se essa superatividade resultasse em funcionamento mais intensivo, aparecia a qualidade de gênio; se resultasse em maior aberração e perturbação, ocorria a insanidade. Esta ideia do *dégénéré supérieur* teve considerável persistência durante todo o século XIX porque concordava com o interesse romântico pelo indivíduo singular.

A tendência dinâmica e integrativa exemplificada pelas opiniões de Moreau sobre a psicose, não como aberração parcial e circunscrita, mas como manifestação da personalidade total, refletia também as ideias de alguns psiquiatras alemães, entre os quais Johann Christian Heinroth (1773-1843). Heinroth tinha profunda compreensão intuitiva do conflito interior; impregnado de tradição luterana, expressava suas ideias sobre ele em terminologia religiosa. A alma era tradicionalmente um território fronteiriço entre teologia e psicologia. Mesmo naturalistas como Aristóteles não puderam evitar conceitos religiosos sobrenaturais. Aristóteles atribuiu ao *nous* — o princípio intelectual que governa a natureza — uma origem divina. O próprio Spinoza conservou, senão outras coisas, pelo menos a expressão "Deus" como sinônimo de seu universo completamente despersonalizado. O movimento protestante, tomando o homem responsável perante sua consciência, reforçou o motivo psicológico na religião, conservando ainda a fé dogmática tradicional na verdade revelada. Santo Agostinho, o mais penetrante de todos os psicólogos religiosos, evitou dar ao autoconhecimento função independente. O homem sozinho sem auxílio de Deus não pode conseguir vida boa; a fé indiscutida na verdade revelada é a resposta suprema.

No protestantismo a "consciência individual" tomou-se um novo princípio religioso. Não estava em contradição com a fé, mas o homem passava a enfrentar seu Deus através do representante interior de Deus, sua própria "consciência individual".

A "consciência", que Freud mais tarde chamaria de "superego", ia tomar-se uma pedra angular da psicologia psicanalítica. Heinroth sustentava que a causa fundamental da perturbação mental é o pecado, que para ele era equivalente a egoísmo. Expressava em terminologia religioso-moralista o conceito central da psiquiatria moderna, o de conflito interior. Se tivesse empregado a expressão atual, "sentimento de culpa", em lugar de pecado, Heinroth teria sido mais prontamente reconhecido como precursor da psicanálise. Tal como foi, há tendência geral a desprezá-lo como curandeiro religioso. Quando definiu a doença mental como resultado do pecado, Heinroth não queria dizer que todos os neuróticos e psicóticos cometiam verdadeiros atos pecaminosos. Referia-se aos pecados de pensamento que ofendem nosso senso moral. Exposta em termos modernos, a origem da perturbação mental é o conflito entre impulsos inaceitáveis (o id) e a consciência (o superego).

Heinroth considerava os processos psicológicos como divididos em três níveis de funcionamento. O nível mais baixo representava as forças instintuais e sentimentos (em termos modernos, impulsos do id) cujo objetivo é o prazer. À segunda fase chamou de ego (*ich*), que funciona através da orientação do intelecto. O objetivo do ego (que é inteiramente egocêntrico) é a "segurança em relação ao mundo exterior" e "o gozo da vida". A principal característica do ego é a "autoconsciência". Corpo e psique não são senão dois aspectos da mesma coisa, que aparece exteriormente no espaço como corpo e interiormente como psique. Que esses dois aspectos do eu não são divisíveis é a tese principal de Heinroth. Não é de admirar, portanto, que ele tenha sido o primeiro a empregar o termo "psicossomático".

Ao terceiro e mais alto nível de funcionamento mental Heinroth dava o nome de consciência *(Gewissen)*. No entender dele, o ego desenvolve-se do nível mais baixo de organização psicológica através do reconhecimento da diferença entre o mundo e o eu. Como se verá, isto é idêntico ao conceito de Freud sobre o início do desenvolvimento do ego. Como acentuou Freud, o ego diferencia-se do id aprendendo a distinguir entre estímulos interiores e aqueles que provêm da realidade exterior. Heinroth declara que a consciência se desenvolve por uma diferenciação dentro do ego, aparecendo primeiro como algo alheio ao ego, algo que se opõe aos esforços egocêntricos do ego. Esta força mais alta, que é uma parte do ego, produz um conflito dentro do ego.[8] Para designar essa força mais alta Heinroth emprega o têrmo "supemós" *(Uber-uns)*.[*]

O supernós é, portanto, uma diferenciação posterior dentro do ego e representa um conflito entre o ego basicamente egocêntrico e a orientação altruística "mais alta". Heinroth descreve-o como o elemento divino dentro da psique do homem e diz que não são muitos os seres humanos que conseguem efetivamente o desenvolvimento de um supernós: na maioria, a voz da consciência é fraca, a consciência permanece como corpo estranho dentro do eu e a vida é uma luta contínua entre o egoísmo básico do homem e sua razão. O homem que a obtém vive apenas para servir aos outros: *"Er lebt fur sich bloss um der anderen willen."*

Para Heinroth a saúde mental consistia na plena assimilação dos princípios da consciência dentro do ego. Só aqueles poucos que conseguem essa união são mentalmente sadios, interiormente "livres" e felizes. A doença mental decorre do conflito com a consciência.

Definindo o pecado como equivalente a egoísmo, inevitavelmente Heinroth tinha de propor uma questão central: Quem abre mão do

---

(*) A natureza coletiva dos comandos dessa força mais alta foi provavelmente o que influenciou Heinroth a empregar o plural supernós, em lugar do singular *"Uber-ich"* ou superego, como fez Freud posteriormente.

egoísmo sem abrir mão da própria vida? Por isso, tinha pouca esperança de curar permanentemente a doença mental. Todavia, como a moral é também inegável atributo do homem, Heinroth oportunamente aceitou a solução agostianiana para reconciliar esses dois princípios inerentes, mas contraditórios: A fé na verdade revelada é o remédio.

As contribuições de Heinroth para a psicoterapia foram muito menos originais que suas opiniões teóricas a respeito da natureza da doença mental. Como os de seus predecessores, seu método era principalmente reeducativo. Recomendava correção cognitiva para perturbações do discernimento e inculcação de princípios morais para perturbações da volição. Contudo, Heinroth revelou muita sabedoria na ênfase que deu aos poderes auto curativos da mente. Era inteiramente hipocrático nesse ponto de vista e dava todo o crédito aos poderes curativos naturais. Acreditava nos poderes curativos do tempo e advertia contra a tentativa de usar terapia em excesso. Talvez mais do que muitos psiquiatras modernos, tinha consciência do perigo do excesso de tratamento e do perigo inerente à psicoterapia pré-psicanalítica, tentando ajudar antes que a pessoa compreenda a natureza do problema.

Seu arsenal terapêutico incluía praticamente todos os métodos tradicionais de tratamento físico e psicológico. Como tratamento físico, recomendava eletricidade, calor, sangria, fisioterapia, dieta e regulamentação das funções digestivas. Em suas medidas psicoterapêuticas dava ênfase à eliminação ou aumento da estimulação, incluindo, para este último, a privação de sono. Usava coação física e castigo, mas também recomendava relaxamento — diversões e viagens ou, em alguns casos, trabalho excessivo. Não aplicava indiscriminadamente esses métodos, que eram baseados em considerações psicológicas bastante gerais e vagas. Heinroth era verdadeiro filho da era romântica e acreditava firmemente em que a individualidade de cada paciente devia ser o guia fundamental para a escolha da terapia. Pensava que em geral as mulheres precisavam de um método psicoterapêutico diferente dos homens e insistia em que a atitude do médico tinha de ser ajustada à personalidade singular do paciente. Alguns pacientes, dizia ele, precisam de calor e bondade, outros de firmeza e força; e pacientes de países diferentes deviam ser tratados de maneira diferente. Sua oposição ao tratamento de rotina assinala um significativo passo em direção à psicoterapia individualizada.

Na avaliação geral da posição de Heinroth na psiquiatria pode-se declarar que, no *pormenorizado conhecimento* da dinâmica da personalidade, não prestou contribuições duradouras, mas em seus *princípios gerais,* particularmente na ênfase que deu ao conhecimento do paciente antes de dedicar-se a qualquer tratamento especial, em seu reconhecimento da natureza individual de cada caso, em sua confiança hipocrática nos poderes curativos naturais da mente e, acima de tudo, no reconhecimento do conflito moral existente no fundo de todas as perturbações mentais, atingiu um nível notavelmente adiantado de *insight.* Em sua orientação geral foi um dos psiquiatras mais modernos do século XIX e chegou mais perto do atual espírito de psiquiatria dinâmica do que muitos dos que o seguiram.

Orientação basicamente semelhante à de Heinroth caracterizou os escritos de numerosos outros psiquiatras do mesmo período. Pensavam eles que as funções da personalidade estavam enraizadas nas forças instintuais e volitivas do homem. Sua orientação era inteiramente biológica; a vida psicológica para eles era a manifestação de um organismo que consideravam como entidade psicobiológica. Encaravam os processos mentais tanto normais como anormais como manifestações da personalidade total.

Alexander Haindorf (1782-1862) escreveu um manual de psiquiatria sobre doenças mentais (1811) no qual discutiu as origens fisiológicas dos impulsos e sua influência sobre o raciocínio, e tentou estabelecer relação entre eles e as diferentes partes do cérebro. Não só considerava o organismo humano como uma unidade psicobiológica, mas também foi um dos primeiros a ter a ideia de que os conflitos emocionais resultam da perturbação do funcionamento normal dessa unidade, levando à doença mental. Friedrich Gross (1768-1852), filósofo que posteriormente se tornou psiquiatra, tentou combinar conceitos filosóficos com reações fisiológicas e propôs que o homem é influenciado por forças fisiológicas, das quais não tem consciência, e que determinam suas reações. Se essas forças são obstruídas e não conseguem encontrar saída, ocorre a doença mental. Freud posteriormente sustentou opinião semelhante e definiu essas forças em termos de instintos. Na terminologia moderna, se os impulsos instintuais não são satisfatoriamente desabafados ou sublimados, ocorre a neurose ou uma condição psicossomática. Como Groos, Karl Wilhelm Ideler (1795-1860), que foi inspirado pelos escritos do vitalista Georg Stahl, acreditava que os impulsos instintuais, a que deu o nome de "paixões", quando intensos e insatisfeitos, podem resultar em um colapso do funcionamento da personalidade. Ideler antecipou-se mesmo à opinião moderna quando sugeriu que pode ser encontrada agressividade excessiva em pacientes antes de um colapso mental e que tal agressividade desempenha papel decisivo em delírios de perseguição quando tais pacientes se tornam psicóticos.[9]

Um método psicossomático de aparência singularmente moderna foi esposado por Friedrich Eduard Beneke (1798-1854) quando propôs que as ideias podiam ser simbolizadas e expressadas em reações físicas. Este conceito foi reintroduzido no método psicossomático da medicina em época recente e aperfeiçoado quando Franz Alexander fez distinção entre reações transmitidas pelo sistema motor sensório e pelo sistema nervoso autônomo.

Cruciais para o método psicossomático foram as opiniões de Ernst von Feuchtersleben (1806-1849), que criticou os filósofos por perpetuarem a dicotomia mente-corpo. Como os modernos psicossomatistas, ele considerava corpo e mente "um fenômeno singular invariavelmente, único e indivisível"[10]. Acreditando que a doença mental era resultado de perturbação da personalidade, Feuchtersleben foi um dos poucos escritores românticos que acentuaram a importância da psicoterapia nessas enfermidades. O método psicológico de encarar os doentes mentais, acreditava ele, ajudava o paciente a compreender o desenvolvimento de seu desvio e, portanto, a psicoterapia era uma forma de "segunda educação". Nunca antes das décadas de 1940 e 1950, quando a teoria da aprendizagem foi desenvolvida, se deu tão claramente ênfase à visão da psicoterapia como forma de reaprendizagem ou reeducação.

As ideias psicodinâmicas desses psiquiatras românticos foram eclipsadas depois de meados do século pelo ressurgimento da psiquiatria orientada no sentido orgânico e clínico. O desaparecimento da orientação psicodinâmica foi tão completo que as contribuições de Freud pareceram a seus contemporâneos inteiramente novas. Todavia, o que Freud teve de enfrentar foi o método classificatório descritivo dos escritores da última parte do século XIX. Evidentemente Freud não estava familiarizado com os escritos desses homens da era romântica e precisou encontrar sua própria orientação psicobiológica. Muito depois que a influência de Freud revolucionou a psiquiatria é que os historiadores psiquiátricos contemporâneos, como E. Harms, W. Riese e G. Zilboorg, reconheceram a significação dos psiquiatras do período romântico.

Na perspectiva de hoje em dia, a psiquiatria romântica nos atrai devido à sua orientação dinâmica, sua compreensão da totalidade da pessoa como entidade psicobiológica e seu reconhecimento do enraizamento biológico das forças psicológicas. Esse período coloca em nítido relevo a pobreza conceituai do período seguinte, suas classificações puramente descritivas e seu niilismo terapêutico, de que só recentemente nos recuperamos. Isso talvez explique o excessivo entusiasmo de alguns dos modernos redescobridores da psiquiatria romântica, que tendem a ignorar suas fraquezas inerentes. Os românticos reviveram a filosofia vitalista dos antigos, que encaravam a vida como realização de um plano divino e os processos vitais como manifestação de uma força dirigida para um objetivo místico. Essa inclinação metafísica não era resultado de observações cuidadosas, mas de especulações visionárias, e, portanto, tornou-se inevitável uma reação contra o episódio romântico. Apesar de todos os seus estimulantes lampejos de imaginação e *insight* intuitivo os românticos ressentiam-se da falta de uma sólida base de fenômenos clinicamente observados e por isso seus conceitos pareciam visionários voos da fantasia.

Em nenhum lugar essas deficiências da era romântica são expostas com mais clareza que no trabalho de Karl Gustav Cams (1789-1869), inicialmente um obstetra, que voltou seu interesse primeiro para a *Naturphilosophy* e depois para a psicologia. No referente às perturbações mentais, Canis não tinha experiência de primeira mão; não sendo inibido pelo conhecimento clínico da maneira como as pessoas mentalmente doentes se comportavam, sentia-se livre para entregar-

-se a ilimitada especulação. Seu livro *Psyche* (1846) esposa firmemente a posição romântica, no referente não só à psicologia e doença mental, mas também à fisiologia e patologia geral. O eixo central da filosofia de Carus, como da de Freud, é o conceito do "inconsciente", que o primeiro equiparava à força vital criadora. Isso é semelhante ao Eros de Freud e idêntico ao Id de Groddeck, de que falaremos mais adiante. Podem-se escolher trechos de seu livro que parecem enganadoramente modernos, mas há também outras declarações que poderiam ter sido escritas há dois mil anos. Há ilhas de *insight* visionário em seu livro, cercadas por um oceano de generalizações vagas e confusas. Lemos na Introdução uma declaração de aparência muito moderna:

"A chave para compreensão da essência dos processos mentais conscientes reside na região do inconsciente. Todas as dificuldades ou, ainda mais, a aparente impossibilidade de compreender precisamente os mistérios da mente tomam-se compreensíveis desse ponto de vista. Se fosse realmente impossível achar na consciência o inconsciente, dever-se-ia resignar a não compreender a psique. Vale dizer, compreender o próprio eu. Todavia, se essa impossibilidade é apenas aparente, então o primeiro objetivo da ciência da psicologia deve ser determinar de que maneira a mente humana pode descer a essas profundezas."[11] Carus afirma repetidamente em "Psyche" que as ideias conscientes da infância caem posteriormente no "oblívio" do inconsciente quando a criança amadurece.

De fato, Freud escreveu frases semelhantes meio século mais tarde. Freud, porém, descobriu efetivamente um método operacional para penetrar nas profundezas da personalidade do homem. Carus propõe o problema, mas não consegue oferecer instrumentos metodológicos para atingir o objetivo que expôs com admirável clarividência. Precisamente nisso, nessa falta de conhecimento operacional, reside a razão cardial por que o movimento romântico não conseguiu adiantar a psiquiatria e a psicoterapia.

Carus é particularmente confuso, quando escreve sobre o "inconsciente", o qual significa muito mais que o conteúdo mental consciente que em alguma época do passado se tornou inconsciente: o inconsciente é praticamente equivalente a todo o processo vital, tanto orgânico como mental. Esse conceito que abrange tudo toma-se por isso quase sem significação. O inconsciente anima todos os processos fisiológicos; portanto todas as doenças orgânicas estão enraizadas na mente inconsciente. As doenças orgânicas são ideias estranhas e "parasitárias", sobrepostas ao sadio plano inconsciente de autorrealização do organismo. A origem dessas ideias estranhas — origem da doença — não é clara nos escritos de Carus. O conflito entre o sadio desígnio organizacional original do inconsciente e essas ideias estranhas é a essência da doença. Enquanto esse conflito não atinge a mente consciente lidamos com doenças orgânicas; quando esse conflito penetra na mente consciente, aparecem as perturbações mentais. Esta teoria assemelha-se a uma errônea teoria psiquiátrica corrente de inclinação metafísica": a de que a doença orgânica (doença psicossomática) é uma "psicose de órgão".

É evidente que esses pináculos metafísicos de raciocínio abstrato não oferecem um raio de esperança para lidar com fenômenos clínicos. Em reação a essa espécie de pensamento romântico, indisciplinado e inteiramente tórico, mais ou menos em 1850 o pêndulo do pensamento psiquiátrico voltou a oscilar para o outro extremo: intenso interesse em dispor os dados em classificações muitas vezes sem sentido e em localizar a sede da doença mental no sistema nervoso. Na segunda metade do século XIX a psiquiatria passou por um período estéril de coleta de dados antes que pudesse ser revivido um ponto de vista dinâmico. Depois foi temperada por uma tradição solidamente firmada de observação controlada e rigoroso raciocínio. O gênio de Sigmund Freud consiste nesta mistura de talentos especulativos e científicos, que lhe permitiu sintetizar essas duas orientações extremas.

Precursores da Neuropsiquiatria

Embora a primeira metade do século XIX tenha tido orientação fortemente psicológica, o começo da neurologia ocorre nessa época.

De início os discípulos de Pinel e Esquirol, dentro do espírito do Iluminismo, seguiram basicamente um caminho eclético, acentuando mais a descrição e classificação que a explicação. Estudiosos alemães, seguindo o modo da era romântica, deram ênfase à psique do homem. Acontecimentos ocorridos nas ciências médicas causaram a gradual transição da ênfase eclética e romântica para a ênfase neurológica.

Em meados do século a medicina começou a formar conceitos modernos incorporando os princípios da física e química. A psiquiatria também tentou tomar-se moderna e científica explicando o comportamento desordenado em termos de estrutura e função nervosas dilaceradas. Este conceito materialista da doença mental teve suas raízes na formulação de Morgagni em 1761 de que as doenças se originam em perturbações localizadas dos órgãos corporais. Este conceito foi incentivado nos primeiros anos do século XIX, quando médicos franceses propuseram que o foco da doença estava nos tecidos dos órgãos e, finalmente, em meados do século XIX, quando pesquisadores alemães localizaram doença nos elementos básicos finitos dos tecidos, as células.

A produtividade científica e artística francesa atingiu novo auge durante a primeira metade do século XIX, quando a França se tornou um centro de conhecimento médico. Em todos os cantos da Europa e dos Estados Unidos estudantes iam ouvir preleções dos renomados clínicos, entre os quais um dos fundadores da histologia, Marie François Xavier Bichat (1771-1802). Pinel observara a Bichat que a unidade estrutural da perturbação patológica podia estar mais precisamente localizada do que Morgagni suspeitava. Antes do desenvolvimento das lentes acromáticas e do microscópio composto aperfeiçoado (cerca de 1825), Bichat realizou mais de quinhentas autópsias, trabalhando a olho nu. Identificou vinte e um tipos de tecidos. Em 1800 Bichat propôs pela primeira vez uma teoria da doença baseada nos tecidos: quando os tecidos de um órgão ficam enfraquecidos tornam-se vulneráveis a doenças e o tecido doente é o local primário da patologia.

Na Alemanha, país que achara o romantismo muito congenial, a ciência precisou purificar-se das vagas especulações dos filósofos românticos que haviam começado a impregnar toda a medicina. Essa tarefa foi executada por Johannes Peter Muller (1801-1858) e seus discípulos, o embriologista Rudolf von Kölliker (1817-1905), Hermann von Helmholtz (1821-1894), Rudolf Virchow (1821-1902) e Friedrich Henle (1809-1885), o histopatologista. Em seus primeiros anos Muller deixou-se impressionar por Schelling, Goethe e outros filósofos românticos. Depois de ter conquistado seu diploma médico em Bonn, seguiu para Berlim, onde os chefes dos departamentos biológicos eram céticos quanto ao valor da medicina de divagações filosóficas. Depois de ter-se tornado professor de anatomia, fisiologia e patologia em Berlim, Muller também estava firmemente convencido de que o progresso médico dependia de experimentação e observação; encorajava seus colegas a deixarem as bibliotecas e irem ao laboratório para usar os novos microscópios, pois pensava que um psicólogo devia ser também um biologista. O próprio Muller era um incansável experimentador; dizem que escreveu mais de quinze mil páginas de materiais descrevendo suas experiências e desenhou trezentas e cinquenta gravuras ilustrativas.

Sir Charles Bell (1774-1842), eminente neurologista inglês, propusera em 1811 que as raízes posteriores da medula espinhal transmitem sensação ao sistema nervoso central e que as raízes anteriores transmitem os impulsos motores. Este conceito neurológico básico foi desenvolvido pelo fisiologista francês François Magendie (1783-1855). O trabalho desses dois cientistas foi corroborado por cuidadosas investigações de Muller, que sugeriu ainda, em sua lei de energia nervosa específica (1840), que cada órgão sensório reage a um estímulo de sua própria e singular maneira.

Estimulados por Muller, fisiologistas começaram a medir com precisão os fenômenos neurofisiológicos; por exemplo, Hermann von Helmholtz mediu efetivamente a velocidade de um impulso nervoso em experiências com os músculos de rãs. Muller incentivou também Theodor Schwann (1810-1882) a estudar tecidos animais com o recém-aperfeiçoado microscópio composto. Schwann encontrou em tecidos animais o que seu íntimo amigo, o botânico Mathias Jakob Schleiden (1804-1881), havia encontrado em todos os tecidos vegetais, a saber, uma estrutura única. Em 1838, a teoria celular de

Schleiden-Schwann propunha que a estrutura básica de toda matéria viva era a célula e que todos os tecidos eram constituídos de células. Schleiden e Schwann não sabiam de onde provinham as células e por isso lançaram a teoria de uma substância proteica primordial. O conhecimento de que as células provêm de outras células foi provado por vários investigadores, mas talvez mais conclusivamente por outro dos discípulos de Muller, o maior patologista de sua época, Rudolf Virchow.

A ideia básica de Virchow de que *omnis cellula e cellula* — todas as células provêm de células — logo o levou ao conceito de que toda a patologia podia ser entendida em termos de doença celular. Propôs então que a doença se desenvolve quando estímulos severos perturbam os processos vitais da célula. Durante séculos a ciência médica tentara descrever doenças com base em uma substância anormal específica que causasse a doença. Os meticulosos estudos de Virchow provaram que o processo da doença podia ser melhor descrito com base na patologia celular perturbada. A ciência não podia mais então voltar às fantasias dos vitalistas, que falavam em invisíveis substâncias etéreas. Sob o microscópio as células de um corpo doente revelavam diferenças concretas inegáveis em relação às células encontradas em órgãos sadios; e os conceitos de Virchow tiveram na transformação do pensamento médico em meados do século XIX tanta influência quanto os de Morgagni haviam tido no fim do século XVIII. Contudo, as vidas desses dois radicais homens de pensamento científico, Morgagni e Virchow, foram impressionantemente diferentes. Morgagni, com todo seu radicalismo científico, foi um sólido conservador e figura não controvertida em sua época. Virchow, por outro lado, era tão heterodoxo em suas crenças políticas quanto em suas opiniões científicas. Foi um democrata em todo o sentido da palavra e declarado adversário de Bismarck.

Como a ala direita na Alemanha não tendia a tolerar oposição, a participação de Virchow na Revolução de 1848 fez com que ele perdesse sua posição em Berlim. Aceitou então uma nomeação em Wurzburg. Frustrado em sua luta pela reforma social e política, dedicou-se a expandir seus conceitos de patologia celular. Em 1858, publicou *Die Cellular-pathologie in ihrer Begrundung auf physiologis-*

che und pathologische Gewebelehre ("Patotogia celular baseada em histologia fisiológica e patológica"), livro que assinala o início da era moderna na medicina.

No ano seguinte, Charles Darwin (1890-1882) publicou sua obra clássica, *The Origin of Species by Means of Natural Selection,* que introduziu na biologia as regras de mudança e probabilidade que se haviam mostrado tão úteis nas ciências físicas. A teoria de Jean Lamarck segundo a qual as qualidades adquiridas pelos animais durante sua luta pela sobrevivência eram transmitidas às novas gerações através da hereditariedade foi então substituída por uma teoria que podia ser verificada em experimentos de criação. Darwin propôs que as diferenças ocasionais entre indivíduos pertencentes à mesma espécie tomam alguns deles superiores em sua luta pela existência e, em consequência de sua sobrevivência, disseminam-se características que resultam em adaptação. Não era mais necessário explicar o propósito dos organismos vivos através de uma força vital mística que perseguisse objetivos pré-estabelecidos. O abismo entre organismos animados e inanimados parecia finalmente transponível e ficou assim aberta, para nunca mais voltar a ser fechada, a porta para um vigoroso ataque aos mistérios da biologia pelos métodos das ciências naturais. O último santuário da crença em uma força espiritual trabalhando dentro do organismo havia sido destruído e parecia nada haver capaz de impedir que métodos científicos explicassem todos os mistérios da vida orgânica e da psicologia.

★ ★ ★

Assim, a Era Romântica caracterizou-se por uma reação, mas uma reação na direção do progresso. Em seu novo e entusiástico interesse pela natureza da psique, os românticos levaram a psiquiatria ao limiar dos conceitos e técnicas modernas. Promovendo o tratamento humano dos doentes mentais — especialmente encarando cada pessoa doente como indivíduo que exigia tratamento individualmente padronizado — e dando origem a ideias sobre o inconsciente, a natureza dos sonhos, os instintos e a complexidade da personalidade total, os românticos tornaram possível à psiquiatria romper com as classificações dos seguidores de Pinel. Tais classificações eram inicialmente essenciais, mas tenderam a tomar-se estéreis codificações. Esse avanço permitiu à psiquiatria voltar à maneira dinâmica de encarar a doença mental e, com novas descobertas na neuropsiquiatria, tornou possível o nascimento da idade moderna da psiquiatria.

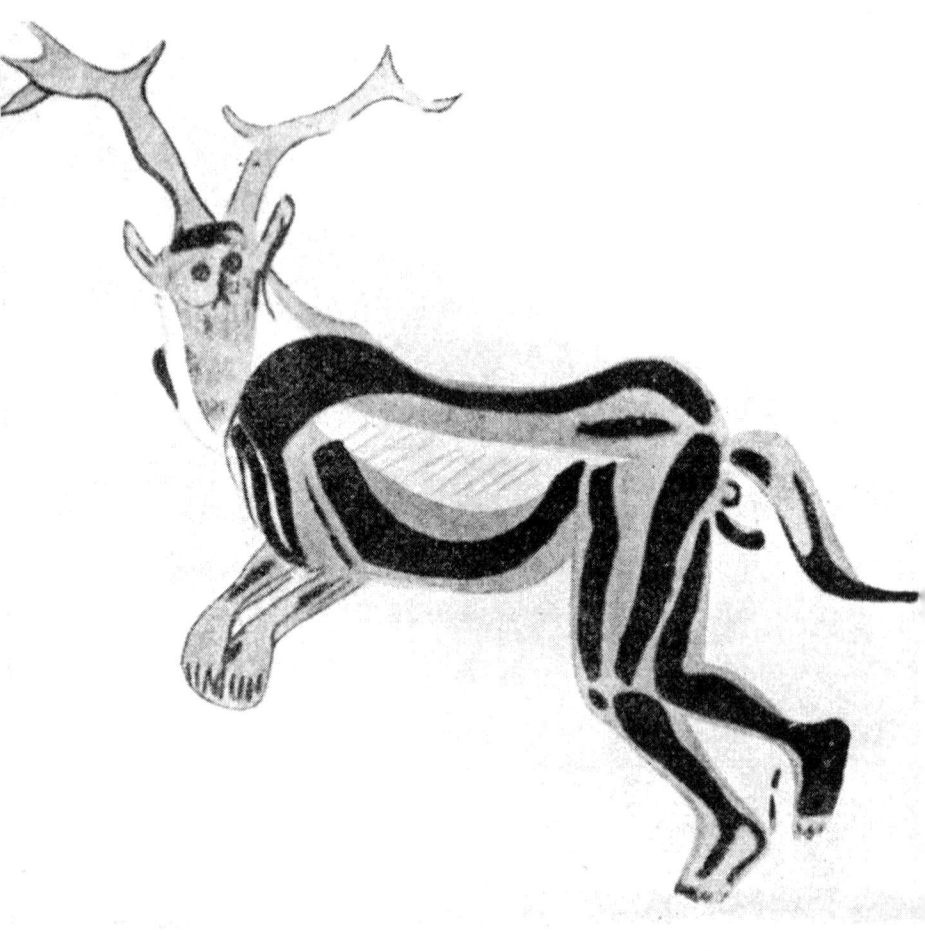

O primeiro psiquiatra — o médico feiticeiro da tribo — tal como foi retratado por um artista pré-histórico na Caverna de Trois Frères, em Ariège, na França.

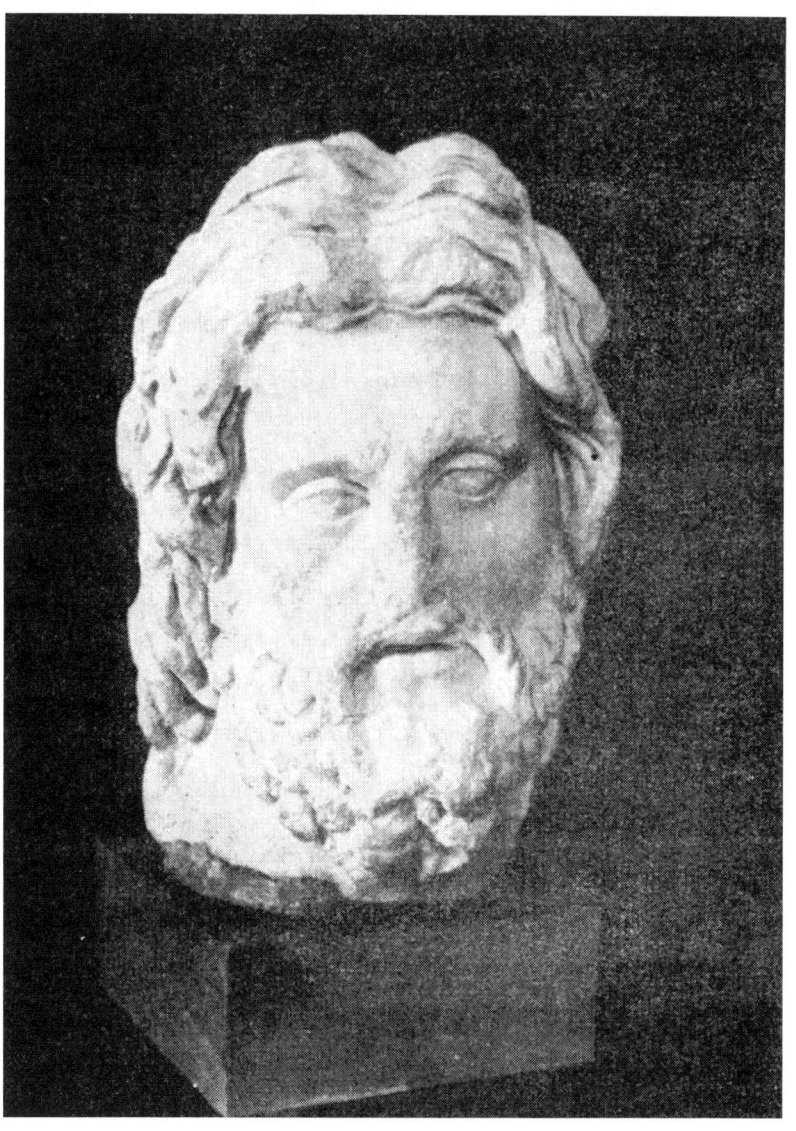

Cabeça de Cristo, adaptada pelos cristãos do busto de Esculápio, o deus grego da medicina (Museu Arqueológico da Jordânia).

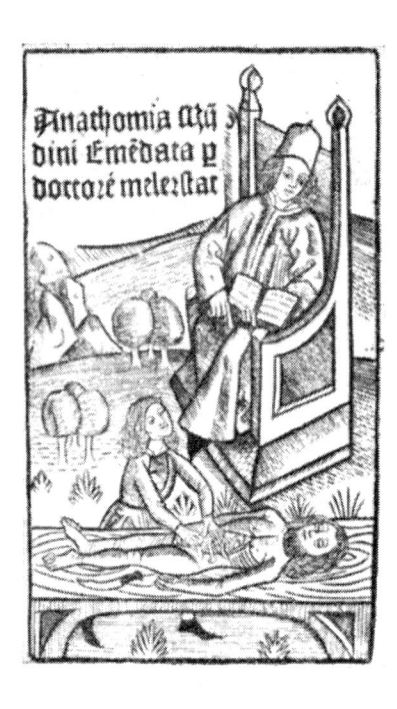

O método medieval de dissecação no ensino médico é mostrado na gravura. Mundinius leciona sentado em sua cadeira enquanto um assistente deisseca o cadáver (Biblioteca Pública de Nova York).

Na gravura, representando a revolução da Renascença, Vesalius executa pessoalmente a dissecação, ao mesmo tempo que leciona para os estudantes reunidos a seu redor.

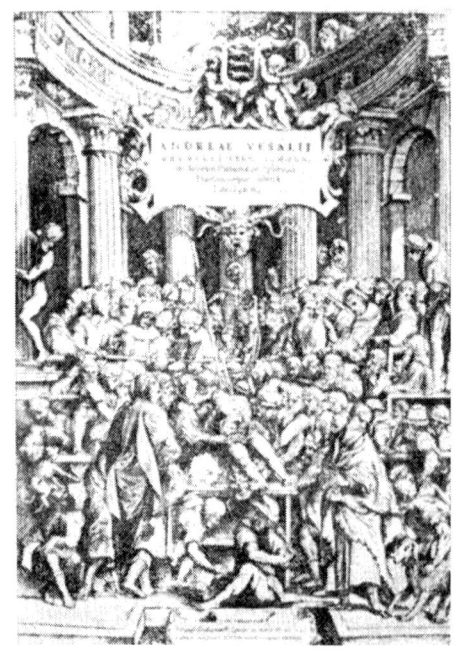

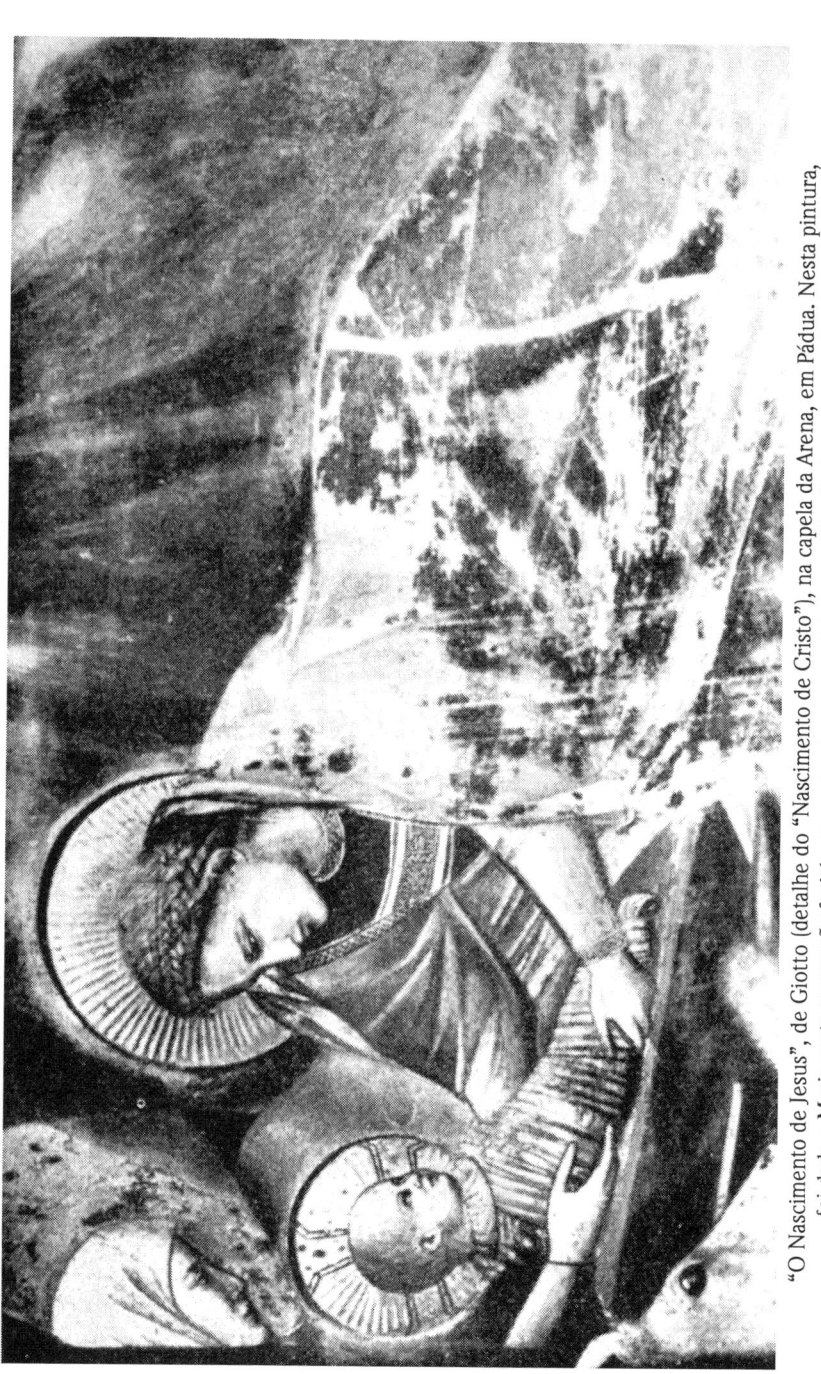

"O Nascimento de Jesus", de Giotto (detalhe do "Nascimento de Cristo"), na capela da Arena, em Pádua. Nesta pintura, foi dada a Maria certa expressão facial, em contraste com as pinturas medievais desprovidas de expressão.

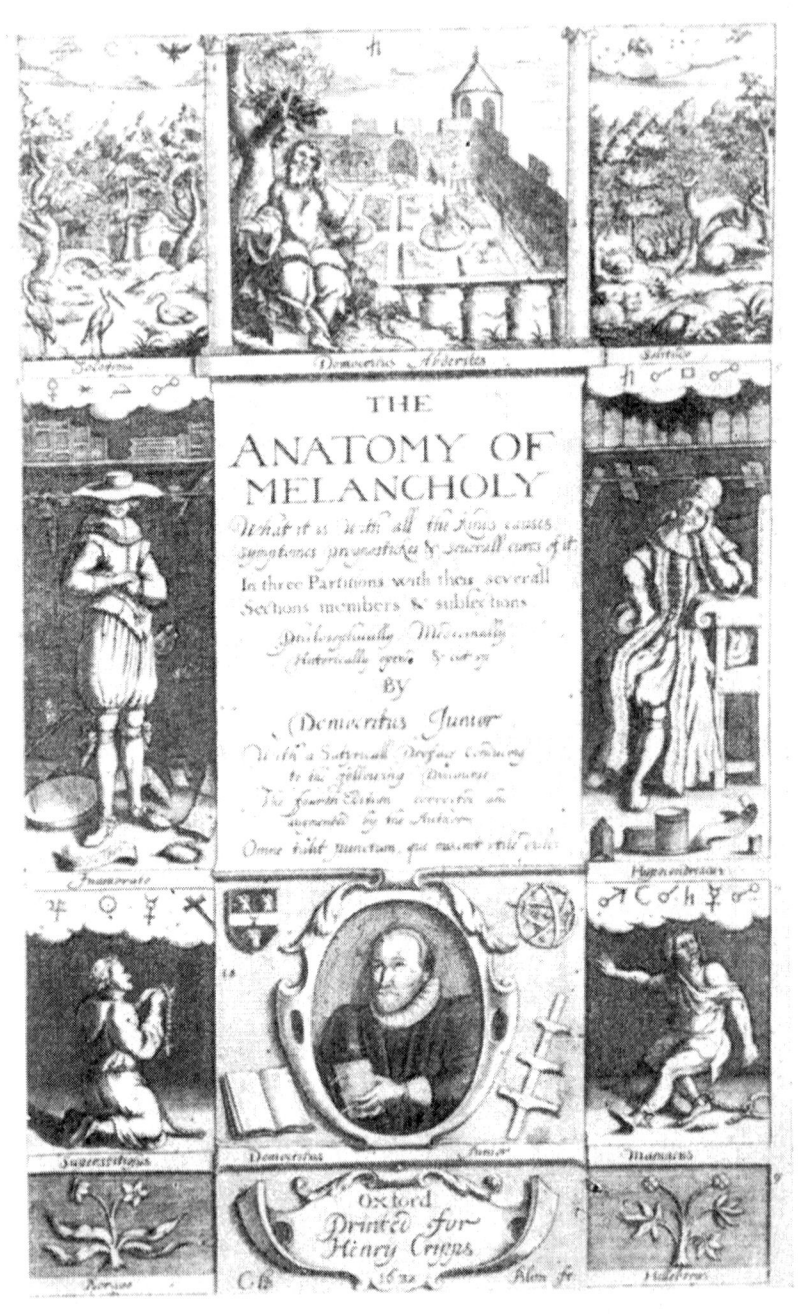

Frontispício de "Anatomy of Melancholy", de Robert Burton.

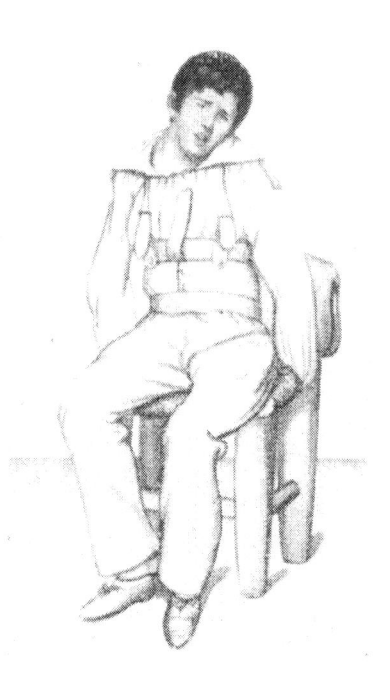

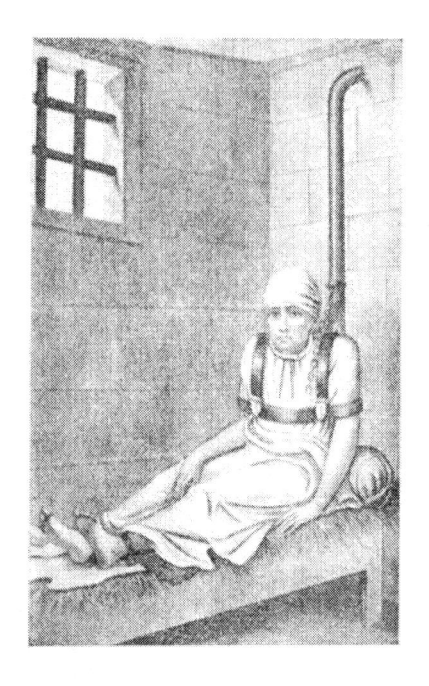

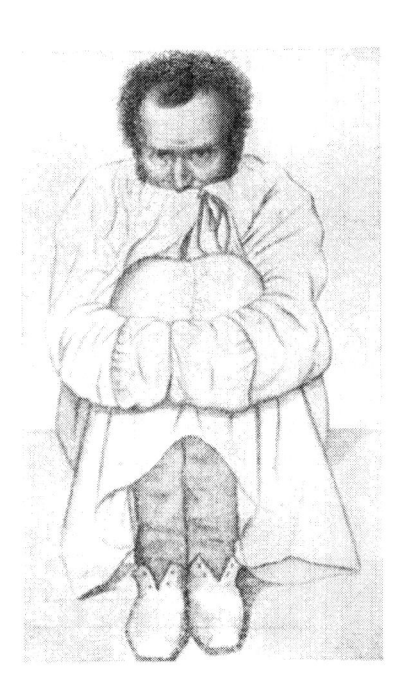

Três métodos empregados no século XVIII para conter os insanos.

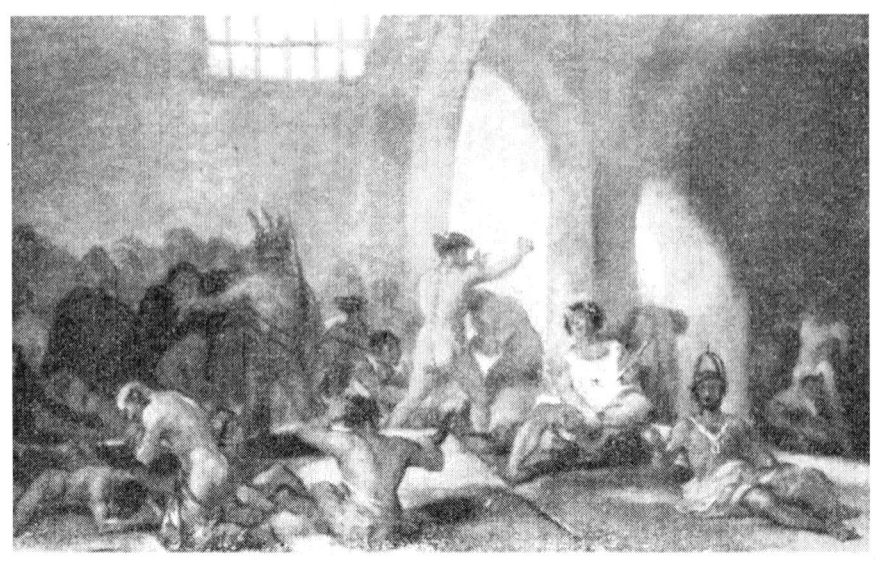

"O Manicômio", de Goya (Real Academia de Belas Artes de San Fernando).

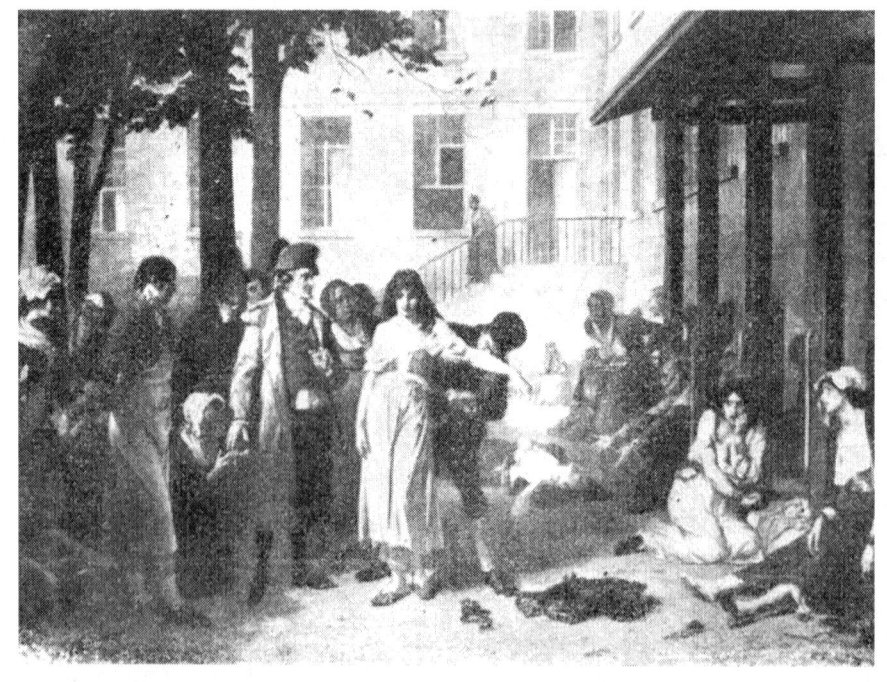

Pinel desacorrentando os insanos no Hospital da Salpêtrière.

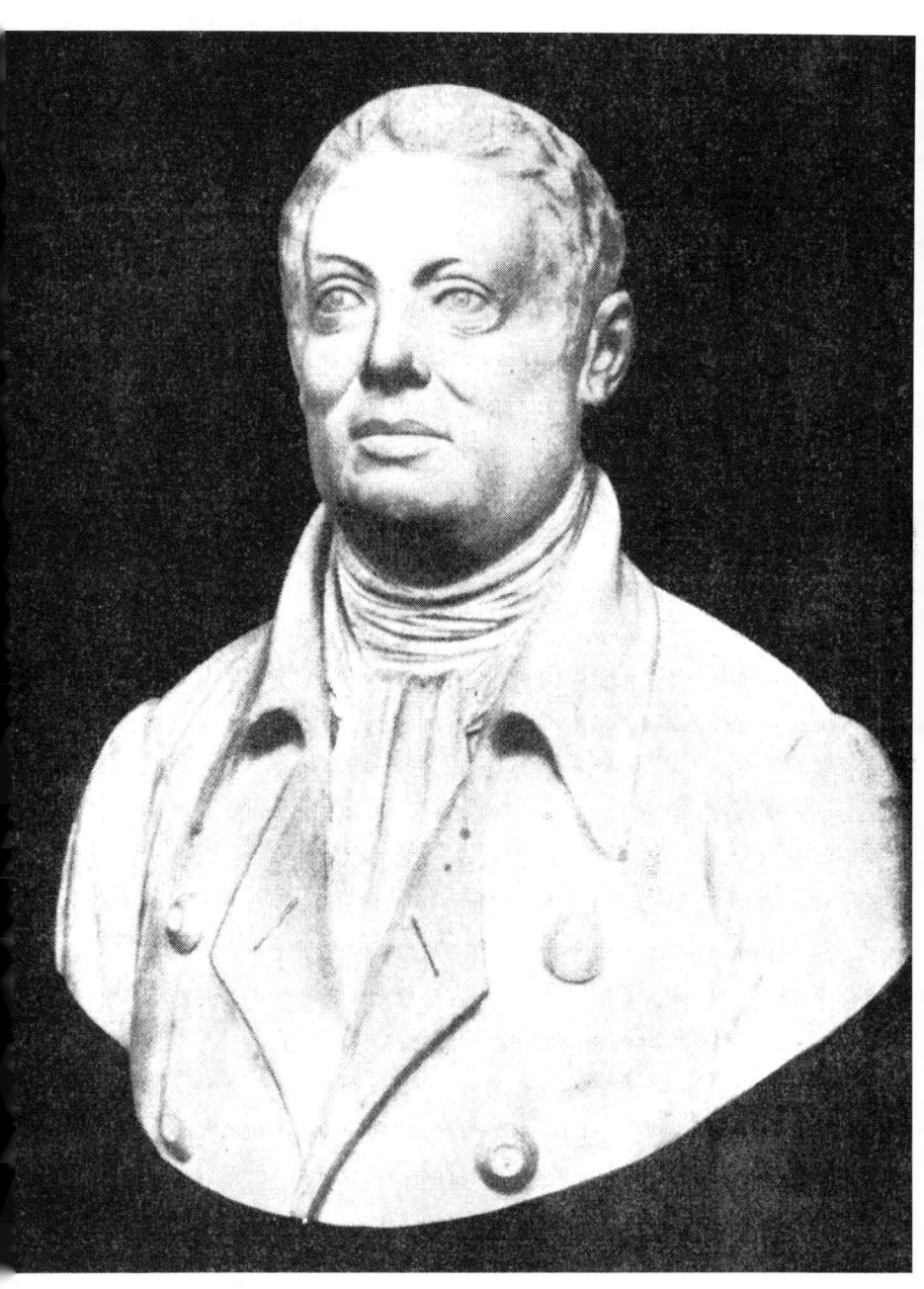

Vicenzo Chiarugi, como Pinel, foi um dos primeiros campeões do tratamento humano e compreesivo dos doentes mentais.

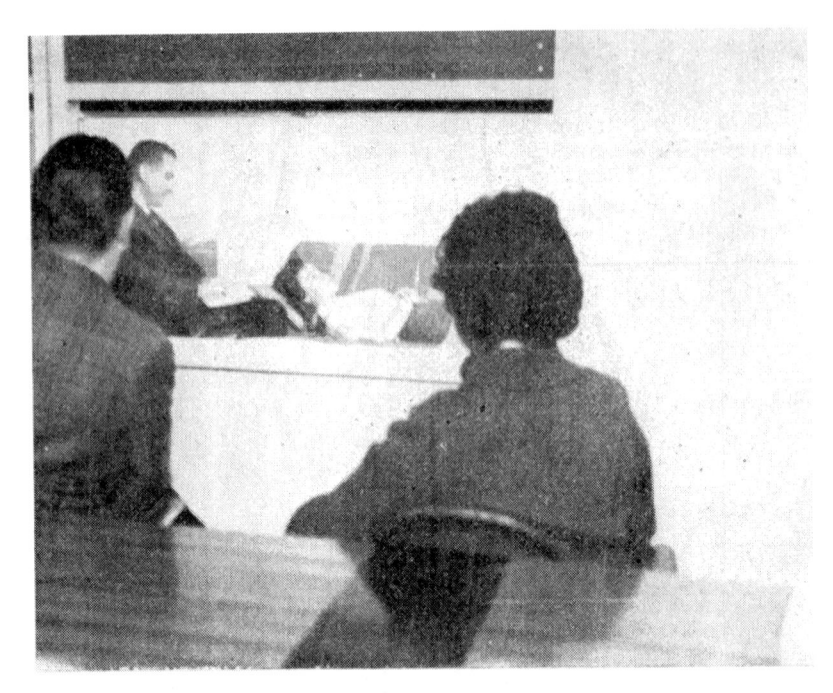

Duas espécies de tratamento, observadas por estudantes no Centro Médico Cedars-Sinai, através de espelho que só permite ver de um dos lados para o outro. Ao alto, psicanálise; embaixo, terapia centralizada na família.

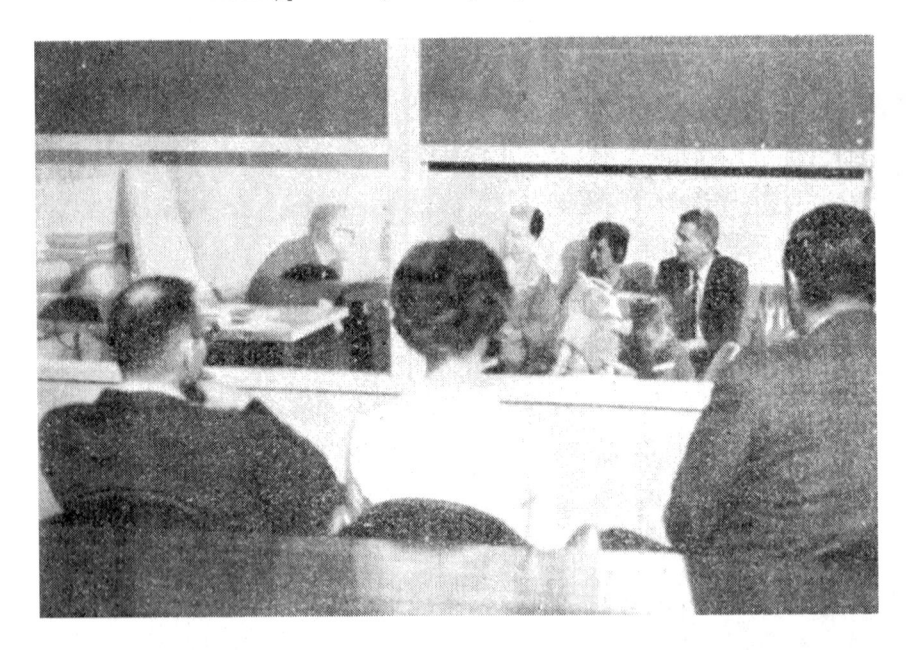

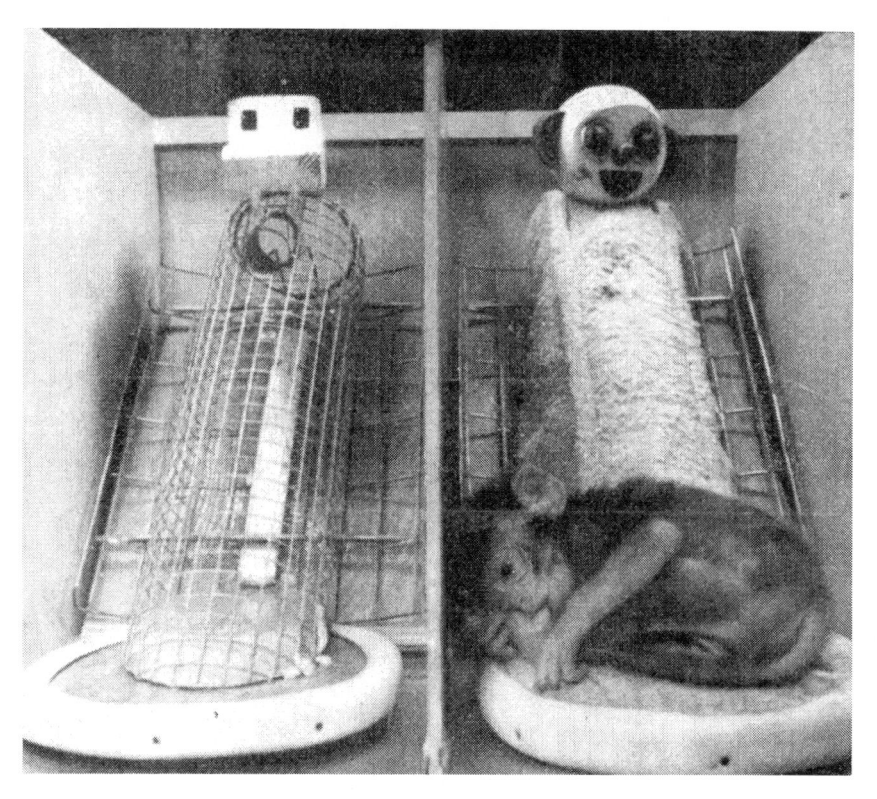

A experiência de Harlow com macacos, mostrando a preferência do animal pelo substituto de mãe feito de pano em relação ao substituto feito de arame (Cortesia do dr. Harry Harlow).

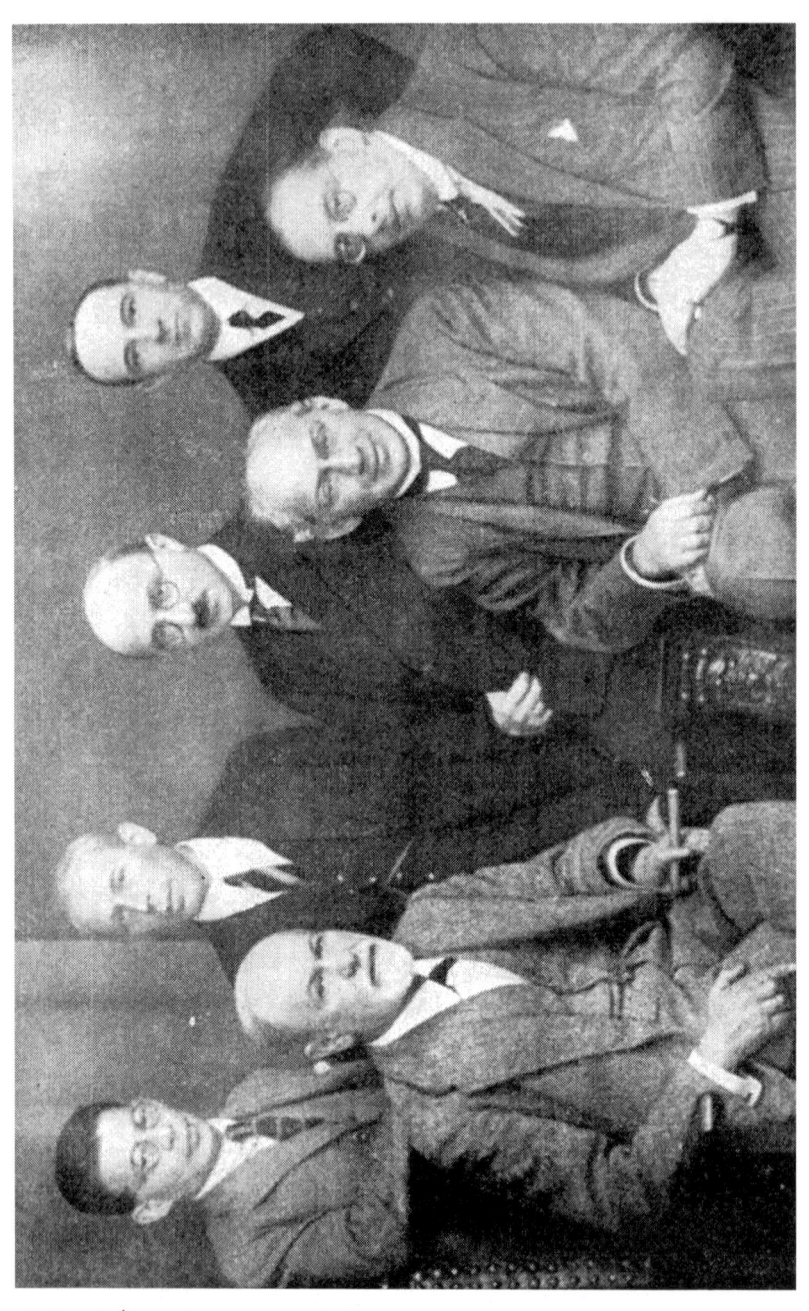

O Círculo Íntimo. Da esquerda para a direita: Otto Rank, Karl Abraham, Max Eitingon, Ernest Jones; sentados: Freud, Sandor Ferenczi e Hans Sachs.

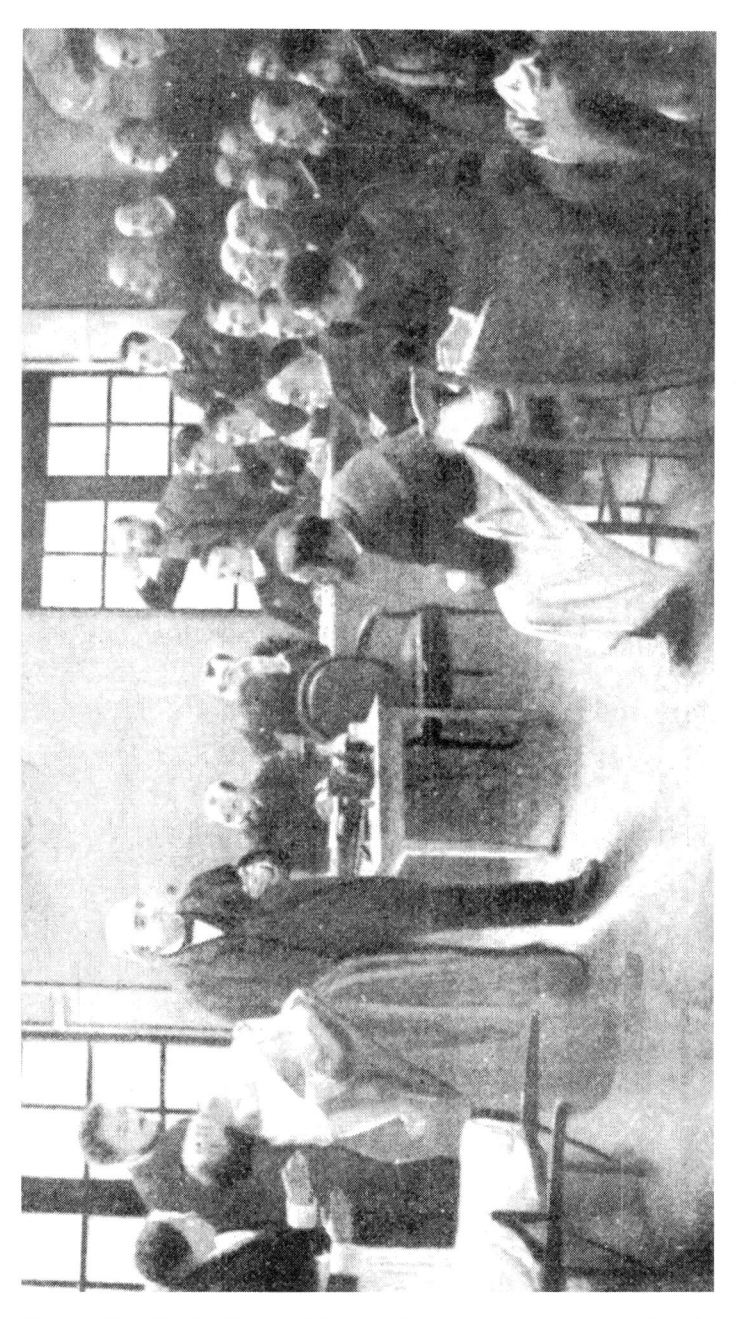

A clínica de Jean Martin Charcot. O homem de avental sentado no primeiro plano, é presumivelmente Freud.

Das Ich und das Es

von

Sigm. Freud

1.—8. Tausend

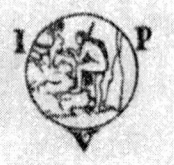

Internationaler Psychoanalytischer Verlag
Leipzig · Wien · Zürich

Frontispício original de "O Ego e o Id", de Freud.

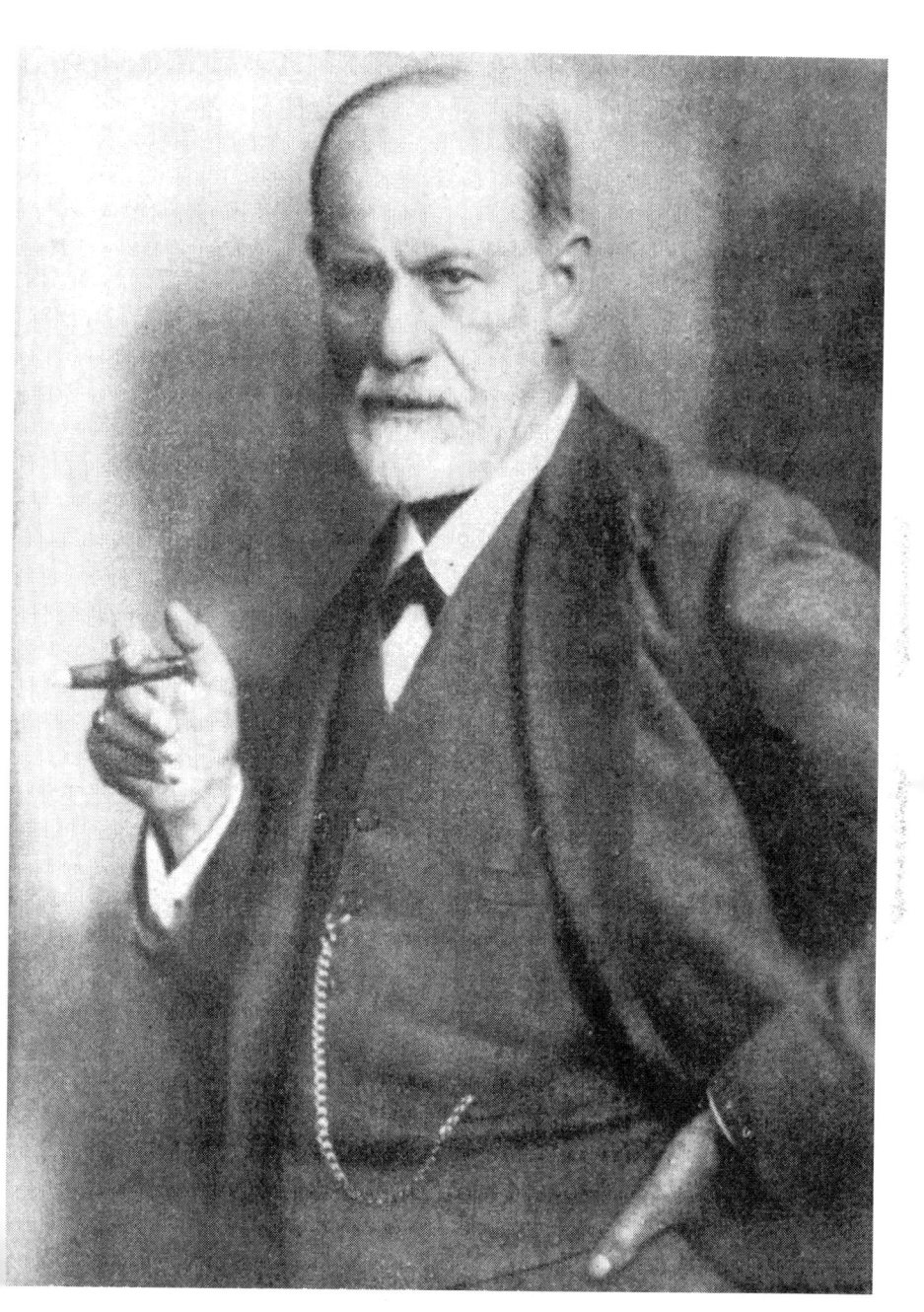

Sigmund Freud

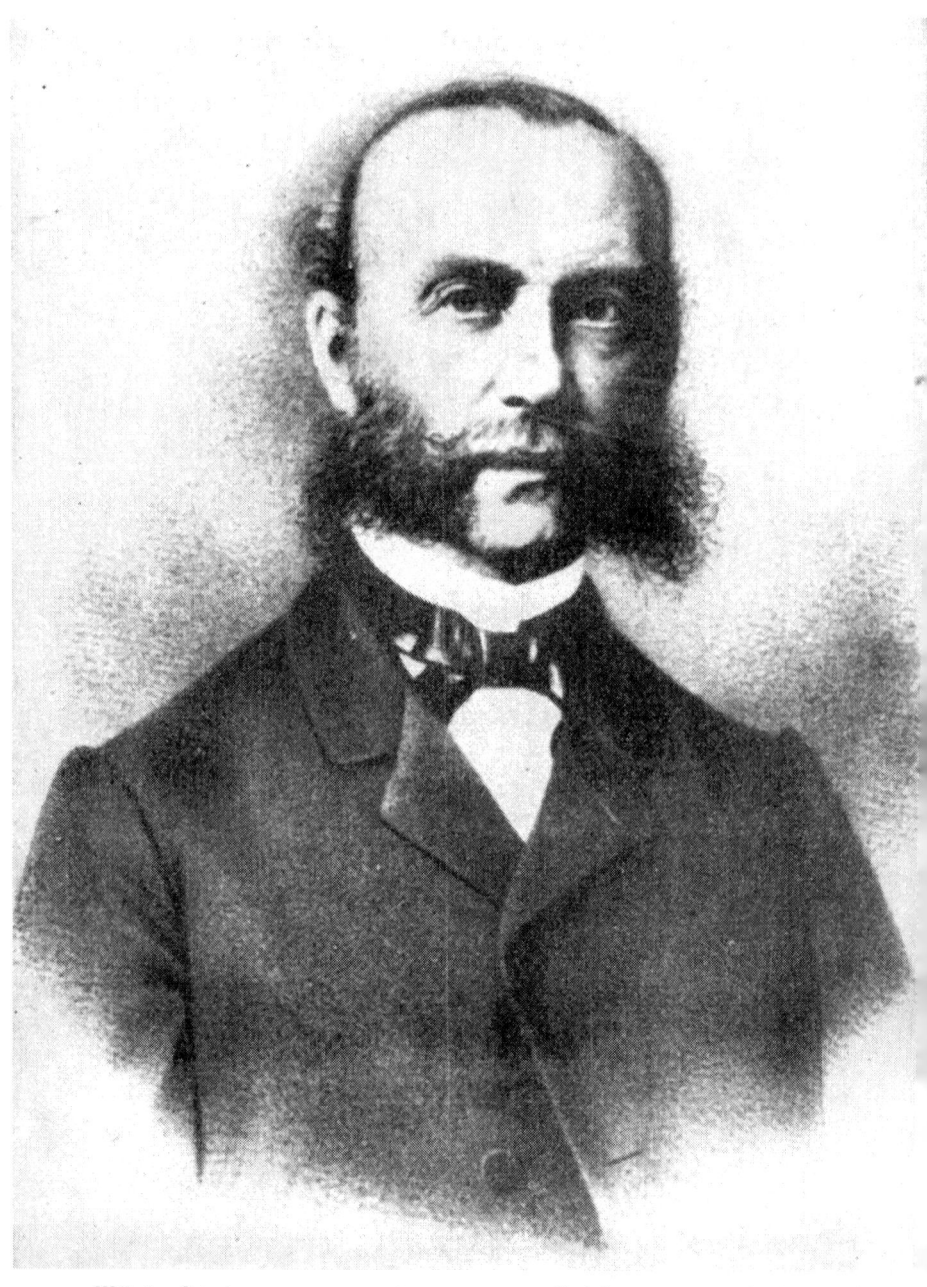

Wilhelm Griesinger, que prestou importantes contribuições para o reconhecimento da psiquiatria como ciência médica.

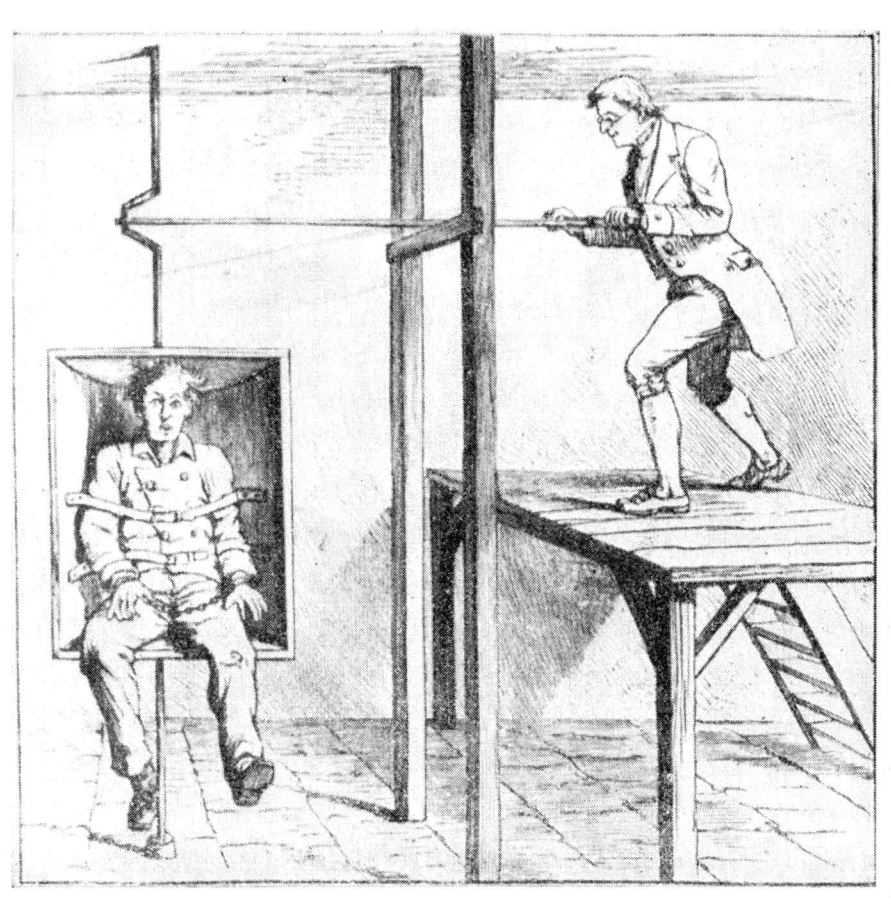

Cadeira giratória usada por Benjamin Rush, para aumentar o suprimento de sangue à cabeça.

CAPÍTULO 10

A Era Moderna

Neuropsiquiatria

Embora a era moderna da medicina comece em certo sentido em 1858 e 1859 com as obras de Virchow e Darwin, a medicina já havia começado a utilizar os princípios da física e da química nas duas décadas anteriores. Julius Robert Mayer (1814-1878) propusera em 1842 a lei de conservação de energia em organismos animais, que cinco anos depois seria estendida por Helmholtz a toda matéria. A química fisiológica moderna iniciou-se no começo da década de 1840 com o trabalho de Justus von Liebig (1803-1873), quando, com outros químicos, conseguiu isolar os importantes componentes da molécula de proteína. Em 1828, Friedrich Wöhler (1800-1882) sintetizou a ureia. Grande impulso foi dado à embriologia por Albert Kolliker (1817-1905), com seus estudos sobre amadurecimento celular, e Karl von Baer (1792-1876), que descreveu a estrutura do óvulo humano e o desenvolvimento da medula espinhal. O conceito da contagiosidade das doenças infecciosas foi inspirado pelos esforços pioneiros do micropatologista italiano Agostino Bassi (1773-1857), que estabeleceu, também na década de 1840, que a doença do bicho-da-seda era causada por um parasita microscópico.

Na década seguinte, Louis Pasteur (1822-1895) iniciou na École Normale de Paris os estudos bacteriológicos que levaram à teoria de germes na doença. Na década de 1860, um cirurgião inglês, Joseph Lister (1827-1912), introduziu a prática da antissepsia, Ignaz Semmelweis (1818-1865) propugnou a técnica asséptica na obstetrícia e Max von Pettenkofer (1818-1901) fez campanha em favor da higiene na Alemanha.

A medicina clínica realizou também notáveis progressos na primeira metade do século XIX. Síndromes e entidades de doença, muitos dos quais ainda têm os nomes dos homens que os descobriram, foram cuidadosamente descritos. Thomas Addison (1793-1860) descreveu uma doença da glândula suprarrenal, Charles Bell uma paralisia da face devida a neuropatologia, Richard Bright (1789-1858) uma forma de doença renal, James Parkinson (1755-1824) uma paralisia convulsiva e Thomas Hodgkin (1789-1866) um tipo de leucemia que ataca os gânglios linfáticos.

O começo da década de 1860 assistiu, não apenas a acontecimentos revolucionários nas ciências médicas, mas também a drásticas convulsões políticas. A França estava perdendo sua supremacia entre as nações europeias, à medida que o Segundo Império Francês, sob Napoleão III, era enfraquecido pela corrupção interna. Bismarck estava unificando a Alemanha sob a liderança prussiana e o país estava-se tornando a principal potência industrial, econômica e militar na Europa. A ascensão política e econômica da Alemanha foi acompanhada por vigoroso desenvolvimento na educação científica; as universidades alemãs foram reorganizadas e estabeleceram-se currículos em que eram levados em consideração os novos desenvolvimentos científicos.

Moritz Romberg (1795-1873), um neurologista da Universidade de Berlim, tipifica o gênio científico alemão dessa era. Sua obra *Lehrbuch der Nervenkrankheiten* (1840-1846), o primeiro livro sistemático sobre neurologia, deu ao setor a posição de especialidade médica separada. O sucessor de Romberg na Universidade de Berlim, Wilhelm Griesinger (1817-1868), tinha o título de professor de psiquiatria e neurologia. Griesinger demonstrou também absorvente interesse pela pesquisa médica e, antes dos 30 anos, resumiu suas observações em um manual sobre doença mental.

No decorrer de sua carreira, Griesinger prestou notáveis contribuições ao estudo das doenças infecciosas, anatomia patológica e doenças mentais. Além de um manual sobre psiquiatria e outro sobre doenças infecciosas, escreveu muitos artigos significativos sobre diagnóstico e tratamento psiquiátrico. Fundou o "Archiv fur Physiologische Heilkunde", assim como a Sociedade de Psicologia Médica, que foi única no fato de servir como forum não apenas para psiquiatras, mas também para representantes dos setores correlates, particularmente filósofos. Seus diversificados interesses médicos fizeram dele um dos grandes sintetizadores das ciências médicas. Mostrou-se sempre alerta às relações significativas entre fenômenos anatômicos e psicológicos. Tentou correlacionar, por exemplo, investigações na neurofisiologia, como o trabalho de Marshall Hall (1790-1857) sobre a função reflexa da medula oblongata e da medula espinhal, com as teorias de filósofos psicológicos, particularmente as de Johann Herbart (1776-1841). Hall demonstrara que a atividade motora nem sempre está ligada à consciência e não depende necessariamente apenas dos centros cerebrais superiores; Herbart, filósofo que tentou expressar sua filosofia na matemática e assim atraiu a disposição materialística de Griesinger, sustentava que o comportamento nem sempre era determinado conscientemente.

Griesinger achava que sua missão era libertar a psiquiatria alemã da especulação dos românticos. Compreendia que a especulação poética romântica sobre insanidade só criava confusão e desejou propor em seu lugar um modo positivo de encarar a etiologia da doença mental. Demonstrações concretas de que alguns transtornos mentais tinham causas orgânicas haviam sido feitas por A. L. J. Bayle (1799-1858) e J. L. Calmiel (1798-1895), que encontraram lesões patológicas no cérebro de indivíduos psicóticos sofrendo de paralisia cerebral geral. (Nessa época ainda não se sabia que a sífilis era o agente causador.) Fora provado também que a falta de iodo podia causar hipotireoidismo, cretinismo e imbecilidade. A opinião de Griesinger era, portanto, que "o primeiro passo para o conhecimento dos sintomas (da insanidade) é sua localização: a que órgão pertencem as indicações; que órgão deve necessária e invariavelmente estar doente quando há loucura?... Fatos fisiológicos e patológicos mostram-nos que este órgão só pode ser o cérebro; portanto, primordialmente e em todos os casos de doença mental, reconhecemos uma ação mórbida daquele órgão."[1] Griesinger sustentava esta posição orgânica embora não tivessem sido demonstradas mudanças anatômicas em todos os tipos de insanidade. Declarava ele: "...embora em muitos casos isso (lesão cerebral) não possa ser visualmente demonstrado pela anatomia patológica, ainda é universalmente admitido por motivos fisiológicos.[2] Griesinger afirmava que todas as doenças mentais deviam ser consideradas como devidas a ação direta ou indireta sobre as células cerebrais sem diferenciar psicoses funcionais de orgânicas, como tem sido feito nos últimos tempos. Contudo, suas descrições das funções da personalidade desajustada em casos de lesão cerebral são válidas ainda hoje.

Dizer que a psiquiatria de Griesinger era "psiquiatria sem psicologia"[3] talvez seja simplificar um pouco demais o caso. No entanto, sem dúvida ele teve influência no sentido de dissipar o interesse generalizado pela psicologia dinâmica evidenciado no trabalho dos psicólogos românticos da primeira metade do século XIX.

Por outro lado, tratou de um conceito do ego e referiu-se ao papel da repressão na doença mental. "Quando, porém, o velho "Eu" (ego) é viciado, corrompido e falsificado de todos os lados pelas ideias mórbidas e falsas — quando, além disso, o grupo de percepções do "Eu" anterior está tão completamente reprimido(*) que, sem o menor traço de emoção, o paciente trocou toda sua personalidade e mal tem lembrança dela, então a recuperação é quase impossível e só ocorre em raros casos através da excitação de violenta emoção e portanto através de uma espécie de treinamento mecânico..."[4] Em suas observações sobre sonhos, Griesinger notou com precisão a relação entre sintomas mentais e os processos de sonho.(**) Compreendeu que a

---

(*) "Reprimido", equivalente do vocábulo "Verdrängung", foi empregado por Griesinger, provavelmente tirado de Herbart.

(* *) Moreau de Tours acentuara anteriormente a afinidade entre sonho e perturbação mental.

satisfação do desejo era básica tanto para os sintomas mentais como para os sonhos. "Para o indivíduo que está afligido por complicações corporais e mentais, o sonho realiza o que a realidade recusou — felicidade e fortuna... Assim também na doença mental, do fundo escuro da emoção dolorosa e mórbida, afundando em um estado ainda mais profundo de sonho, as ideias e sentimentos *reprimidos* colidentes, ideias brilhantes de fortuna, grandeza, eminência, riquezas etc., sobressaem... Aquele que sofreu perda de fortuna imagina-se rico, a donzela decepcionada é feliz com a ideia de ser ternamente amada por um enamorado fiel. Numerosos outros fenômenos do sonho apresentam evidente analogia com a insanidade."[5]

Sobre alguns setores da psicologia, Griesinger tinha um conhecimento quase premonitório. Reconhecia que na doença mental o problema do indivíduo está estreitamente relacionado com sua perda de autoestima e seu "alheamento de si próprio", e que, consequentemente, os médicos precisavam saber com pormenores como era a personalidade pré-psicótica do paciente a fim de compreender a doença. Sabia que intensas tensões interiores podem resultar de problemas aparentemente superficiais. "Quando o indivíduo fez certas coisas indispensáveis à sua vida e quando essas são retiradas à força, a passagem das ideias para esforços é cortada e daí resulta uma brecha no ego e uma violenta luta interior."[8] Griesinger discutiu a importância de afetos fortes no caso de um paciente que se sente culpado por seu impulso de masturbar-se. Os sentimentos de "arrependimento" do paciente colidem diretamente com seu desejo de satisfazer os impulsos sexuais e Griesinger observou que a culpa era "muito mais importante que seu efeito físico direto."[7]

O método terapêutico de Griesinger caracterizava-se por sua oposição a qualquer medida desumana, inclusive sangria, purgativos, eméticos e coação física, a não ser para impedir que o paciente "causasse ferimento em si próprio ou em outros".[8] Acreditava que banhos sedativos e narcóticos aliviavam estados excitados, que terapia ocupacional era muitas vezes decisiva para a recuperação do paciente e "que atividade cerebral pode ser modificada efetiva, direta e imediatamente pela evocação de disposições de espírito, emoções e pensamentos."[9] Esta declaração não deve ser erroneamente interpretada como significando que Griesinger tinha dúvidas sobre seu princípio básico, isto é, que os mecanismos patofisiológicos cerebrais eram exclusivamente responsáveis pela doença mental. Ainda assim ele tentava estabelecer relação entre tratamento psicológico e físico. Declarou explicitamente que os métodos psíquico e somático de tratamento têm direito ao mesmo grau de atenção. "Ambos os métodos de agir sobre o paciente foram sempre instintivamente combinados e a mais tacanha teoria moralística não pode negar a eficácia de banhos, medicamentos etc., quando convenientemente dirigidos; ao passo que, ao mesmo tempo, a experiência cotidiana demonstrou que quase nenhuma recuperação pode ser perfeita sem remédios psíquicos (que podem consistir apenas em trabalho, disciplina etc.)... A despeito, porém, da utilidade prática deste método, hipóteses teóricas tomaram difícil para a ciência reconhecer os resultados da experiência — a exigência de urgente combinação dos remédios mentais e físicos na doença mental por motivo de sua necessidade."[10] Griesinger reconheceu que o psiquiatra que está tratando de um paciente psicótico precisa fortalecer as funções integrativas anteriormente sadias de sua personalidade. "O velho ego que na insanidade por muito tempo não é perdido, mas apenas superficialmente reprimido ou oculto em uma tempestade de emoção, por trás da qual permanece por muito tempo capaz e pronto para restabelecer-se, precisa, até onde possível, ser revivido e fortalecido."[11]

Griesinger achava que a terapia devia atender às necessidades de cada paciente em particular, mas discordava de Rush e Reil, recusando tentar curas de delírio por meio de discussão ou estratagemas. Escreveu ele: "Conversações, prelações, passeios, jogos, chás etc. também servem para absorver e divertir o paciente. Essas coisas precisam ser reguladas o mais possível para ajustar-se às diferentes disposições."[12]

O mais importante serviço de Griesinger à psiquiatria talvez não tenham sido suas profundas teorias psicológicas, mas o fato de ter vitalizado a esperança em que a psicologia médica se tornaria com o tempo uma sólida disciplina médica, de modo que a psiquiatria pudesse andar de mãos dadas com as outras especialidades médicas como orgulhoso par, sem precisar mais esconder sua cabeça como enteada da medicina.

Henry Maudsley (1835-1918), psiquiatra inglês, acreditava, como Griesinger, que a insanidade é fundamentalmente uma doença corporal e dava ainda menos importância às especulações metafísicas românticas sobre doença mental. Sustentava que o caráter é determinado primordialmente pela estrutura do cérebro, mas não era um puro materialista, pois considerava as leis psicológicas como manifestações da "vontade de Deus". Maudsley era tão considerado na Inglaterra quanto Griesinger na Alemanha e sua obra *The Physiology and Pathology of Mind* (1867) foi qualificada como um "ponto crítico na psiquiatria inglesa".[13] Embora desse ênfase à importância que tem para o psiquiatra o estudo da história da vida do paciente, Maudsley rejeitava a introspecção e, juntamente com Griesinger, pertence ao mesmo período antipsicológico, que foi uma reação contra os excessos especulativos da Era Romântica.

Na última parte do século XIX a ciência médica dedicou-se a intensivo estudo da anatomia patológica e investigações bioquímicas realizadas por homens de grande perspicácia. Se um médico não fosse realmente um clínico, precisava ser pelo menos um estudante sério no laboratório. Não andava mais com uma bengala de castão de ouro, nem falava em misteriosas e sonoras frases latinas; não tinha mais capa vermelha, nem peruca. Falava a linguagem de seus compatriotas e era respeitado por seu conhecimento e pela dedicação a sua ciência. As viagens e comunicações haviam melhorado a tal ponto que cientistas de todo o mundo podiam manter contato entre si quase imediato e editavam-se publicações que descreviam experiências em todas as especialidades médicas. No fim do século XIX tomou-se evidente que o futuro político e econômico de uma nação dependia de seu progresso na ciência; consequentemente as investigações científicas eram não só encorajadas, mas subvencionadas pelas nações poderosas que disputavam a supremacia.

Um representante do novo tipo de médico de laboratório foi Eduard Hitzig (1838-1907), um dos mais brilhantes alunos de Wilhelm Griesinger. Colaborou, durante a década de 1860, com outro médico, Theodor Fritsch (1838-1897), em trabalhos sobre a estimulação elétrica dos cérebros de cães. O trabalho dos dois baseava-se na descoberta de Fritsch, feita quando cuidava de ferimentos cerebrais sofridos por soldados na Guerra Prussiano-Dinamarquesa de 1864, de que a estimulação de um lado do cérebro repuxava parte do lado oposto do corpo. Um artigo por eles publicado em 1870 descrevendo a "excitabilidade elétrica" do cérebro lançou a neurofisiologia experimental. A tentativa de localizar funções cerebrais havia, naturalmente, começado com o trabalho de Franz Gall e Spurzheim; além disso, na parte inicial do século, Pierre Flourens (1794-1867) e Luigi Rolando (1773-1831) haviam demonstrado, cortando partes dos cérebros de animais para ver que sintomas adquiriam, que o cerebelo é uma parte do cérebro necessária à coordenação de movimentos. Flourens estabelecera o conceito da excitabilidade do córtex; o trabalho de Frietsch e Hitzig localizou toscamente a área motora do córtex cerebral e seu método de estimular o cérebro com eletricidade abriu caminho para estudos mais avançados da localização cerebral. Jean Baptiste Buillaud (1796-1881), estudando inflamações do cérebro, deduziu que o lóbulo temporal continha as áreas correspondentes à fala; a área precisa da fala foi delineada por Paul Broca (1824-1880). Outros pesquisadores que trabalharam nesse terreno nas décadas de 1870 e 1880 foram David Ferrier (1843-1928) e Victor Horsley (1857-1916).[*] Contudo, é preciso ter em mente que o conhecimento da anatomia cerebral não leva por si só ao conhecimento dos processos psicológicos.

Além da pesquisa sobre localização cerebral, estavam sendo realizados estudos da arquitetura celular do cérebro que proporcionaram maior conhecimento sobre as interligações entre células nervosas e o sistema nervoso central. Em 1850, Augustus Waller (1816-1870) demonstrou que um nervo cortado se degenera se tiver sido desligado de seu corpo celular, mas uma porção cortada que continue ligada ao corpo celular não morre. Mostrou assim que a própria célula alimenta suas fibras. Novos métodos de colorir corpos celulares e as bainhas das fibrilas levaram, em 1891, ao conceito do neurônio — unidade estrutural o funcional de tecido nervoso — por Heinrich von Waldeyer (1836-1921). A função das extensões protoplásmicas do corpo

---

(*) Maior conhecimento da localização das funções cerebrais foi obtido nos últimos tempos por Harvey Cushing (1869-1939), Egas Moniz (1874-1955), C. S. Sherrington (1857-1952), Sir Henry Head (1861-1940), Wilder Penfield e outros.

celular, chamadas dentritos, foi identificada como a de levar impulsos ao corpo celular; outra espécie de extensão protoplásmica, o axônio, transmite o impulso do corpo celular. Formidável controvérsia surgiu nos últimos anos do século XIX em torno de serem ou não serem os neurônios contínuos — unidos por uma rede reticular. Um dos mais eminentes neuro micrologistas da época, Camillo Golgi (1844-1926), apoiou a hipótese reticular, mas o trabalho de Santiago Ramón y Cajal (1852-1934) estabeleceu definitivamente que cada neurônio é separado dos outros neurônios. Golgi e Ramón y Cajal partilharam o Prêmio Nobel de 1906, época em que Golgi decaiu, lutando até o fim na defesa da teoria reticular. A maneira como um impulso é comunicado de um neurônio para o seguinte continua ainda sendo objeto de pesquisa.

À medida que se acumulavam esses dados neurológicos e neuro fisiológicos, clínicos procuravam interpretá-los; embora estados emocionais não pudessem ser localizados nas áreas do cérebro nem nas estruturas histológicas do cérebro, médicos continuavam tentando ligar a psiquiatria à neurofisiologia. Um fisiologista russo, Ivan M. Sechenov (1825-1905), que é citado como pai da fisiologia russa, afirmou, por exemplo, em *Os Reflexos do Cérebro,* que a atividade psíquica depende inteiramente de um estímulo exterior. "Todos os atos psíquicos que ocorrem ao longo das linhas de reflexo devem ser estudados de maneira inteiramente fisiológica porque seu início, o estímulo sensório, e seu fim, as ações motoras, são fenômenos fisiológicos. Além disso, mesmo o elemento mediano ou psíquico é também, estritamente falando, muitas vezes, senão sempre, não um fenômeno independente — como se acreditava anteriormente — mas uma parte integrante de todo esse processo."[14] Sechenov considerou que o corpo funcionava como uma máquina, com o sistema nervoso como seu regulador central.

Ivan Petrovich Pavlov (1849-1936) deveu a Sechenov seu método científico e a Darwin sua posição filosófica. Pavlov nasceu em Riazan e, filho de um sacerdote, preparou-se inicialmente para a vida sacerdotal frequentando um seminário; aos 21 anos de idade, porém, decidiu estudar medicina e passou alguns anos na Alemanha, onde se dedicou ao estudo da fisiologia. Por seu trabalho experimental sobre as glândulas digestivas recebeu o Prêmio Nobel de 1904. Embora se opusesse a Lenine, o regime socialista reconheceu o valor de seu trabalho experimental e apoiou suas pesquisas. Mais tarde, seu ponto de vista político mudou e ele passou a manter relação harmoniosa com o governo.

Psicólogos behavioristas, não apenas na Rússia, mas também nos Estados Unidos, baseiam muito de suas teorias no conceito pavloviano dos "reflexos condicionados". São padrões primitivos de reação a um estímulo simples, que se adquirem pela aprendizagem repetitiva. Por exemplo, quando é dado alimento ao animal, ele saliva; isso é um reflexo não condicionado. Se uma campainha é tocada simultaneamente sempre que é dado alimento ao animal, com o tempo o animal passa a salivar apenas por ouvir o som da campainha, sem doação de alimento. Isso é um reflexo condicionado: o animal aprendeu a ligar o som da campainha ao fato de ser alimentado e por isso reage à campainha como reagiria ao alimento. De acordo com Pavlov, mesmo os mais complexos dos processos cerebrais superiores são desenvolvimentos de reflexos condicionados simples. Pavlov fez muitos estudos sobre a maneira como esses reflexos condicionados podiam ser inibidos ou aumentados. Foi um experimentador brilhante que trabalhava como vivia — compulsivamente. Por exemplo, sempre comia, bebia, dormia e saía de férias precisamente na mesma ocasião. A meticulosidade de Pavlov manifestava-se também em experimentação rigorosamente precisa. Como Jackson e mais tarde Freud, considerava que os processos superiores inibem as funções cerebrais "inferiores". Os complexos processos de pensamento que precedem a ação precisam ser executados antes que ocorra a ação, daí o efeito inibidor dos centros superiores.

As teorias de Pavlov levaram-no com o tempo a um conceito mecanístico do comportamento e a uma classificação de tipos de personalidade baseados nas maneiras como os indivíduos lidam com estímulos irritantes. Alguns, por exemplo, reagem tornando-se melancólicos. Outros são coléricos, com "fortes tendências tanto excitativas como inibitórias, mas as primeiras são predominantes".[15] Indivíduos "fleumáticos" têm atividades reflexas relativamente "rígidas" e o tipo "sanguíneo" tem sistemas nervosos particularmente instáveis. É evidente que o que temos aqui são tipos hipocráticos de personalidade reencarnados no quadro da reflexologia mecanística. Pavlov explicava conflitos com base em arranjos neuronais que haviam sido superexcitados ou inibidos, explicação que em nada contribuía para transpor o abismo entre interligações neuronais e conflitos psicológicos.

Vladimir Bekhterev (1857-1927), diretor do Laboratório Psico-fisiológico de Kazan e fundador, em 1907, do Instituto Psiconeurológico de Leningrado, foi também muito influenciado pelas teorias de Pavlov e empregou-as em seu próprio trabalho. Os interesses de Bekhterev eram amplos, pois frequentara o laboratório de psicofisiologia de Wundt, em Leipzig, e estudara hipnose com Charcot; em seu próprio laboratório examinou fenômenos fisiológicos ligados à hipnose e fez até mesmo experiências de psicocirurgia.

À medida que avançava o século, clínicos da Alemanha continuavam tentando realizar o impossível: transformar psicologia médica em psiquiatria cerebral. Karl Westphal (1833-1890), ex-colega de Bekhterev, mais que qualquer outro psiquiatra alemão do período, interessava-se por neuroses e escreveu sobre condições obsessivas, patologia sexual e fobias. Todavia, suas principais preocupações foram a patologia microscópica do cérebro e as síndromes e sinais neurológicos; com Wilhelm Erb (1840-1921) descobriu que o reflexo patelar se mostra ausente na sífilis da medula espinhal. O próprio Erb é conhecido por outras contribuições, especialmente descrições das doenças neurológicas ligadas à distrofia muscular. Realizou trabalho sobre patologia dos nervos periféricos, da medula espinhal e do cérebro, e também desenvolveu um processo de tratamento, muito usado na Alemanha, que consiste na aplicação de correntes galvânicas e farádicas de baixo grau aos músculos do paciente. Nessa época pacientes neuróticos estavam sendo tratados por neurologistas na Alemanha e o próprio Freud no início de sua prática neurológica utilizou as terapias elétricas de Erb, apenas para descobrir que eram muito ineficazes e desprovidas de fundamentos sólidos. Freud percebeu que a terapia de corrente elétrica era apenas uma forma de encobrir sugestão e não tinha efeito terapêutico duradouro. Foi devido a sua desilusão com esses tipos de terapias de acertar ou errar que começou a fazer experiências com hipnose.

Theodore Meynert (1833-1892), neurologista vienense e um dos mais eminentes investigadores histopatológicos da Europa, identificou muitas das estruturas situadas no fundo da substância cerebral. Meynert considerava que cada estímulo que chegava ao sistema nervoso central excitava uma área correspondente do cortex cerebral. Demonstrou alguns caminhos — tratos de associação — pelos quais as células corticais se comunicam entre si e com células mais profundas do cérebro; e presumiu corretamente que as células situadas mais profundamente no cérebro são produtos de desenvolvimento filogenético anterior. Meynert estava convencido de que inadequada circulação de sangue no cérebro levava a estados de excitação e que o fluxo excessivo de sangue nos vasos cerebrais produzia depressões. (Foi essa espécie de raciocínio infundado que seus críticos mais tarde chamaram de "mitologia cerebral"). Meynert propôs uma classificação sistemática das doenças mentais baseada em seus estudos histopatológicos. Sua crença em que a histeria não podia existir em pessoas do sexo masculino indica sua ideia sobre distúrbios neuróticos. Como seus predecessores Cullen e Rush, suas medidas de tratamento objetivavam modificar as condições dos vasos cerebrais mediante o emprego de várias drogas.

Carl Wernicke (1848-1905), como seu mestre, Meynert, acreditava que todas as doenças mentais eram causadas por patologia cerebral. Wernicke conquistou reputação médica internacional com seu livro sobre afasia (1874) — perda ou diminuição da faculdade de usar a linguagem em qualquer de suas formas — e por sua demonstração de que um hemisfério do cérebro é dominante. Wernicke descobriu também que pacientes com lesão cerebral orgânica não tinham lembrança de acontecimentos recentes, ao passo que conservavam a lembrança de acontecimentos ocorridos muito tempo antes, ponto que tem importante valor diagnóstico, pois ajuda a distinguir entre psicoses causadas por doenças do cérebro e psicoses funcionais. Wernicke, como outros neurologistas de seu tempo, equiparava a análise de distúrbios emocionais a descrições de condições neurológicas, estudando por isso condições psicóticas causadas por febre e agentes tóxicos, como morfina e álcool. No começo do século XIX, Thomas Sutton (1767-1835) descreveu uma psicose alcoólica associada a *de-*

lirium tremens e Korsakov descreveu posteriormente (1887) outro sintoma comum do alcoolismo crônico, uma acentuada desorientação causada quando pacientes enchem com confabulações os vazios de sua memória. A contribuição de Wamicke foi a descoberta de que alguns alcoólatras crônicos adquirem uma perturbação da visão, juntamente com obscurecimento da consciência. Além das psicoses tóxicas, outro grupo de perturbações mentais — doenças resultantes de deterioração senil do tecido cerebral — sustentavam a esperança de que os psiquiatras seriam capazes de explicar fenômenos emocionais resultantes de lesões histológicas e grandes lesões anatômicas no sistema nervoso. Estados de demência presentes em indivíduos senis foram descritos por Esquirol e no fim do século XIX cérebros de pessoas senis dementes foram cuidadosamente examinados por métodos histológicos, tendo sido demonstradas lesões definidas. Alois Alzheimer (1864-1915) e Arnold Pick (1851-1924) encontraram condições histológicas semelhantes em certos pacientes prematuramente senis.

A doença sob investigação durante o século XIX e no começo do século XX que mais inspirou psiquiatras de mentalidade neurológica talvez tenha sido a sífilis. Os médicos franceses Bayle e Calmeil descreveram clinicamente a paralisia geral — sífilis do cérebro — e identificaram-na como uma entidade de doença, embora fossem incapazes de provar sua etiologia. Baillarger, Romberg e Westphal estabeleceram a diferença clínica entre uma infecção sifilítica da coluna espinhal e uma infecção do cérebro. Em 1905, Fritz Schaudinn (1871-1906) descobriu o agente infeccioso, uma espiroqueta, em lesões genitais primárias. August von Wassermann (1866-1925) desenvolveu em 1906 um exame de sangue no qual em geral reagiam positivamente os pacientes que tinham sífilis. Em 1913, o organismo *spirocheta pallida* foi finalmente demonstrado no cérebro de pacientes que sofriam de paralisia geral através do trabalho de Hideyo Noguchi (1876-1928) e J. W. Moore. Quanto a tratamento, em 1910 Paul Eherlich (1854-1915), depois de experimentar 606 compostos diferentes de arsênico, desenvolveu o preparado Salvarsan (arsfenamina) para tratamento da sífilis do sistema nervoso. Pouco antes da Primeira Guerra Mundial, Julius von Wagner-Jauregg (1857-1940), que notara a ocorrência de uma remitência de sintomas quando pacientes com sífilis sofriam infecções intercorrentes, começou a usar o tratamento de febre malárica, inovação pela qual recebeu o Prêmio Nobel (1927), tendo sido o único psiquiatra assim laureado. Somente em meados do século XX Alexander Fleming (1881-1955) descobriu um agente quimioterápico definido — penicilina — que curava a doença. Assim, finalmente, uma psicose — clinicamente demonstrável — pode ser perfeitamente conhecida em termos de patologia orgânica e tratada com uma droga.

Em fins do século XIX os neurologistas estavam em ascendência nos Estados Unidos, assim como na Europa. Silas Weir Mitchell (1829-1914), renomado neurologista que trabalhara como cirurgião na Guerra Civil, criticava muito a pesquisa psicológica que não se fundasse na disciplina da neurologia. Considerava repouso no leito, boa alimentação, conforto e ausência de pressões ocupacionais como "curativos" — tais como eram prescritos, no mesmo sentido, pelos sacerdotes no templos de Esculápio — e sua "cura de repouso", como a eletroterapia de Erb, tornou-se o método da moda no tratamento de perturbações mentais.

Na Inglaterra o maior neurologista era John Hughlings Jackson (1835-1911). Jackson focalizou sua atenção na epilepsia e explicou muitas de suas manifestações fundamentais. Seu interesse por essa doença provavelmente foi despertado pelo fato de sua esposa sofrer de ataques de natureza localizada (mais tarde chamados "jacksonianos"), embora ele tenha investigado também os ataques generalizados. Jackson adquiriu seu ponto de vista com um médico, Thomas Laycock (1812-1876), sob cuja direção havia trabalhado em York, e com um filósofo, Herbert Spencer (1820-1903). Poucos anos antes da publicação da *Origem das Espécies,* de Darwin, Spencer e Laycock haviam concebido uma organização evolucionária do cérebro. (A expressão "sobrevivência do mais apto" na realidade foi de Spencer.) Spencer achava que o sistema nervoso podia ser entendido em termos de evolução. "Se criaturas das mais elevadas espécies atingiram aquelas organizações altamente integradas, muito definidas e extremamente heterogêneas que possuam, através de modificação após modificação acumuladas durante um passado imensurável, se o desenvolvido sistema nervoso de tais criaturas adquiriu complexa estrutura e funções pouco a pouco; então necessariamente as complicadas formas de consciência, que são os correlatos dessas complexas estruturas e funções, também devem ter surgido gradativamente."[16] Laycock havia escrito um livro, *Mind and Brain,* no qual esposava também o conceito da evolução. A contribuição de Jackson foi mostrar explicitamente como a evolução ocorria na estrutura do sistema nervoso. Achava ele que os níveis inferiores do cérebro e da medula espinhal efetuam os movimentos estereotípicos simples e são os mais antigos quanto ao tempo evolucionário. Considerava o nível médio — a região do cérebro que controla as atividades motoras — o mais antigo depois daquele na escala evolucionária. E a parte frontal do cérebro, ou lóbulo frontal, que é a mais complexa e a mais envolvida em pensamento abstrato e simbólico, e em discriminação, é a última a evoluir. Os centros superiores do cérebro, os últimos a serem organizados, geralmente são os primeiros afetados por doença e por externos; esses mecanismos cerebrais superiores inibem também as ações mais primitivas dos centros inferiores e quando ficam perturbados há uma descarga dos padrões mais arcaicos de comportamento. Este fato explica por que agentes tóxicos são capazes de precipitar comportamento regressivo agudo. O álcool é mais tóxico para as áreas superiores da estrutura do cérebro, as mais recentemente evoluídas: quando estas ficam perturbadas deixam de inibir a atividade cerebral inferior. Jackson pensava que cada um dos níveis dependia do arco reflexo e que o superior inibia o arco reflexo inferior. Nesse sentido, as opiniões de Jackson correlacionam-se com as de Pavlov, que considerava o nível inferior de atividade como sendo afetado pelo reflexo não-condicionado, o nível médio pelo reflexo condicionado e o nível superior pelo pensamento em símbolos.

As deduções que Jackson tirou de seu trabalho clínico foram provadas experimentalmente por Charles Scott Sherrington (1857-1952). Sherrington separou efetivamente os níveis superiores do cérebro de um animal de sua coluna espinhal e verificou que a medula espinhal ficava mais excitável, o que prova a ideia de Jackson sobre a função inibitória dos centros superiores. Sherrington demonstrou também os meios pelos quais os reflexos eram integrados do nível superior para o inferior. Seu livro "The Integrative Action of the Nervous System" (1906) sintetizou conceitos de neurofisiologia, evolução e neurologia clínica.

Os neurologistas estavam agrupando sintomas neurológicos em síndromes e finalmente em doenças; os neuropatologistas estavam localizando as lesões para explicar esses fenômenos clínicos; e, justamente impressionados, neuropsiquiatras começavam a aplicar princípios semelhantes ao comportamento. Algumas doenças neurológicas podiam ser diferenciadas apenas por observação clínica, mesmo sem o auxílio de investigação patológica. Por que não seria possível, então, sistematizar sintomas mentais em base clínica de maneira semelhante? O cérebro e seu apêndice, a coluna vertebral, eram ricas fontes de conhecimento novo e parecia evidente que, quando suas doenças fossem convenientemente identificadas, as razões do comportamento anormal poderiam ser categorizadas e, posteriormente, surgiria a confirmação neuropatológica das entidades de doença. Os sintomas de comportamento desordenado e pensamento confuso poderiam ser rotulados e oportunamente ligados, não a fantasias filosóficas disfarçadas em psicologia, mas ao conhecimento médico real dos caminhos do sistema nervoso. Assim os progressos médicos e neurológicos do século XIX induziram estudiosos do comportamento à descrição, sistematização e classificação das doenças mentais.

Notamos como a tendência do Iluminismo a descrever síndromes mentais afetou os seguidores de Pinel e Esquirol na primeira metade do século XIX. Foram feitas descrições clínicas precisas de alucinações, insanidade cíclica, monomania, idiotia e alucinações hipnagógicas e alcoólicas.

O passo seguinte em direção a uma nosologia psiquiátrica foi dado na Alemanha com o trabalho de Karl Kahlbaum (1828-1899), o qual acreditava que todos os sintomas podiam ser organizados em grupos e tomou como seu modelo os sintomas da paralisia geral. Kahlbaum introduziu termos novos, alguns dos quais ainda persistem: "complexo de sintoma", "ciclotomia" (disposições alternadas de depressão e satisfação) e "catatonia" (um rótulo clínico para o indivíduo psicótico que mantém posturas peculiares rígidas e é mudo).

Ewald Hecker (1843-1909), um dos discípulos de Kahlbaum, apresentou em 1871 uma descrição de psicose na qual o indivíduo exibe maneirismos inapropriados e tolos, e comportamento extremamente regredido; deu a esse estado o nome de "hebefrenia". Os pacientes hebefrênicos muitas vezes parecem estar mentalmente deteriorados.

Esta questão de deterioração mental intrigava os psiquiatras cerebrais do século XIX. Na presunção de que um paciente que estivesse deteriorado devia sempre ter algo errado em sua estrutura cerebral, concluíam eles que a deterioração tinha relação com degeneração. O naturalista francês Jean Baptiste Lammarck (1744-1829) havia sugerido em *Philosophie Zoologique* (1809) que uma mudança na função de um órgão transforma sua estrutura e que essa configuração modificada é transmitida à geração seguinte. Sua ideia agradou a muitos neuropsiquiatras, que acreditavam que os indivíduos herdavam dos pais sua deterioração de comportamento. Benedict Augustin Morel (1809-1873), discípulo austríaco de Falret, era amigo íntimo do grande fisiologista francês Claude Bernard e ficou muito impressionado pelos trabalhos de Darwin. No início de sua carreira, Morel sugeriu que se dava ênfase excessiva ao aspecto orgânico da doença mental e recomendou que os médicos estudassem a vida emocional dos pacientes. No entanto, a mentalidade da época, favorável ao método orgânico e aos conceitos evolucionários de Darwin, influenciou Morel: "Degenerações são desvios do tipo humano normal, que são transmissíveis pela hereditariedade e se deterioram progressivamente no sentido da extinção."[17]

Morel acreditava que agentes externos, como álcool e narcóticos, podiam predispor um indivíduo para a degeneração e que o mesmo se podia dizer de um mau temperamento. Uma geração podia ser simplesmente nervosa, por exemplo; a geração seguinte seria mais nervosa; a terceira poderia ser inteiramente psicótica; e todas as gerações posteriores seriam dementes para que a família se extinguisse.

Em 1850, Morel observou indivíduos deteriorados semelhantes aos que Kahlbaum e Hecker haviam descrito, mas os históricos de seus casos revelavam que suas doenças tinham começado na adolescência. Morel concluiu que sofriam de uma doença hereditária que invariavelmente levava à deterioração e que aparecia primeiro nos anos da adolescência. Chamou a essa condição "Demence precoce" e considerou-a como forma prematura de demência; seu termo foi posteriormente empregado para descrever o quadro clínico da demência precoce. Outro francês, Valentin Magnan (1835-1916), ampliou esse conceito de degeneração aplicando a descrição não apenas aos indivíduos que sofriam de psicose, mas também aos neuróticos.

O entusiasmo pelo conceito de degeneração naturalmente atraiu atenção para os criminosos. Um psiquiatra inglês, James Prichard (1786-1848), chegou a encarar a atividade associai como uma forma de insanidade e fez distinção entre essa espécie determinada de loucura e aquela encontrada em hospitais mentais; mas foi Cesare Lombroso (1836-1909), um antropologista italiano, o mais responsável pela ideia de que os criminosos representam um fenômeno biológico degenerado. A teoria de Lombroso de que os tipos criminosos podem ser identificados com base na fisionomia e constituem uma forma de homens inferiores foi desacreditada. Qualificar o insano, o criminoso ou o retardado mental como "degenerado" impede qualquer modo de compreensão ou melhoria.

A ênfase neurológica na observação clínica produziu com o tempo tantos dados que se tomaram imperativas a classificação e generalização de muitos meios de descrever doença mental. O homem cuja instrução, personalidade e dedicação eram apropriadas a esse ambicioso empreendimento já estava em cena: Emil Kraepelin (1856-1925).

Kraepelin nasceu em Neustrelitz, rústica e serena aldeia perto do mar Báltico. Aprendeu cedo a respeitar autoridade, ordem e organização. Quando assumia a direção de um hospital ou clínica ninguém mais punha em dúvida quem era o responsável. Dizem que a "psiquiatria imperial alemã" conquistou sua preeminência sob a "chancelaria" de Kraepelin, um dos admiradores de Bismarck.

O pai de Emil, um ator, apoiou o desejo que seu estudioso filho mais velho, Karl, tinha de tomar-se professor de ciências biológicas. A influência de Karl sobre seu irmão mais novo tornou-se evidente quando o jovem Emil decidiu ser não apenas médico, mas também acadêmico. Aos 28 anos, Emil tomou-se chefe do quadro de pessoal do hospital mental de Leubus.

Mesmo antes de diplomar-se pela Escola de Medicina de Wurzburg, em 1878, Kraepelin já se interessava pelos aspectos médicos da psiquiatria. Passou o verão de 1876 em Leipzig estudando com Wilhelm Max Wundt (1832-1920), famoso psicológo fisiológico, e pouco tempo depois escreveu um tratado sobre A *Influência das Doenças Agudas sobre a Origem das Doenças Mentais*. Depois de diplomado, Kraepelin estudou em Munique com o neuro-anatomista Bernhard von Gudden (1824-1886) durante quatro anos e em seguida continuou seus estudos neuro-patológicos em Leipzig com P. E. Flechsig (1847-1929), famoso neuro-anatomista que frequentemente realizava autópsias em pacientes que tinham morrido de doença cerebral orgânica. Depois de pouco tempo Kraepelin retomou à pesquisa experimental psicofarmacológica e psicofisiológica com Wundt e ficou tão impressionado pela ação de drogas sobre o cérebro que decidiu ser a pesquisa neurofisiológica sua verdadeira vocação. A conselho de Wundt e Erb, porém, Kraepelin voltou à psiquiatria clínica e durante vários anos lecionou em Dornat e depois em Heidelberg. Finalmente, em 1903, Kraepelin foi nomeado professor de psicologia clínica em Munique, onde passou os dezenove anos seguintes; em 1822 retirou-se do magistério para assumir um cargo de chefe do Instituto de Pesquisa de Psiquiatria em Munique.

As inclinações de Kraepelin para o método orgânico de encarar a doença mental foram encorajadas por seus professores e colegas, sua leitura de Griesinger e sua grande curiosidade sobre fatos concretos. Manteve-se sempre um estudioso das desordens de comportamento de seus pacientes hospitalizados. Kraepelin passou seus anos reunindo incansável e meticulosamente milhares de histórias de casos, das quais extraiu um sistema de psiquiatria descritiva que é ainda empregado para classificar pacientes com base no comportamento manifesto. Nisso continuou uma tradição iniciada pelo antigo médico Aretaeus no século I depois de Cristo. Em essência, Kraepelin concordou com o conceito de Morei sobre psicose em adolescentes, isto é, que quando um adolescente tem alucinações e delírios e se comporta de maneira bizarra e tende a piorar, sofre de demência precoce. Kraepelin passou a utilizar os conceitos de Kahlbaum e Hecker em sua classificação dessa doença: Se o paciente é mudo às vezes e violento outras vezes, tem demência precoce catatônica (utilizando o termo "catatonia" de Kahlbaum); se é tolo e inadequado em suas respostas verbais e comportamentais, é hebefrênico, como sugeria

Hecker. Quando tem delírios de perseguição, o indivíduo tem paranoia⁽*⁾, originariamente considerada como doença separada, mas depois incluída como subvariedade de demência precoce.

Kraepelin distinguia demência precoce de psicose maníaco-depressiva com base no prognóstico. Acreditava que um paciente raramente se recupera de demência precoce, ao passo que pode recuperar-se completamente de psicoce maníaco-depressiva, na qual há severas depressões alternadas com períodos de excitação, assim como com períodos de relativa normalidade. O destaque dado por Kraepelin ao resultado mórbido da demência precoce levava à aceitação fatalista do rumo predestinado. Afixado o rótulo de demência precoce em uma pessoa, esta se tornava um caso numerado, aguardando o destino final da deterioração. Assistência custodiai, ainda que fosse humana, não modificava a atitude niilista do pessoal que cuidava da infeliz vítima.

Do ponto de vista de nossa atual era dinâmica da psiquiatria, as monumentais contribuições de Kraepelin exigem uma reavaliação. Não existe a menor dúvida, porém, de que ele conseguiu introduzir em uma acumulação caótica de observação clínica um sistema de entidades de doença distintas que se manteve notavelmente bem na era presente. Infelizmente sua sistematização prejudicou com o tempo o conhecimento mais aprofundado das perturbações mentais. O que em certa ocasião no passado significava progresso, quando comparado com o desenvolvimento subsequente, muitas vezes serve como influência retardadora. A propensão da mente humana a aderir de maneira rígida ao conhecimento arduamente adquirido no passado muitas vezes interfere com os progressos posteriores.

A mudança na avaliação do trabalho de Kraepelin é um dos impressionantes exemplos dessa sequência histórica. Ele, cuja autoridade

---

(*) "Paranoia" ("transtornada" + *"nous"* mente) foi um termo usado nos tempos pré-hipocráticos e pelo próprio Hipócrates para indicar uma forma geral ou primária de insanidade. Ernest Charles Laségue (1816-1863) falou em 1852 a respeito de um "délire de pérsecution", mas coube a Kraepelin dar ao termo sua significação moderna de psicose com estados de extrema desconfiança.

era suprema na passagem do século e nas duas décadas seguintes, cujo *Lehrbuch*[*] se tornou a bíblia da psiquiatria moderna, é hoje encarado pela geração mais nova de psiquiatras como um rígido e estéril codificador de categorias de doenças; mesmo que estas fossem válidas, não contribuem para o conhecimento das causas de doenças, nem de seu prognóstico. Seu trabalho é a culminância daquela era antipsicológica que se iniciou com a influência de Griesinger e continuou a dominar a cena até quando o método motivacional dinâmico de Freud fez renascer o interesse pelo paciente como pessoa singular com uma história singular. Este interesse, que se iniciou com o psiquiatra romântico do começo do século XIX, caiu em esquecimento quase completo sob a influência do conhecimento neurofisiológico que avançava firmemente. Tornou-se tão submerso a ponto de Freud não ter conhecimento de que sua orientação básica havia sido antecipada cinquenta anos antes. O princípio de que o conhecimento neurofisiológico e o psicológico não precisam ser contraditórios e que nenhum dos dois pode substituir o outro no pleno conhecimento da personalidade é ainda debatido em nosso tempo. Que o conhecimento e a cura de perturbações mentais exigem conhecimento da estrutura e funcionamento do cérebro, assim como conhecimento de suas manifestações psicológicas, não é coisa ainda inteiramente admitida por muitos psiquiatras contemporâneos que continuam a insistir em uma maneira exclusivamente psicológica ou puramente fisiológica de encarar a doença mental. O trabalho de Kraepelin é a culminância do método neurofisiológico. Ele considerava as manifestações psicológicas da doença mental apenas como base para classificação. No início de sua carreira pensava que a hereditariedade causava doença mental; mais tarde, presumiu uma perturbação básica, embora indemonstrável, do metabolismo do corpo.

Devido à sua inclinação orgânica e sua incapacidade de pensar em termos psicológicos (motivacionais), é muito natural que Kraepelin se tenha interessado por condições tóxicas, como o alcoolismo, nas

---

(*) O *Lehrbuch* foi publicado pela primeira vez em 1883 e teve nove edições até 1927, quando saiu em dois volumes com um total de 2.500 páginas.

quais o fator causai químico é de grande e demonstrável significação. Toda sua orientação teórica era de molde a impedir que ele reconhecesse que repetidas experiências emocionais podem ter sobre o funcionamento mental efeito ainda mais destruidor, embora mais sutil, do que o álcool.

Está muito bem que se avalie o efeito das contribuições de uma das mais eminentes figuras do pensamento psiquiátrico com a vantagem da perspectiva dos dias de hoje, mas não devemos perder de vista o enorme impacto que a psiquiatria kraepeliana teve em sua própria época. Da mesma forma que Pinel e Esquirol, ele demonstrou repetidamente a importância de utilizar a psiquiatria como método médico de observação pormenorizada, descrição cuidadosa e organização precisa dos dados. Sem esta orientação a psiquiatria jamais poderia tomar-se uma especialidade clínica disciplinada da medicina.

Desenvolvimentos Psicológicos

Durante a segunda metade do século XIX ocorreram progressos na psicologia através da filosofia e literatura. Stendhal, Flaubert, Balzac, De Maupassant, Dostoievsky, Shaw e Ibsen, em virtude de sua criatividade e intuição, foram capazes de penetrar em profundidades que psiquiatras como Griesinger e Kraepelin jamais haviam conseguido tocar. O progresso realizado pelos psicólogos-filósofos na definição do homem como personalidade foi menos impressionante e as generalizações por eles feitas sobre a natureza humana pouco contribuíram para aumentar o conhecimento sobre as motivações das pessoas reais. Ainda assim, Herbart, Lotze, Fechner, Herbert Spencer, Schopenhauer e Nietzsche, entre outros, ajudaram a criar um clima intelectual no qual foi possível importante trabalho psicológico. Forte influência sobre a psicologia do fim do século XIX proveio das ciências naturais, cujos métodos foram adaptados para aumentar o conhecimento sobre os aspectos fisiológicos desse terreno.

Finalmente, o modo de ver de clínicos psiquiátricos que se interessavam por comportamento motivado por ideias que não são conscientes trouxe para o terreno da psiquiatria conceitos que levaram ao uso da hipnose como instrumento terapêutico. Disso resultaram formas de psicoterapia até então desconhecidas.

De todos os psicólogos-filósofos que influenciaram o pensamento do fim do século XIX, Johann Herbart (1776-1841) foi quem fez mais para transformar a psicologia em uma disciplina empírica separada. Herbart estabeleceu relação entre fenômenos psicológicos e o organismo como um todo, falou de níveis de energia da sensação e explicou o fenômeno da consciência em termos da intensidade da experiência interior. Imaginou um limiar de consciência abaixo do qual os processos psicológicos não são percebidos, mas ocorrem "inconscientemente". Herbart chamou de "apercepção" o conteúdo mental consciente. Abaixo do limiar da consciência, as ideias competiam entre si pela conquista de atenção perceptiva, até que uma delas — a mais forte — era vitoriosa e se tornava consciente. Herbart introduziu assim um fator quantitativo nos processos mentais.(*)

O impacto que a filosofia teve sobre a psicologia empírica está muito claro na psicologia da "faculdade" de Friedrich Eduard Beneke. Beneke, quando dizia "faculdades", referia-se às "possibilidades maiores" ou "poderes da alma", que diferenciam os seres humanos dos animais irracionais. Essas faculdades são semelhantes, mas não idênticas ao que hoje chamamos de funções de ego.(**)

Gustav Theodor Fechner (1801-1887) foi o primeiro psicólogo a atacar o crucial problema da relação entre estímulo físico externo e as resultantes sensações ópticas, acústicas ou táteis subjetivamente experimentadas. O trabalho de Fechner ficou ligado a estudos sobre sensação feitos anteriormente por Emst Weber (1795-1878), um fisiologista; a lei psicofísica de Weber-Fechner declara que a intensidade de uma sensação subjetiva é proporcional ao logaritmo do

---

(*) O conceito de apercepção de Herbart tem estreita relação com a divisão dos processos pré--conscientes e inconscientes feita por Freud. De acordo com Freud, o conteúdo pré-consciente se toma consciente quando o foco de atenção é voltado para ele.

(**) As funções do ego são discutidas na parte dedicada aos "Desenvolvimentos recentes".

estímulo físico correspondente.⁽***⁾ Contudo, a principal significação histórica de Fechner está, não em ter formulado essa lei, mas em ter introduzido o método experimental no estudo de fenômenos psicológicos, coisa anteriormente considerada impossível. Com suas experimentações psicofísicas tornou-se um pioneiro na transformação da psicologia em ciência natural.

Em suas especulações cosmológicas metafísicas, Fechner é ainda produto da Era Romântica. No entanto, em sua metafísica é mais claro e mais coerente que seus predecessores. Para ele o universo é uma unidade cósmica e a diferenciação entre orgânico e inorgânico não é uma linha de demarcação essencial. Organização é a essência da vida, mas a organização está presente em todo o universo. Em lugar de tentar explicar como a matéria orgânica surgiu inorgânica, que é o método tradicional, ele sustentou que a matéria inorgânica pode ser considerada como resultado da desorganização de sistemas anteriormente organizados. Os processos psicológicos são característicos de matéria plenamente organizada. Ao acentuar a organização como atributo básico da vida, antecipou-se ao princípio homeostático de Claude Bernard. Freud em sua "lei de estabilidade", de acordo com a qual o organismo vivo tenta manter um estado estável de organização, adotou o ponto de vista de Fechner e proclamou que manter condições estáveis dentro do aparelho mental é a função mais fundamental do ego.

O método experimental de Fechner inspirou numerosos fisiologistas e psicólogos a ponto de criar um novo campo, o da psicologia fisiológica. Fechner procurou estabelecer a relação entre o estímulo sensório físico e a sensação psicológica resultante; os psicofisiologistas que o seguiram focalizaram-se sobre os elos de ligação intermediários entre o estímulo sensório e a percepção sensória — isto é, os processos neurofisiológicos que conduzem o estímulo sensório

---

(* * *) Se acrescentando a um estímulo maior, determinado estímulo é menos perceptível do que se acrescentado a um menor. A sensação aumenta em progressão aritmética, ao passo que o estímulo varia em progressão geométrica. A diferença em percepção da luz entre dez e onze velas é a mesma que entre cem e cento e dez velas.

do órgão periférico do sentido até os centros superiores do cérebro, onde ocorrem as percepções ópticas, acústicas, táteis ou olfativas.

Ruldolf Hermann Lotze (1817-1881), talvez o mais influente filósofo-psicólogo de seu tempo, dividiu o processo total da percepção em três fases: primeiro, a estimulação física de um órgão sensório; segundo, a condução deste estímulo até os centros sensórios superiores do cérebro; e terceiro, a sensação subjetiva de luz, cor, cheiro, tato ou som. A maneira como o processo fisiológico nos centros cerebrais é transformado nessas sensações subjetivas continua sendo questão ainda por resolver. O principal interesse de Lotze era pelos fenômenos puramente psicológicos — impulso, desejo, volição e memória — que distinguia nitidamente dos acontecimentos fisiológicos e físicos. Contudo, certas sugestões de um ponto de vista biológico e dinâmico aparecem em seus escritos; por exemplo, ele considerava que sensações subjetivas como fome e dor servem ao organismo porque o mobilizam para a necessária ação. No entanto, a psicologia de Lotze estava ainda muito longe de ser útil para o conhecimento do comportamento de qualquer pessoa individualmente — normal ou mentalmente doente. Estava igualmente longe de ligar os fenômenos mentais com os processos fisiológicos subjacentes no cérebro.

William James (1842-1910) foi mais longe no sentido de lidar com a mente como instrumento do organismo. Embora sua orientação fosse biológica, não tentou explicar o conteúdo da mente consciente com base em mecanismos fisiológicos. Suas descrições psicológicas da "corrente da consciência" com suas "margens" não focalizadas estão mais próximas da realidade que as de seus colegas alemães. Sua psicologia, baseada em cuidadosa introspecção, é inteiramente empírica. Ao mesmo tempo, é pronunciadamente voluntarístico, por considerar que os processos mentais servem aos interesses do organismo vivo. Pragmatismo descreve bem sua posição filosófica.

James, que provinha de uma família altamente intelectual (seu irmão foi o romancista Henry James), recebeu o diploma de médico na Harvard, mas gradualmente avançou da ciência pura para a psicologia e filosofia. Contudo, em seu trabalho na filosofia sempre aderiu ao método científico de cuidadosa observação empírica. Deu ênfase à natureza altamente pessoal dos processos de pensamento, ao caráter sempre mutável das percepções, que são alteradas pelo estado subjetivo da pessoa que percebe. Os conteúdos mentais não consistem em elementos estáticos desconexos juntados por elos associativos. James acreditava que eram produtos da atividade organizadora da mente, que cria um todo com os elementos. O princípio organizador é algo dinâmico. Atrás da corrente caleidoscópica de pensamentos há sempre presente um propósito ou tendência, que é adaptador; está a serviço do organismo como um todo em sua luta para sobreviver. De particular interesse é o conceito de James de que os "supertonos" periféricos e as "margens" são onipresentes na corrente de pensamento; consistem em memórias ou experiências anteriores, intenções não formuladas e antecipações, e dirigem o fluxo dos processos de pensamento. James foi um dos primeiros no período moderno a dar novamente ênfase à natureza dinâmica dos processos psicológicos com base em descrições introspectivas concretas e não em abstrações. Por outro lado, sua teoria de que a emoção não é senão a percepção subjetiva de reações fisiológicas foi em geral abandonada. Propunha ele, por exemplo, que a ira é a percepção da palpitação cardíaca acelerada, de mudanças na respiração e de tensão muscular aumentada (a teoria de emoção de James-Lange).

O ponto de vista voluntarista sobre processos mentais e personalidade — a noção de que as necessidades, desejos e esforços instintuais são básicos em todas as manifestações psicológicas — está, como já vimos, profundamente arraigado no pensamento ocidental, a partir de Aristóteles. A ênfase mais explícita na volição como princípio básico da psicologia humana foi dada por dois filósofos do fim do período romântico, Arthur Schopenhauer (1788-1860) e Friedrich Nietzsche (1844-1900). Suas ideias impregnaram a sociedade dos últimos tempos do século XIX e contrabalançaram a crescente concepção materialística do universo.

A posição de Schopenhauer é a de que o conhecimento mais imediato do homem a respeito do mundo reside no fato de, sendo parte do mundo, sentir e querer. Substitui ele assim o *cogito ergo sum* de Descartes por um mais dinâmico *volo ergo sum* — "Quero, portanto existo." O fato de sentir e esforçar-se — não de pensar — é o mais básico que o homem conhece. Schopenhauer afirmava também que o intelecto não tem existência independente, mas está a serviço da força dinâmica e irracional, ou super-racional, que o homem experimenta como sentimento e esforço, força essa chamada "vontade". O pessimismo de Schopenhauer resulta de seu reconhecimento da vontade; o implacável e irracional esforço dela, não a razão esclarecida e a moral, é que governa o mundo. Sob a influência da filosofia oriental, Schopenhauer chegou à mesma solução duvidosa que os budistas: que o homem deve ter como propósito erguer-se acima de sua dependência em relação às forças irracionais da volição. Através da arte, da renúncia e do ascetismo o homem pode aproximar-se do nirvana — o mais elevado estado de existência, livre de esforço e de paixões.

Nietzsche adotou os princípios básicos da filosofia de Schopenhauer, mas chegou a conclusões diferentes. Acreditava ele que, ao invés de renunciar a seus esforços irracionais, o homem devia cultivar a vontade de poder como objetivo supremo da vida. Preconizou o desenvolvimento de um super-homem que realizaria todas as potencialidades da humanidade, livrando-se da influência restritiva da moral cristã. A posição de Nietzsche, psicologicamente, mostra mais percepção que a de Schopenhauer porque leva em conta a poderosíssima influência das forças inconscientes irracionais da mente.

Tanto Schopenhauer como Nietzsche reconheceram que uma limitação da ciência natural está em não oferecer acesso ao princípio mais essencial da vida, a natureza irracional da existência humana. Nietzsche considerava que a ciência moderna alienava o homem de seu eu, ponto de vista que foi partilhado pelo teólogo dinamarquês Sören Kierkegaard (1813-1855), o padrinho filosófico do existencialismo. A preocupação unilateral do homem pela exploração do universo, dizia Kierkegaard, levou-o a perder contato com o que está mais próximo dele — seu próprio eu; só o retomo aos ideais originais do Cristianismo pré-institucionalizado podia devolver à existência humana a significação de que foi privada pela ciência.

A essência do ponto de vista dos filósofos românticos era não só esta ênfase na força dinâmica irracional que existe por baixo de todos os fenômenos psicológicos, mas a extensão dessa força diretiva universal — isto é, a vontade — a todos os fenômenos da natureza. Friedrich von Schelling (1775-1854) encarava o mundo inteiro como a criação de uma vontade universal que penetrava em tudo. O que o homem percebe conscientemente como volição é apenas um caso especial de uma força metafísica universal que constitui a base de todos os acontecimentos na natureza. Carus, um seguidor de Schelling, chegou a declarar que todos os processos biológicos, até mesmo a circulação e a digestão, funcionam de acordo com um plano psicológico inerente que basicamente não difere das metas e objetivos que determinam nosso comportamento consciente.

Esta extensão do conceito de vontade a todos os fenômenos da natureza trazia consigo necessariamente o conceito do inconsciente. De fato, o termo "inconsciente" foi empregado por vários autores como alternativa para a "vontade universal" dos filósofos naturais. Carus chamou de "inconsciente" a força biológica reguladora direta e distinguiu nela três níveis: o "inconsciente absoluto geral", que nunca é acessível à mente consciente; o "inconsciente absoluto parcial", que é a força diretiva de todos os processos corporais; e o "inconsciente relativo", referente ao conteúdo mental que foi outrora consciente e depois se tornou inconsciente. Karl Eduard von Hartmann (1842-1906), filósofo muito influenciado por Schopenhauer, contribuiu para este desvio semântico da "vontade" para a "mente inconsciente" com sua *Filosofia do Insconsciente* (1869), livro que inclui alguns exemplos notáveis da existência de processos mentais não conscientes. A classificação dos processos inconscientes feita por Hartmann é como a de Carus — um inconsciente absoluto que é a essência de todos os fenômenos naturais no universo, um inconsciente fisiológico (idêntico ao inconsciente absoluto parcial de Carus) e finalmente o inconsciente psicológico, que é a origem de todos os padrões de comportamento. Opiniões semelhantes difundiram-se entre os biologistas. Talvez o mais claro deles tenha sido Hans Driesch (1867-1941), que atribuiu a estrutura e o funcionamento intencionais do organismo vivo a uma força vital subjacente que não é consciente e é idêntica aos "espíritos animais" dos pensadores antigos.

Os filósofos a partir de Platão mencionaram a faculdade de memória para demonstrar que o conteúdo mental nem sempre é necessariamente consciente. A memória de um acontecimento passado pode ser revivida, mas onde esteve enquanto isso? Evidentemente estava presente em forma não consciente. Isto leva à conclusão de que a consciência é um atributo do conteúdo mental, mas não é essencial. O grande fisiologista alemão Ewald Hering (1834-1918) imaginava a memória como um princípio biológico universal, característica onipresente da matéria viva; este conceito de memória transcende a conotação psicológica de modo a incluir uma tendência postulada da matéria orgânica a recapitular sua história passada. O conceito de Hering é baseado essencialmente na lei biogenética de Ernst Haeckel (1834-1919), segundo a qual a ontogenia recapitula a filogenia: o desenvolvimento embriológico do óvulo até um complexo organismo multicelular recapitula brevemente a história do desenvolvimento da espécie. Rudolph Semon adotou, ampliou e popularizou a filosofia de Hering e, nesse processo, deu à memória, como princípio universal, um novo nome: "mneme".

Nenhuma dessas especulações filosóficas sobre fenômenos psicológicos e biológicos produziu conclusões que pudessem ser validadas por observação. Nem a "vontade" de Schopenhauer, nem o "inconsciente" de Hartmann, nem a "memória" de Hering, nem a "mneme" de Semon ajudou a explicar fenômenos psicológicos mórbidos ou normais; contudo, elas reforçaram a tendência a encarar os fenômenos psicológicos como aspectos de um todo biológico.

Os clínicos do fim do século XIX contribuíram com muito mais ideias específicas sobre os fenômenos inconscientes do que os filósofos. Notável entre eles é o francês Jean-Martin Charcot (1825-1893), eminente neurologista de sua época. Charcot era um grande observador para quem os fatos tinham prioridade sobre as teorias. Se os fatos exigiam que uma teoria fosse modificada, Charcot não hesitava. Nascido em Paris, foi educado no Lycée Bonaparte e estudou medicina na Universidade de Paris. Com um de seus primeiros artigos, sobre reumatismo crônico, firmou-se como investigador clínico de talento excepcional. Foi o primeiro a chamar atenção para o efeito favorável da gravidez sobre o bócio exoftálmico (hipertireoidismo). Gradualmente seu interesse se voltou para as doenças degenerativas da medula espinhal e do sistema nervoso; seus estudos sobre localização cerebral e afasia são clássicos.

Em 1862, Charcot foi nomeado médico-chefe na Salpêtrière, que então abrigava mais de cinco mil pacientes. Como professor de doenças clínicas do sistema nervoso na Salpêtrière, passou a preocupar-se com o grande e heterogêneo grupo de pacientes que não podiam ser incluídos em qualquer das categorias clínicas tradicionais. Classificou este grupo como sofrendo de histeria ou neurose; nele se incluíam casos de ataques histéricos (que ele chamava de *"grande"* histeria), paralisias histéricas, anestesias histéricas (falta de sensação de tato), espasmos musculares, doença de Huntington (doença que produz movimentos incontroláveis nos membros), mudez, gagueira, soluços incuráveis e astasia-abasia (incapacidade de permanecer direito em pé e andar de maneira coordenada). Chamava também de "histéricos" os pacientes que sofriam de anorexia mental (perturbação maligna do apetite), perturbações nervosas do estômago e poliuria (micção frequente). Suas imparciais observações clínicas sobre esses histéricos ajudaram a atrair interesse para o papel que fatores psicológicos desempenham em distúrbios psiquiátricos, assim como em algumas doenças crônicas. Embora seu trabalho tenha tido esse efeito, Charcot sentia apenas limitado interesse pela psicologia e acreditava que a histeria era uma doença orgânica do sistema nervoso.

A reputação de Charcot como neurologista estava tão solidamente firmada que ele pôde dar-se ao luxo de voltar seu interesse para o fenômeno da hipnose, que era desacreditado entre a maioria dos médicos. Charcot convenceu-se por suas observações clínicas de que a paralisia histérica dos membros tinha relação com conceitos mentais e provou sua tese experimentalmente, produzindo paralisias em pacientes histéricos por meio de hipnose. Essas paralisias assemelhavam-se em todos os pormenores às que ele vira ocorrer depois de experiências psicológicas traumáticas. Conseguiu também curar, por meio de sugestão hipnótica, esses sintomas provocados experimentalmente. Além disso, Charcot suspeitou dos sintomas histéricos.

O trabalho de Charcot sobre histeria e hipnose provocou violenta reação entre seus contemporâneos. Charcot havia comentado que os ataques de "grande histeria" ocorrem em quatro fases distintas e consecutivas. Os histéricos tinham oportunidade de observar ataques epilépticos, pois histéricos e epilépticos eram colocados juntos na mesma enfermaria. Charcot foi criticado por não ter levado em conta a simulação de doença — que torna difícil calcular a veracidade de sintomas histéricos. Foi acusado também de não saber que a sugestão desempenha um papel no desenvolvimento dos fenômenos histéricos, entre os quais os chamados estigmas, as anestesias de várias partes do corpo, particularmente a garganta, a redução do campo visual, chamada visão de túnel, e outras perturbações localizadas do sensório.

Essas críticas não eram inteiramente justificadas. Pierre Marie (1853-1940), um dos colaboradores e discípulos de Charcot, explicou que a distinção das fases sugeria serem elas imitações de ataques epilépticos genuínos. O próprio Charcot disse que a simulação de doença[*] é encontrada em todas as fases da histeria. "O paciente exagera voluntariamente os sintomas reais ou cria mesmo com todos os pormenores uma sintomatologia imaginária. De fato, todos sabem que a necessidade humana de contar mentiras, seja por nenhuma outra razão além da prática de uma espécie de culto... ou a fim de criar impressão, despertar piedade etc., é um acontecimento comum e isso é particularmente verdadeiro na histeria."[18] E é evidentemente errôneo afirmar que Charcot não reconhecia o papel da sugestão nos sintomas histéricos, particularmente porque provocou de fato paralisia em histéricos por sugestão hipnótica e a eliminou depois por contra sugestão.

Charcot errou realmente, em um aspecto mais fundamental da histeria, como se tornou evidente em sua controvérsia com Ambrose-August Liebeault (1823-1904) e Hippolyte-Marie Bernheim (1840-1919), ambos da escola de Nancy, na França. A orientação basicamente orgânica de Charcot levou-o a concluir que a sugestio-

---

(*) Em tempos recentes, sob a influência da psicologia freudiana, a relação da simulação de doença com a histeria perdeu importância. Raramente os sintomas histéricos são resultado de propósito consciente. Pelo contrário, o sintoma histérico tem significação simbólica, da qual o paciente não tem consciência. O histérico pode imitar convenientemente o sintoma que observa, não com o propósito de mentir, mas como expressão ou defesa contra expressão de um desejo inconsciente. Por exemplo, um paciente pode ter visto a paralisia de um braço devido a um derrame; defende-se depois de um desejo inconsciente de matar por meio do desenvolvimento da paralisia de seu braço.

nabilidade e hipnotizabilidade do histérico eram produtos da mesma fraqueza orgânica do sistema nervoso que causava histeria. De fato, equiparou a hipnose à histeria. Insistia em que só o histérico pode ser hipnotizado e que, quando está sob hipnose, sua consciência já enfraquecida aparece em forma pura. Portanto, a sugestão não era a base dos fenômenos hipnóticos ou histéricos; a extrema sugestionabilidade não era senão o sinal de uma fraqueza básica do sistema nervoso e indicava uma falta de poder coesivo. Liebeault e Bernheim, por outro lado, pensavam que a sugestão e não uma doença orgânica básica era o fator principal na hipnose e sustentavam que muitas pessoas que não eram histéricas podiam ser hipnotizadas. Bernheim, que era principalmente terapeuta, não teórico, explicava tanto a histeria como a hipnose com fundamentos inteiramente psicológicos e demonstrou inequivocamente por meio de experiências com sugestão pós-hipnótica que o conteúdo mental inconsciente pode influenciar o comportamento. Bernheim deu a seus pacientes hipnotizados ordens para serem executadas depois do despertar; quando despertarem de seus transes, os pacientes executaram essas ordens sem lembrar-se que lhes haviam sido dadas pelo hipnotizador. A significação de Charcot para a história da psiquiatria reside, não em suas opiniões particulares sobre a natureza da histeria e da hipnose, mas no fato de ter feito com hipnose experimentação aceitável e assim preparado o caminho para as descobertas de Freud.

Outro psicólogo médico que estudou com Charcot na Salpêtrière e se tornou professor de psiquiatria no Collège de France, Pierre Janet (1859-1947), apoiou a teoria de Charcot de que havia uma fraqueza no sistema nervoso do histérico. Janet foi mais longe e propôs sua própria teoria, segundo a qual essa fraqueza constitucional contribuía para inadequada tensão psicológica e resultante falta de coesão psíquica. Essa fraqueza psíquica, que chamou de psicastenia, podia seguir-se a fadiga excessiva ou choque. Janet formulou assim a importante teoria de que a falta de integração (depois considerada importante função do ego) resulta na separação de aspectos da consciência e consequentes fenômenos histéricos e dissociativos. Estes últimos se relacionam com aqueles processos que se tornam separados da consciência, levando o indivíduo a comportar-se como se fosse completamente motivado por essas ideias separadas — tendo como consequência a chamada dupla personalidade. A teoria de Janet, uma inovação em psicopatologia, não incluía o conceito de repressão e assim não se interessava pela significação do inconsciente dinâmico. Em sua autobiografia, Freud observa que quando Janet "falou em atos mentais inconscientes nada quis dizer com a frase — não foi mais que uma *façon de parler*".[19]

Janet hipnotizou muitos pacientes e descobriu que sob hipnose eles relembravam memórias traumáticas relacionadas com o início de seus sintomas neuróticos. Descobriu que às vezes os pacientes se livravam de seus sintomas através da experiência catártica de relatar o acontecimento traumático. Esta descoberta foi feita também — de maneira independente e anteriormente — por Josef Breuer (1842-1925), mas Janet publicou suas observações antes de Breuer. As consequentes discussões sobre prioridade foram rancorosas. Nem Janet nem Breur foram capazes de explicar o desaparecimento da sintomatologia depois de hipnose, pois ambos recaíam em explicações orgânicas da causa dos sintomas neuróticos.

O reavivado interesse pela psicologia pouco depois do início do século não se limitou de maneira alguma à psiquiatria francesa; influenciou trabalhos na Inglaterra, assim como na Alemanha, e chegou às praias da América. Entre os numerosos cientistas que começaram a escrever sobre a vida emocional e instintual do homem, três se destacam: o alemão Richard von Krafft-Ebing (1840-1902), que descreveu aberrações do impulso sexual em sua *Psychopathia Sexualis* (1886); o inglês Havelock Ellis (1859-1939), cujos estudos da sexualidade na estrutura da antropologia despertaram grande interesse; e o suíço Auguste Forel (1848-1931), cujo livro A *Questão Sexual* (1905) se tomou obra padrão nesse terreno.

As observações naturalísticas sobre sexo iniciaram o tardio reconhecimento de que os fenômenos sexuais tinham um lugar na medicina, embora ainda fossem considerados mais como fonte de excitação que como matéria científica séria. O reconhecimento de que o sexo é parte integrante da vida cotidiana do homem e poderosa força motivadora, impregnando grande parte de seus esforços e atividades, ainda pertencia ao futuro. Dificilmente teria sido possível naqueles anos vitorianos lidar com manifestações perturbadas do impulso sexual como curiosidades médicas ou antropológicas sem entrar em uma discussão sobre sexualidade adulta normal.

O estudo dos fenômenos sexuais foi, porém, apenas uma ramificação da renovação geral do interesse pela psicologia. Entre os grandes clínicos, P. J. Moebius (1853-1907), de Leipzig, teve muita influência devido à sua mente imaginativa e sua habilidade literária. Mais que Charcot ou Janet, ele acreditava na origem psicológica dos sintomas histéricos. O interesse de Moebius transcendia do terreno da medicina. Sua maior preocupação era pela criatividade e talento artístico; adotou o conceito do degenerado superior, considerando-se um deles, e escreveu várias patografias de grandes homens.

A negação vitoriana da sexualidade reforçou a velha resistência dos cientistas contra a psicologia. (Nada demonstra mais claramente essa ambivalência que o fato de Moebius, grande clínico dotado de extraordinária perspicácia, ter sido tão fatalista quanto à psicologia a ponto de achar que não oferecia a menor esperança como técnica curativa). A fim de evitar ao máximo possível enfrentar a questão básica da força sexual, psiquiatras transigiam voltando seu interesse para exceções: o psicopata, o pervertido e o gênio degenerado. A confortadora implicação que podia ser tirada desses estudos era que aquilo que se aplicava a essas exceções não tinha validade para os cidadãos "normais" comuns.

Este interesse pelos fenômenos psicológicos excepcionais caracterizou o trabalho de um americano, Morton Prince (1854-1929), que descreveu casos raros de dupla personalidade, e de um suíço, Théodore Floumoy (1854-1920), que se deixou fascinar não só pelas personalidades múltiplas, mas também por telepatia e automatismo, como escrita automática. Além de seu interesse por problemas sexuais, Auguste Forel trabalhou com hipnose e escreveu um livro sobre hipnotismo no qual desenvolvia o ponto de vista neurológico de Oskar Vogt (1870-1959) de que a hipnose era "inibição neurodinâmica" causada por "exaustão cortical."[20]

No fim do século XIX e na primeira década do século XX numerosos psiquiatras passaram a interessar-se menos pelos pacientes psicóticos e voltar-se para os pacientes neuróticos, mais comuns e menos espetaculares. Esta tendência teve grande significação para o desenvolvimento do pensamento psiquiátrico, pois era mais fácil explicar patologia mental neurótica comum com base em experiências psicológicas antecedentes. A mentalidade neurótica aproxima-se mais da normal que a psicótica e a distância entre a psicologia do senso comum e a psicologia do neurótico é muito menor.

O problema dos pacientes neuróticos parecia potencialmente sensível à psicoterapia racional. Uma das mais sistemáticas tentativas de tratar distúrbios neuróticos nessa base foi a terapia de persuasão de Paul Charles Dubois (1848-1918), que era professor de neuropatologia em Berna. Dubois fora fortemente influenciado por Heiroth e acreditava que a maioria das perturbações mentais tinha causas psicológicas. Acentuava que as funções psicológicas tinham um substrato fisiológico: função psicológica é "uma função especial do cérebro" que não pode ser descrita em termos fisiológicos, mas pode ser influenciada pela psicoterapia.[21] A psicoterapia, para ser eficaz, precisava ser racional: a tarefa do médico era convencer o paciente de que seus sentimentos, pensamentos e comportamentos neuróticos eram irracionais. O método de Dubois era outra forma do tratamento moral de Pinel e equivalia a reeducação de acordo com a razão e os princípios morais aceitos.

O racionalismo de Dubois foi contestado por Joseph Déjerine (1849-1917), professor de psiquiatria na Salpêtrière, em Paris: "De acordo com alguns autores, particularmente Dubois, a psicoterapia deveria ser "racional", isto é, baseada exclusivamente no raciocínio e argumento. Eu sempre fui de opinião oposta... Se a razão e o argumento fossem suficientes para "mudar o estado de espírito de alguém", os neuropatas encontrariam nos escritos dos moralistas e filósofos, e conselheiros espirituais, tudo de que precisassem para reconstruir sua moral e, consequentemente, seu bem-estar físico, e portanto não teriam necessidade de um psicoterapeuta... O raciocínio por si só é indiferente... De meu ponto de vista, a psicoterapia depende única e exclusivamente da influência benéfica de uma pessoa sobre outra. Não se cura um histérico ou um neurastênico, nem se muda sua condição mental, raciocinando com silogismos. Eles só são curados quando passam a acreditar na gente. Em suma, a psicoterapia só pode ser eficaz quando a pessoa em que a gente a pratica confessou sua vida inteira, isto é, quando ela tem absoluta confiança na gente.

"Entre o raciocínio e a aceitação desse raciocínio pelo paciente existe, repito, um elemento, sobre cuja importância não posso insistir mais vigorosamente; é o sentimento. É o sentimento que cria a atmosfera de confiança sem a qual, sustento eu, nenhuma psicoterapia é possível, isto é, a menos que o raciocínio produza ação efetiva não há "persuasão". Estou realmente convencido e já o estava há muito tempo de que na esfera moral a simples ideia não produz o menor efeito, isto é, a ideia sozinha não move a pessoa, a menos que seja acompanhada por um apelo emocional que a tome aceitável à consciência e assim crie convicção. Há nisso algo análogo à fé, algum elemento individual que faz o sucesso do psicoterapeuta depender de sua personalidade."[22]

Déjerine previa assim as atuais opiniões sobre a predominante importância da interação emocional entre paciente e psicoterapeuta. Em sua controvérsia com Dubois, reconhecemos a velha e nunca resolvida discussão sobre a relação entre razão e emoção, as opiniões opostas de Platão e Aristóteles, dos psicólogos racionalistas contra os voluntaristas, e finalmente a atual controvérsia entre os psicanalistas que dão ênfase ao *insight* como fator terapêutico supremo e aqueles que atribuem significação terapêutica primordial à experiência emocional por que o paciente passa durante seu tratamento.

O livro de Déjerine *As Psiconeuroses e Seu Tratamento pela Psicoterapia* (1913), escrito em colaboração com E. Gaukler, demonstra certa compreensão da significação dos fatores emocionais nas perturbações funcionais do sistema gastrointestinal, dos órgãos urinários e genitais, do aparelho respiratório e da pele, assim como na neurastenia e na histeria. Suas referências a determinantes "subconscientes" dos sintomas neuróticos são vagas, mas ele tinha pleno conhecimento do papel que o trauma, por ele chamado de choque emocional, desempenhava na origem dos sintomas histéricos. Cita o caso de uma mulher que tinha no braço direito uma contratura que aparecia de repente quando ela queria agredir o marido e outro de uma moça cuja perna se contraíra depois de uma tentativa de estupro. Dessas observações Déjerine concluiu: "É evidente que nesses dois casos foi a própria natureza do traumatismo emocional que determinou o local dos sintomas, e a paciente ficou imobilizada, no último caso em posição de defesa e no primeiro em posição de ataque. Quando em outras circunstâncias uma paralisia histérica está localizada no membro que foi ferido durante o traumatismo, temos novamente um caso em que a própria natureza do choque experimentado teria determinado o local do sintoma histérico."[23][*]

Edouard Claparède (1873-1940) foi talvez um dos mais inspiradores médicos psicólogos do começo do século. O ambiente intelectual em que Claparède cresceu foi o novo iluminismo da era darwiniana. Claparède cresceu em uma atmosfera de pensamentos livres; sua própria curiosidade e coragem levaram-no a explorar o desconhecido e suas contribuições à psicologia foram impressionantes devido a sua largura e profundidade.

O primo de Claparède, Théodore Floumoy, introduziu-o na então nova psicologia experimental de Fechner e Wundt. No laboratório de Floumoy, Claparède ficou conhecendo William James, que teve considerável influência sobre seu desenvolvimento. Além de Floumoy, incluíram-se, entre os professores de Claparède, Déjerine, Wilhelm His (1831-1904), renomado histologista, e Karl Ludwig (1816-1895), famoso fisiologista.

A principal contribuição de Claparède à psicologia foi uma lei básica — a lei do interesse momentâneo — em cujos termos o pensamento ou consciência é uma função biológica a serviço do organismo. Só quando surge dificuldade para satisfazer uma necessidade biológica é que nos tornamos conscientes da necessidade; só então, portanto, o problema da satisfação precisa ser resolvido. Necessidades insatisfeitas são a fonte tanto da consciência como do pensamento. Claparède

---

(*) Como o livro de Déjerine foi publicado depois de "Estudos da Histeria", de Freud e Breuer, não é possível determinar se esta formulação do sistema histérico foi original ou tirada de Freud. Déjerine não faz referência a Freud ou Breuer e, pelo texto, parece que não estava familiarizado com seus escritos. Por exemplo, não há uma única referência a sonhos.

formulou esse conceito básico mais claramente que seus predecessores: "Eu tentei mostrar que a inteligência intervém quando o automatismo instintivo ou adquirido não é capaz de resolver o problema com que se defronta o comportamento, e eu derivei a inteligência do método de experiência e erro dos animais inferiores. Todavia, no caso da inteligência, o problema de pré-julgamento de uma nova situação é resolvido por pensamento."[24] Uma necessidade torna-se consciente quando não pode ser satisfeita por atuação automática: "A consciência intervém quando a ação é obstruída."[25] Claparède tentou provar essa tese — biologicamente fundamentada — de que fenômenos psicológicos como o pensamento são meios pelos quais o organismo se adapta ao ambiente — por métodos experimentais e introspectivos. Exerceu profunda influência sobre Piaget, que, como se verá adiante, prestou as mais significativas contribuições ao conhecimento do desenvolvimento dos processos intelectuais.

O interesse de Claparède pela psicologia era amplo. Ele foi um dos últimos universalistas nesse terreno. O fenômeno do sono intrigava-o muito, particularmente no referente à sua função biológica. Nisso ele se antecipou à orientação de Freud. Via no sonho um instrumento protetor, "suprimindo o interesse do indivíduo pela situação do momento e assim fazendo cessar sua atividade". O sono impede que "o organismo atinja seu ponto de exaustão."[26] O estudo do sono levou-o a examinar a histeria. Concluiu que os sintomas histéricos são também reações defensivas. Identificou o equivalente de sintomas histéricos em animais e conseguiu hipnotizar bodes e porcos. De fato, foi um dos primeiros psicólogos a realizar trabalho experimental com animais, trabalho que despeitou seu interesse pela psicologia educacional. Fundou o Instituto Rousseau, em Genebra, dedicado à ciência da educação e seu livro "Psicologia Infantil" teve quatro edições.

Apesar do número de eminentes psiquiatras que se mostraram ativos no fim do século XIX, o fato é que só os homens de letras, os grandes romancistas psicológicos, penetraram realmente abaixo das manifestações superficiais da personalidade. Esses escritores compreenderam e apresentaram, não personagens psicóticos excepcionais, mas pessoas medianas cujas motivações e impulsos foram claramente delineados. Julien Sorel de Stendhal era um menino comum do campo; Madame Bovary, de Flaubert, era uma típica esposa provinciana; e Père Goriot, Eugénie Grandet e o Primo Pons eram personalidades da vida cotidiana, do mesmo modo que Nora, de Ibsen, Candida, de Shaw, e Oblomov, de Goncharov.

Não apenas gente comum, mas também situações comuns dotadas de profunda significação psicológica são apresentadas por escritores como Ibsen, que descreveu penetrantes conflitos intrapsíquicos antes que Freud os tornasse explícitos ao mundo científico. Isso aparece ampliado em *Rosmersholm* (1886), de Ibsen, na qual Rebecca West, depois da morte de seu pai supostamente adotivo, vai viver na casa de Rosmer. Posteriormente, convence a sra. Rosmer de que teve um romance ilícito com o marido dela. Disso resulta o suicídio da sra. Rosmer. Quando Rebecca fica sabendo que o dr. West era seu pai natural, imediatamente confessa seu papel na morte da sra. Rosmer. Toma-se evidente no drama que Rebecca estava vivendo como amante do dr. West antes que este morresse. Tentando expiar sua culpa pela relação incestuosa com seu pai, Rebecca confessa o crime menor, isto é, seu papel no suicídio da sra. Rosmer. O próprio Freud ficou impressionado pela perspicácia de Ibsen ao compreender a compulsão de repetição (Rebecca repetindo o enredo edipiano com Rosmer), assim como pela compreensão que Ibsen teve da necessidade de confessar um crime menor devido a um sentimento de culpa. Escritores como Ibsen levam sobre os psicólogos a vantagem de poderem retratar sob a forma de ficção o que poderia ser uma história verdadeira, podendo o leitor aceitá-la como mera criação da imaginação do artista e não representação da realidade. Os prazeres estéticos oferecidos pela maestria técnica do escritor também ajudam a atenuar a justa cólera que o leitor poderia de outra maneira sentir diante de truísmos psicológicos inaceitáveis.

PARTE III

A IDADE FREUDIANA

CAPÍTULO 11

Sigmund Freud

Os desenvolvimentos do fim do século XIX formaram o fundo para o trabalho de uma das mais importantes e influentes figuras da história da psiquiatria e mesmo da história da civilização ocidental: Sigmund Freud. A contribuição de Freud ao conhecimento da natureza do homem jamais poderia ser superestimada. Concluiu ele logo no início de sua carreira que para curar doenças mentais é preciso compreender sua natureza e para compreender um fenômeno é preciso observá-lo sistematicamente. Isso levou ao princípio vitalmente significativo da psicanálise como método válido de investigação. Em resultado, Freud conseguiu pela primeira vez explicar o comportamento humano em termos psicológicos e demonstrar que o comportamento pode ser modificado nas circunstâncias adequadas. Efetuou a unificação de tratamento e pesquisa. Seus princípios foram responsáveis pelo aparecimento da primeira teoria compreensiva da personalidade baseada em observação e não meramente em especulação.

A promoção e o exercício da psicanálise por Freud estabeleceram como fato que a psicologia — estudo da personalidade — pode ter as mesmas características cumulativas e operacionais que as ciências naturais.

A era em que Freud iniciou seu trabalho era dominada pelas ciências naturais. Em lugar nenhum se dava maior ênfase às explicações materialísticas que no terreno da medicina. A psicologia fazia desesperados esforços para salvar-se do descrédito em que a filosofia em geral começava a cair. Nas universidades, pela primeira vez, foram criadas cadeiras de psicologia separadas das de filosofia. Seguindo a orientação de Thedor Fechner, psicólogos começaram a propor questões que eram apropriadas a estudos experimentais. Funções isoladas como vista, audição, sensações táteis, memória e aprendizagem foram estudadas por meio de experimentos controlados, alguns dos quais tinham resultados que podiam ser expressados em equações matemáticas simples. Apesar dos grandes méritos de tais estudos, historicamente essa tendência experimental inicial parece uma concessão. Significa que a psicologia, para emancipar-se da filosofia, abandonou o estudo das grandes questões: Que é o homem? De onde vem e para onde vai? Como domina seu próprio destino tomando decisões? As faculdades isoladas do homem foram estudadas, mas o homem como um complexo sistema de forças motivacionais, como uma personalidade única, não tinha interesse para a ciência. Os talentos e aspirações do homem eram apenas "epifenômenos", que não mereciam atenção. Ainda hoje alguns psiquiatras esperam que todas as respostas provenham do conhecimento das sinapses nervosas e da neuroquímica, imaginando até mesmo a história como passível de ser um dia reduzida às leis da física e da química. O próprio Freud, como filho dessa era, não pôde emancipar-se inteiramente desse ponto de vista e declarou que um dia a psicologia seria substituída pela química. Recusou, porém, esperar que essa Utopia se concretizasse e atacou os problemas centrais da personalidade e suas perturbações pelos métodos adequados, os da psicologia. O reconhecimento e reconstrução de motivos inconscientes, sobre os quais se baseia seu sistema de terapia para doença mental, ampliaram substancialmente a aplicação da causalidade psicológica e pela primeira vez ofereceram um meio de influenciar a estrutura da personalidade humana.

No entanto, a introdução prematura nesse terreno de desígnios de pesquisa pedante e pseudo-exata poderia ter paralisado durante décadas tão vigorosas atividades intelectuais. Os críticos da psicanálise ainda hoje nem sempre reconhecem os grandes méritos desse período, que pelos padrões convencionais pode ser chamado de anticientífico. Aplicar métodos estatísticos, por exemplo, a um terreno no qual faltam os princípios básicos dos fenômenos estudados é certamente menos científico que a aplicação da chamada "observação naturalística", mais apropriada. Estudar o comportamento humano com os métodos da física, que são apropriados ao estudo da correlação de duas ou de um número muito limitado de variáveis, é empreendimento sem esperança. Seja como for, essa pesquisa inicial, com tudo quanto tinha de vago, baseada principalmente na intuição, produziu um conjunto de conceitos teóricos, cujas possibilidades operacionais ainda hoje não são convenientemente reconhecidas.

O comportamento psicopatológico não era antes facilmente explicável pela psicologia do bom senso porque o comportamento do psicótico ou neurótico não segue a causalidade psicológica que conhecemos em nossos processos mentais conscientes. Pelas leis da causalidade psicológica, que só conhecemos através de nossa experiência subjetiva, não é possível explicar porque um homem reage com uma depressão ou mesmo suicídio a uma promoção em seu emprego. Esta é a razão por que, desde Hipócrates, o homem tentou explicar tais manifestações incomuns através de causas físicas ou químicas, seja a bílis preta ou — hoje em dia — a serotonina. As mesmas limitações aplicam-se ao caso dos criminosos psicopáticos cujas motivações parecem irracionais. Ninguém chamaria um psiquiatra para explicar o ato de um homem esfomeado que mata para obter comida. No entanto, se é cometido um homicídio sem motivos racionais ou emocionais inteligíveis, o juiz esclarecido talvez pense em perturbação mental provavelmente devida a hereditariedade.

A contradição desse raciocínio errôneo escapa à atenção a menos que sejam levados a sério os processos mentais "inconscientes".

Que circunstâncias históricas predestinaram Freud a introduzir com êxito o método psicológico na psiquiatria após terem malogrado sistematicamente as tentativas iniciais anteriores? Vimos como os psiquiatras românticos, apenas meio século antes, haviam reconhecido que a doença psiquiátrica exige métodos psicológicos de conhecimento e tratamento. Em 1803, Red propugnara que a psicoterapia e a psicopatologia fossem reconhecidas como partes integrantes da medicina. Moreau de Tours declarara que os sonhos eram feitos do mesmo material que os sintomas psicóticos e que sua compreensão poderia servir como indício para a compreensão da psicose. Carus postulara a penetrante significação dos processos inconscientes no comportamento tanto normal como anormal e chegara ao ponto de explicar psicologicamente todos os processos biológicos. Herbart empregara mesmo explicitamente o termo e o conceito de "repressão". No entanto esse período psicologicamente orientado teve curta duração. Vimos como o estupendo progresso das ciências naturais em geral e o crescente conhecimento do sistema nervoso central em particular, durante a segunda metade do século XIX, ofuscaram esses interesses psicológicos e lançaram suspeita e descrédito geral em tudo quanto não se enquadrasse no ponto de vista materialístico-mecanístico que se tornara sinônimo de ciência. Então, que levou Freud a vencer onde seus predecessores falharam?

Da perspectiva do presente a resposta é simples: Freud tornou operacional a aplicação da causalidade psicológica. O que Rechner realizou em terreno mais circunscrito — o estudo das percepções sensoriais — Freud efetuou no terreno da pesquisa da personalidade, introduzindo nela observação metódica e uma técnica de investigação que era adequada à natureza dos fenômenos a serem investigados. Freud substituiu especulações filosóficas gerais pelo estudo concreto de pessoas individuais. Criou a ciência da psicobiografia, que reconstrói não só a história dos sintomas do paciente, mas também a história da pessoa, que lança luz sobre a origem de seus sintomas mentais. Tomou operacional o que outros antes dele — entre os quais Pinel, mais de cem anos antes — postularam em termos gerais e vagos: que a doença mental é resultado de experiências da vida de uma pessoa.

Como vimos, em sua orientação científica, Freud foi um verdadeiro representante de seu tempo. Seus antecedentes estavam nas ciências naturais, na neurologia e na histopatologia. Histopatologia e psicanálise podem parecer muito distantes entre si e superficialmente não é possível encontrar um terreno comum entre elas. A dissemelhança existe, porém, apenas no assunto das duas. A orientação básica de Freud no modo de encarar fenômenos psicológicos foi precisamente a mesma que ele havia aprendido no laboratório: observação cuidadosa e raciocínio rigoroso. Era por isso que Freud protestava tão energicamente quando o chamavam de filósofo. Sua mais profunda devoção consistia em lidar cientificamente com os problemas da personalidade, isto é, observar cuidadosa e pormenorizadamente, para depois comunicar meticulosamente suas descobertas aos outros.

Freud sabia o que é prova científica. Insistia em que suas descobertas não fossem contestadas com base em polêmicas infundadas ou dedutivas, mas pela repetição de seu método de observação e comprovação de suas conclusões através de prova fatual. Instruído como cientista natural, aborrecia-se profundamente por não ser atribuído a suas formulações psicológicas esse direito fundamental de todo cientista. Suas descobertas eram rejeitadas por críticos emocionalmente parciais e psicologicamente ignorantes. Em lugar de experimentar objetivamente a prova que ele cuidadosamente apresentava a respeito da existência de processos inconscientes, sexualidade infantil e complexo de Édipo, seus críticos atacavam-no com injúrias pessoais, prática havia muito tempo considerada contrária à ética científica. Acusado de não ser científico, ele suplantava seus adversários quanto ao espírito de ciência.

Em seus escritos especulativos teóricos era, porém, um filósofo. Não podia deixar de ser, porque o terreno da pesquisa da personalidade não desenvolvera ainda os refinados instrumentos de estudos controlados, prevalecentes nas ciências físicas e biológicas. Todavia, deu demonstrações claras de que em seu trabalho do que tratava com mais carinho era a sólida base observacional e não a superestrutura filosófica. Referindo-se a suas especulações sobre a estrutura do "aparelho mental", escreveu: "Ideias como estas fazem parte de uma "superestrutura especulativa" da psicanálise da qual qualquer porção pode ser abandonada ou modificada sem prejuízo ou pesar, no momento em que ficar provada sua inadequação. Todavia existe ainda para ser descrita muita coisa que fica mais perto da experiência efetiva."[1]

Freud possuía as virtudes mais que meramente intelectuais necessárias para percorrer a árdua estrada de um pioneiro científico.

Resistiu sozinho à rejeição universal sem a ajuda de colegas, o que exigiu extraordinária fortaleza moral e profunda convicção de sua vocação histórica. Ninguém reconheceu mais claramente a excepcional fortaleza moral de Freud que um de seus primeiros e mais fiéis discípulos, Hans Sachs, quando escreveu: "Em lugar de insinceridade, amabilidade superficial e desejo de encobrir fatos desagradáveis, ele insistia na verdade impiedosa, nos rigores de implacável investigação e na coragem de "perturbar o sono do mundo..." Recusava absolutamente aceitar qualquer declaração por força de uma autoridade superior. Não tinha paciência com aqueles que faziam tal coisa por preguiça ou covardia intelectual ou porque desejasse resolver o caso com o mínimo de desconfôrto."[2] Sachs via nessa insistência em favor da verdade a origem do inabalável ceticismo de Freud, que é uma qualidade necessária aos verdadeiros cientistas. "Sua forte convicção era de que nem a aspiração de chegar à verdade absoluta nem a compreensão do valor relativo de todo conhecimento atingível devia interferir no trabalho e no zelo do verdadeiro cientista. O que importava era chegar o mais próximo possível da verdade, não fazer concessão ao preconceito, à tradição, à autoridade ou aos próprios desejos e fraquezas. Não fazia diferença que o meio de avançar fosse insignificante em comparação com o longo caminho a percorrer. Os resultados de toda ciência permanecem sujeitos a dúvida em maior ou menor grau, de acordo com sua fase de desenvolvimento e seus métodos peculiares. O (verdadeiro) cientista — isto é, um pensador independente — deve estar cônscio dessas limitações e, após rigoroso e repetido exame, deve sustentar seu próprio julgamento sem esperar por autorização de prova plena e absoluta. Um dos ditados favoritos de Freud era este: *"Man muss ein Stuck Unsicherheit ertragen kõnnen"* (A gente precisa aprender a suportar certa porção de incerteza).[3] Sachs vê em "independência, coragem e orgulho as marcas distintivas" do caráter de Freud.

São raras as personalidades históricas sobre as quais haja tantos dados biográficos pertinentes. Freud sujeitou-se à autoanálise e teve a coragem de tomar públicos muitos dos detalhes desse processo singular. Escreveu também um fragmento de autobiografia. A parte mais valiosa de sua autoanálise proveio do exame de seus próprios sonhos e está incluída em sua obra-prima, *A Interpretação dos Sonhos* (1900).

De secundária importância são as numerosas cartas que escreveu a Wilhelm Fliess, médico, seu colega e confidente. Durante o período mais significativo de sua vida Freud confidenciou a Fliess de maneira singularmente livre e desinibida, não apenas suas ideias, mas também suas lutas interiores, suas esperanças e seus desencorajamentos que acompanhavam seus incansáveis esforços para criar uma nova teoria psicológica da personalidade humana.

Todo este material, assim como duas mil e trezentas cartas familiares e mil e quinhentas cartas amorosas trocadas entre Freud e sua futura esposa, estiveram à disposição de Ernest Jones, eminente seguidor de Freud, para escrever sua biografia. Os três volumes de Jones constituem um documento sem precedentes, tanto por ser a única biografia completa escrita por um especialista psicanalítico em psicobiografia, quanto pela excepcional riqueza dos dados biográficos que estiveram à disposição do autor.

Infelizmente não se sabe muita coisa sobre o começo da vida de Freud. A maioria dos dados biográficos pertence à sua vida adulta. Para aqueles que conheceram Freud só quando ele já era um grande líder, confiante em si próprio e cônscio da magnitude de suas realizações, o relato que Jones faz de seus primeiros quarenta e quatro anos de existência é uma verdadeira revelação. Na história de Jones vemos um homem continuamente atormentado por dúvidas sobre suas aptidões, excessivamente necessitado de aprovação e apoios emocionais, com arraigado desejo de encontrar uma figura forte de pai em que pudesse apoiar-se tanto intelectual como moralmente. Dotou seus mentores de qualidades ilusórias. No caso dos três primeiros — Brucke, o fisiologista, Charcot, o grande neurologista clínico, e Josef Breuer, eminente especialista vienense em doenças internas — sua tendência a criar imagens de pais só se manifestou com exagero. As grandes qualidades de Fliess, o último desta série de figuras de pai, são puramente fictícias; são distorções feitas por Freud. Foi durante os dez anos de amizade com Fliess que veio à tona o lado mais vulnerável de Freud, a que Jones se refere como a neurose de Freud.

Jones atribui o amadurecimento de Freud, que ocorreu depois do início do século, principalmente à sua autoanálise. Pouca dúvida pode haver de que esse foi um fator importante. Existem, porém, muitos exemplos de gênios criativos que floresceram após "terem-se encontrado" ao dedicar-se à tarefa para a qual seus dotes os predestinavam. Depois que concebeu suas ideias mais originais e ao mesmo tempo mais básicas, que se tornaram o alicerce da nova ciência da psicanálise, Freud obteve um sólido ponto de cristalização para seu desenvolvimento interior e a história de sua vida ficou intimamente ligada à evolução de suas ideias e de seu trabalho.

Freud nasceu em 1856 na pequena cidade industrial de Freiberg, na província austríaca da Morávia. Seu pai, Jacob, era comerciante de lã e, como a indústria têxtil, que fora o esteio econômico dessa cidade, estava declinando acentuadamente, a família vivia em circunstâncias difíceis. Quando Sigmund estava com três anos, emigraram para Viena. A atmosfera social de Freiberg não era agradável para a família Freud. O nacionalismo tcheco contra o domínio austríaco estava em ascensão e a minoria judaica de língua alemã oferecia fácil alvo para sentimentos hostis. O fator social influenciou indiretamente o desenvolvimento emocional de Freud, pois, como acontece geralmente em grupos minoritários oprimidos, ele, o filho primogênito, se tomou o centro das esperanças que a família tinha de elevar-se na escala social.

Seus primeiros ideais da meninice — Anibal e Massena — foram substituídos mais tarde pela fantasia civil mais realística de tornar-se ministro do gabinete. Seus devaneios eram encorajados por sua mãe, a quem, durante sua gravidez, haviam profetizado que seu filho se tomaria um grande homem. Freud generalizou mais tarde o impacto das ambições maternas sobre seu desenvolvimento emocional: "Um homem que foi o favorito incontestável de sua mãe conserva durante a vida o sentimento de um conquistador, aquela confiança no sucesso que frequentemente produz sucesso real."[4]

A ambição que Freud tinha de tomar-se famoso continuou sendo poderosa força até ponto adiantado de sua vida adulta. Seus devaneios de heroísmo são francamente revelados em suas cartas a Fliess. Em uma delas ele pergunta a Fliess, meio em tom de brincadeira, se achava que no lugar (um restaurante) onde pela primeira vez compreendeu inteiramente um sonho poderia ser colocada uma placa de mármore com esta inscrição: "Aqui o segredo dos sonhos foi revelado ao dr. Sigmund Freud em 24 de julho de 1895."

O excessivo desejo de fama sentido por Freud foi em grande parte uma compensação pelo golpe que recebeu quando, aos 12 anos de idade, ficaram abalados a confiança e o respeito que tinha pela força e autoridade de seu pai. Na rua, um cristão havia jogado na lama o novo gorro de pele de seu pai e gritado para ele: "Judeu, saia da calçada." À indignada pergunta do menino: "Que fez o senhor?" o pai respondeu calmamente: "Desci para a sarjeta e apanhei meu gorro."[5] Essa desanimada resignação e falta de coragem perturbaram profundamente Sigmund; ele teve de enfrentar a tarefa de tornar-se o que dele esperava a família sem uma forte imagem de pai e foram necessárias três décadas para que superasse essa necessidade de substituir seu ideal destruído de pai. Finalmente venceu esse passivo anseio por um pai forte só quando se convenceu efetivamente de seu próprio valor intelectual. Isso ocorreu mais ou menos na passagem do século. Pode-se perceber claramente em A *Interpretação dos Sonhos* e em *Dora: Uma Análise de um Caso de Histeria* sua firme confiança em suas ideias e seu reconhecimento da significação histórica delas. A partir desse ponto Freud viveu para seu trabalho.

A volumosa correspondência com Fliess está cheia de devaneios revigorantes desses dois indivíduos solitários e lutadores, ambos decididos a deixar uma marca no desenvolvimento da ciência. A diferença entre essas duas pessoas não poderia, porém, ter sido maior. Freud era um pesquisador rigoroso, disciplinado por vinte anos de sólido trabalho em neuropatologia, e um gênio criativo e imaginativo; Fliess era um clínico vulgar, absorto em sua esquisita e excêntrica ideia de periodicidade biológica, que tinha apenas escasso fundamento. A relação entre esses homens incongruentes, na qual um homem potencialmente grande cedeu a liderança a seu inferior intelectual e atribuiu-lhe o papel de mentor e consultor, só pode ser compreendida com o auxílio de psicologia de profundidade. A intensiva amizade com Fliess aparentemente se desenvolveu em uma época difícil, quando Freud precisava de uma poderosa imagem de pai em que se apoiar. Foi o período em que Freud já tinha seu primeiro lampejo das profundezas até então desconhecidas da personalidade inconsciente do homem e sentia o desafio de explorá-las ainda mais, a fim de formular suas ideias e comunicá-las a um mundo que ainda não estava preparado para aceitá-las. Seria errôneo acentuar demais as necessidades de dependência de Freud, que foram muito sobrepujadas por sua coragem, persistência e devoção à verdade científica.

CAPÍTULO 12

Evolução Científica de Freud

As contribuições de Freud à ciência foram de quatro espécies, com considerável entrelaçamento cronológico entre as duas primeiras: (1) suas contribuições à anatomia do sistema nervoso e à neurologia, prestadas entre 1883 e 1897; (2) seus estudos sobre hipnotismo e histeria, feitos de 1886 a 1895; (3) sua demonstração e estudo dos fenômenos inconscientes e do desenvolvimento do método psicanalítico de tratamento, com que se ocupou de 1895 a 1920; (4) suas sistemáticas investigações sobre a personalidade humana e a estrutura da sociedade, feitas entre 1920 e 1939. No que se refere ao assunto e aos métodos de pesquisa, o trabalho inicial de Freud na anatomia e neurologia pode ser nitidamente distinguido do resto de seus esforços científicos. No entanto, é errôneo dividir o desenvolvimento científico de Freud em duas fases completamente independentes, a primeira dedicada à neurologia e a segunda a estudos psicológicos. Um prolongado, árduo e em grande parte malsucedido esforço — e esforço que absorveu a maior parte de suas energias durante muitos anos — para formular suas primeiras descobertas psicológicas em termos e conceitos de fisiologia cerebral, liga as duas fases. As tentativas de estabelecer relação entre suas novas contribuições no terreno da psicologia e a orientação anatômica e fisiológica prevalecente refletem a influência de seus mestres Brucke e Meynert, dos quais adquiriu sua ênfase e a necessidade de validação.

Estudos do Sistema Nervoso

As razões pelas quais Freud escolheu a carreira médica não são evidentes. Nunca se mostrou atraído pela profissão e nunca foi um médico convencional. De acordo com Ernest Jones, Freud escolheu a medicina como carreira por um processo de eliminação. "Para um judeu vienense, a escolha estava entre indústria ou comércio, direito e medicina. As primeiras delas eram rapidamente postas de lado por alguém do tipo de mentalidade intelectual de Freud..."[1] Das duas restantes, a medicina era ainda preferida, embora "sem grande entusiasmo". Como disse ele mais tarde: "Nem naquele tempo (quando se iniciou na medicina), nem realmente em minha vida posterior, senti qualquer predileção particular pela carreira de médico. Fui movido, antes, por uma espécie de curiosidade, que se dirigia, porém, mais para interesses humanos que para objetos naturais."[2]

A curiosidade sobre a natureza humana sempre foi muito fundamental em Freud, que considerava um "triunfo de sua vida" ter encontrado, com o tempo, seu caminho de volta a esse interesse.

Freud atribuiu à Ernst Brucke (1819-1892) a maior influência em seu desenvolvimento intelectual. Brucke, um dos eminentes fisiologistas do fim do século XIX, era um dos membros de um círculo de cientistas progressistas — Hermann von Helmholtz era outro — que seguia Johannes Muller. Como Muller, eles acreditavam que os princípios da física e da química deviam ser aplicados ao estudo dos organismos vivos e negavam que qualquer outra força, como alguma substância vital misteriosa, fosse operativa em biologia. Freud assimilou toda essa atitude estritamente científica e nunca se afastou dela no resto de sua vida.

Os seis anos que Freud passou no laboratório de Brucke foram seus anos de aprendiz na investigação científica. Adquiriu perfeito conhecimento dos métodos de histologia, publicou alguns artigos dignos de nota sobre as células gonodais da enguia e sobre o sistema nervoso de alguns animais inferiores, e desenvolveu algumas ideias sobre células nervosas e suas ligações internas. Gostava do trabalho, mas não abandonou completamente suas inclinações filosóficas. Frequentava regularmente as palestras de Franz Brentano (1838-1917), que ocupava a cadeira de filosofia na Universidade de Viena, e traduziu um livro de John Stuart Mill.

Em 1881, Freud recebeu diploma em medicina e durante algum tempo depois disso continuou seus estudos de laboratório no instituto de Brucke, preparando-se para uma carreira acadêmica. Percebeu, porém, que uma carreira acadêmica não era compatível com a necessidade de ganhar a vida e, seguindo conselho de Brucke, planejou dedicar-se à clínica particular como neurologista, apesar de sua falta de interesse em tratar de doentes. Depois de servir como professor assistente de Hermann Nothnagel (1841-1905), famoso professor de medicina interna, obteve um cargo da mesma categoria no Instituto Psiquiátrico de Meynert, onde adquiriu seu primeiro conhecimento de psiquiatria clínica. Em 1885, candidatou-se ao título de *Privatdocent* de neuropatologia e, por recomendação de Brucke, Meynert e Nothnagel, foi nomeado para o cargo. Estava então aberto para ele o caminho de uma vitoriosa carreira na prática médica.

Em 1884 Freud fez experiências com a ação anestesiante da cocaína e publicou um relatório preliminar sobre os efeitos. Esperava que essa descoberta lhe desse reputação, o ajudasse a adquirir clientela e lhe permitisse casar-se mais cedo do que lhe seria possível sem isso; todavia, interrompeu o trabalho para fazer uma visita à sua noiva e, enquanto isso, outro pesquisador, Karl Roller (1857-1944), demonstrou conclusivamente a utilidade da cocaína na oftalmologia. Freud continuou a estudar a cocaína quanto a possíveis efeitos antideprimentes, mas chegou a um beco sem saída, o que foi uma sorte, pois o êxito nesse terreno poderia tê-lo desviado do caminho que o levou a suas descobertas psicológicas.

Enquanto esteve no Instituto de Meynert, Freud adquiriu conhecimento de neuropatologia e também aprendeu os conceitos psicológicos dinâmicos de Herbart, que haviam influenciado Griesinger. Herbart reconhecia a existência de processos mentais inconscientes e concebia o pensamento consciente como a emergência de ideias que disputavam a atenção. Algumas ideias, segundo Herbart, podiam expulsar outras da consciência e estas últimas podiam afetar a disposição e o comportamento.

A primeira das publicações de Freud sobre neuroanatomia tratava das raízes das ligações neurais do nervo acústico (1885). Publicou depois um estudo pioneiro sobre os nervos sensórios e o cerebelo (1886) e em seguida outro artigo sobre o nervo acústico (1886). Duas de suas contribuições à neurologia clínica foram significativas. Uma delas, um livro sobre paralisia cerebral infantil, é ainda hoje considerada importante trabalho sobre o assunto; a outra, um livro sobre afasia (1891), é menos conhecida, contudo mais importante do ponto de vista teórico.

Estudos sobre Hipnotismo e Histeria

O trabalho de Freud sobre neurologia entrelaça-se com seu trabalho psicopatológico sobre histeria e hipnotismo. Seu interesse pelos aspectos psicológicos da medicina começou em 1886, quando foi a Paris pela primeira vez com uma bolsa de viagem. A razão dessa viagem foi ter descoberto que os métodos de tratamento prevalecentes, particularmente a eletroterapia de Erb, na qual os pacientes eram submetidos a correntes galvânicas fracas, tinham pouco valor para seus pacientes, cuja maioria era formada de neuróticos. A fim de aprender mais coisas sobre as doenças desses pacientes, Freud decidiu ir a Paris estudar com Charcot, cuja fama estava no apogeu. A decisão de voltar-se para Charcot foi natural. Freud logo transferiu seu desejo de um pai onisciente de Brucke e Meynert para Charcot, cuja personalidade o fascinava. O que mais impressionava Freud em Charcot era sua coragem de contradizer a teoria psiquiátrica reconhecida. Por exemplo, Charcot considerava seriamente os sintomas histéricos como verdadeiros, apesar da prática habitual da época, que consistia em considerá-los como meramente imaginários. Observou e registrou cuidadosamente sintomas histéricos e aceitou a evidência de que os homens também sofriam de histeria, o que contrariava a ideia tradicional de ser essa doença exclusivamente feminina. Ainda mais significativo, Charcot conseguiu, empregando transes hipnóticos, produzir em alguns de seus pacientes histéricos precisamente o mesmo tipo de sintomas que eles adquiriam no curso de sua doença;

e embora sustentasse que a histeria era causada por uma fraqueza básica no sistema nervoso, ainda assim demonstrou que os sintomas histéricos de paralisia, tremores e anestesias podiam ser produzidos e eliminados por técnicas psicológicas. Esse trabalho reafirmou a teoria psicogênica da histeria que Sydenham havia proposto duzentos anos antes.

Quando regressou a Viena, Freud tornara-se um campeão militante das ideias de Charcot sobre hipnose e sua relação com a histeria. Um colega mais idoso, Josef Breuer, ouviu-o com simpatia; afora isso, os relatórios de Freud à sociedade médica de Viena sobre sua experiência em Paris foram recebidos apenas com vago interesse e muito ceticismo quanto à validade da descrição da doença histérica feita por Charcot. Meynert era contrário à hipnose e o artigo de Freud sobre histeria masculina não despertou interesse especial entre os médicos. Freud reagiu a essa fria recepção afastando-se cada vez mais da comunidade médica. Suas relações com Meynert, antes íntimas e amistosas, pioraram rapidamente e Freud logo foi excluído do laboratório de anatomia cerebral. O crescente antagonismo entre Meynert e Freud tinha outros aspectos além dos meramente científicos. Meynert ressentiu-se de Freud ter transferido sua lealdade dele para Charcot e, de acordo com Jones, possivelmente também sentia ciúme da superioridade de Freud em anatomia cerebral. A crítica declarada que Freud fez em seu livro sobre afasia à teoria de Meynert sobre a relação entre o córtex e as várias partes do corpo não contribuiu para atenuar o antagonismo, que com o tempo se transformou em franca hostilidade. Depois de seu regresso de Paris, o caráter combativo de Freud começou a afirmar-se. Passou a defender vigorosamente suas próprias opiniões e atacar seus críticos sem poupar murros. No entanto, ainda sentia necessidade de uma boa imagem de pai em que se apoiar. Encontrou-a posteriormente na pessoa de Josef Breuer.

Breuer assumiu grande importância na vida de Freud. Era um médico próspero e ajudou Freud financeiramente repetidas vezes quando ele lutava para firmar sua carreira. No entanto, a maior contribuição de Breuer não foi o apoio emocional nem financeiro, mas uma observação clínica que relatou a Freud quatro anos antes da viagem a Paris. Em 1880, Breuer tratara uma moça, Anna O., que apresentava os sintomas clássicos de histeria: paralisia dos membros, anestesias e perturbações da vista e da fala. Esses sintomas haviam aparecido originariamente quando ela tratava de seu pai acometido de grave enfermidade. Breuer observou que uma ocasião a moça, quando provocou hipnose em si própria, relatou com muitos pormenores as circunstâncias que envolviam o desenvolvimento de um de seus sintomas. Breuer começou então a tratá-la sistematicamente com hipnose e encorajou-a a falar em seus transes sobre as experiências que coincidiam com seus sintomas, técnica que a paciente chamava de "cura falante". As memórias que ela relembrava sob hipnose eram acompanhadas da violenta expressão de emoções que sentira durante a experiência original, mas fora incapaz de expressar na ocasião; depois dessas violentas expressões de emoção (ab-reações) seus sintomas desapareciam. Sob hipnose ela podia ser levada de volta às circunstâncias que haviam causado seus sintomas. Havia reprimido os importantes acontecimentos — nesse caso, fortes sentimentos de ressentimento contra seu pai por estar doente, sentimentos em relação aos quais sentia grande culpa — que a hipnose descobrira. No entanto, Breuer ficou assustado quando ocorreu o fenômeno de transferência — a paciente apaixonou-se por ele — e abandonou o caso. Anna O. (pseudônimo empregado por Breuer e Freud quando relataram o caso da moça) pode portanto ser com razão considerada a inventora inadvertida da técnica terapêutica que Breuer chamou de catarse.

O caso de Anna O. permaneceu como episódio isolado na prática de Breuer, que sem sua associação com Freud talvez nunca lhe tivesse dado prosseguimento. Freud também, quando ouviu falar no caso pela primeira vez em 1882, não reconheceu sua significação, pois naquela época seu interesse consistia em explicar os sintomas histéricos com base orgânica. Contudo, depois de ter visto as experiências de Charcot com hipnose em Paris, Freud lembrou-se da história de Breuer e tentou atrair para ela o interesse de Charcot, mas malogrou completamente.

De 1886 a 1889, Freud e Breuer continuaram seu trabalho com hipnose catártica, mas descobriram que alguns pacientes não podiam ser hipnotizados e outros não ficavam permanentemente livres de seus sintomas. Acreditando que sua técnica de hipnose precisava de aperfeiçoamento, Freud seguiu em 1889 para Nancy, na França, onde a hipnose estava sendo usada em experimentação terapêutica. Ambrose-August Liébeault hipnotizava pessoas pobres tentando curá--las sem nada cobrar. Também em Nancy, Hyppolyte-Marie Bernheim estava fazendo experiências com sugestão pós-hipnótica, nas quais pacientes hipnotizados recebiam ordens para serem executadas depois que despertassem. Após observar esses estudos, Freud ficou decididamente impressionado pelo poder da motivação psicológica não consciente e percebeu que a sugestão era o fundamento psicológico da hipnose.

Depois dessa segunda viagem à França, Freud traduziu alguns dos escritos de Charcot e Bernheim, e seu interesse voltou-se cada vez mais para os fenômenos psicológicos. Reiniciou seu trabalho com Breuer sobre hipnose catártica e começou a tomar forma em sua mente a significação do inconsciente dinâmico e da repressão de ideias inaceitáveis. Em 1895, Breuer e Freud publicaram *Estudos sobre Histeria,* no qual formularam a ideia de que os pacientes histéricos sofriam da memória reprimida de acontecimentos perturbadores — "traumáticos" — tão aflitivos que as emoções por eles despertadas não tinham podido ser enfrentadas no momento em que ocorreram. Sustentavam que o segredo da cura dos sintomas histéricos estava em dar livre expressão a essas emoções bloqueadas, reprimidas.

A necessidade que Freud sentia de um colaborador e um líder intelectual é evidente em suas sistemáticas tentativas de colocar Breuer em primeiro plano. Atribuiu a ele a descoberta da psicanálise, embora na realidade tivesse precisado fazer grande esforço para reavivar o interesse de Breuer pela hipnose e pelos fenômenos de histeria. Conseguiu-o finalmente, mas Breuer, diante dos duros fatos do envolvimento emocional do paciente com seu médico *(transferência)*, mostrou-se desprovido da coragem moral necessária para aceitar as consequências e investigar esse fenômeno perturbador. Ao contrário de Breuer, Freud continuou as investigações examinando a significação do "amor" do paciente pelo médico através de uma perspectiva objetiva. Com o conhecimento da transferência, a psicanálise firmou--se como método terapêutico.

Os Fundamentos da Psicanálise

Freud logo começou a perceber que, apesar de sua utilidade, a hipnose tinha limitações terapêuticas. Em primeiro lugar, nem todos eram suscetíveis de serem hipnotizados. Além disso, Freud descobriu que os resultados terapêuticos obtidos pela hipnose eram muitas vezes transitórios; um sintoma podia desaparecer, apenas para ser substituído por outros. Isso acontece porque na hipnose o paciente renuncia temporariamente às funções normais de seu ego, particularmente seu discernimento crítico, e se entrega completamente ao hipnotizador. É, portanto, capaz de relembrar os acontecimentos dolorosos cuja lembrança seu ego normalmente impediria; todavia, o material inconsciente assim relembrado não se toma parte de sua personalidade consciente e, ao despertar, o paciente em geral não sabe o que aconteceu durante o estado hipnótico. A recordação sob hipnose, portanto, não elimina a *causa do esquecimento:* a resistência da personalidade consciente a enfrentar material reprimido insuportável. Daí a descarga de emoções reprimidas sob hipnose — cujo termo técnico é *ab-reação* — não resultar na cura permanente, mas proporcionar apenas alívio temporário da tensão acumulada.

A princípio Freud não compreendeu isso. Com motivos difíceis de reconstruir, começou a fazer experiências com outros métodos psicoterapêuticos, impelido pelo que chamou de "uma intuição obscura". Só mais tarde percebeu o que hoje sabemos sobre as limitações da hipnose. Depois de compreender, viu que o passo lógico seguinte era tentar vencer, não contornar, através da hipnose, a resistência da personalidade consciente ao material reprimido — isto é, precisava tentar induzir o paciente a enfrentar conscientemente esse material inaceitável. Mas como poderia fazer os pacientes se lembrarem em estado de consciência dessas experiências dolorosas e esquecidas do passado? Com base na teoria de Bernheim de que a sugestão é a essência da hipnose, Freud tentou a princípio usar sugestão sobre seus pacientes, concitando-os, enquanto estavam plenamente conscientes, a recordar acontecimentos traumáticos relacionados com seus sintomas. Depois de um breve período de malsucedida experimentação com várias técnicas, Freud descobriu em 1895 o método de livre associação.

A nova técnica de Freud consistia em pedir a seus pacientes que abandonassem o controle consciente sobre suas ideias e dissessem tudo quanto lhes viesse à cabeça. A livre associação aproveita-se da tendência auto denunciadora do material inconsciente que procura expressão, mas é inibido por contra forças repressoras. Quando um paciente abandona a direção de seus processos de pensamento, suas associações espontâneas são guiadas mais pelo material reprimido que por motivos conscientes; a descontrolada sucessão de pensamentos revela assim um interjogo entre duas tendências opostas — uma de expressar e a outra de reprimir material inconsciente. A livre associação estendida por um período de tempo suficientemente longo, descobriu Freud, levava o paciente de volta a acontecimentos esquecidos, que não apenas recordava, mas também revivia emocionalmente. A ab-reação emocional na livre associação é essencialmente semelhante à descarga emocional experimentada durante a hipnose, mas não é tão repentina ou explosiva; e como essas ab-reações gradativas ocorrem quando o paciente está plenamente consciente, o ego consciente é capacitado a enfrentar as emoções atravessando gradualmente os conflitos subjacentes. Esse foi o processo que Freud chamou de "psicanálise", termo que empregou pela primeira vez em 1896.

O material inconsciente não aparece diretamente durante a livre associação; em lugar disso, influencia a sucessão consciente de pensamentos de maneira que talvez nem sempre seja evidente. Enquanto ouvia o livre fluxo de associações aparentemente ocasionais, Freud aprendeu a ler nas entrelinhas e gradualmente chegou a compreender a significação dos símbolos através dos quais seus pacientes expressavam esse material oculto. Deu à tradução da linguagem de processos inconscientes para a linguagem cotidiana o nome de "arte da interpretação*', arte que só foi plenamente compreendida depois que Freud descobriu a significação dos sonhos.

Freud interessou-se por sonhos quando notou que muitos de seus pacientes durante suas livres associações começavam a falar espontaneamente sobre seus sonhos. Pedia-lhes por isso que relatassem os pensamentos que tinham em relação aos elementos do conteúdo dos sonhos. Notou que essas associações com frequência revelavam a significação oculta do sonho. Tentou então, empregando essas associações de seu conteúdo manifesto, reconstruir a significação oculta do sonho — seu conteúdo latente — e ao fazê-lo descobriu a linguagem particular dos processos de pensamento inconsciente. Publicou suas descobertas em A *Interpretação de Sonhos* em 1900. Este livro é, sem dúvida, sua contribuição mais importante.

A essência da teoria de sonhos de Freud é que sonhos são tentativas de reviver tensões emocionais que interferem com o estado de completo repouso — isto é, com o sono. Essas tensões provêm de necessidades e desejos frustrados durante o dia anterior, que o sonhador revive visualizando sua realização em uma satisfação alucinatória. Os exemplos mais claros desse processo são os sonhos simples de satisfação de desejos de crianças, que expressam como concretizados, em seus sonhos, desejos que foram deixados insatisfeitos durante o dia anterior. Nos adultos o processo de conseguir satisfação através de sonhos é mais complexo. Muitos desejos de adultos são contrariados não por obstáculos exteriores, como geralmente acontece com os desejos de crianças, mas por conflitos interiores. Esses conflitos interiores resultam muitas vezes de terem sido rejeitados, durante o amadurecimento, muitos desejos que atitudes paternas tomavam inaceitáveis ou "opostos ao ego". Em seus sonhos, os adultos expressam desejos opostos ao ego sob formas deturpadas. As deturpações são defesas contra o conflito interior que surgiria se as tendências opostas ao ego aparecessem abertamente. Os sonhos do adulto são, portanto, formações conciliatórias; satisfazem desejos opostos ao ego, mas na linguagem infantil, disfarçada e simbólica, dos processos inconscientes — isto é, em termos que não são mais compreensíveis para o adulto. Dessa maneira o conflito interior é evitado e o sonho executa sua função protetora do sono.

O estudo dos sonhos ofereceu a chave necessária para a compreensão de fenômenos psicopatológicos. A técnica de livre associação e interpretação de Freud abriu uma larga estrada para o inconsciente e proporcionou um meio de compreender fenômenos psicopatológicos, pois esses fenômenos, como os sonhos, são produtos de desejos inconscientes opostos ao ego. Freud percebeu que sintomas psicopatológicos e sonhos são igualmente produtos de maneiras primitivas de pensar — Freud deu a isso a denominação de "processos primários" — que não levam em conta as habituais restrições impostas pelo mundo físico e pelo ambiente social. É da natureza do inconsciente ignorar as limitações de tempo e espaço; o inconsciente não tem natureza racional, mas emocional; suas expressões não são palavras, mas imagens pictóricas.

O estudo de sonhos de Freud revelou numerosos mecanismos psicológicos. Um deles foi a "condensação", combinação de diferentes ideias, todas tendo algum denominador comum emocional, em um símbolo único. Por exemplo, a pessoa pode sonhar com um rosto que tenha as sobrancelhas do pai, o nariz de um professor, a boca de um irmão e as orelhas da esposa, mas à primeira vista o rosto composto não se parece com qualquer dessas pessoas. Se o indivíduo com esse rosto é morto no sonho, a morte pode parecer inócua, mas, inconscientemente, os indivíduos representados são na realidade pessoas contra as quais o sonhador tem ressentimentos e que estão sendo castigados.

Outro desses mecanismos era o "deslocamento". Em um sonho, o paciente pode deslocar o ódio, a ira ou o amor de uma pessoa para outra que ele possa odiar ou amar sem conflito interior. Nesse sonho a pessoa pode deslocar seu desejo de ter relações sexuais com sua mãe para outra mulher, que efetivamente representaria a mãe por usar sapatos semelhantes aos que a mãe usava.

Muitos outros aspectos característicos dos processos inconscientes vieram à luz sob os penetrantes estudos de Freud. Entre eles se incluem o uso de alegoria, simbolismo, alusão, "pars pro toto" (referir-se a uma parte de um objeto ou pessoa, mas significando o todo) e a "expressão de alguma coisa pelo seu oposto". "Expressar alguma coisa pelo seu oposto" é negar um desejo que realmente se tem, porque esse desejo é indesejável de alguma maneira. Por exemplo, a pessoa que tem hostilidade inconsciente por seu irmão pode desejar superar o irmão em um concurso para um emprego. A repugnância pelo desejo hostil leva-o a sonhar que perdeu o emprego para seu irmão. O objeto de todos os mecanismos de sonho é disfarçar um desejo inconsciente inaceitável.

O conhecimento de processos inconscientes levou ao esclarecimento de muitas atividades obscuras da mente humana. Durante a primeira década do século, Freud preocupou-se muito com a demonstração do "inconsciente dinâmico" como se manifestava em "lapsus linguae", emprego de frases espirituosas e esquecimento de coisas. Em seu brilhante trabalho *A Psicopatologia da Vida Cotidiana*,[*] mostrou que "lapsus linguae" aparentemente fortuitos, esquecimento de palavras aparentemente sem motivo (e outras parapraxias) são resultados de intenções reprimidas.

À medida que aumentou sua capacidade de analisar sonhos de pacientes, Freud tomou-se cada vez mais cônscio de que impulsos sexuais desempenhavam papel significativo na neurose. Descobriu que material oposto ao ego, que fora eliminado da consciência e consequentemente estava sendo expresso em sonhos e em sintomas neuróticos, tinham sistematicamente conotações sexuais. Freud relutou muito em aceitar a ideia de que a sexualidade era tão influente e penetrante, mas depois que observações o forçaram a tirar essa conclusão, recusou corajosa e desafiadoramente ignorar as implicações de suas descobertas. Sua própria autoanálise, particularmente a análise de seus próprios sonhos, deu a Freud sua primeira ideia sobre o complexo de Édipo — o desejo de envolvimento sexual da criança com o genitor do sexo oposto e seu senso de rivalidade com o genitor do mesmo sexo. Suas conclusões, corroboradas por observações de pacientes, foram publicadas em *Três Ensaios sobre a Teoria da Sexualidade* (1905). Suas conceituações sobre a natureza sexual do homem tomaram-se conhecidas como "teoria da libido", que juntamente com a descoberta da sexualidade infantil foram as principais responsáveis pela rejeição de Freud por parte de seus colegas médicos e do público.

A teoria da libido revisou opiniões convencionais sobre o instinto sexual, que era considerado um instinto de procriação. Freud concluiu que muitos aspectos de comportamento da infância, que são fontes de sensações sexualmente (sensualmente) agradáveis, por exemplo chupar o dedo e defecar, não têm a menor relação com a procriação.

(*) Publicado pela primeira vez em uma revista alemã em 1901, editado em forma de livro em 1904 e traduzido para o inglês em 1914.

De fato, essa conclusão estendia as implicações da sensualidade além do conceito de procriação. A teoria da libido de Freud substituiu sua anterior e estreita definição da sexualidade por uma teoria ampla de desenvolvimento da personalidade, na qual são correlacionados o desenvolvimento biológico (inclusive sexual) e o psicológico. A criança de colo é considerada como estando na "fase oral", ainda completamente dependente da mão para os prazeres que experimenta em sua boca e em estado biológico caracterizado por crescimento rápido. Tem sua psicologia dominada pela necessidade de incorporar alimento e exibe dependência receptiva; quando frustrada, toma-se exigente e agressiva. O período oral é seguido pela "fase anal", durante a qual a criança aprende pela primeira vez, ao ser submetida a treinamento de banheiro, a controlar suas funções corporais. Esta fase começa *aproximadamente* aos dezoito meses. O treinamento de banheiro interfere com os prazeres anais derivados da retenção e expulsão das fezes, e a psicologia da criança é dominada por agressão, inveja, obstinação, retentividade e possessividade. Adquire defesas contra tendências coprofílicas (gosto de tocar nas fezes), como a repugnância e a limpeza.

Embora as fases e o desenvolvimento psicossexual se entrelacem e se misturem entre si, não podendo ser consideradas como começando e terminando abruptamente, diz-se que a fase seguinte começa mais ou menos aos três anos de idade. É caracterizada pela masturbação infantil, curiosidade sexual, atitudes ambiciosas competitivas e, acima de tudo, complexo de Édipo. Esses anos são chamados de "fase fálica". Depois, mais ou menos aos seis anos de idade, inicia-se um período de "latência", durante o qual a curiosidade inicial da criança por questões sexuais é substituída por curiosidade a respeito de todo seu ambiente. A criança frequenta escola e grande parte de sua energia é carreada para a aprendizagem.

Aproximadamente aos doze anos de idade, com o início da adolescência, há um renascimento do interesse sexual, quando amadurece o sistema reprodutivo do indivíduo. Insegurança é um aspecto psicológico central desse período tempestuoso e tem relação com o fato de um corpo plenamente amadurecido precisar ser governado por uma mente experimentada. A necessidade de testar-se e provar-se torna-se manifesta em excessivo esforço de competição e em tôscas tentativas de demonstrar maturidade e independência, embora essas tentativas sejam minadas pelas dúvidas subjacentes. O reaparecimento do conflito de Édito ocorre no decorrer desses anos.

A maturidade, ou a chamada "fase genital", caracteriza-se principalmente pela auto aceitação, segurança e capacidade para amor amadurecido. Este padrão de comportamento só é possível quando declina a preocupação consigo mesmo, que até então foi predominante. Todas as fases pré-genitais são principalmente egocêntricas ou narcisistas, porque o indivíduo está interessado em seu próprio crescimento, no domínio de seu ambiente físico e mental. Só depois que é atingido o limite de crescimento e a pessoa se toma capaz de considerar a si própria como coisa natural é que pode voltar inteiramente seu amor de si para outros objetos.

Dois dos conceitos de Freud, "fixação" e "regressão", ajudaram a explicar a natureza essencial dos sintomas neuróticos e psicóticos. Fixação é a propensão que o indivíduo tem a conservar padrões de comportamento, sentimentos e pensamentos que lhe serviram bem no passado. Regressão é a tendência a voltar a esses bem-sucedidos padrões antigos quando surgem novas situações que exigem novas adaptações e aprendizagem, que o ego ainda não é capaz de realizar com êxito. Os neuróticos têm tendência maior que a habitual a regredir e os sintomas neuróticos são expressões disfarçadas de anteriores padrões opostos ao ego que, nas circunstâncias do momento, não são adaptáveis. Por exemplo, a criança pode aprender que gritando é capaz de obter o que lhe fora negado. Mais tarde, quando vai para a escola, a professora pode recusar-lhe permissão para brincar com determinado objeto. A criança pode então *regredir* a seu padrão antigo gritando a fim de obter permissão, em lugar de aceitar a recusa ou tentar um meio menos violento para conseguir seu objetivo.

O ego emprega mecanismos de defesa para impedir que tendências antiquadas opostas a ele penetrem na consciência. Entre essas defesas as mais importantes são a *supercompensação* ou *formação de reação* (quando um indivíduo fraco se comporta como se fosse muito forte, a ponto mesmo de tornar-se valentão), a *racionalização, a direção dos impulsos hostis opostos ao ego contra o eu* (como na forma de atitudes e ações autodestruidoras) e a *projeção* de tendências inaceitáveis, atribuindo-as aos outros. Outras defesas tomam-se por si próprias motivos de dano. Comportamento aceitável ocorre, por exemplo, quando tendências voyeristas levam ao passatempo da fotografia e quando há *deslocamento* de hostilidade ou amor sentido por objetos inapropriados para outros aceitáveis (como quando a pessoa desloca o amor que tem por sua mãe para o amor por sua namorada).(*) Todos esses mecanismos de defesa servem para evitar conflito entre o eu social do indivíduo e seus esforços primitivos interiores; atuam, como foi dito acima, para reduzir a ansiedade que surge quando impulsos reprimidos opostos ao ego ameaçam irromper na consciência.

Os sintomas neuróticos, quando vistos sob essa luz, podem ser compreendidos como tentativas malsucedidas de autocura. São mal sucedidas porque as próprias defesas se tomaram motivos de dano.(**) Digamos que uma pessoa furiosa com seu pai está a ponto de praguejar contra ele. Este desejo está em conflito direto com sua moral, que rejeita expressão de ira contra o pai. Em consequência, a pessoa perde a voz. Então não pode mais continuar em seu trabalho, no qual precisa falar. O que foi uma defesa (perda da voz) contra o desejo de ofender o pai, tornou-se um dano. Nesse exemplo o dano foi físico. O dano pode ser também social. Digamos que uma pessoa acha que é fraca. Ninguém gosta de um fracalhão, por isso a pessoa faz um esforço para ser estimada, atuando como forte. Pode, porém, supercompensar e tornar-se um valentão. Ninguém gosta também de um valentão. Assim, a defesa (atuação muito forte) contra impopularidade devido a fraqueza tornou-se um dano.

Freud resumiu essas ideias, juntamente com sua teoria de tratamento psicanalítico, na primeira série de suas *Palestras Introdutórias à Psicanálise* (1916-1917).

(*) A filha de Freud, Anna, em seu livro *O Ego e Mecanismos de Defesa* (1936), faz uma sistemática e lúcida descrição desses mecanismos de defesa, alguns dos quais haviam sido descritos anteriormente por seu pai e pelos colaboradores dele.

(**) Este conceito psicológico é semelhante à recente teoria fisiológica de Hans Selye, segundo a qual defesas contra estímulos nocivos podem tomar-se elas próprias causa de doença.

Um ponto de vista crucial no tratamento psicanalítico é o que Freud chamou de "transferência". A transferência baseia-se em que, durante o tratamento, o paciente não apenas relembra suas experiências passadas, mas, o que é ainda mais importante, transfere para o terapeuta os sentimentos que tinha em relação a pessoas significativas de sua vida passada — principalmente seus pais. Reage ao terapeuta de maneira semelhante à que reagia em relação a seus pais. Interpretar de novo e reviver as respostas neuróticas originais permite ao paciente corrigi-las; suas reações mal adaptadas do passado são assim introduzidas no tratamento. Ao reviver suas experiências passadas, o paciente adulto tem oportunidade de enfrentar de novo os acontecimentos e emoções não resolvidos na infância; sua força adulta ajuda-o a resolver as dificuldades que como criança achou insuperáveis.

Apesar disso, a tese principal de Freud era que, para conseguir a cura, precisavam ocorrer a recordação de acontecimentos passados e "insight" na significação desses acontecimentos.[*]

Revisões e Acréscimos à Teoria Psicanalítica

Durante mais de trinta anos, Freud absteve-se de construir uma teoria ampla de personalidade, embora tivesse feito muitas observações importantes e pormenorizadas em seu trabalho com seus pacientes. Trabalhava como cientista e se considerava cientista, não filósofo, avançando da observação para a generalização. Recusava *começar* com especulações. Finalmente, em 1920, publicou o primeiro de uma série de escritos sistemáticos e especulativos, *"Além do Princípio do Prazer"*, que foi seguido por uma notável série de panfletos que reuniu em 1933 em *Novas Palestras Introdutórias à Psicanálise*. Nesses trabalhos procurava fazer uma revisão de suas opiniões ini-

---

(*) Esta tese, sustentada pelos psicanalistas fundamentalistas, foi contestada nos últimos tempos por aqueles que dão ênfase, não ao "insight", mas à reexperiência de emoções em relação ao terapeuta. (Ver *Desenvolvimentos Recentes, Terapia Psicanalítica.*)

ciais sobre as manifestações observáveis dos instintos: amor e ódio, culpa e remorso, pesar e inveja. Explicava-os em termos de lógica de emoções (causalidade psicológica) antes de começar a especular sobre a natureza fundamental desses fenômenos básicos. Nisso, a história da psicanálise seguiu o mesmo padrão que o desenvolvimento da física teórica: a natureza do fenômeno foi compreendida mais tarde que as leis de suas manifestações.

Logo no início de seus estudos, Freud ficou muito impressionado pelo conflito entre os instintos de auto conservação e conservação da raça — isto é, entre os interesses egoísticos do indivíduo e seus desejos sexuais. Em consequência, distinguia entre impulsos do *ego* e libido *sexual*. Manifestações de ódio e destruição eram consideradas como pertencentes aos instintos do ego; ao passo que classificou os sentimentos de amor, o impulso de procriar e outros impulsos de busca de prazer extragenital como instintos sexuais. O fenômeno do sadismo, porém, não se enquadrava nesse quadro dualístico, pois o sadismo, um impulso distinto — obter prazer causando dor — que pertence aos instintos do ego, é também uma fonte de excitação sexual e é portanto ao mesmo tempo uma manifestação pré-genital primitiva da libido e ura instinto do ego. Nova análise que Freud fez dos chamados instintos do ego — isto é, as diferentes manifestações de tendências egoísticas — trouxeram à luz outras contradições da teoria dualística simples dos instintos. Por exemplo, o amor, mesmo o amor sexual, pode ter como objeto a si próprio, como acontece no amor narcisista. Além disso, muitas das sensações sexuais pré-genitais estão ligadas a funções que são francamente auto preservativas — como alimentação e evacuação, por exemplo. Devido a essas contradições Freud reexaminou seu pensamento e propôs um novo plano, baseado na ideia de que existem dois instintos primários, o instinto da vida, que chamou de "eros", e o instinto da morte, ou "tanatos"[(*)]. Nessa nova teoria da libido, a conservação do eu e da raça não são manifestações de dois instintos diferentes, mas, pelo con-

---

(*) Alfred Odler chamou a atenção de Freud para o instinto de agressividade que Freud, em seus trabalhos do começo da década de 1920, incluía no instinto de morte.

trário, são a evidência do mesmo impulso instintivo, amor ou eros. Na auto conservação o objeto do eros é o indivíduo, na preservação da raça eros atua no sentido de unir os dois sexos e formar um novo indivíduo. O instinto destruidor ou da morte, tanatos, tende a separar e despedaçar unidades biológicas. Atua no sentido de reduzir o complexo material da vida em seus componentes, conseguindo finalmente este objetivo no processo da morte. Opõe-se à tendência construtora de eros. A vida biológica é uma interação contínua entre essas duas forças; o processo geral de metabolismo, por exemplo, é constituído de uma fase construtiva, anabolismo, e uma fase redutiva, catabolismo. A vida psicológica envolve também uma permanente interação de forças eróticas e destruidoras, que aparecem em misturas na vida mental. Os melhores exemplos de dualismo psicológico são os fenômenos de sadismo e masoquismo, em ambos os quais impulsos sexuais se misturam com tendências destruidoras. O amor e o ódio, porém, são opostos polares e nenhum deles pode ser reduzido pelo outro.[*]

Embora tenha havido e ainda haja objeções à teoria dualística final de Freud, indiscutivelmente essa nova teoria do instinto concorda melhor com os fatos observados. Tem também maior aplicação na análise de acontecimentos psicológicos. É útil para explicar conflitos como indivíduo contra família, família contra clã, clã contra nação e nações contra nações como manifestações de instintos destruidores ou, mais precisamente, despedaçadores; ajuda também a explicar por que, apesar dessas forças despedaçadoras, são feitos contínuos esforços para formar unidades como família, clã, nação e superestado.

Enquanto *Além do Princípio do Prazer* foi uma tentativa de Freud para revisar e sistematizar seus conceitos anteriores sobre instintos, *O Ego e o Id* (1923) foi sua primeira contribuição para uma teoria geral da personalidade. Foi precedido por *Do Narcisismo* (1914). Nes-

---

(*) O instinto vida-contra-morte foi a teoria dualística final de Freud. Antes dessa formulação, em *Do Narcisismo* (1914), sob a pressão da crítica de C. G. Jung a sua teoria de instintos-originais do ego-contra-instintos-sexuais, Freud chegara a uma segunda ou intermediária teoria dualística principal: amor de si contra amor do objeto. (Ver a seção dedicada a Jung.)

ses escritos a ênfase não é dada mais à patologia mental, mas à estrutura e funcionamento da mente normal. Freud sempre acentuou que a mente humana não é uma entidade homogênea, pois a repressão de conteúdo mental inaceitável causa uma divisão entre as partes consciente e inconsciente da personalidade.

De acordo com *O Ego e o Id*, o homem nasce com um reservatório de exigências instintivas caóticas e conflitantes que não estão necessariamente em harmonia entre si ou com qualquer dada situação na realidade exterior. Esse reservatório de impulsos instintivos, cada um dos quais procura satisfação sem respeitar outros impulsos instintivos ou as possibilidades oferecidas pela realidade, constitui o id. O id segue o que Freud chamou de "princípio do prazer", isto é, procura satisfação imediata para todos os impulsos sem consideração pelo organismo total e também procura evitar a dor. À medida que a criança se desenvolve, o princípio do prazer submete-se gradualmente ao "princípio da realidade", isto é, o aparelho mental é obrigado a fazer uma concessão à realidade exterior e modificar as exigências instintivas do id de acordo com as possibilidades existentes de satisfação em determinada situação. Durante o processo de desenvolvimento a criança precisa aprender a avaliar a importância relativa de diferentes e conflitantes exigências instintivas e decidir adiar ou renunciar à satisfação de algumas exigências a fim de assegurar a satisfação de outras necessidades mais importantes. O ego é a porção da personalidade que executa essa função coordenadora de tentar reconciliar as exigências da realidade exterior com as reclamações dos instintos. O ego representa os fatos brutais da realidade; ao mesmo tempo, serve também ao id, porque seu propósito principal é assegurar o máximo de satisfações de instintos básicos que seja possível em determinadas circunstâncias.

O superego, que se desenvolve depois do ego, é o representante interior dos princípios que regulam a relação da criança, e do adulto, com o ambiente humano, especialmente os pais e os irmãos. O superego é produto da educação e desenvolve-se através da identificação com os pais; suas exigências e atitudes incorporam-se à personalidade da criança e o superego torna-se representante interior delas. A vida mental envolve assim uma contínua interação entre as reclamações instintivas originais (o id), a realidade exterior e os representantes interiores da realidade exterior, o ego e o superego. Freud explicou que esse representante interior da influência paterna não era o mesmo que consciência pelo fato de ser a função do superego em grande parte inconsciente; é uma espécie de consciência inconsciente. Freud considerava que o superego aparece como resultado da resolução do conflito de Édipo, pois ao conseguir essa resolução a criança incorpora a imagem do genitor do mesmo sexo seu. Em resultado, o genitor com quem a criança competia toma-se parte integrante da sua personalidade e o conflito exterior com o genitor é assim transformado em um conflito interior entre o superego e os instintos do id opostos ao ego.

Em um escrito teórico, *Inibições, Sintomas e Ansiedade* (1925), outro trabalho sobre a estrutura da personalidade, Freud abandonou um ponto de vista anterior sobre a ansiedade, que havia considerado originariamente como produto da libido sexual frustrada. Descreveu a ansiedade como sinal de perigo que se aproxima, sinal que mobiliza as defesas do ego. Quando o perigo é exterior, esse sinal é chamado medo. O ego reage também a toda ameaça de irrupção de impulsos opostos ao ego que foram suprimidos porque sua expressão causava sofrimento no passado. A reação a este perigo interno é a ansiedade. O medo é, portanto, uma reação de alarma a perigo exterior; a ansiedade dá sinal de perigo interior.

De acordo com esta formulação, a ansiedade deve ser considerada central para a teoria da neurose. Quando impulsos opostos ao ego são ativados, o superego reage a eles com medidas autopunitivas, reação que é percebida pelo ego como sentimento de culpa. Sentimento de culpa consiste assim em um temor do superego, representação interna dos pais, que foram os proibidores originais de impulsos inaceitáveis. A ansiedade reduz-se a um medo de consciência.

Essa nova conceituação da personalidade não podia deixar de influenciar o processo de tratamento; todavia, influenciou mais a teoria de tratamento que sua prática efetiva. Entre 1912 e 1916, Freud acentuou que uma das mais importantes funções ao terapeuta é analisar a resistência do paciente contra material inconsciente, pois só reduzindo essa resistência poderia o inconsciente ser tomado consciente. Estas últimas revisões teóricas davam a entender que a reconstrução de impulsos inconscientes — isto é, a análise do id — não era uma função primária do terapeuta; sua função era vencer a resistência do ego — a análise do ego. O objetivo continuava sendo o mesmo — a extensão do reino da consciência a partes até então inconscientes da personalidade. Para conseguir esse objetivo é preciso aumentar a capacidade do paciente de tornar-se cônscio de suas tendências inconscientes. Em outras palavras, é necessária uma alteração dentro do ego; mas, por estranho que pareça, não se sabia então e não se sabe ainda hoje perfeitamente como isso é ou pode ser conseguido.

CAPÍTULO 13

Contribuições de Freud à Teoria Social e às Humanidades

As ideias de Freud sobre psicologia de grupo exerceram particular influência nos terrenos da psiquiatria preventiva e social, particularmente na área do papel de fatores culturais na neurose. Suas primeiras e significativas contribuições à teoria social foram dadas em *Totem e Tabu* (1913), no qual aplicou suas teorias psicológicas à sociedade em geral. Este trabalho foi seguido por dois outros, *Psicologia de Grupo e a Análise do Ego* (1920) e *Civilização e Seus Descontentamentos* (1927). Ironicamente, esses trabalhos contêm a maioria dos elementos essenciais das ideias sociológicas que os neofreudianos abraçaram e que negaram ser classicamente freudianas.

Em *Totem e Tabu* Freud seguiu a sugestão de Charles Darwin de que a sociedade humana primitiva consistia em hordas de irmãos dirigidos por um pai poderoso. Sob a influência do mais universal e focal de todos os princípios humanos, o conflito de Édipo, os filhos revoltaram-se contra o chefe a mataram-no; depois disso a horda tomou-se uma sociedade fraternal desorganizada, uma comunidade de irmãos sem líder. A necessidade que os irmãos sentiam de um líder poderoso com o tempo levou ao totemismo e mais tarde a sistemas religiosos — o totem e a divindade sendo a reencarnação do pai assassinado. Freud estava convencido de que os seres humanos têm profunda necessidade emocional de liderança forte e esta convicção é a pedra angular de todas as suas especulações sociológicas. De fato, Freud tinha geral desconfiança pelas instituições democráticas.

A essência da teoria social de Freud é que só se torna possível uma sociedade humana estável quando as tendências patricidas universais dos filhos são vencidas, de modo a ser preservada a família — a "célula da sociedade". Como o tabu contra o incesto, que é também um componente do conflito de Édipo, torna obrigatório o casamento extra familiar, famílias diferentes se juntam pelo casamento em clãs, tribos e, oportunamente, nações. O núcleo psicológico do desenvolvimento cultural, sob esse ponto de vista, reside assim em vencer os esforços edipianos.

Freud apoiou sua teoria com amplas provas antropológicas, cuja maioria tirou de *The Golden Bough* (1890) de Sir James George Frazer. O trabalho de Frazer sustentava sua ideia da universalidade tanto do tabu do incesto como do tabu contra a morte do animal totem, que simboliza o pai da tribo. Esta teoria sociológica despertou muita controvérsia entre antropologistas, mas foi a primeira explicação psicodinâmica para as ubíquas leis matrimoniais que proíbem as diferentes formas de incesto, assim como para a grande diversidade de tabus religiosos nas sociedades primitivas.

Em *Psicologia de Grupo e a Análise do Ego,* Freud refere-se a um livro de um médico e psicólogo social francês, Gustave Le Bon (1841-1931), *La Psychologie des Foules* (1895). A tese principal de Le Bon é que quando o homem se toma parte de um grupo, regride a um estado mental primitivo. Agindo como indivíduo, o homem pode ser culto e racional; agindo em um grupo, pode comportar-se como um bárbaro, ter propensão à violência, abandonar seu senso crítico, tomar-se emocional e perder todos os seus padrões e inibições morais. Suas características singulares e individuais desaparecem e a herança ancestral comum no inconsciente do homem toma-se dominante. Freud explicou a descrição dessas características regressivas da psicologia da multidão de Le Bon com base na natureza da consciência humana. A essência da consciência é "ansiedade social", o temor da opinião pública; a ansiedade social naturalmente diminui nos membros de uma multidão. Como a voz da consciência individual é silenciada em um grupo, tudo quanto foi reprimido, tudo quanto viola os padrões da consciência, fica livre para aparecer desinibido.

Freud segue Le Bon ao dizer que o comportamento dos membros do grupo é comparável ao de alguém em acentuado estado de sugestionabilidade, como na hipnose, mas levanta uma questão que Le Bon não discute: Quem é o hipnotizador? Freud sustentava que o líder do grupo submete seus membros a um encanto hipnótico e que a relação deles com o líder explica as relações dos membros entre si. O líder toma-se o ego ideal de cada indivíduo, a quem ele entrega todas as suas faculdades críticas, como o indivíduo hipnotizado abandona sua autodeterminação ao controle do hipnotizador. Este ego ideal partilhado, que uga cada membro do grupo ao líder, determina também a interrelação dos membros do grupo, pois através de seu apego comum ao líder eles se identificam entre si.

Para explicar a natureza do apego de grupo ao líder, Freud utiliza um conceito de "libido inibida para o objetivo" ou libido dessexualizada. Os membros do grupo são ligados a seu líder por laços libidinosos, mas o líder não tem apegos emocionais por ninguém a não ser por si próprio. É precisamente esta qualidade narcisista que faz dele um líder. "Ele não ama ninguém, senão a si próprio ou outras pessoas na medida em que podem atender às necessidades dele." Ele é "de natureza modelar", "auto-confiante" e "independente". Representa assim as qualidades que os membros do grupo não podem alcançar e por isso se toma o ego ideal deles.

Introduzindo o conceito da libido, que liga os membros do grupo ao líder, Freud pôde dispensar o "instinto de rebanho" de Trotter como força responsável pela coesão de grupo. A explicação de Freud esclareceu as relações mútuas entre os membros do grupo social mais elementar, a família. Os apegos mútuos entre os membros da família revelam-se como laços libidinosos e não exigem a invenção de um novo tipo especial de instinto.

O mesmo princípio pode ser aplicado para explicar os laços dentro da família, assim como aqueles que atuam na extensão maior da família: os grupos sociais.

À teoria de Freud falta uma definição completa dos laços emocionais dos membros do grupo com o líder; nos termos da moderna teoria psicanalítica, essa relação emocional pode ser descrita como um retorno à atitude dependente da criança de colo em relação a seus pais. A natureza regressiva do comportamento de grupo é assim satisfatoriamente explicada pela dependência infantil que os membros demonstram em relação a seu líder, sob cujo fascínio renunciam às imagens paternais internalizadas (suas próprias consciências) e regridem à fase em que seguiam cegamente a orientação de seus pais. Aparentemente a maioria das pessoas conserva da dependência e insegurança da infância resíduos suficientes para serem suscetíveis de tal regressão emocional. A bem-aventurada segurança do Jardim do Éden é um motivo perene na arte e na filosofia.

A teoria de Freud serviu para esclarecer algumas das dinâmicas do comportamento de grupo. O conceito de dependência em relação ao líder resolve a aparente contradição de um grupo, que pode tomar-se feroz e destruidor, e ser também capaz de auto sacrifício e devoção. A atitude de grupo evidentemente depende da natureza e dos ideais do líder, que pode influenciar seus seguidores em qualquer direção. Além disso, acentuando a dependência do grupo em relação ao líder, podemos compreender mais claramente o fenômeno do pânico. Em tempo de perigo, a confiança do grupo no líder aumenta. Se o líder enfraquece, os membros do grupo ficam dominados por paralisante ansiedade, pois a necessária orientação é substituída pelo que se equipara ao abandono da criança indefesa por seus pais. Assim, em tempo de perigo, as sociedades democráticas tendem a sacrificar pelo menos algumas de suas liberdades a fim de aumentar a autoridade do governo.

Freud deu apenas os primeiros e tentativos passos rumo ao conhecimento dos princípios de organização social em seu trabalho, pioneiro, e suas descrições psicológicas são, em geral, aplicáveis apenas à psicologia da multidão. O problema da consciência, por exemplo, permanece um tanto indefinível. Um grupo social pode tornar o homem moral e, apesar disso, contribuir, quando há um líder forte, para a perda da moral individual. Que há então em um grupo social capaz de enfraquecer o poder da consciência individual? Freud reconheceu que o superego se origina na organização social, pois os valores paternos transmitidos à criança são aqueles que prevalecem na sociedade. Freud tentou aplicar os mesmos princípios básicos à compreensão da estrutura emocional de grupos firmemente organizados — a igreja e o exército.

Essa escolha de modelos foi infeliz: na igreja e no exército a autoridade central é suprema; seus membros conservam dependência basicamente infantil e obediência em relação à liderança; a imagem da figura central (a autoridade de patente superior) é paterna. Só nisso um grupo fortuito sob um líder forte assemelha-se a um grupo estruturado organizado em torno de uma autoridade forte. As sociedades democráticas diferem dessa formulação por serem constituídas de indivíduos mais independentes e autogovernados que mantêm uma relação de interdependência e soberania partilhada com seus líderes. Em tal sociedade os membros podem conservar seus valores firmemente internalizados. A capacidade do líder para hipnotizar os membros do grupo em tal sociedade é muito menor e sempre tênue. 'Em contraste com tal situação, na qual a liberdade cie consciência individual é operativa e mesmo encorajada, e na qual uma reversão à conduta de multidão significa uma *regressão* à dependência infantil sob um líder hipnótico, a dependência infantil encontrada na igreja e no exército é *fixa*.(*)

Essas contribuições fundamentais, com as falhas que as acompanham, foram de grande importância, mas representaram apenas um começo que abria caminho para mais estudos. O próprio Freud estava perfeitamente cônscio de que o desenvolvimento da personalidade humana precisa ser encarado com base na influência dos padrões sociais e valores prevalecentes aos quais ela está sujeita. De fato, cientistas sociais e psicólogos que acreditaram distinguir-se por sua

---

(*) A teoria do grupo de Freud é provavelmente um reflexo do meio em que ele cresceu: Viena sob o domínio absoluto dos Habsburgos. Isso talvez possa explicar também a maneira perceptiva como reconheceu o papel do líder e sua tendência a superestimar esse papel. A mesma ênfase não é encontrada em Le Bon ou William McDougall (1871-1938), outro psicólogo que influenciou Freud em suas teorias de grupo.

orientação cultural, em contraste com a "orientação biológica de século XIX" de Freud, acrescentaram poucos princípios novos a esta compreensão básica. Freud não realizou estudos comparativos sobre desenvolvimento da personalidade em culturas diferentes. Tais estudos só se tornaram possíveis quando o pensamento psicanalítico penetrou profundamente nas ciências sociais, particularmente na antropologia social. Contudo, os princípios básicos da influência modeladora da sociedade sobre o desenvolvimento da personalidade foram lançados por Freud.

Em *Civilização e Seus Descontentamentos,* Freud focaliza os impulsos hostis e agressivos do homem. Para tornar-se membro de um sistema social organizado o homem precisa renunciar à expressão desenfreada de seus esforços individuais. Essas restrições são o preço que ele paga pelo aumento de segurança que obtém da colaboração com os outros. Freud aqui declara explicitamente uma coisa que sempre sugerira anteriormente, a saber, que o complexo de Édipo é originariamente reprimido devido a impulsos destruidores dirigidos contra o pai e não devido a sua conotação incestuosa. O desejo sexual pela pessoa de sexo feminino da família fornece o *motivo* para a hostilidade em relação ao pai, mas é o desejo destruidor que é reprimido pela imagem paterna incorporada, o superego. Esta repressão precisa ser reforçada por instituições sociais externas, das quais a justiça social é fator indispensável. Só se todos renunciarem a seus impulsos associais é que pode ser mantida a repressão em toda a sociedade; se forem permitidas transgressões, isso poderá pôr em ação impulsos associais reprimidos. Abster-se de expressar impulsos associais através de ação declarada não alivia sentimento de culpa porque estes são despertados não só pelos atos declarados, mas também por desejos inconscientes: não apenas *atos* criminosos, mas também pensamentos criminosos produzem sentimento de culpa. Esta culpa social é a fonte do descontentamento universal que, segundo Freud, constitui parte inevitável da vida social.

Esta opinião pessimista é essencialmente idêntica à teoria social de Hobbes. Hobbes considerava que a sociedade humana consiste em pessoas que guerreiam entre si e que basicamente o homem é um animal feroz que precisa ser coagido à coexistência pacífica por um tirano poderoso. A lei é essencialmente a lei do líder forte e repressivo; faltando essa liderança exterior repressiva, os seres humanos com o tempo se destruiriam mutuamente. Freud acrescentou ao ponto de vista de Hobbes a ideia de um tirano interior, o superego, que representa o líder originariamente exterior, o pai. Esta teoria social fundada na presunção de un. instinto destruidor básico como parte inalienável da natureza humana foi posta em dúvida por muitos teóricos pós-freudianos que não têm da substância humana opinião tão sombria.(*)

As contribuições teóricas sistemáticas de Freud coincidem com a deterioração de sua saúde física, que começou dois anos antes de aparecerem os primeiros sinais de seu câncer na boca. Em 1921, escreveu: "Em 13 de março deste ano dei de repente um passo para a verdadeira velhice. Desde então a ideia da morte não me deixou e às vezes tenho a impressão de que sete de meus órgãos internos estão lutando para ter a honra de pôr termo à minha vida. Não houve propriamente motivo para isso, a não ser o fato de Oliver (seu filho) ter-se despedido naquele dia antes de partir para a Romênia. Apesar disso não cedi a esta hipocondria, mas encaro-a muito friamente, como faço as especulações em *Além do Princípio do Prazer*.[1] O mais notável é que tanto a qualidade como a quantidade de sua produtividade intelectual durante esses anos não apresentaram o menor

---

(*) O conceito do superego foi deduzido de observações feitas em neuróticos, nos quais resta uma entidade separada encravada na personalidade e não totalmente assimilada pelo ego. É um corpo estranho que está em constante luta com o ego. A característica central do neurótico é não integrar bem no ego os valores sociais internalizados sem conflito interior. No curso do desenvolvimento normal esses valores ficam inteiramente integrados no ego da mesma forma como a proteína estranha fica transformada em proteína básica do organismo. Na personalidade neurótica o ego e o superego estão brigando constantemente. A meta da terapia psicanalítica é conseguir uma união harmoniosa entre os dois. Como nada na natureza é perfeito, pode-se presumir que nas camadas mais profundas até mesmo da pessoa não neurótica amadurecida restam ainda ativos alguns impulsos associais residuais. Na pessoa sadia esses impulsos manifestam-se principalmente em sonhos e não têm influência decisiva sobre o comportamento declarado. Mesmo que impulsos agressivos sejam parte integrante de instintos básicos do homem, podem ser canalizados para objetivos construtivos. É concebível que em uma sociedade formada de indivíduos amadurecidos, as pessoas não precisem de coação externa de autoridades ou coação interna de um severo superego para colaborarem harmoniosamente.

declínio e sob certos aspectos superaram suas realizações anteriores. Ernest Jones traça um vivido quadro da fortaleza moral que até sua morte Freud demonstrou nesses anos de atribulações físicas e agitações sociais. Só um homem que se identifique tão perfeitamente com seu trabalho — cuja imortalidade agora está assegurada — é capaz de postura tão heroica. Freud achava que conseguira a única forma de imortalidade possível ao homem, a imortalidade de suas criações.

Pouco tempo depois, voltou à sua preocupação mais profunda, as origens da cultura, que o haviam preocupado desde o começo da mocidade. Em um *post scriptum* à sua biografia, escreve ele: "Meu interesse, depois de ter feito durante a vida inteira um rodeio através das ciências naturais, medicina e psicoterapia, voltou aos problemas culturais que me fascinaram há muito tempo, quando eu era um jovem que mal tinha idade para pensar."[2] Esse interesse pelas origens da sociedade humana e pelas humanidades veio à tona intermitentemente em escritos mais breves durante toda sua carreira, mas depois de 1921 passou a ser alvo maior de sua preocupação. O interesse de Freud pela medicina foi um rodeio. Ele foi principalmente um pensador, interessado pela relação do homem com o mundo e a sociedade. A ciência natural exerceu sobre ele profunda influência, mas no íntimo continuou sendo acima de tudo um humanista. Uma indicação de seu senso estético pode ser encontrada no fato de ter conquistado o Prêmio Goethe de 1930 pelo seu primoroso domínio da prosa alemã.

De seus interesses surgiram estudos sobre as fontes da criatividade e elucidações dos fundamentos psíquicos da literatura. Em um ensaio sobre *Gradiva* (1907) de Jensen demonstrou com grande lucidez a influência que têm sobre o comportamento atual as fantasias da infância que são mobilizadas pelas adversidades atuais. Em outros escritos demonstrou profunda compreensão dos caracteres de Lady Macbeth, Hamlet e Ricardo III, expondo em termos psicodinâmicos o que Shakespeare percebera intuitivamente. Sua introdução a uma edição alemã de *Os Irmãos Karamazov* de Dostoyevsky é o mais vivido desses escritos. Nesse ensaio demonstra convincentemente que todos os quatro irmãos eram impulsionados por seus desejos patricidas inconscientes, expressados por eles de quatro maneiras diferentes e altamente individuais. Ensaios sobre *Moisés* de Michelangelo e sobre

Leonardo da Vinci são exemplos de seu contínuo interesse pela psicologia da arte.

O Futuro de uma Ilusão (1928), dedicado à religião, é talvez o mais filosófico dos escritos de Freud. Seu interesse pela religião era puramente psicológico e nesse panfleto ele acompanha a permanente necessidade de religião do homem até suas profundamente arraigadas e nunca dominadas necessidades infantis de dependência, que são despertadas quando se defronta com o grande desconhecido — o mundo circundante com que tem de lidar. Em sua *Psicologia de Grupo e a Análise do Ego* Freud discorre sobre a necessidade que o homem tem de um líder poderoso — um substituto do pai — como cimento psicodinâmico da sociedade; em *O Futuro de uma Ilusão,* encontra a mesma necessidade como origem mais profunda das necessidades religiosas.

Seu último livro, *Moisés e o Monoteísmo* (1939), é sem dúvida a obra mais motivada pelas próprias necessidades emocionais de Freud. Foi escrito quatro anos antes de sua publicação, quando a perseguição aos judeus por Hitler lançou pela primeira vez sua sombra sobre a Europa. A tese principal de Freud é que Moisés não foi um judeu, mas um egípcio que adquiriu sua crença no monoteísmo sob a influência de uma tendência religiosa egípcia então prevalecente e que conseguiu converter os judeus a esse novo conceito. Finalmente, Moisés, o irascível e opressivo líder, foi morto por seus seguidores rebelados e esse homicídio tornou-se a origem de um sentimento inconsciente de culpa, do qual os judeus nunca puderam libertar-se. A profunda origem emocional desta última publicação foi magistralmente reconstruída por Jones em sua biografia de Freud. Discutindo *Moisés e o Monoteísmo,* Jones expõe suas ideias mais originais sobre os aspectos inconscientes da personalidade de Freud. *Moisés e o Monoteísmo,* que é o menos conciso e lúcido, e o mais longo dos livros de Freud, foi apesar disso o que mais o revelou como pessoa.

Jones chama atenção para uma peculiar propensão de Freud a acreditar que as pessoas muitas vezes não são o que parecem. Moisés não era um judeu, mas um egípcio de alta estirpe; Shakespeare não era o filho de um burguês inglês sem instrução, mas (pelo menos durante algum tempo no pensamento de Freud) era Sir Francis Bacon ou Edward de Vere, o sétimo conde de Oxford. Jones liga essa predileção de Freud ao desejo inconsciente que tinha em sua mocidade de ser filho de seu meio irmão inglês, Emmanuel, o que lhe teria tomado muito mais fácil a vida. Podemos acrescentar que esse desejo de uma vida mais fácil foi também expressado no que escreveu certa ocasião a respeito de Einstein: "O afortunado rapaz teve existência muito mais fácil que eu. Teve o apoio de uma longa série de predecessores a partir de Newton, enquanto eu precisei lutar sozinho a cada passo de meu caminho através de uma selva emaranhada. Não e de admirar que meu caminho não seja muito largo e que eu não tenha ido longe por ele."[3]

Freud superestimou o reconhecimento oficial ou, o que vem a dar no mesmo, de vez em quando manifestou categoricamente indiferença por ele, mesmo em uma época em que já havia adquirido fama mundial. Tudo isso junto completa o quadro de um conflito nunca resolvido inteiramente. Por fora ele suportou heroicamente o peso da discriminação, primeiro como membro de um grupo minoritário e depois como descobridor das mais impopulares verdades sobre a natureza humana, o que o condenou a viver sempre em oposição. Nunca, porém, reconheceu completamente seu próprio desejo oculto, mas muito humano, de plena aceitação e oficial reconhecimento por parte das autoridades. Psicanalistas sabem muito bem que o efeito de experiências passadas nunca pode ser eliminado completamente. Se não em qualquer outra coisa, ele aparece em medidas defensivas contra aquelas dolorosas experiências passadas.

Jones não tirou explicitamente a conclusão de que a neurose de Freud, manifesta em seus anos de luta, foi pelo menos parcialmente responsável pela extrema fortaleza e coragem com que venceu sua insegurança inicial. No entanto, ao mesmo tempo, essa "supercompensação" — o extremo heroísmo de Freud — gerou nele um desejo ocasional de existência menos árdua e mais pacífica. Teve uma vida emocionalmente desgastada e nunca se conformou com o ostracismo por parte de seus colegas e das autoridades. E nunca cedeu, pelo menos nas camadas profundas e inconscientes de sua personalidade, jogando com a fantasia de que como Moisés, com quem se identificava, estava realmente do lado certo do caminho. Esta fantasia serviu como grande fonte de satisfação porque lhe permitiu acreditar que era ele próprio quem rejeitava a bem-aventurança do conformismo e da segurança, e escolhia o papel do pioneiro que impõe as "verdades" contra a resistência do mundo médico. Este é de fato um sinal de força ainda maior do que opor-se à maioria como um intruso, que, devido a seus ancestrais, está inevitavelmente destinado a lutar não por sua própria escolha, mas pelo destino.

Moisés e o Monoteísmo foi escrito quando o heroísmo de Freud atingira seu apogeu, quando foi deixado por seus discípulos sozinho em Viena, enfrentando seu inevitável declínio físico e prevendo o extermínio de seu povo. Ainda assim, recusou obstinadamente deixar Viena, mesmo quando os nazistas invadiram a intimidade de seu lar e o sujeitaram a degradante interrogatório. Finalmente cedeu às súplicas de seus amigos e, com o auxílio de Jones e de sua fiel adepta, princesa Marie Bonaparte, deixou Viena e seguiu para Londres, onde morreu alguns anos depois, em 1939, no seio de sua família.

CAPÍTULO 14

O Movimento Psicanalítico

As ideias de Freud mudaram muito a concepção do homem sobre seu próprio eu. Inevitavelmente provocaram violenta reação, de início quase universal, que durante dez anos ele teve de enfrentar no que chamou de "esplêndido isolamento". Gradualmente atraiu um punhado de adeptos, principalmente de Viena e posteriormente da Suíça, da Hungria e da Inglaterra. Esses homens colaboraram com ele na organização de uma pequena comunidade profissional dedicada ao desenvolvimento de uma nova disciplina — a psicanálise. O presente estado da prática e do ensino psicanalítico é ainda marcado por esses acontecimentos. Por essa razão daremos aqui uma breve história do início do movimento psicanalítico.

Durante a última década do século XIX, quando esteve tão isolado, Freud sofria com a solidão. Todavia, como observou mais tarde, podia também concentrar-se em seu trabalho sem ser perturbado pelas dissensões que logo surgiram entre seus primeiros adeptos e pela necessidade de discutir com adversários mal informados. Em 1902, um pequeno grupo de médicos interessados pelas ideias de Freud começou a reunir-se em sua casa. Entre eles estavam Alfred Adler (1870-1937) e Wilhelm Stekel (1868-1940). Essas reuniões às quartas-feiras continuaram durante alguns anos; depois, em 1907, em Viena, foi organizada a primeira Sociedade Psicanalítica formal, com Freud como seu chefe. Nesse mesmo ano, Freud encontrou-se pela primeira vez com Carl Jung (1875-1961), Karl Abraham (1877-1925) e Max Eitingon (1881-1943), todos eles jovens psiquiatras que estudavam com Bleuler no Burghölzli, hospital mental público em Zurique. (Eitingon foi o primeiro psiquiatra a submeter-se a uma análise didática com Freud, o que ocorreu durante passeios vespertinos pelas ruas de Viena.) Logo Sandor Ferenczi (1873-1933), de Budapest, se juntou ao círculo e se tornou o mais leal amigo de Freud e seu mais original e imaginativo colaborador.

A primeira reunião internacional de psicanalistas foi organizada por Jung e realizou-se em 1908 em Salzburg. Nessa conferência Freud leu uma de suas famosas histórias de casos: O *"Homem Rato: Um Caso de Neurose Obsessiva*. A primeira publicação psicanalítica, o *Jahrbuch fur psychoanalytsche und psychopatho-ogische Forschungen,* editada por Jung, foi lançada nesse mesmo ano. Em 1909, Freud aceitou o convite de G. Stanley Hall, presidente da Universidade Clark, em Worcester, Massachusetts, para proferir uma série de palestras e veio para a América acompanhado de Jung e Ferenczi.

O segundo congresso psicanalítico internacional realizou-se em Nurembergue em 1910, ocasião em que foi fundada a Associação Psicanalítica Internacional. Antagonismos latentes surgiram entre os contingentes vienense e suíço. Jung foi eleito presidente da Associação. Consequentemente, Freud renunciou à presidência do grupo vienense para que Adler pudesse ser eleito presidente. Freud consentiu também em permitir que Adler e Stekel editassem o mensário *Zentralblatt fur Psychoanalyse*. Surgiu também uma terceira publicação, um boletim destinado a informar os membros sobre reuniões, divulgar notícias e registrar publicações.

Em sua biografia de Freud, Jones faz a arguta observação de que se tornou evidente nessa reunião a estrutura hierárquica da Sociedade Psicanalítica. Jones diz que Freud achava que a Sociedade devia ser organizada, não como em uma democracia, mas como uma hierarquia, talvez como um reflexo da atitude monarquista natural a um vienense. A rigidez resultante foi responsável por grande parte da controvérsia que envolveu o movimento psicanalítico, da qual a primeira vítima foi Eugene Bleuler (1857-1939), professor de psiquiatria no Hospital do Burghölzli.

Bleuler retirou-se da Associação Internacional em 1910 por motivos que tinham relação com seu desprazer pela maneira autoritária como estava sendo dirigida a entidade. Freud tentou, mas sem êxito, convencer Bleuler a reingressar na sociedade. A correspondência entre os dois sobre essa questão sugere que profundas divergências sobre orientação cultural talvez tenham sido um fator significativo.[*] No que se refere ao movimento psicanalítico e ao papel que a psicanálise desempenhou na história da psiquiatria, é lamentável que esses dois homens de absoluta integridade não pudessem colaborar mutuamente, mas de qualquer maneira isso era inevitável.

Uma indicação do motivo pelo qual esse rompimento era inevitável pode ser encontrada na carta de Bleuler a Freud datada de 19 de outubro de 1910: "Existe entre nós uma diferença que eu decidi mostrar-lhe, embora tema que isso tome emocionalmente mais difícil para você chegar a um acordo. Para você evidentemente se tornou o objetivo e interesse de toda sua vida estabelecer firmemente sua teoria e assegurar a aceitação dela. Eu certamente não subestimo seu trabalho. Compara-se ao de Darwin, Copérnico e Semmelweis. Acredito também que para a psicologia suas descobertas são igualmente fundamentais, como as teorias daqueles homens o são para outros ramos da ciência, quer se avaliem ou não os progressos na psicologia tão altamente como nas outras ciências. Esta última é uma questão de opinião subjetiva. Para mim, a teoria é apenas uma nova verdade entre outras verdades. Defendo-a (a psicanálise) porque a considero válida e porque creio ser capaz de julgá-la, uma vez que estou trabalhando em campo correlato. Mas para mim não é questão muito importante que a validade dessas opiniões seja reconhecida daqui a alguns anos ou mais tarde. Sou portanto menos tentado que você a sacrificar toda a minha personalidade pelo progresso da causa (da psicanálise)".[2]

(*) Trechos de cinquenta cartas de Bleuler a Freud e de sete cartas de Freud a Bleuler foram publicados por F. Alexander e S. T. Selesnick.W

Freud identificava-se completamente com seu trabalho. O destino dele era o seu. Além disso, era natural que fizesse de seu ciumento punhado de ardorosos seguidores o núcleo de uma organização. Faltando-lhe o apoio de uma universidade ou outra instituição acadêmica, precisou criar seu pequeno universo próprio, suas próprias publicações, sua própria imprensa. Para aqueles que estavam dentro do movimento não era fácil perceber que, fazendo isso, aumentavam o isolamento da psicanálise e perpetuavam uma aura de exclusividade e intolerância. Mais que seus discípulos, Freud percebia a importância do fato de que através do Burghölzli a psicanálise talvez pudesse obter ingresso na comunidade acadêmica e por isso tentou manter Bleuler, o representante da psiquiatria acadêmica, como elo de ligação. Bleuler, por outro lado, não estava emocionalmente envolvido no trabalho de Freud e imaginava o desenvolvimento da psicanálise nos termos acadêmicos de outras disciplinas científicas. Reconhecia a necessidade de uma associação, mas concebia-a como um forum para discussão e pesquisa, não como transmissor de um "movimento", cuja "verdade* precisava ser protegida e propagada.

Um incidente envolvendo outra pessoa proporcionou a Bleuler o ímpeto para expor as questões que jaziam no fundo de seu desacordo com Freud, bem como entre Freud e outros que, em circunstâncias diferentes, poderiam ter sido aliados dele. O dr. Maier, um psiquiatra, fora convidado a retirar-se da Sociedade Psicanalítica devido a divergências de opinião. Em uma carta datada de 11 de março de 1911, Bleuler escreveu: "... Quem não está conosco está contra nós", o princípio de "tudo ou nada" é necessário para seitas religiosas e para partidos políticos. Sou capaz de compreender tal orientação, mas para a ciência considero-a perniciosa. Não há verdade suprema. De um complexo de noções, uma pessoa aceita um detalhe, outra pessoa outro detalhe. As noções parciais, A e B, não determinam necessariamente uma à outra. Não acho que na ciência, se alguém aceita A, deva também necessariamente jurar por B. Não reconheço na ciência portas abertas, nem fechadas, mas nenhuma porta, absolutamente nenhuma barreira. Para mim, a posição de Maier é tão válida ou inválida quanto a de qualquer outro. Você diz que ele queria apenas as vantagens (de ser membro), mas não queria fazer sacrifício. Não posso compreender que espécie de sacrifício ele deveria ter feito, exceto sacrificar parte de suas opiniões. Você não exigiria isso de ninguém. Cada um deve aceitar opiniões até onde elas são suas próprias opiniões; se aceitar mais estará sendo insincero; você é, naturalmente, da mesma opinião.

"Não acredito que a Associação seja beneficiada por tal intransigência. Isto não é uma "Weltanschauung..."

"Você pensa que minha resignação da Sociedade prejudicará a psicanálise mais do que minha adesão ajudou no passado. Pelo que posso ver, eu sou o único que sai perdendo...

"A introdução da orientação de "porta fechada" espantou muitos amigos e fez de alguns deles adversários emocionais. Minha adesão em nada modificou isso e nem minha resignação modificará esse fato. Sua acusação de que eu deveria ter considerado o prejuízo que estou causando à sociedade com minha resignação parece-me, portanto, não ser válida."[3]

Não é possível para o historiador medir o valor do impulso para frente que a intensa dedicação emocional de Freud e seus primeiros seguidores proporcionou, quando medido em relação à influência retardadora da institucionalização inicial de uma doutrina científica jovem. O certo, porém, é que a imagem de um pequeno grupo de pioneiros heroicos e escolhidos, lutando contra todo o mundo recalcitrante, perpetuou-se em nossa presente era, quando já mudou o clima cultural. Este é um exemplo do atraso cultural que retarda o progresso.

A defecção de Bleuler do movimento psicanalítico assinalou assim o isolamento da psicanálise em relação à psiquiatria acadêmica e anunciou o desenvolvimento de uma organização hierárquica cada vez mais centralizada. A influência retardadora da institucionalização sobre todas as formas de desenvolvimento do pensamento é bem conhecida. No caso da psicanálise, sua progressiva institucionalização fora das universidades — os lugares tradicionais de pesquisa e ensino que haviam aprendido através dos séculos a preservar os valores tradicionais da ciência — retardou o progresso e perpetuou um espírito conservador do qual nem mesmo hoje a psicanálise consegue emancipar-se completamente. E aconteceu assim que um novo e revolucionário meio de pensar sobre a personalidade humana não pôde perceber plenamente suas possibilidades inerentes e quase ilimitadas. Esses acontecimentos históricos retardaram não tanto o desenvolvimento do pensamento psicanalítico quanto sua influência sobre o conjunto da psiquiatria. Na Europa a influência da psicanálise sobre a psiquiatria chegou logo a uma parada quase completa. Só nos Estados Unidos, onde os psiquiatras não estavam envolvidos na luta original entre Freud e a psiquiatria acadêmica, é que a psicanálise pôde efetivamente penetrar no ensino e prática psiquiátricos.

De 1910 até o início da Primeira Guerra Mundial, o pensamento psicanalítico propagou-se pela Europa e estendeu-se aos Estados Unidos, Índia e América do Sul. As duas sociedades já existentes em Viena e Zurique, uma terceira foi acrescentada em 1908 por Karl Abraham, que fundou a Sociedade Psicanalítica de Berlim. Em 1910 Leonhard Seif organizou a Sociedade de Munique e James Putnam (1846-1918), de Boston, a Sociedade Americana. Em 1913, a Sociedade de Budapeste nasceu sob a direção de Ferenczi e, logo depois, Ernest Jones organizou o primeiro grupo inglês. Em 1911, sob a presidência de Abraham Brill (1874-1928), foi fundada a Sociedade Psicanalítica de Nova York; no mesmo ano, um segundo grupo americano, a Associação Psicanalítica Americana, foi autorizado pela Associação Psicanalítica Internacional. Putnam era o presidente da Associação Psicanalítica Americana, que tinha membros canadenses, e Ernest Jones, que nessa época vivia em Toronto, era o secretário.

No decorrer desses anos, o número de periódicos dedicados à psicanálise também aumentou. O órgão oficial da Associação Psicanalítica Internacional, o *Internationale Zeitschrift fur Artzliche Psijchoanalyse* foi fundado em 1913 para substituir o *Zentralblatt*. Adler renunciara ao cargo de editor durante o primeiro ano de existência do *Zentralblatt,* deixando Stekel na direção. Embora fosse brilhante escritor e tivesse ótima compreensão intuitiva dos processos inconscientes, Stekel era considerado indigno de confiança e irresponsável.[*] O descontentamento de Freud com as orientações de Stekel motivou a fundação do *Zeitschrift,* que permaneceu em circulação até ser dissolvido por Hitler. Poucos meses antes, Hanns Sachs (1881-1947) e Otto Rank

(1884-1939), dois seguidores de Freud que não eram médicos, haviam fundado *Imago*, publicação dedicada à aplicação da psicanálise à arte, literatura, mitologia e antropologia. Depois de emigrar para Boston, Sachs fundou em 1939 um novo *Imago* americano, que ainda existe hoje.

Coincidindo com esses vigorosos desenvolvimentos, diversos conflitos ocorreram entre os adeptos originais de Freud. Adler foi o primeiro a separar-se, seguido por Jung. As razões pelas quais esses dois dissidentes seguiram seus próprios caminhos foram diferentes. Freud e Adler sustentavam pontos de vista teóricos colidentes e algumas das ideias de Adler (que serão discutidas mais adiante com pormenores) mostraram-se de valor. Um motivo pessoal, o destaque que dava à sua própria originalidade, foi, porém, importante fator no sentido de incentivar Adler a criar um sistema radicalmente diferente do de Freud. Freud considerava o sistema de Adler, embora falso, pelo menos "consistente e coerente". As razões da separação de Jung foram, porém, mais complexas e, como declarou Freud, cientificamente menos "sérias". Fatores culturais desempenharam importante papel na dissidência de Jung. Havia antagonismo entre os analistas de Viena, de um lado, e Jung e o grupo de Zurique, de outro lado, mesmo quando Freud ainda admirava Jung e lhe confiou a presidência da recém-formada Associação Psicanalítica Internacional. Depois que Bleuler deixou a Associação, Freud ainda tinha esperança de que Jung participasse com ele da liderança do movimento psicanalítico.

Infelizmente, a orientação de Jung em relação à psicologia era afetada por um pensamento místico e esotérico; era, como a qualificou Abraham, uma tendência a "ocultismo, astrologia e misticismo". Além disso, a propensão de Jung para oportunismo e conciliação tomou-se cada vez mais evidente. Jung escrevera da América a Freud que estava conseguindo vencer a resistência contra os escritos de

---

(*) Jones relatou a anedota sobre o hábito que Stekel tinha de ilustrar observações psicanalíticas com exemplos fictícios. "Ele comentava tão constantemente qualquer tópico que surgia nas reuniões semanais da Sociedade de Viena com as palavras "ainda hoje um paciente dessa espécie me consultou", que o "Paciente de Quarta-Feira de Stekel" se tornou uma piada comum."[4]

Freud atenuando a importância do fator sexual na neurose. Freud odiava concessões em questões científicas e respondeu causticamente que se deixasse de fora mais coisas a oposição diminuiria ainda mais e se deixasse completamente de mencionar teorias sexuais absolutamente não haveria oposição. (Com relação às concessões de Jung aos nazistas, ver Apêndice B.)

Depois das defecções de Adler e Jung, os desenvolvimentos psicanalíticos foram dirigidos por um pequeno grupo de leais adeptos de Freud, todos vienenses e alemães, exceto o húngaro Sandor Ferenczi e Ernest Jones (1879-1958). Foi ideia de Jones, derivada de suas leituras infantis sobre Carlos Magno e seus paladinos, criar esse "grupo interno especialmente fechado de leais analistas que serviria a Freud mais ou menos como uma guarda-costas".[5] Este pequeno grupo — originariamente Abraham, Jones, Ferenczi, Hans Sachs, Otto Rank e posteriormente Max Éitingon — tornou-se conhecido como o "círculo interno". Jones escreve que eles se comprometeram no sentido de que se algum deles "se sentisse compelido a anunciar pontos de vista definidamente contrários ao ensinamento psicanalítico reconhecido, se empenharia antes de publicá-los em submetê-los a discussão privada e plena com o resto de nós".[6] Isso representava a execução do sistema hierárquico que Ferenczi propusera para a Associação Psicanalítica Internacional em 1910; apesar de todas as circunstâncias atenuantes que motivaram essa política de unidade interna e que a tornaram uma medida necessária, ela representava controle do pensamento. Infelizmente, essa atitude de exclusividade persistiu no movimento psicanalítico e existe até certo grau ainda hoje.

A história do movimento psicanalítico oferece um quadro revelador de um ciclo histórico comum: como os primeiros proponentes de uma ideia científica nova e revolucionária, sujeitos a constante, obstinada e emocionalmente decidida oposição e rancorosos ataques de seus adversários, podem ser levados a uma posição de defensores conservadores e às vezes mesmo dogmáticos ao invés de promotores da verdade. Para os pioneiros que são constantemente expostos a ofensa pessoal por parte de alguns adversários ignorantes e cheios de preconceitos, a unidade interna torna-se mais importante que qualquer outra coisa. Consideram como seus maiores inimigos, não seus adversários declarados, mas aqueles dissidentes de seu próprio grupo que não são capazes de suportar impopularidade e crítica publica, e que estão prontos a transigir naquelas realizações básicas que o público rejeita devido à sua natureza nova emocionalmente perturbadora. Historicamente importante é o fato de jamais as sociedades psicanalíticas terem conseguido livrar-se completamente dessa herança cultural.

Depois da Primeira Guerra Mundial as sociedades psicanalíticas reiniciaram suas atividades nos centros metropolitanos da Europa e dos Estados Unidos. Os mais antigos centros europeus continuaram seu firme desenvolvimento sob a direção dos grandes pioneiros Abraham, Ferenczi e Jones. Em Berlim, Max Eitingon, Hans Sachs (1881-1947), Sandor Rado, Franz Alexander (1891-1964), Otto Fenichel (1897-1946), Siegfried Bernfeld (1892-1953), Karen Homey (1885-1953) e Felix Böhm contribuíram para a organização do primeiro Instituto de Treinamento Psicanalítico, que atraiu muitos estudantes americanos de psicanálise. Um ano mais tarde, em 1920, diversos analistas experimentados, como Paul Federn (1872-1950), Helene Deutsch, Herman Nunberg, Edward Hitschmann (1871-1957) e outros, organizaram o Instituto de Viena. Em Londres, logo se juntou a Ernest Jones um grupo de produtivos psicanalistas, entre os quais Montague David Eder (1866-1936), Edward Glover, John Rickman (1891-1951), James Strachey, Ella Freeman Sharpe, Joan Riviere e Melanie Klein. Na França, em meados da década de 1920, depois de um período de atividade relativamente pequena, apareceu um vigoroso grupo, estimulado pela personalidade imaginativa da princesa Marie Bonaparte. Na Holanda, Van der Emden, J. H. W. Van Opphuijsen (1882-1950) e o altamente dotado August Starcke (1880-1954) foram os líderes no desenvolvimento de um grupo holandês; e na Itália Edoardo Weiss organizou uma sociedade psicanalítica. Logo apareceram esporádicos começos nos países escandinavos e na Bélgica. Depois da defecção de Jung, Phillip Sarasin e o rev. Oskar Pfister (1873-1956) assumiram a liderança na Suíça, juntando-se a eles mais tarde Heinrich Meng e Hans Zulliger.

Diversos centros psicanalíticos organizaram institutos de treinamento psicanalítico, que em princípio usavam o sistema de treinamento estabelecido pelo instituto de Berlim: treinamento teórico e prático era ministrado depois de uma análise pessoal compulsória ou coincidindo parcialmente com ela. O primeiro analista didático oficial foi Hans Sachs, nomeado pelo Instituto de Berlim em 1921; Franz Alexander foi o primeiro candidato a análise. Em todos os centros de treinamento organizaram-se comissões para selecionar candidatos e avaliar suas personalidades na tentativa de escolher aqueles que fossem mais adequados à psicanálise prática. A maioria dos atuais institutos psicanalíticos dos Estados Unidos seguiu o padrão de treinamento de Berlim. Depois de Nova York e Chicago, vários outros centros para treinamento psicanalítico foram instalados em Filadélfia, Boston, Detroit, Topeka e São Francisco, seguidos mais tarde por centros em Washington, D. C., Los Angeles, Seattle, Denver e Nova Orleans.

A institucionalização da doutrina e prática psicanalíticas estava em pleno andamento no fim da segunda Guerra Mundial. Durante a guerra, as vítimas psiquiátricas representaram tremendo desafio e muitos médicos se sentiram atraídos pela psiquiatria. A influência da psicanálise sobre esses desenvolvimentos nos Estados Unidos foi enorme, mas nunca foi tão rigidamente separada da psiquiatria acadêmica quanto na Europa. A. A. Brill, que pela primeira vez traduziu para o inglês escritos de Freud, era altamente respeitado pelos psiquiatras acadêmicos. Smith Ely Jelliffe (1866-1945), neurologista e neuropsiquiatra de Nova York, e William Alanson White (1870-1937), do St. Elizabeth Hospital em Washington, contribuíram muito para diminuir a distância entre os psicanalistas e os psiquiatras de universidades.

A centralização da Associação Psicanalítica Americana progredia firmemente. Desde o início do movimento psicanalítico os líderes acharam que era responsabilidade da Associação manter rígido controle e direção do treinamento psicanalítico. Seguindo uma velha tradição iniciada no Congresso de Nurembergue (1910), essa tarefa foi confiada a comissões centrais. Contudo, assim que a psicanálise penetrou nos departamentos universitários de psiquiatria, surgiu um dilema a respeito da integração da psicanálise com o resto do treinamento psiquiátrico. No apêndice C são discutidos os comentários sobre esses desenvolvimentos altamente significativos, que inevitavelmente terão grande influência sobre o curso futuro da psiquiatria americana.

CAPÍTULO 15

Os Pioneiros da Psicanálise

Já se disse que nenhuma sociedade pode ser melhor que seus membros. Com menos frequência se reconhece que os membros de uma sociedade podem ser muito melhores que a sociedade por eles construída, o que é certamente verdadeiro no que se refere à psicanálise. Os mesmos pioneiros, entre os quais Freud, que fundaram a restritiva Associação Psicanalítica Internacional, suas sociedades filiadas e os institutos de treinamento também trabalharam diligente e inteligentemente para promover este novo ramo do conhecimento humano. Depois que Freud descobriu o campo da atividade mental inconsciente, particularmente a psicologia dos sonhos, abriu-se um território ilimitado para observação e especulação. Embora esses homens fossem em sua maioria clínicos, seu interesse principal era a busca do conhecimento e não o tratamento de doentes — no que também seguiam Freud, que não foi primordialmente um terapeuta, mas um pesquisador empenhado em ampliar o conhecimento básico. Esta tradição de pesquisa talvez seja uma das razões pelas quais o método de tratamento psicanalítico mudou muito pouco desde sua origem.

Franz G. Alexander | Sheldon T. Selesnick

Karl Abraham

Sem dúvida um dos mais significativos pioneiros foi Karl Abraham (1877-1925). No necrológio que fez de Abraham, Freud referiu-se a ele como "integer vitae scelerisque purus".

Nenhuma outra expressão poderia caracterizar melhor a escrupulosa integridade de Abraham, que se estendia a todos os aspectos de sua vida, entre os quais seu trabalho científico e suas relações pessoais com os colegas e a família. Cavalheiro reservado e de aparência distinta, tinha uma expressão bondosa e cordial. Abraham nasceu em Bremen. Adquiriu alguma experiência psiquiátrica na Alemanha e depois foi nomeado para o Burghölzli subordinado a Bleuler. Assim, juntamente com Bleuler e Jung, foi um dos primeiros psiquiatras do Burghölzli Asylum a ter conhecimento do trabalho de Freud.

Antes de dedicar-se à medicina Abraham interessou-se pela filosofia e linguística, utilizando ambas em seu trabalho psicanalítico posterior. Suas contribuições abrangeram uma ampla variedade de assuntos: desenvolvimento sexual infantil inicial, demência precoce, estados maníaco-depressivos, um artigo clássico sobre o complexo feminino de castração, estudos antropológicos e a relação da psicologia do sonho com a mitologia.

Uma das mais duradouras contribuições de Abraham refere-se à formação do caráter. Ele pôs em contraste o caráter "oral", otimista e despreocupado, com o caráter "anal", controlador e possessivo, descrições que hoje fazem parte do conhecimento comum das pessoas instruídas. Seu trabalho pioneiro sobre a influência das primeiras fixações pré-genitais sobre a formação do caráter incorporou-se de tal maneira ao pensamento psiquiátrico moderno que sua origem foi quase esquecida. Sua contribuição mais importante refere-se às mais primitivas fases de desenvolvimento psicossexual, particularmente as manifestações eróticas orais e anais infantis, que ajudaram Freud a formalizar sua teoria da libido. Suas penetrantes observações sobre assuntos mitológicos, empregando simbolismo de sonho como indício, influenciaram tanto outros psicanalistas, como Geza Roheim e

Theodore Reik, quanto antropologistas americanos, entre os quais Margaret Mead, Ruth Benedict, Ralph Linton e Abraham Kardiner.

Abraham escreveu um dos primeiros ensaios psicobiográficos baseados em um método psicanalítico. Este ensaio foi sobre o pintor ítalo-suíço Segantini. Tais contribuições, assim como seu trabalho sobre a psicologia do luto e da melancolia, desenvolveram ideias que se originaram com Freud e, nesse sentido, Abraham foi um verdadeiro discípulo; mas foi um discípulo que demonstrou compreensão intuitiva extraordinariamente forte dos processos mentais inconscientes e que também possuía capacidade muito grande de observação e raciocínio.

O segredo da grande influência pessoal de Abraham reside em sua perspectiva genuinamente amistosa e otimística, em sua falta de fervor fanático e numa honestidade que impressionava todos quantos entravam em contato com ele.

Ernest Jones

Nascido dois anos mais tarde que Abraham, em 1879, em uma pequena aldeia da Gales, Ernest Jones chegou à psicanálise por caminho absolutamente diferente de seus colegas centro-europeus. Vacilando entre sua admiração pelas maneiras inglesas e profunda lealdade à sua origem galesa, tornou-se defensor dos desprivilegiados e ao mesmo tempo decidido a tornar-se finalmente médico reconhecido e respeitado em Harley Street. Chamava a si próprio de esnobe e tinha plena consciência de sua cega determinação de galgar posição. Por outro lado, tinha viva consciência de uma neurótica incapacidade de gozar seu sucesso e um impulso autodestruidor de falhar. Isso porque para Jones sucesso significava deslealdade a seu passado e, portanto, só podia aceitar o sucesso pessoal depois de ter encontrado uma forma mais construtiva de expiação que o fracasso. Consistiu ela em sua inabalável lealdade a Freud e à impopular causa da psicanálise.

Jones recebeu seu diploma de médico em 1900 e voltou seu interesse para a neurologia. Sempre se sentiu atraído pelos problemas sociais e, como escreveu em sua autobiografia, "percebeu que nenhuma solução poderia ser encontrada para qualquer problema humano, notadamente os sociais, a menos que se baseasse no pleno conhecimento da natureza biológica do homem... Eu estava então na ilusão de que isso poderia ser melhor estudado na neurologia onde parecia ser possível examinar bem os impulsos humanos e o seu controle..."[1] Homem de superior talento intelectual, extraordinária persistência e grande confiança própria, Jones estava a caminho de tornar-se membro do grupo exclusivista de especialistas da Harley Street de Londres quando um infeliz acidente o expôs à falsa acusação de criminoso sexual. Embora julgado inocente, a desconfiança que o caso motivou fez com que recebesse com satisfação uma oportunidade que teve de emigrar para o Canadá em 1908.

Nessa época Jones já havia adquirido algum conhecimento de psiquiatria. No ano anterior, frequentara um curso especial pós-graduado de psiquiatria na clínica de Kraepelin em Munique, onde estudara neuropatologia com Alois Alzheimer (1864-1915) e diagnóstico clínico com o próprio Kraepelin. Em sua viagem de volta à Inglaterra, detivera-se em Zurique e visitara Jung, o primeiro psicanalista que conheceu. Depois de ter aceito o cargo que lhe fora oferecido em Toronto, voltou ao Continente Europeu a fim de estudar mais seis meses; visitou de novo Jung em Zurique e foi a Salzburgo participar do primeiro congresso psicanalítico, no qual ficou conhecendo Freud. Ficou tremendamente impressionado pelos poderes intelectuais de Freud. Nesse congresso conheceu outros psicanalistas e percebeu que seu trabalho futuro estaria ligado à causa da psicanálise.

Os quatro anos que passou em Toronto foram, no que se refere a produção literária, os mais prolíficos de sua vida. Acreditava ele que isso foi devido em parte ao fato de sua vida pessoal no Canadá ter sido infeliz. Achou o clima rigoroso e a atmosfera intelectual provinciana e completamente vitoriana, como a atmosfera de sua meninice, monótona e tediosa. Durante esses anos, Jones ficou conhecendo os principais psiquiatras americanos e achou-os mais receptivos em relação à psicanálise do que haviam sido seus colegas ingleses. Na Inglaterra a neurologia estava no apogeu e a psiquiatria era um seu apêndice quase inexistente e sem importância. Na América acontecia o contrário;

a neurologia era destituída de inspiração e havia numerosos psiquiatras eminentes praticando sua especialidade, entre os quais Adolph Meyer (1866-1950) e August Hoch (1868-1919) (ambos suíços), William A. White, Smith Ely Jelliffe, Morton Prince e James Putnam. A. A. Brill, um dos membros do grupo inicial que estudou os conceitos de Freud no Burghölzli, era altamente respeitado pelos psiquiatras acadêmicos. Jones tomou parte ativa na organização da Associação Psicanalítica Americana em 1911. Em 1914 voltou do Canadá para Londres. A guerra impediu a criação de uma associação inglesa, mas depois de terminado o conflito Jones fundou a Sociedade Psicanalítica Britânica, da qual foi o presidente e espírito animador durante mais de vinte anos. Tornou-se também redator-chefe do *International Journal of Psychoanalysis*.

Afora a biografia de Freud, as melhores contribuições de Jones foram pequenos ensaios, em sua maioria aplicações de conceitos psicanalíticos à literatura, arte, antropologia e folclore. Jones era homem muito erudito e esses ensaios, escritos em prosa distinta, são ao mesmo tempo penetrantes e sensíveis, confirmando a capacidade dos conceitos psicanalíticos para aprofundar nosso conhecimento não apenas sobre os primitivos, mas também sobre os mais sofisticados produtos da mente humana. Um ensaio, brilhante artigo sobre *O Problema de Paul Morphy. Uma Contribuição à Psicologia do Xadrez*, é um estudo clássico do papel que a motivação inconsciente pode desempenhar no destino de um gênio. Jones mostrou que Morphy era capaz de expressar livremente seus impulsos agressivos e competitivos jogando xadrez; quando não pôde mais dispor desse escoadouro sublimado, Morphy precisou tratar os impulsos inaceitáveis com projeção mórbida, que o levou a suas ideias paranoides e a uma morte prematura.

Os escritos mais técnicos de Jones foram dedicados principalmente às fases pré-genitais iniciais do desenvolvimento da personalidade; seu trabalho nesse setor só é superado pelo de Abraham.

Jones morreu em 1958 de doença coronária pouco tempo depois de ter concluído sua monumental biografia de Freud em três volumes.

Sandor Ferenczi

Ferenczi (1873-1933), o mais íntimo amigo de Freud durante mais de vinte e cinco anos, foi o pensador mais original entre os primeiros psicanalistas. Tinha uma personalidade colorida e ardente, um encanto irresistível e uma espontaneidade que muitas vezes falta aos psiquiatras que conservam seu incógnito em relação aos pacientes, o que com o tempo se toma uma segunda natureza.

O que mais distinguia Ferenczi de seus colegas, porém, era um vital interesse por problemas terapêuticos, um incessante impulso para experimentação terapêutica, que provinha de sua insatisfação com a técnica psicanalítica reconhecida; e foi essa atitude experimental em relação à terapia que posteriormente causou seu desentendimento com Freud. A razão pela qual a técnica terapêutica se tomara tão sacrossanta a ponto de ser encarada com suspeita qualquer tentativa de modificá-la tinha relação com a questão de saber quem devia ter direito de chamar-se psicanalista. A maneira como um analista tratava seus pacientes — a preservação do incógnito pessoal, a atitude passiva e as entrevistas diárias ininterruptas — distinguia-o, aos olhos desses primeiros profissionais, dos charlatães e do que chamavam os profissionais "irregulares", isto é, profissionais que na realidade não estavam informados sobre psicanálise.

As inovações técnicas e experimentações de Ferenczi estavam longe de ser irresponsáveis, "irregulares" ou teoricamente mal fundamentadas; muitas de suas sugestões terapêuticas se mostraram válidas no decorrer dos anos.

Todas as experimentações técnicas de Ferenczi eram baseadas em uma convicção intuitiva de que as modificações na personalidade de um paciente não podem ser causadas meramente ela interpretação, isto é, pelo conhecimento dos antecedentes históricos dos sintomas do paciente. Ferenczi tentava, pelo contrário, intensificar as experiências emocionais do paciente durante o tratamento. A primeira de suas tentativas foi o que chamou de "terapia ativa", na qual o terapeuta assumia papel ativo na proibição ou encorajamento de certas atividades do paciente. Esta técnica não foi vista com bons olhos pelos analistas clássicos, que preconizavam papel mais passivo para o analista. Ferenczi notara que alguns pacientes descarregavam tensões emocionais reprimidas por meio de padrões de comportamento automáticos e habituais, como movimentos e gestos estereotipados. Na tentativa de forçar tensões descarregadas inadvertidamente a se tomarem conscientes, proibia que tais pacientes executassem os padrões estereotipados e automáticos que geralmente usavam quando sob tensão emocional — por exemplo, cruzar e descruzar as pernas. Esta técnica era muitas vezes bem-sucedida no sentido de obrigar a entrar na consciência as tensões inconscientes subjacentes, que vinham sendo assim descarregadas sem serem notadas. Outra medida ativa que Ferenczi empregava era encorajar o paciente a executar atividades que evitava devido à sua significação inconsciente simbólica. Por exemplo, um paciente que tinha medo de sair de sua casa e adquirira fobia das ruas era encorajado a sair para a rua, apesar de sua ansiedade. Esta ansiedade mobilizada, que a fobia tentava evitar, era então analisada com o terapeuta. O paciente, se não precisasse enfrentar essa ansiedade, talvez se contentasse em permanecer como estava, pois não sofria. Ferenczi usava também "fantasias forçadas", isto é, encorajava os pacientes a entregarem-se a fantasias sobre tópicos que apareciam espontaneamente em suas associações. A mais ativa de suas inovações técnicas consistiu, porém, em fixar data para o término do tratamento.

Algumas dessas e outras ideias sobre tratamento foram publicadas em uma importante monografia, *Objetivos de Desenvolvimento da Psicanálise,* que Ferenczi escreveu em 1923 com Otto Rank. Posteriormente Ferenczi voltou atrás em sua recomendação sobre término do tratamento, mas em nenhuma das outras formulações contidas nessa publicação. Entre suas contribuições altamente significativas à teoria de tratamento psicanalítico incluía-se a sugestão de que o despertar de memórias esquecidas não é uma necessidade absoluta para modificação de padrões neuróticos de pensamento e sentimento — o ato de reviver esses padrões mal adaptados em relação ao terapeuta, transferência e reconhecimento de que sua impropriedade pode ser por si própria terapêutica mesmo sem lembrar os acontecimentos passados em que se desenvolveram originariamente tais reações. Esta ideia criou grande controvérsia e, depois de sua proposta, Ferenczi passou a ser considerado como tendo abandonado alguns dos princípios cardiais da psicanálise.

Em 1929 Ferenczi introduziu outro processo engenhoso, o princípio de relaxamento ou neocatarse, que também objetivava aumentar a significação emocional do tratamento. Esta técnica, que ele chamava de "indulgência", era em certo sentido o oposto de sua técnica ativa, pois, nela, ao invés de aumentar tensão, ele tentava criar uma atmosfera de relaxamento e ausência de tensão na qual encorajava o paciente a expressar livremente suas tendências opostas ao ego. Ferenczi não pretendia substituir a padronizada "reserva de objetivo" da psicanálise por esses processos técnicos; reconhecia, porém, que mesmo dentro da estrutura do método clássico havia sempre presente uma "atmosfera psicológica" e que, se essa atmosfera fosse convenientemente escolhida, poderia ajudar muito o progresso do tratamento, particularmente nos casos que estão parados. Em todos esses esforços, Ferenczi foi o precursor do chamado "método flexível", que consiste em ajustar-se aos problemas especiais e à personalidade de cada paciente.(*)

As sistemáticas experimentações terapêuticas de Ferenczi eram, portanto, motivadas principalmente por sua convicção de que a psicanálise consistia primordialmente em uma experiência emocional e não intelectual; e a qualidade da experiência era, em sua opinião, o fator terapêutico essencial que leva o paciente a modificar seus padrões neuróticos. Infelizmente sua aversão a métodos rígidos e sua disposição não dogmática de examinar todos os aspectos do tratamento psicanalítico levaram-no a terminar sua carreira psicanalítica também como dissidente. Existe uma trágica justiça neste destino: ele se tomou vítima do mesmo controle do pensamento psicanalítico que, em seu entusiasmo juvenil, havia proposto na reunião de fundação da Associação Psicanalítica Internacional.

(*) Ver Desenvolvimentos no Tratamento Psicanalítico e Psicoterapia no capítulo 19.

As contribuições de Ferenczi à teoria apresentaram a mesma originalidade que suas ideias sobre tratamento. Escreveu muitos artigos sobre a influência da motivação inconsciente no comportamento cotidiano e no desenvolvimento da personalidade; sua publicação sobre *Estágios no Desenvolvimento da Noção de Realidade* (1913) é um dos primeiros escritos sobre psicologia do ego psicanalítico. Nesse artigo, que influenciou muitos psicanalistas posteriores, Ferenczi tentou reconstruir os estados consecutivos — um "período de onipotência mágico-alucinatória", um "período de onipotência com a ajuda de gestos mágicos" e um "período de pensamentos e palavras mágicas como nos contos de fadas" — por que passa um indivíduo antes de aceitar os desagradáveis dados da prova de sua realidade, em outras palavras, antes de adaptar seus sentimentos e seus pensamentos aos fatos inexoráveis da realidade.

O mais imaginativo e, ao mesmo tempo, o mais especulativo dos trabalhos de Ferenczi é um livro, *Thalassa,* cuja tese principal é que a origem do instinto sexual está no desejo filogenético do organismo vivo de restabelecer seu anterior estado de existência no oceano, berço de toda a vida. O desenvolvimento do útero, ou mais precisamente, do líquido amniótico, pensava Ferenczi, era uma recriação do oceano perdido, o meio do qual derivaram todos os animais terrestres. O fato de ter filogeneticamente aparecido primeiro em animais terrestres o âmnio e o desenvolvimento do feto dentro da mãe é a base da teoria de Ferenczi. Como parte de seu desenvolvimento cultural, o homem adapta a realidade a suas necessidades básicas; os animais irracionais, por outro lado, modificam seus corpos para adaptar-se às condições existentes. O homem faz fogueiras e abrigos para proteger-se do frio; os animais adquirem peles e depósitos subcutâneos de gordura. Ferenczi chamou de autoplástico o método de adaptação dos animais irracionais e de aloplástico o do homem. Embora Ferenczi, como Freud, imaginasse filogênese em termos lamarckianos, essas ideias podem ser igualmente bem explicadas em termos darwinianos. Em *Thalassa,* Rerenczi distinguiu também entre duas espécies de funções executadas pelos órgãos corporais — utilidade e prazer. Os atos de prazer descarregam energia que não é necessária para o propósito utilitário da sobrevivência.[*]

Ferenczi morreu de anemia perniciosa em 1933. Jones dá a entender que Ferenczi tinha uma psicose "latente" que afetou seus últimos trabalhos. É verdade que pouco antes de falecer Ferenczi apresentou os sintomas mentais que aparecem caracteristicamente quando as funções do sistema nervoso central são organicamente danificadas pelos estragos da anemia perniciosa. Todavia, Sandor Lorand tem excelentes provas para sustentar sua afirmação de que Ferenczi não mostrou sinais de deterioração mental senão nas últimas semanas de vida.[2]

(*) Este conceito levou Franz Alexander a formular sua ideia de energia excedente e propor assim uma teoria do instinto que não exige distinção entre os instintos sexual e destruidor. Ver *Teoria dos Instintos,* no capítulo 19.

CAPÍTULO 16

Os Dissidentes

Alfred Adler

No outono de 1902 Freud estava pronto para sair de seus anos de isolamento forçado. Convidou Kahane, Reitler, Stekel e Alfred Adler (1870-1937) para aderirem ao grupo de discussão das tardes de quarta-feira que ia tomar-se a primeira sociedade psicanalítica. Adler foi convidado porque defendera publicamente os conceitos de Freud.

Adler tinha 32 anos quando se juntou ao pequeno e controvertido grupo vienense. Estava perfeitamente familiarizado com o clima cultural de Viena e não era estranho à controvérsia. Nascido em Penzing, subúrbio de Viena, passara sua mocidade nos arredores de Viena e frequentara a universidade dessa cidade, pela qual recebeu seu diploma em medicina no ano de 1895. Seu conhecimento da história da psicologia e da filosofia alemã, especialmente os trabalhos de Schopenhauer, Kant e Nietzsche, sua aptidão para citar a Bíblia, Shakespeare e as tragédias gregas, sua capacidade de falar com eloquência eram responsáveis pela posição que mantinha de centro das atenções nos cafés vienenses mais conhecidos. A natureza gregária de Adler e seu vivo senso de humor contribuíam para aumentar sua popularidade.

Adler tinha também profunda consciência social. Tratando de operários desprivilegiados, notara as lamentáveis condições em que eles trabalhavam. Ficou particularmente comovido pelos aflitivos problemas sociais dos alfaiates e seu panfleto e suas palestras sobre a saúde de alfaiates despertaram tanto sentimento público que foram instituídas reformas sociais. Impressionado pela frequência das doenças da vista entre alfaiates, Adler voltou seu interesse médico para as doenças da vista durante um curto período, antes de dedicar-se à clínica geral. Influenciado depois pelas palestras de Richard Kraff-Ebing, presidente da Sociedade Neurológica Vienense, voltou-se para a neurologia, esperando combinar seus interesses sociais com sua formação médica.

Adler vinha considerando os papéis desempenhados pela doença orgânica assim como pelas condições sociais na vida psíquica de seus pacientes. Acolheu por isso com satisfação a oportunidade de participar do grupo de estudo de Freud, que parecia oferecer algo novo e estimulante ao pensamento psicológico.

Em sua primeira publicação importante (1907) depois de aderir ao grupo, Adler mostrou-se ainda muito médico. Ofereceu observações médicas empíricas sobre defeitos orgânicos, prometendo ao mesmo tempo que "em alguma ocasião futura, eu... farei a ligação"[1] entre medicina, clínica e psicologia. Adler relembrou histórias de famílias em cujos membros ocorria repetidamente a tendência para um defeito em órgão ou em sistema de órgãos. Observou que muitas vezes, quando a fraqueza era em um sistema de órgãos com lesão, ocorria uma tendência inata desse órgão a "compensar", crescendo de modo a funcionar com mais eficiência. Por exemplo, um coração defeituoso poderia aumentar de tamanho e assim superar sua desvantagem original. Quando ocorria um defeito em um sistema de dois órgãos — por exemplo, em um olho — o olho não afetado poderia compensar a falha funcional. É como se o organismo tentasse manter funcionamento ideal apesar da desvantagem orgânica. Igualmente essenciais eram as compensações psicológicas. Por exemplo, o globo ocular de um menino foi acidentalmente perfurado. Embora houvesse uma fraqueza constitucional em sua vista devido a hereditariedade (quatro membros de sua família tinham vista fraca), ele conseguiu vencer as desvantagens do trauma e da constituição pelo "esforço psíquico". [2] As biografias dos grandes homens revelavam como eles venceram desvantagens por meio de corajoso esforço. Demóstenes superou sua gagueira a fim de tomar-se grande orador e lorde Byron, embora tivesse pé torto, tornou-se grande nadador.

Adler conhecia por sua própria experiência pessoal a significação de defeito somático. Devido a raquitismo não começou a andar senão quando já tinha quatro anos. Logo depois que aprendeu a andar contraiu grave pneumonia. Enquanto ainda não estava bem firme sobre os pés sofreu vários acidentes na rua. No entanto, ao invés de resignar-se a uma vida de enfermidade, Adler decidiu tornar-se médico. Embora ansiando por praticar atletismo com os outros meninos, passava seu tempo lendo os grandes escritores clássicos. Em seus passatempos, desenvolvia seus interesses botânicos e biológicos, cultivando flores e colecionando pombos. Devido a seu defeito é compreensível que Adler posteriormente se tenha tornado intensamente gregário, tanto quanto o é, que seu trabalho introdutório à psicologia tenha começado com o estudo da inferioridade do órgão. Em seu trabalho de 1907, Adler acentuou que a falta de adaptação à fraqueza orgânica levava a perturbações emocionais.[3]

Os conceitos de inferioridade de órgão de Adler foram novos desenvolvimentos do princípio homeostático do grande fisiologista francês Claude Bernard e de W. B. Cannon. Ao contrário da matéria inanimada, os organismos vivos têm meios de vencer defeitos internos. Devido a essa capacidade, as famílias em que existem sistemas defeituosos de órgãos não precisam ser eliminadas pela seleção natural. De fato, de acordo com o darwinismo, um objetivo da luta humana pela sobrevivência é a compensação de defeito.[*] Freud considerou a contribuição de 1907 de Adler um "valioso trabalho sobre a inferioridade de órgão" e manifestou a esperança de que Adler posteriormente estendesse seu trabalho aos "fundamentos biológicos de instintos".[4]

(*) Na França, no mesmo ano que o da publicação de Adler, Pierre Janet propusera ideias semelhantes em *Sentiment de Incompletitude*.

Em 1908, Adler voltou seus interesses para os instintos, mas não como Freud previra. Freud sustentara em 1905 que a base da neurose era um conflito entre os instintos do ego (os impulsos de auto conservação) e os instintos sexuais. Adler estava procurando um princípio que unificasse os fenômenos psicológicos e biológicos, e ainda se enquadrasse na estrutura de uma teoria aceitável de instinto. O impulso agressivo foi introduzido por Adler como princípio instinto-unitário no qual os impulsos primários, sejam eles quais forem, perdem sua autonomia e ficam subordinados a esse único impulso. O instinto agressivo era, portanto, a Anlage, ou fonte biológica da energia psíquica utilizada quando o indivíduo vence suas inferioridades orgânicas por meio de compensação: "... e equilíbrio psicológico instável é sempre restabelecido pelo fato de ser o impulso primário satisfeito através de excitação e descarga do impulso de agressão".[5] Se houvesse "confluência de impulsos"[*] — por exemplo, se os impulsos sexual e agressivo ocorressem juntos — o último era sempre o que ficava em uma ordem superior. No trabalho de 1908, Adler sustentou que os impulsos podiam ser transformados em seus opostos, por exemplo, o instinto de voyeurismo podia ser transformado em comportamento exibicionista. Além disso, um impulso podia ser voltado contra si próprio. Freud adotou esses dois princípios a respeito de instintos, chamando o primeiro de "formação de reação" e o último de "volta" do instinto "para o objeto".[6] Posteriormente, Anna Freud, em *O Ego e os Mecanismos de Defesa,* relacionou esses mecanismos como duas defesas básicas do ego.

A essa altura Adler não percebia que estava lidando com funções defensivas inconscientes do ego. Nem estava, em seu trabalho de 1908, tentando criar outra teoria de instinto dualístico. Pelo contrário, estava procurando um "princípio superior" e básico "de motivação".[7] Embora o impulso agressivo, como foi concebido por Adler, fosse constitucional e biologicamente derivado, Freud não pôde incluí-lo em sua teoria do instinto. Freud considerava, no caso do

---

(*) Freud tomou emprestada a expressão "confluência de impulsos" e reconheceu que provinha de Adler. [10]

Pequeno Hans, que os sentimentos hostis e agressivos do menino eram manifestações de "propensões agressivas", o que parece uma "impressionante confirmação dos pontos de vista de Adler".[8] Mesmo assim, Freud acreditava que todos os instintos têm o "poder de tornar-se agressivos".[9] Não podia ver razão dessa vez para incluir o instinto agressivo em seu conceito de dualidade ou mesmo dar-lhe um lugar de preeminência, como propusera Adler. Em 1923, em *Além do Princípio do Prazer,* Freud colocou o instinto agressivo dentro do instinto da morte, que era considerado antagônico ao instinto da vida. Nessa época, Adler considerava que o impulso agressivo era realmente um modo de esforço pelo qual a pessoa se adapta a tarefas árduas da vida. Depois de ficar livre da necessidade de raciocinar em termos de instintos, Adler observou sarcasticamente que havia dado de presente a Freud o impulso agressivo. Adler nunca iria pedir de volta esse presente.

Não foi esse artigo sobre o instinto agressivo que iniciou o rompimento com Freud, mas antes o trabalho de Adler nos anos de 1910 e 1911. Em 1910 Adler escreveu pela primeira vez sobre "sentimentos" de inferioridade e assim lançou a pedra angular de sua teoria segundo a qual a criança *se sente* fraca e insignificante em relação aos adultos.[*] Pressões biológicas e o resultados de esforços instintuais foram então relegados a papéis insignificantes em comparação com a maneira como os indivíduos reagiam aos sentimentos de inferioridade. A reação crucial era a do "protesto masculino". Em nossa cultura, a posição masculina é de força; a feminina é de fraqueza. Cada um de nós tem um sentimento de fraqueza (feminilidade) e uma tendência masculina a vencê-lo. Por esse ponto de vista, nós somos psicologicamente "hermafroditas"[11] Freud tivera cerca de treze anos antes uma noção semelhante, que achou não poder ser validada[12]. Contudo, outro conceito que Freud nunca condenou foi o de bissexualidade.

(*) Em anos posteriores, depois de ter examinado constelações familiares e tensões situacionais, Adler acrescentou outras circunstâncias que deixam a criança com sentimentos capazes de levar a um complexo de inferioridade. *(Problemas de Neurose,* 1929, e *O Que a Vida Deve Significar para Você,* 1931.)

No entanto, este último, instintualmente arraigado e destinado a ser considerado literalmente, era diferente do conceito de hermafroditismo de Adler, que considerava o sexo metaforicamente.

Adler estava propondo então que a sexualidade fosse considerada em seu sentido simbólico. Em nossa cultura, as mulheres têm tendência a tomar-se neuróticas, não porque cobicem o pênis, mas porque sentem inveja da preeminência do homem na cultura contemporânea. Para as mulheres o pênis simboliza a posição superexaltada do homem na sociedade. Se desejarem tomar-se homens renunciando a sua feminilidade, sofrerão de sintomas neuróticos, como mênstruos dolorosos, coito doloroso ou mesmo homossexualidade, todos os quais são expressivos de suas reações de protesto masculino. Os homens que procuram tomar-se excessivamente masculinos não estão reagindo à ansiedade pelo temor de castração, mas estão supercompensando seus sentimentos de impropriedade como homens. Adler considerava que os sonhos demonstravam constantemente a reação de protesto masculino.

Em 1911, Adler tomou-se ousado em suas críticas às teorias sexuais de Freud.[13] A situação de Édipo não devia ser entendida como o esforço do menino para obter prazer sexual com sua mãe, mas como uma batalha simbólica. Sentindo-se fraco e indefeso, o menino usa a supercompensação para adquirir superioridade sobre o pai e domínio sobre a mãe.[13] (*)

Em 1910 Freud tentara reconciliar-se com os adlerianos, que se ressentiam de seu favoritismo em favor de Jung.(**) Nomeou Adler presidente da Sociedade Analítica Vienense e designou Adler e Stekel para co-diretores do *Zentralblatt fur Psychoanalyse*.

Essas medidas tiveram efeito temporário, pois acalorada polêmica se estava preparando. Freud reconheceu que Adler havia prestado

---

(*) Posteriormente Adler declarou que "esse suposto complexo de Édipo não é um "fato fundamental", mas simplesmente um resultado mau e antinatural do excesso de indulgência materna."[14]

(**) Freud convidara Jones, Ferenczi e Jung em 1909 para acompanhá-lo aos Estados Unidos a fim de falar na Universidade Clark. No segundo Congresso Internacional em Nurembergue em 1910 propusera que Jung fosse presidente, com o poder de dirigir o treinamento de analistas.

"úteis contribuições à psicologia do ego".⁽¹⁵⁾ Todavia, os psicanalistas não haviam ainda resolvido completamente o problema da teoria do instinto e nessa época estavam teoricamente despreparados para líder com as defesas do ego. Além disso, Adler não deixara claro como o protesto masculino diferia da repressão. Em lugar de acentuar que o protesto masculino ocorre no processo de repressão de características femininas, Adler inverteu a importância relativa desses fatores e encarou a repressão como "apenas um pequeno segmento dos efeitos do protesto masculino". ⁽*⁾ Não estava igualmente claro se os sintomas neuróticos evoluíam devido à falta do uso de supercompensação ou devido à falha desse mecanismo. Além disso, todos os sintomas neuróticos pareciam ter como objetivo o propósito de dominar alguém no ambiente. Para os freudianos essa não era uma causa primordial de sintomas, mas coincidia com o que eles consideravam ganhos secundários agradáveis de uma doença. O sistema de Adler, que deixava de lado a repressão e substituía causalidade por teleologia, relegava a libido a uma terra de ninguém. O estabelecimento de um único mecanismo do ego como sustentáculo só provocava sua condenação como uma simplificação exagerada. Freud não havia labutado durante mais quinze anos para ver depois seus queridos conceitos básicos postos de lado em favor de um sistema que achava superficial. Considerara Adler como uma "inteligência notável" e esperara que ele ajudasse a desenvolver a teoria psicanalítica.

Foi amarga a decepção de Freud quando percebeu que passara o momento de reconciliação. Em suas próprias palavras: "Há lugar bastante na Terra de Deus e quem puder tem pleno direito de fazer as extravagâncias que quiser sem interferência; mas não é boa coisa pessoas que não mais se compreendem mutuamente e não mais concordam permanecerem juntas sob o mesmo teto."⁽¹⁷⁾

Adler rejeitou a insistência de Freud em favor da adesão à doutrina básica. Acreditava que Freud se estava comportando como o típico filho primogênito ameaçado e inseguro que precisa dominar tirani-

---

(*) São essas as palavras de Adler, como foram registradas pelo secretário da reunião de fevereiro de 1911, em que Freud e Adler expuseram suas divergências. ⁽¹⁶⁾

camente a fim de proteger-se contra "destronamento".(*) Adler nunca aderia a preceitos que considerasse provincianos. Quando moço abandonara a ortodoxia judaica de seus antepassados por acreditar que ela provocava isolacionismo paroquiano. Se o judaísmo era considerado restritivo por Adler, o grupo de Freud era para ele ainda mais cerceador. Em 1911 Adler achou que não era mais membro de um grupo de discussão aberto e, com nove dos trinta e cinco membros da Sociedade Psicanalítica Vienense, retirou-se daquela organização a fim de fundar a Sociedade de Psicanálise Livre. Com esse título manifestavam seu desprezo pelas supostas orientações insulares do círculo freudiano.

Na perspectiva histórica nada justifica sustentar que Freud fosse tão ditatorial a ponto de não poder tolerar opinião contrária. O próprio Freud, em sua autobiografia, refere-se a muitos homens inteligentes que prestaram contribuições à psicanálise, "que trabalharam comigo durante cerca de quinze anos em leal colaboração e na maior parte em ininterrupta amizade."[18] Os desentendimentos que muitos desses homens tiveram com Freud estão registrados nas páginas desse livro. É igualmente absurdo presumir que a única motivação de Adler fosse usurpar a autoridade do irmão mais velho. Isso seria negar inteiramente o inteligente sistema de pensamento de Adler e ignorar o genuíno desagrado que ele e outros tiveram com a teoria da libido. Além disso, é contrário ao testemunho de homens e mulheres que trabalharam com Adler e o consideravam como a pessoa menos capaz de ambicionar poder.

Em 1912, o grupo adleriano modificou seu nome para o mais apropriado de Sociedade de Psicologia Individual. Com esse título quiseram dar a entender seu respeito pelo homem como unidade integral e singular, incapaz de ser subdividida em vários instintos. Livre de uma orientação biológica, Adler voltou seu interesse para a filosofia social a fim de redefinir seu sistema em termos do indivíduo.

(*) Adler discorreu sobre a maneira pela qual a posição da criança na família (como filho mais nôvo, médio, mais velho e único) pode levar a sentimentos de inferioridade, em seu trabalho sobre *Problemas de Neurose*, 1929.

Ficou impressionado pelos escritos de Hans Vaihinger (1852-1933), positivista idealista, que em 1911 publicou "A Filosofia do "Como Se". Vaihinger propusera que havia "ficções" sociais que não tinham base na realidade, mas apesar disso se tornavam fundamento de ação social. "Todos os homens são criados iguais" é exemplo de uma declaração fictícia que serviu como "slogan" atuante e influenciou a vida de inúmeras pessoas. Em um de seus mais importantes trabalhos, *A Constituição Neurótica*, concluído em 1912, e publicado vários anos depois, Adler individualizou o conceito de objetivos socialmente fictícios. Mostrou que o homem se ilude continuamente aceitando ficções que se tornam seus objetivos finais. Os traços do caráter neurótico, seus sintomas e mesmo seus sonhos podiam ser entendidos como meios pelos quais indivíduos, compensando seus sentimentos de falta de autoestima, esforçam-se para conquistar poder sobre seus semelhantes a fim de alcançar o objetivo fictício de realização. Devido às experiências do começo da vida nós nos sentimos incompletos, imperfeitos. Não percebemos que construímos um plano de vida (mais tarde chamado de "estilo de vida") cujo propósito é perseguir o objetivo fictício da superioridade, impelindo nós próprios para posições de poder sobre os outros. Adler observou que Nietzsche expressara a opinião de que os objetivos dessa espécie são perseguidos com uma "Vontade de Poder". Quanto maiores os sentimentos de inferioridade, mais forte a necessidade de controlar e dominar outros.

Os adlerianos, em competição com os freudianos e ainda não aceitos nos círculos médicos, assumiram uma posição defensiva e tendiam a expor seus princípios em termos excessivamente enfáticos sem declarações qualificadoras. Em 1913, preparando seus conceitos básicos, declararam na Proposição Um: "Toda neurose pode ser entendida como tentativa de libertar-se de um sentimento de inferioridade a fim de adquirir um sentimento de superioridade".[20] Na Proposição Onze declara-se: *"Toda* a volição e *todos* os esforços dos neuróticos são ditados pela sua orientação de procurar prestígio..."[21] Em várias das proposições era evidente o interesse de Adler pelos problemas sociais que posteriormente iriam desempenhar papel ainda mais preeminente em seu pensamento.

Sua esposa e seus amigos socialistas acreditavam que a guerra era causada por tensões econômicas. Para Adler essa não era uma explicação completa, pois não esclarecia a participação do homem na guerra como parte de sua busca de ganho egoístico. O ideal da paz, pensava Adler, só poderia ser acessível quando o homem abandonasse sua orientação egocêntrica, que procura vencer sentimentos de insignificância. Mesmo durante os horrores da Primeira Guerra Mundial, Adler observara exemplos notáveis do abnegado dever do homem para com seus semelhantes. Daquela época em diante Adler acentuou a importância da *Gemeinschaftsgefuhl* — só através da boa vontade, não com uma "vontade de poder", poderia o homem encontrar seu pleno potencial como membro produtivo da sociedade.

Em seus últimos escritos Adler salientou que o critério de normalidade é refletido pelo grau em que uma pessoa pode dedicar-se a seu trabalho, amar seu semelhante e cumprir suas obrigações sociais e comunais. A pessoa "normal" pode colocar os valores humanísticos acima de seus interesses egoístas porque venceu seus objetivos egocêntricos compulsivos. A crença de Adler no homem normal e em sua capacidade de cooperação social foi resumida em seu livro *Interesse Social*. Nessa obra declara ele: "O crescente e irresistível progresso evolucionário de sentimentos sociais permite-nos presumir que a existência da humanidade está inseparavelmente ligada à "bondade"[22] No mesmo livro Adler reconhece que a psicologia individual se foi transformando através dos anos em uma "psicologia de valores".[23] Acreditava que era possível ajudar as crianças a atingirem sua própria criatividade ao mesmo tempo que viviam em harmonia com seus pares, desde que fossem convenientemente orientadas por seus professores e pais. A educação das crianças era essencial para a perpetuação dos valores sociais da comunidade. Em 1919, em Viena, Adler fundou a primeira clínica de orientação infantil. Até os últimos anos de sua vida, continuou sendo um incansável conferencista para pais e professores, e consultor constante de clínicas de orientação infantil.

Para Adler o papel do psicoterapeuta era tão significativo quanto o do professor. Era crucial que o paciente não sentisse desigualdade entre ele e o terapeuta. A atmosfera na qual o terapeuta se sentava atrás de um paciente deitado no divã não era, no entender de Adler, de molde a promover paridade. Colocar-se frente a frente com o paciente, empenhar-se em livre discussão (não livre associação) era o meio que Adler preferia para trabalhar. As sessões eram menos numerosas por semana e relativamente mais curtas que na análise freudiana.

Adler acreditava que a tarefa do terapeuta é interpretar, sempre que isso se tomasse aparente, como o paciente se enganava com respeito a seu estilo de vida. Devido ao interesse, à cordialidade e à atividade do terapeuta, os sentimentos que o paciente tem de estar sendo atacado ou criticado são atenuados. Os sonhos eram considerados como indício da atitude do paciente para com alguma coisa no presente — um ensaio "simbólico" de um ato que o paciente precisaria logo executar na vida real — e indicavam sua atitude pessoal em relação ao ato".[24] O inconsciente, embora reconhecido, recua para o fundo enquanto o paciente e o terapeuta discutem a maneira pela qual as primeiras experiências da vida levaram aos sentimentos de inadequação do paciente e resultaram em seu plano característico de vida. Embora Adler não considerasse que uma pessoa redigira seu estilo de vida antes de ter estabelecido interesses sociais, seu conselho não se estendia a coisas específicas. O psicoterapeuta não devia guiar o paciente para determinada religião, partido político ou outra atividade prescrita. Através da visão interior de seus padrões e através de experiência positiva com o terapeuta, o paciente seria reeducado e encontraria para si próprio um novo e mais saudável modo de reação.

O método de Adler é muito aplicado por consultores, terapeutas de grupo, terapeutas de crianças e psicoterapeutas contemporâneos que praticam a psicoterapia de apoio. Psicanalistas e outros terapeutas admitem a utilidade dessa técnica com alguns pacientes, mas não concordam em que seja universalmente aplicável a todos os casos de neurose e psicose.

Esta tentativa de encontrar unidade em fenômenos psicológicos resultou em um sistema que simplifica demais suas doutrinas reconhecendo apenas um mecanismo básico de defesa. Existem muitos meios pelos quais os indivíduos tentam vencer seus conflitos interiores, utilizando outros padrões defensivos além da supercompensação.

Além disso, um sistema teleológico não remonta à origem de *determinado* sintoma neurótico, nem explica sua significação inconsciente. Pelo contrário, todos os sintomas são agrupados sob um único título que abrange tudo, cujo propósito é, neste caso, dominar o ambiente. O esquema adleriano considera os motivos sexuais como indicadores de um esforço para obtenção de poder. Isso não explica os numerosos casos de crianças que têm verdadeiros sentimentos sexuais e não justifica o motivo sexual encontrado com tanta frequência dentro do contexto da situação edipiana. A psicologia adleriana, embora reconhecendo o inconsciente, não encarece sua influência. Isso é compreensível considerando-se que o fator que parece estar além da percepção do paciente é em todos os casos seus sentimentos de inferioridade.

Apesar dessas falhas, Adler merece ocupar uma posição muito significativa na história da psicanálise e psicologia porque anunciou a chegada de importantes tendências nesses terrenos. Deu ênfase cedo a dois princípios básicos da medicina psicossomática: que há dentro do organismo uma vulnerabilidade básica de órgãos e que é importante a imagem interior do indivíduo a respeito de seu funcionamento defeituoso. Em 1908, Adler acentuou a importância da agressão, que é considerada hoje como um dos principais atributos humanos com que devem lidar os clínicos. Adler propôs inadvertidamente que o ego se defende; deu ênfase a um mecanismo — supercompensação — e sugeriu os mecanismos de formação de reação e volta da agressão para o próprio eu. Essas propostas foram antecipações das sistemáticas explorações da psicologia do ego nas décadas de 1930 e 1940.

Embora os adlerianos não acentuem a transferência e contratransferência como fazem os freudianos, Adler foi um dos primeiros a considerar a relação entre médico e paciente como uma experiência significativa pela qual o indivíduo vence muito de seus problemas mais antigos. Além disso, muitos psicanalistas de hoje reconhecem existir numerosos casos em que o paciente se preocupa mais com a significação simbólica de sua inadequação sexual do que com a ameaça literal a seus órgãos sexuais. Um grande grupo de psicanalistas concorda com os adlerianos à importância de diminuir o tempo de análise e a das visitas.

Finalmente, é preciso atribuir a Adler o mérito pela ampla influência que teve sobre professores, consultores e educadores. O complexo de inferioridade, o protesto masculino, o valor do investimento social — todos esses foram conceitos práticos que ajudaram profissionais a lidar com problemas humanos.

Carl Gustav Jung

Nascido em 1875 em Kesswil, pequena aldeia da Suíça, Carl Gustav Jung era filho de um pastor da Igreja Reformada que se interessava muito pelos estudos orientais e clássicos. O avô e o bisavô paternos de Jung haviam sido médicos.

Filho único até a idade de 9 anos, Jung era solitário e retraído. Mesmo em sua vida posterior atribuía grande importância aos sonhos e acontecimentos de sua infância. O pai de Jung ensinou-lhe latim a partir dos 6 anos de idade, de modo que ele estava mais adiantado que seus contemporâneos quando entrou no Gymnasium em Basiléia. Lá passava longas horas na biblioteca, absorto em velhos livros. Aos 19 anos o jovem bibliófilo leu pela primeira vez a frase de Erasmo: *"Vocatus atque non vocatus deus aerit"* — invocado ou não invocado, Deus estará presente. Inscreveu essas palavras em seu ex-libris e posteriormente mandou esculpi-las na verga de pedra por cima da porta de sua casa.[25]

Jung matriculou-se na Universidade de Basiléia em 1895; embora seu interesse inicial fosse pela antropologia e egiptologia, decidiu estudar as ciências naturais, mudando depois para medicina. Enquanto estava na escola entusiasmou-se pelo estudo do espiritualismo e mesmerismo, tendo frequentado numerosas sessões espíritas. Pouco antes de seus exames finais, leu a introdução de um manual de psiquiatria escrita por Krafft-Ebing e "compreendeu de repente a ligação entre psicologia ou filosofia e ciência médica".[26] No mesmo instante decidiu especializar-se em psiquiatria.

Em 1900 Jung foi para o Burghölzli, clínica psiquiátrica do hospital mental e da universidade de Zurique, a fim de estudar com

Bleuler. Conseguiu compilar material de casos que suplementaram observações feitas anteriormente em sessões ocultas; apresentou esse material em seu primeiro livro, *Da Psicologia e Patologia dos Chamados Fenômenos Ocultos*. Para empregar as próprias palavras de Jung, "a divisão da personalidade em um medium espiritualista provém de tendências durante a infância, e nas raízes dos sistemas de fantasia foram descobertos desejos sexuais delirantes."[27] Jung refere-se várias vezes à *Interpretação de Sonhos* de Freud e *Estudos sobre Histeria* de Breuer e Freud. Contudo, Jung indicou também a direção que tomaria seu desenvolvimento futuro e sua divergência da posição de Freud, tanto então como posteriormente. Por outro lado, Jung encarava a "sexualidade nascente" do jovem sonâmbulo como "a causa principal deste curioso quadro clínico"[28]; ao mesmo tempo, impressionava-se com a "teoria de reencarnação da paciente na qual ela aparece como mãe ancestral de incontáveis milhões."[29] Há também sugestões de sua orientação teleológica posterior: "É, portanto, admissível que os fenômenos de dupla consciência sejam simplesmente novas formações de caráter ou tentativas da futura personalidade para irromper... Os sonambulismos às vezes têm significação eminentemente teleológica, pelo fato de darem ao indivíduo, que de outra maneira inevitavelmente sucumbiria, os meios de vitória".[30]

Nesse mesmo trabalho inicial Jung se refere ao fenômeno de associações de palavra, matéria a que dedicou grande parte de sua pesquisa durante os anos imediatamente posteriores. Publicou suas conclusões em *Estudos de Associação de Palavras* (1906) com o subtítulo de *Contribuições à Psicopatologia Experimental*. As experiências pioneiras em associação de palavras foram feitas por Francis Galton (1822-1911) em 1879. Bleuler introduziu o estudo de associações de palavras no Burghölzli, empregando a técnica principalmente como instrumento aperfeiçoado para descrição e classificação. Jung reconheceu a maior importância da associação por permitir a eficiente identificação de perturbações características devidas a ideias emocionalmente carregadas. No teste de associação de palavras, como foi desenvolvido por Jung, é dada ao paciente uma palavra à qual ele deve responder com a palavra que surgir mais prontamente em sua mente. Por exemplo, à palavra dada "mãe", ele poderia responder "quente" ou "grande". Como fator de controle a pessoa que faz o teste pode oferecer palavras "neutras", que espera não tenham contexto emocional para o paciente. O teste avalia a resposta do paciente a uma palavra de estímulo com base no período de tempo entre o estímulo e a resposta, na natureza da palavra de resposta e no comportamento do paciente. Significativo desvio em relação a pacientes normais de controle em um ou em todos esses fatores indica que existe conteúdo inconsciente carregado de afeto. Por exemplo; se ao ouvir a palavra "mãe", o paciente "bloqueia", isto é, não consegue pensar em uma palavra de resposta, indica com isso que a palavra contém um forte afeto. Jung chamava de "complexo" essa combinação da ideia com seu forte afeto.

Como havia muitos pacientes psicóticos no Burghölzli, Jung teve ampla oportunidade de aplicar seus testes de associação a pacientes com demência precoce. A demência precoce fora submetida a muito estudo naquela época e era encarada de várias maneiras. Como já observamos, Morel, que representava o ponto de vista francês, achava que toda pessoa que fosse insana (demente) tinha "démence précoce", significando isso demência que ocorrera cedo na vida. Kraepelin dizia que, se essas pessoas raramente saram, a expressão apropriada deve ser "dementia praecox", contendo o prognóstico implícito de demência que se seguiu logo ao início da doença. Em 1908 Bleuler disse que essas pessoas não eram dementes e que podiam sarar. Via a doença delas como devida a uma divisão no funcionamento psíquico. Em 1911 mudou o nome da doença para "esquizofrenia", a fim de indicar a divisão no funcionamento psíquico e, além disso, demonstrou que a doença não provocava invariavelmente deterioração mental. Três anos antes da publicação da obra clássica de Bleuler sobre esquizofrenia, Jung escreveu: "O nome (dementia praecox) é muito infeliz, pois a demência nem sempre é precoce, nem existe demência em todos os casos."[31] Depois de três anos de investigação apresentou suas conclusões em A *Psicologia da Dementia Praecox* (1906), que Jones reconhecia ter "feito história na psiquiatria" e outro adepto de Freud, A. A. Brill, declara que, juntamente com os estudos de Freud, esse livro "forma a pedra angular da moderna psiquiatria interpretativa"[33] Na primeira quarta parte do livro Jung faz uma das mais amplas análises da literatura teórica sobre demência precoce até aquela época. Baseava sua posição em uma síntese dos conceitos de muitos pesquisadores anteriores, especialmente Kraepelin, Janet e Bleuler, mas sustentava que devia muito às "engenhosas concepções de Freud"[34].

Jung cita dois artigos de Freud (1894 e 1896) sobre A *Neuropsicose de Defesa*. No primeiro artigo Freud relata o caso de uma moça abandonada por seu amante; o ego da moça rejeitou a ideia de que "ele não está aqui", criando alucinação da voz dele. Nessa psicose alucinatória, como na histeria e nas desordens obsessivo-compulsivas, Freud considerava que os sintomas resultavam de tentativas de defender-se contra ideias inaceitáveis pela repressão, motivo por que nesse sentido eram neuropsicoses de defesa. No segundo artigo, Freud usava um caso de paranoia (dementia praecox) para demonstrar que, como na histeria e nas obsessões, experiência ou ideia emocionalmente inaceitável é em parte admitida à consciência na formação de sintoma-compromisso representando o retorno do reprimido. Jung, concordando com Freud e Bleuler, declarou que a ideia reprimida pode estar ligada a um afeto; nas experiências de associação chamou de "complexo" a essa combinação de uma ideia reprimida e seu afeto. Definia afeto como fizera Bleuler: um sentimento, estado de espírito, disposição ou emoção que é uma "força impulsora" procurando expressão consciente. Não é apenas a força dos complexos lutando para alcançar a consciência que resulta no retorno do reprimido. Jung estava familiarizado com o conceito de Janet de que, quando a própria consciência está enfraquecida, como acontece, por exemplo, na hipnose, processos inconscientes podem em consequência penetrar nela. Teoricamente complexos fortes ou percepções conscientes enfraquecidas podem estar presentes tanto na histeria como na demência precoce; no entanto, principalmente devido à influência de Kraepelin, a demência precoce tinha prognóstico relativamente mau e era considerada muito menos reversível que a histeria. Em consequência, Jung escreveu que os resultados "produzidos pelo complexo histerogênico são reparáveis"[35], mas os efeitos do complexo de demência precoce são "mais ou menos" irreparáveis. Em seu trabalho seguinte (1908) sobre demência precoce, *O Conteúdo das Psicoses,* Jung mostrou-se menos convencido de que ocorresse sempre degeneração cerebral. Ele e Bleuler examinaram juntos centenas de pacientes psicóticos e estudaram material de autópsia. Sem dúvida, um influenciou o outro.

Kraepelin postulara que a lesão cerebral devida a um metabolito desconhecido, que chamou de auto toxina, era responsável pelo caráter irreversível da demência precoce e concluiu que essa toxina era a causa básica da doença. Bleuler acreditava também que alguma condição orgânica — fosse uma toxina, uma infecção ou uma "proliferação glial" — era o determinante fundamental desse distúrbio. Em A *Psicologia da Demência Precoce,* Jung admitiu que Kraepelin e Bleuler podiam estar certos, mas propôs que a toxina podia ser produzida por "complexos" psicológicos mais que por processos somáticos e sugeriu ainda que o complexo histerogênico não descarrega toxina. Assim, Jung não apenas integrou as teorias então correntes, mas teve a distinção de ser o primeiro a oferecer um modelo psicossomático tentativo da demência precoce no qual o cérebro é considerado órgão alvo de influências emocionais. O conceito teórico de Jung pode ser assim resumido: O complexo com seu poderoso afeto (Bleuler e Jung) produz uma toxina (a toxina de Kraepelin é somática; a de Jung é uma psicotoxina) que danifica o cérebro, paralisando o funcionamento psíquico (enfraquecimento da consciência de Janet) de modo que o complexo é solto do inconsciente e causa os sintomas característicos da demência precoce (retorno do reprimido de Freud). Embora Jung abandonasse gradualmente a hipótese de toxina e adotasse o conceito mais moderno de processos químicos perturbados, nunca abandonou sua crença na primazia de fatores psicogênicos na esquifronia. Ainda em 1958, Jung escreveu: "... a psicologia é indispensável para explicar a natureza e as causas das *emoções iniciais que dão origem a alterações metabólicas* (o grifo é dos autores). Essas emoções parecem ser acompanhadas de processos químicos que causam perturbações ou lesões específicas temporárias ou crônicas."[36]

Essas propostas formuladas por Jung em 1906 tiveram um impacto vital, pois, com tal base, a demência precoce podia ser entendida dentro de uma estrutura psicanalítica. Em 1914, Jung foi mais longe, declarando que "o analista praticante conhece casos em que o paciente na fronteira da demência precoce ainda pôde ser trazido de volta à vida normal".[37] Nessa época Freud não era tão otimista e nesse mesmo ano considerou tais pacientes "inacessíveis à influência da psicanálise" porque retiraram seus interesses em relação a pessoas.

Com seu livro sobre demência precoce, Jung, respeitado psiquiatra suíço, atraiu ampla atenção para as teorias de Freud e lamentou o fato de Freud ser um "investigador quase não reconhecido."[39] Pouco antes de dar os toques finais em seu livro, em abril de 1906, Jung iniciou correspondência com Freud. Em fins de fevereiro de 1907, viajou para Viena, acompanhado por sua esposa e Ludwig Binswanger, que era então médico voluntário no Burghölzli, para encontrar-se com Freud. Esse primeiro encontro durou treze horas ininterruptas e, como relembrou Jung mais tarde, "foi um *tour d'horizon*". Achou Freud e seu círculo "impressionantes" e ao mesmo tempo "peculiares" para um homem de sua formação.[40]

Indiscutivelmente Freud devia estar aguardando com impaciência esse encontro. Era grato ao grupo de Zurique por seus esforços em favor do reconhecimento da psicanálise. Estava ansioso por estabelecer a psicanálise sobre base mais ampla do que podia ser oferecida pelo seu círculo vienense de intelectuais judeus. Considerava a Suíça o centro da atividade científica internacional, ao passo que Viena ficava fora dos grandes centros da cultura da Europa Ocidental. Em uma carta a Abraham, na primavera de 1908, Freud escreveu: "Foi só sua (de Jung) entrada em cena que livrou a psicanálise do perigo de tomar-se uma questão nacional judaica"[41]. Ademais, além de considerar que Jung estava dando respeitabilidade à psicanálise, Freud o considerava como "uma mentalidade verdadeiramente original". Via nele o "Josué destinado a explorar a terra prometida da psiquiatria que Freud, como Moisés, só teria permissão de avistar de longe".[42]

Tendo em vista tudo isso, é significativo talvez que Freud não mencione a primeira visita de Jung na *História do Movimento Psicanalítico* nem em sua autobiografia. Uma possível explicação para essa curiosa omissão é sugerida no relato de Binswanger: "No dia seguinte ao da nossa chegada, Freud perguntou a Jung e a mim a respeito de nossos sonhos. Não me lembro do sonho de Jung, mas lembro-me da interpretação que Freud deu a ele, a saber, que Jung desejava destroná-lo e ocupar seu lugar".[43] Este temor de ser suplantado por Jung tornou-se de novo evidente em um episódio ocorrido quando ambos estavam em Bremen em 1909. Jung desejava fazer uma excursão para ver algumas relíquias de interesse antropológico, ao que Freud ficou muito irritado e saltou à conclusão de que o interesse de Jung por corpos mortos indicava o desejo de ver a morte de Freud.[44]

Os sentimentos ambivalentes de Freud eram acompanhados pela tendência de Jung a vacilar entre calorosa adesão às teorias de Freud e cautelosas reservas. No primeiro Congresso Internacional de Psiquiatria e Neurologia, em Amsterdã, Jung leu um trabalho sobre A *Teoria Freudiana de Histeria*, que pretendia ser uma defesa da psicanálise, mas acabou sendo quase uma apologia das ideias de Freud ou, pelo menos, de seu emprego de expressões como "sexualidade infantil" e "libido". Considerando suas divergências posteriores, é interessante observar o que Jung tinha a dizer nessa época sobre o simbolismo sexual de Freud: "Há analogias extraordinariamente importantes e significativas entre os simbolismos freudianos e os símbolos da fantasia poética em indivíduos e em nações inteiras. O símbolo freudiano e sua interpretação não são, portanto, coisa mente algo incomum para nós, psiquiatras.

Nos anos seguintes Jung escreveu diversos trabalhos que seguem precisamente as linhas da análise freudiana clássica. As declarações mais claras são encontradas em A *Significação do Pai no Destino do Indivíduo* (1909). Pode-se ver que nesse período Jung levava a posição freudiana ao extremo, como na seguinte passagem, omitida em edições posteriores: "Se examinarmos agora todas as possibilidades de grande alcance da constelação infantil, somos obrigados a dizer que *em essência nosso destino na vida é idêntico ao destino de nossa sexualidade*" (o grifo é dos autores).[46] Ao mesmo tempo, há vislumbres do conceito posterior de Jung sobre tendências opostas: "... a expressão consciente da constelação de pai, como toda expressão de um complexo inconsciente quando aparece na consciência, adquire seu rosto de Jano, seus componentes positivo e negativo."[47]

Não há dúvida que Jung prestou considerável contribuição ao nascente movimento psicanalítico. Alguns meses depois de sua primeira visita a Freud, fundou a Sociedade de Freud em Zurique e em 1908 organizou o Primeiro Congresso Psicanalítico Internacional em Salzburg, onde o primeiro periódico dedicado exclusivamente à psicanálise, o *Jahrbuch fur psychoana lytisch e und psychopathologische Forschungen,* foi fundado, com Bleuler e Freud como diretores e Jung como editor. Em 1909, Jung abandonou seu cargo de médico-chefe no Burghölzli a fim de dedicar-se à prática e atividades psicanalíticas. No Congresso de 1910, em Nurembergue, foi fundada a Associação Psicanalítica Internacional, da qual, como já vimos, Jung foi eleito presidente sob os irados protestos do grupo vienense. De acordo com Freud a escolha de Jung foi baseada em seus "excepcionais talentos, nas contribuições que já havia prestado à psicanálise, em sua posição independente e na impressão de segura energia que sua personalidade transmitia."[48]

Apesar de sua posição preeminente no movimento psicanalítico, Jung sentia crescente inquietação. A originalidade que caracterizara seus primeiros escritos estava ausente nos trabalhos que publicou durante os anos em que se preocupou principalmente com a defesa das teorias freudianas. Em seguida, em 1910, empenhou-se no projeto de estender os princípios psicanalíticos a assuntos que o haviam fascinado durante anos, a saber, material colhido em mitos, lendas, fábulas, histórias dos clássicos e fantasias poéticas. Depois de mais de um ano de pesquisa, Jung publicou suas descobertas na primeira metade do Volume III do *Jahrbuch* (1911) sob o título de *Wandlungen und Stjmbole der Libido, Part I.*[*] Em *Wandelungen I,* Jung citou vasto número de fontes a fim de fazer um "paralelo" entre as fantasias dos antigos, expressadas em mitos e lendas, e o "pensamento semelhante das crianças."[49] Dispôs-se também a demonstrar a "ligação entre psicologia do sonho e psicologia do mito."[50] Jung reconheceu que Rank,

---

(*) A tradução inglesa de Beatrice M. Hinkle (incluindo as Partes I e II) tem o título de *Psychology of the Unconscious: A Study of the Transformations and Symbolisms of the Libido.* Nova York: Moffat, Yard & Company, 1916.

N. T. — Em português, seria: Psicologia do Inconsciente: Um Estudo das Transformações e Simbolismos da Libido.

Franz Riklin (outro dos primeiros psicanalistas), Abraham e Jones haviam chegado a conclusões semelhantes, embora com base em menos fontes; Jung, porém, deu um passo além e chegou à posição única de que a mente "possui... estratos históricos" contendo "produtos mentais arcaicos" que se tomam manifestos em uma psicose quando há "forte regressão."[51] Argumentou que, como são semelhantes, os símbolos usados através das idades são "típicos" e não podem pertencer a um único indivíduo. Esta sequência de ideias contém o germe do conceito posterior de Jung sobre o inconsciente coletivo.

Freud ficava sempre satisfeito quanto escritores psicanalíticos pesquisavam material mitológico. Ficou impressionado com *Wandlungen I* e, alguns meses depois de seu aparecimento, publicou uma declaração concordando com a posição de Jung de que sonhos e fantasias neuróticas são semelhantes não apenas ao pensamento da criança, mas também à mentalidade primitiva como se revela na pesquisa etnológica.[52](*) Não há ainda sugestão de que Freud considerasse necessário discutir essas primeiras formulações do inconsciente arcaico. Só em 1913, em *Totem e Tabu,* Freud indicou seus pontos de discordância com essa teoria de Jung; na quarta parte — "A Recorrência Infantil do Totemismo" — discordou veementemente de Jung e disse que existe um "paralelo" ou "analogia" entre as psicologias dos primitivos, crianças e neuróticos, ao passo que Jung presume uma continuidade de material arcaico recolhido em um inconsciente coletivo.

Na mesma seção do *Jahrbuch* de 1911 em que apareceu *Wandlungen I,* Freud discutiu os mecanismos do delírio paranoico examinando as memórias de Daniel Paul Schreber, psicótico que fora presidente da Corte de Apelação da Saxônia. Como Freud tinha pouca oportunidade de estudar pacientes psicóticos, provavelmente é verdade, como afirmou Jung, que foi ele quem chamou a atenção de Freud para a autobiografia de Schreber.[53] Tentando compreender a fantasia de "fim do mundo" de Schreber, Freud usou a explicação de que seu torvelinho "interior" se projetava para fora de modo que

---

(*) Em um post-scriptum ao caso de Schreber, publicado na segunda metade do Volume III do *Jahrbuch,* pp. 588-590.

ele sentia que o mundo estava desmoronando. Schreber, continuou Freud, era incapaz de manter seus laços com o mundo exterior porque retirara sua libido do mundo real de coisas e pessoas. Todavia, o próprio Freud não estava inteiramente satisfeito com essa explicação, pois não esclarecia o que acontece aos instintos do ego. Na falta de uma "teoria de instintos bem fundada", considerava duas hipóteses diferentes: devia-se presumir que a libido sexual coincide com o "interesse geral" ou então que uma perturbação na distribuição da libido sexual exerce efeito despedaçador sobre o ego.[54] O pensamento de Freud evidentemente seguia a linha da segunda hipótese, pois posteriormente declarou nesse artigo que a libido, após desprender-se do mundo exterior, regressa "ao ego".

Em *Wandlungen II* (1912) Jung citou o trecho que sugeria as hipóteses alternativas e deu ênfase à primeira alternativa de Freud, a libido coincidindo com o "interesse geral".[55] Jung fez isso a fim de livrar a teoria da libido psicanalítica de suas conotações sexuais. Argumentou que o psicótico retira do mundo exterior não apenas seus interesses sexuais, mas todos os seus interesses gerais. Embora defendesse a posição de Freud sobre sexualidade durante muitos anos, nunca aceitou totalmente as teorias sexuais e, assumindo essa posição, estava então interpretando a libido de uma maneira que não constava na intenção de Freud. Este indicara que a libido não devia ser entendida no sentido restrito de amor genital como é conhecido pelos adultos. Quando propôs pela primeira vez (1905) sua teoria do instinto dualístico (instintos do ego ou instintos de auto conservação contra instintos sexuais), o termo "libido" era sinônimo de obtenção de satisfação agradável. O ponto de vista de Freud sobre a libido, embora mais amplo que o de Jung, não era tão amplo como o proposto por Jung em *Wandlungen II,* que eliminava a conotação sexual. Em *Wandlungen II* Jung observou também corretamente que, no trabalho sobre Schreber, Freud não havia feito diferença entre neurose e psicose e que a retirada da libido devia ser presumida como ocorrendo nas duas. Em 1913, Jung argumentou mais que, se exclusivamente a libido sexual fosse retirada para o ego, o resultado não seria demência precoce, mas a psicologia de um asceta, do qual "todo esforço é para exterminar o menor traço de interesse sexual". Depois desses argumentos em *Wandlungen II,* Jung começou a combater cada vez mais as teorias sexuais de Freud. Propôs que o homem primitivo tinha uma libido sexual primitiva que ficou dessexualizada no decorrer das idades; o homem moderno exibe assim o paradoxo de uma vida mental não sexual que continua a apresentar imagens de origem sexual primitiva que, a essa altura, porém, já foram desprovidas de sua conotação sexual. "A sexualidade do inconsciente não é o que parece ser; *é meramente um símbolo...* um passo à frente para cada objetivo da vida, mas expressado na linguagem sexual irreal do inconsciente e na forma de pensamento de um estágio mais antigo; uma ressurreição... de modos mais antigos de adaptação."[56]

A ideia de Jung de que a libido devia ser equiparada ao interesse geral não explica a psicologia do esquizofrênico mais que o "élan vital" de Bergson ou o *Wille* de Schopenhauer, que Jung admite serem semelhantes a seu conceito da libido. Ele equiparava também a libido a energia psíquica não diferenciada semelhante à energia física de Robert Mayer.[57][*] Extensão tão ampla do conceito da libido equivale a declarar que um indivíduo se toma psicótico porque não tem interesses normais. Dificilmente seria possível apresentar isso como uma explicação psicodinâmica.

Freud levou mais de um ano para responder aos argumentos de Jung em *Wandlungen II,* pois precisava revisar sua teoria da libido a fim de enfrentar esse desafio. Evidentemente não podia permitir que seu conceito de libido fosse inteiramente abandonado, pois o considerava como a única base para um conhecimento de aberrações mentais. No entanto, deve ter percebido a pertinência da afirmação de Jung de que a teoria da libido não distinguia suficientemente entre neuroses e psicoses. Sua resposta foi dada em *Do Narcisismo* (1914), em que Freud declara que o psicótico fixa sua libido retirada a seu

---

(*) Glover, cujas declarações em seu *Freud ou Jung?* foram com frequência exageradas devido à sua parcialidade em favor de Freud, apesar disso apresentou um poderoso argumento a respeito das incoerências dos conceitos de Jung sobre a libido multifacetada: Se a "vontade" é não instintual e ao mesmo tempo é equiparada à libido, que se presume ser instintual, resulta daí um sério impasse.[88]

próprio ego e assim volta a um estado de auto amor infantil (narcisismo); o neurótico conserva uma imagem mental do mundo exterior e liga sua libido a essa imagem. Assim, o neurótico não rompe suas "relações eróticas com pessoas e coisas", ao passo que o psicótico perde sua ligação com a realidade, regredindo ao estado de narcisismo. Além disso, Freud refutou o argumento de Jung sobre o ascético, acentuando que o anacoreta talvez pareça ter "exterminado" o interesse sexual, quando na realidade o "sublimou em um intensificado interesse pelo divino, pela natureza, ou pelo reino animal, sem sua libido ter experimentado introversão a suas fantasias ou retrocesso a seu ego."[59]

Esta controvérsia sobre a libido exerceu importante impacto sobre a teoria psicanalítica. Em *Do Narcisismo*, Freud substituiu o conflito dos instintos do ego contra os instintos sexuais por um novo dualismo do ego-libido (narcisismo ou auto amor) contra objeto-libido (amor aos outros). Com base no novo conceito, a questão essencial consistia em saber se os instintos sexuais se voltam para o eu ou para o mundo exterior.

Assim o próprio problema que juntou Jung e Freud no início, a saber, o mecanismo psíquico por baixo da demência precoce, posteriormente foi a causa de sérias divergências a respeito da teoria da libido, levando finalmente ao rompimento de sua colaboração. Em comparação com esse desentendimento fundamental, outras questões — o entendimento dos mitos, a interpretação de símbolos e sonhos, e assim por diante — foram de importância secundária. Além disso, interligadas com essa controvérsia teórica, estavam as tensões pessoais que pressagiavam o rompimento final.

Jung achou que vários acontecimentos ocorridos durante a excursão de conferências pela América em 1909 refletiam uma frieza na atitude de Freud em relação a ele. Durante uma sessão de análise mútua, por exemplo, Freud recusou fazer associações com um de seus sonhos, dizendo que isso lhe causaria perda de autoridade.[60] Esta falta de franqueza foi encarada por Jung como falta de confiança de Freud nele e também como uma demonstração de uma fraqueza de Freud. De qualquer maneira, Jung convenceu-se de que a partir de então a relação pessoal entre ambos começava a abalar-se. Existe, porém, pouco indício de que os sentimentos de Freud por Jung tenham mudado naquela época. Nos primeiros meses de 1911 ele ainda considerava Jung seu "príncipe herdeiro" e ainda sustentava firmemente: "Quando o império que fundei ficar órfão, ninguém senão Jung deverá herdar a coisa toda."[61]

Mais tarde, naquele ano, porém, Freud irritou-se com Jung porque o tempo por ele dedicado à pesquisa e a uma segunda viagem à América parecia interferir com as obrigações de seu cargo como presidente da Associação Internacional. Além disso, Jung demorava em responder às cartas de Freud. Outros detalhes menores aliados ao fato de Jung ter dado pouca importância à teoria sexual em suas palestras na Fordham, foram os "primeiros sinais que levaram Freud a "retirar sua libido" de Jung, como escreveu a Rinswanger em 9 de julho de 1912.[62] A correspondência entre os dois logo se tornou inteiramente impessoal e limitada a questões profissionais. Em setembro 1913, Jung e Freud encontraram-se pela última vez no Congresso Internacional, em Munique, onde Jung foi reeleito presidente da Associação Psicanalítica Internacional.

Nessa reunião Jung leu um trabalho intitulado *Uma Contribuição ao Estudo de Tipos Psicológicos,* no qual tentava estabelecer correlação entre "tipos nosológicos" com base na direção do fluxo libidinal. Na demência precoce o paciente retira seu interesse geral do mundo — o que Jung designa como "introversão" — e demonstra uma resposta apática a seu ambiente. A histeria, em contraste, tem um nível anormalmente intenso de investimento afetivo no mundo exterior — que Jung chama de "extro-versão" — e apresenta um quadro de "emotividade exagerada". Essas duas direções opostas do fluxo libidinal eram presumidas como mecanismos psíquicos encontrados em pessoas normais, tanto quanto em doentes mentais; além disso, apareciam também nas diferenças entre várias escolas de psicanálise. Jung considerava a insistência de Freud quanto a "fatos empíricos" e ao conceito da libido extraindo prazer do ambiente como expressão da atitude extrovertida de Freud. Adler, por outro lado, que dava ênfase às ficções orientadoras, expressava suas próprias e exageradas tendências introvertidas. Na fase final de seu trabalho Jung falava de seus planos de desenvolver uma psicologia analítica equilibrada "que dedicasse igual atenção aos dois tipos de mentalidade".

Um mês depois do Congresso de Munique, Jung renunciou a seu cargo de editor do *Jahrbuch* e, em abril de 1914, ao de presidente da Associação. Em julho de 1914, depois do aparecimento da *História do Movimento Psicanalítico,* de Freud, no qual este demonstrava a incompatibilidade de seus pontos de vista com os de Adler e Jung, todo o grupo de Zurique retirou-se da Associação Internacional.

Depois de separar-se de Freud e do movimento psicanalítico, Jung "tinha de estabelecer seus próprios valores, adquirir nova orientação, ser ele próprio."[83] Nos anos restantes de sua vida teve uma impressionante produção literária de mais de cem livros, artigos e críticas. Viajou muito para estudar civilizações primitivas: dos índios Pueblo no Arizona e Novo México; de Elgony na África Oriental Britânica; do Sudão, Egito e índia. Leu trabalhos em muitos congressos internacionais e, em 1937, proferiu as Conferências Terry na Universidade de Yale, tomando como assunto a relação entre psicologia e religião. Reiniciou o ensino em 1933, dando aulas semanais na Eidgenössische Technische Hochschulle em Zurique. Em 1944, a Universidade da Basiléia criou para ele uma cadeira de psicologia médica, da qual, porém, renunciou pouco tempo depois por motivos de saúde. Por ocasião de seu sexagésimo aniversário foi presenteado com um volumoso *Festschrift* e com outro ainda mais impressionante em seu octogésimo aniversário, que foi celebrado por amigos e colegas em Zurique, Londres, Nova York e São Francisco. A honraria culminante, porém, sobreveio em seu octogésimo quinto aniversário, quando a pequena cidade de Kusnacht, onde morava havia mais de meio século, lhe concedeu o título de *Ehrenburger* (cidadão), distinção que dizem ter sido mais apreciada por Jung que altas honrarias profissionais como o título de Membro da Real Sociedade de Medicina de Londres. Jung tornou-se Doutor Honorário em Ciências pela Universidade de Oxford e membro honorário da Academia Suíça de Medicina, recebeu títulos honoríficos da Harvard, das universidades de Calcutá, Banares e Allahabad, entre outras. Em 1958, três anos antes de seu falecimento, um congresso de psicólogos analíticos, o primeiro em escala internacional, realizou-se em Zurique com a participação de cento e vinte especialistas.

De maneira geral, a psicologia de Jung encontrou mais adeptos entre filósofos especulativos, poetas e religiosos do que na psiquiatria médica. Centros de treinamento de psicologia analítica junguiana, embora mantenham programa de ensino tão longo quanto o dos institutos freudianos, aceitam candidatos que não sejam médicos.

Jung admitia que nunca apresentara seus "esforços em psicologia ... sistematicamente" porque, em sua opinião, "um sistema dogmático" escorrega "muito facilmente para certo estilo afirmativo".[64] Embora reconhecesse a importância do método causal de Freud, Jung considerava-o reducente e achava que a vida mental podia ser melhor compreendida em uma perspectiva teleológica. A psique tem um futuro assim como um passado; o estudo da mente deve revelar não só de onde vem um homem, mas também a direção de seu futuro. Jung sustentava que o ponto de vista causal é finito e, portanto, pressagia fatalismo; sua posição teleológica mantém a esperança de que o homem não precise ser vitimado por seu passado.

O conceito do símbolo de Jung é que ele representa pensamentos e sentimentos inconscientes capazes de transformar energia psíquica — libido — em valores positivos e construtivos. Sonhos, mitos e religiões são os meios de enfrentar conflitos através da realização de desejo, como se revela na psicanálise; além disso, contêm sugestões para resoluções potenciais de dilemas neuróticos. Para Jung, a espécie de interpretação de sonho limitada a revelar variações do tema edipiano — que não é, diga-se de passagem, o único método da psicanálise — erra o alvo por não reconhecer o futuro criativo do sonho. O próprio Jung foi repetidamente inspirado por sonhos ou influenciado por eles a mudar a direção de sua vida, quase como se os sonhos tivessem portento oracular.

Em seus últimos trabalhos Jung sugeriu técnicas de psicoterapia que são suscetíveis de validação clínica. Seu método de "imaginação ativa", por exemplo, é usado às vezes por terapeutas não junguianos. O paciente é encorajado a desenhar ou pintar qualquer imagem fantasiada que lhe ocorra espontaneamente. As mudanças que surgem na imagem serão notadas em desenhos posteriores. A tentativa que o paciente faz para que seu desenho represente mais exatamente a imagem que visualiza pode ajudá-lo a associar-se com sua formação de imagens pré-consciente ou consciente. Jung acreditava que esta técnica beneficia o paciente não só por permitir-lhe falar sobre sua fantasia, mas também por fazer realmente alguma coisa nesse sentido.

Jung admitia que as técnicas psicoterapêuticas freudianas e adlerianas podem ser eficazes em pessoas jovens preocupadas com problemas sexuais ou que tenham necessidade de expressar sua agressividade, mas acentuava que seu próprio método é mais adequado para pacientes idosos que lutam com questões existenciais. A pessoa além da meia-idade que, embora não neurótica, se ressente da falta de propósito, pode voltar-se para a religião, para a filosofia de Zen ou Ioga, ou para a psicologia de Jung à procura de orientação e consolo. O indivíduo pode procurar tranquilidade na fonte que escolher. Todavia, esse método não é eficaz quando a falta de propósito é resultado de sérios conflitos não resolvidos.

Explorar a potencialidade do indivíduo, tentar ajudar o paciente a conseguir "autorrealização" e avaliar padrões neuróticos levando em consideração as situações de tensão do dia de hoje são outras técnicas não limitadas exclusivamente à escola jungiana, mas utilizadas por todos os psicoterapeutas conscienciosos. Existem outros fenômenos reconhecidos igualmente por psicanalistas e por adeptos de Jung; por exemplo, a relação compensatória entre processos conscientes e inconscientes foi experimentalmente reproduzida por K. W. Bash, utilizando-se de respostas dadas no teste de Rorschach por pacientes, tanto despertos como em estado semelhante ao sono.[65] O paciente que se defronta com revés em uma situação da vida real e sonha que age como herói pode ser considerado como compensando sentimentos de humilhação ligados a antigas experiências semelhantes em sua vida; seu sonho não se relaciona necessariamente com uma figura arquetípica.

A estrutura teórica da psicologia de Jung não pode ser verificada por qualquer meio clínico à nossa disposição. Os numerosos testes psicológicos inventados para explorar o conceito de introversão/extroversão de tipos psicológicos indicam "que ambas as atitudes estão presentes em variadas proporções em virtualmente todas as pessoas"[66] — fato de que Jung não tomou conhecimento. Rotular indivíduos pelo tipo de atitudes não promove o conhecimento das causas responsáveis por tais diferenças na estrutura da personalidade; consequentemente esse esquema não representa uma melhoria em relação às classificações descritivas desenvolvidas no século XIX.

O conceito de inconsciente coletivo é igualmente especulativo. Jung dividia a mente inconsciente em inconsciente pessoal (semelhante ao inconsciente e ao pré-consciente de Freud) e inconsciente coletivo, que é "o poderoso depósito de experiência ancestral acumulada através de milhões de anos, o eco de acontecimentos pré-históricos que cada século acresce".[87] O inconsciente coletivo contém "imagens primordiais" ou "arquétipos" que representam modos de pensar desenvolvidos através dos séculos. Contudo, o fato de pessoas de séculos diferentes terem usado símbolos semelhantes não prova que um símbolo específico tenha sido herdado de antepassados ancestrais. O homem distingue-se qualitativamente dos outros animais por ser uma criatura simbolizadora e por seus impulsos e desejos básicos não terem variado muito através das idades. Nem existe um número infinito de símbolos com os quais o homem possa representar esses anseios. Em todo o caso, é impossível acompanhar os arquétipos até sua origem. Como observava jocosamente o próprio Jung, ele "não estava presente quando foram estabelecidos os primeiros arquétipos".[68]

Jung adotou as mesmas expressões que Freud empregava em psicanálise, mas deu-lhes significações diferentes. Isto apenas confundiu desnecessariamente as coisas. Por exemplo, teria sido melhor se Jung houvesse inventado outro termo para sua ideia de "libido"; o mesmo se aplica ao uso que fez posteriormente de "introversão". Quando Jung introduziu o termo em 1910, deu-lhe a significação de retirada da libido sexual do mundo exterior. Este emprego foi continuado por Freud; contudo, depois de 1911, Jung veio finalmente a usar essa palavra para descrever um tipo psicológico específico e não um processo patológico. Termo útil cunhado por Jung, que sobreviveu e ainda é empregado por ambas escolas, é "complexo".

Embora em certa ocasião Jung tivesse criticado Freud por não prestar suficiente atenção ao conflito efetivo em que o paciente se encontra, este problema tornou-se obscuro quando ele desenvolveu sua teoria antitética da estrutura da mente. O ego — o "Eu" consciente e vago — opõe-se ao inconsciente pessoal; a persona — a máscara do eu que é vista pelo mundo — opõe-se ao animus (a parte masculina da fêmea) ou à anima (o aspecto feminino do macho), assim como ao inconsciente pessoal e ao inconsciente coletivo; o ego opõe-se à sombra que é o lado animal da personalidade. O "self" tem o objetivo de unificar a personalidade total. Esta tarefa torna-se mais difícil se os lados conscientes das personalidades são exagerados sem integração dos aspectos inconscientes. A psicoterapia — isto é, a "psicologia analítica" jungiana — tenta colocar este "jogo de contrários" em integração harmoniosa avaliando os opostos polares que residem no inconsciente, tanto coletivo como pessoal, e na consciência. Como o terapeuta pode discriminar entre as múltiplas antíteses e calcular suas importâncias relativas toma-se, porém, questão de conjectura; além disso, é quase impossível perceber um conflito importante e nuclear nesse confuso labirinto de interesses opostos. Infelizmente Jung não esclarece qualquer desses problemas, pois, como declara uma autoridade, "grande parte dos últimos trabalhos de Jung... é tão misteriosa a ponto de ser quase indiscutível".[69] (*)

Resumindo, durante a primeira década do século, Jung prestou muitas e significativas contribuições à psicanálise. Suas experiências de associação de palavras confirmaram a hipótese de repressão de Freud. Por seu lado, Jung aplicou as ideias de Freud à demência precoce e, acentuando a ligação entre os aspectos fisiológicos e psicológicos da doença, foi capaz de construir para ela o primeiro modelo psicossomático. Jung contribuiu também para chamar a atenção do mundo científico para o trabalho de Freud e desempenhou depois importante papel na organização do mundo psicanalítico. De acordo com Jung, foi ele quem sugeriu a Freud que todos os psicanalistas

---

(*) O estilo enganoso de Jung e seu oportunismo permitiram aos racistas aproveitarem para seus próprios fins o "inconsciente racial" por ele proposto. No caso das ideias e orientações nacionais socialistas referentes a raça, isso foi facilitado pelos declarados compromissos de Jung com os nazistas e pelos trabalhos que realizou sob os auspícios do nazismo. Uma exposição sobre este aspecto da carreira de Jung é encontrada no Apêndice B.

deviam passar por uma análise didática. A aplicação da teoria psicanalítica por Jung para compreensão dos mitos e sua relação com sonhos e neuroses reavivou o interesse de Freud pela antropologia e assim foi fundamentalmente responsável por *Totem e Tabu*. Contudo, a contribuição mais vital de Jung foi mostrar que Freud havia deixado de distinguir entre fenômenos neuróticos e psicóticos no caso Schreber. Diante da necessidade de resolver este problema, Freud foi incentivado a reexaminar sua teoria da libido. O novo entendimento do narcisismo por Freud sugeriu a natureza não libidinal de partes dos instintos do ego e abriu caminho para seu conceito dualístico final do instinto da vida contra o instinto da morte. Assim, Freud posteriormente ampliou o conceito da libido a sua própria moda combinando-o com o instinto de vida.

Pode-se dizer, portanto, que as ideias dos dois homens foram estimuladas pelo trabalho recíproco; todavia, no que se refere ao desenvolvimento de Jung, as teorias de Freud exerceram seu efeito principal nos anos anteriores a seu conhecimento pessoal. Apesar da atração que sentia pela psicanálise e da temporária defesa que fez de seus princípios fundamentais, Jung nunca se afastou do misticismo implícito mesmo em seus primeiros trabalhos, nos quais são evidentes as sementes do inconsciente coletivo. Depois de 1913 seus trabalhos sobre as teorias que hoje tipificam o pensamento jungiano revelam pouco ou nada da influência freudiana.

Otto Rank

Depois da apostasia de Jung, o papel de herdeiro necessário coube a um pensativo e sensível intelectual vienense, Otto Rank (1884-1939), que foi conhecido por Freud quando frequentava uma escola técnica e se sustentava trabalhando em uma oficina mecânica. Freud apreciou o alcance do conhecimento de Rank e previu que ele poderia um dia estender a teoria psicanalítica aos campos culturais. Contribuiu com auxílio emocional e financeiro enquanto Rank concluía seu curso de doutorado na Universidade de Viena.

Rank sofreu muito em seus anos da adolescência. Tinha reumatismo, era intensamente solitário, estava separado de sua mãe emocionalmente distante e sentia acentuada hostilidade por seu pai alcoólatra, com quem ele e seu irmão não falavam. O diário[*] que escreveu nos últimos anos antes e nos primeiros anos depois dos vinte contém muitos trechos que acentuam a desesperada depressão que afligia essa alma torturada. "Cresci entregue a mim mesmo, sem amigos, sem livros. Não sinto a menor simpatia pela maioria das pessoas. Não quero ser enterrado, mas queimado. Como marco de túmulo eu gostaria de um bloco de pedra tôsca e não polida... Estou constantemente em estado de sonho e a espécie de realidade a que sou forçado fere-me... Hoje comprei uma arma para matar-me. Depois o mais ardente desejo de viver e a maior coragem em relação à morte cresceram dentro de mim."[70] Rank tentou enfrentar esses sentimentos de solidão e vazio desenvolvendo seu potencial criativo. Tinha dentro de si um ardente desejo de deixar para a posteridade alguma criação de valor. Esses temas — separação, criatividade e procura de imortalidade — vieram ao primeiro plano de seu trabalho depois de seu afastamento de Freud.

O tratado de Rank sobre artistas, *Der Kunstler*, foi influenciado pelas ideias de Freud e impressionou tanto Freud que em 1906 convidou Rank a entrar na Sociedade Psicanalítica Vienense. Em 1907 Rank publicou *Der Kunstler*, no qual manifestou sua gratidão a Freud, que havia lido o manuscrito antes da publicação: "De acordo com um pensamento de Freud, o artista é capaz de restabelecer de maneira peculiarmente indireta a relação originariamente deleitável com o mundo exterior que a humanidade perdeu ao atingir a civilização."
[71] O trabalho seguinte de Rank foi *Muito do Nascimento do Herói*[**] no qual examinou a razão pela qual nos mitos de culturas diferentes grandes heróis são concebidos imaculadamente e nascidos do oceano.

(*) Jessie Taft, que conheceu Rank em 1924 e colaborou intimamente com ele, difundiu muitas de suas ideias na Escola de Serviço Social de Filadélfia. Parte do estudo biográfico que fez sobre Otto Rank contém o começo de seu diário.

(**) Traduzido para o inglês em 1914.

Rank aplicou esta ideia através dos conceitos psicanalíticos de símbolos e mecanismos de sonho. Um exemplo de simbolismo é a história de Moisés — herói mitológico que surge de uma caixa (o símbolo do útero) flutuando na água (isto é, nascimento). Mecanismos de sonho aparecem, por exemplo, nos mitos em que o verdadeiro pai do herói obriga a criança de colo, que é objeto de seu ciúme, a deixar a família. Isto é uma inversão e projeção da hostilidade do filho pelo pai, mecanismo comum em sonhos. Ernest Jones reconheceu o dom especial de Rank para "interpretar sonhos, mitos e lendas" e ficou espantado com a "vasta erudição" de Rank. Jones escreveu que ficava "honrado quando Rank elogiava um trabalho seu — que significava muito o inocente Rank ficar impressionado."[72]

A crescente sociedade psicanalítica, como grupo, ficou impressionada com o trabalho de Rank durante as duas décadas seguintes, particularmente com suas contribuições ao entendimento psicanalítico da arte, literatura e mitos. Essas contribuições tornaram-se especialmente significativas quando Jung, o outro especialista em mitologia, desertou. Além disso, os esforços administrativos e executivos de Rank dentro do movimento foram muito apreciados: ele servia não apenas como secretário pessoal de Freud, mas também como secretário da Sociedade Psicanalítica Vienense; foi codiretor da revista *Imago,* juntamente com Hanns Sachs, de 1912 a 1924, assim como do *Internationale Zeitschrift fur Psychoanalyse;* e, não apenas fundou, mas foi diretor do Instituto Psicanalítico de Viena, de 1919 a 1924.

Com o passar do tempo, porém, Rank sentiu-se cada vez menos satisfeito com suas funções no movimento e passou a considerá-las atribuições e obrigações mais que expressões de sua originalidade. Depois, em 1923, escreveu, com Ferenczi, *Objetivos do Desenvolvimento da Psicanálise,* que foi traduzido para o inglês em 1925. Embora Ferenczi e Rank afirmassem que não estavam "de maneira nenhuma divergindo de Freud",[73] primeiro passaram em revista a técnica psicanalítica clássica e depois, como já observamos, fizeram propostas para a revisão do método analítico. Ferenczi e Rank argumentaram que o tratamento seria encurtado se na última fase da análise o analista estabelecesse uma data de encerramento a fim de combater a "fixação do paciente no terapeuta".[74] Sua mais importante sugestão foi que experiências emocionais deviam ser acentuadas na análise mais que reconstruções intelectuais. "O objetivo final da psicanálise é substituir, por meio da técnica, processos intelectuais por fatores afetivos de experiências".[75][*] Essas propostas influenciaram outros analistas, mas Freud, em uma carta a Ferenczi, disse que as sugestões levariam a um "abuso" da técnica psicanalítica.[76] O círculo de Freud não se mostrou receptivo a essas radicais sugestões e o livro foi atacado por numerosos analistas, sem grande efeito sobre Rank, pois esse breve ensaio era o início do seu completo revisionismo.

Em sua obra seguinte, *O Trauma do Nascimento* (1924), Rank construiu run sistema psicológico com base na declaração de Freud de que a reação fisiológica da criança no momento do nascimento (por exemplo, aceleração cardíaca e respiratória) ocorre devido a uma irresistível estimulação sensorial e que essas reações permanecem como protótipo de ansiedade posterior. O indivíduo, disse então Rank, está sempre procurando voltar à bem-aventurança da vida intrauterina. O desenvolvimento sadio ocorre quando, através de experiências posteriores de separação da mãe (a desmama, por exemplo), a criança se torna capaz de descarregar ansiedade primária, que havia sido sujeita a "repressão primária". Estados patológicos resultam do medo do útero e do desejo de voltar a ele. (De acordo com Rank, não é claro porque algumas crianças não são capazes de reagir suficientemente e atravessam as aterrorizadoras experiências do trauma de nascimento.) O menino não recusa reconhecer a existência dos órgãos genitais femininos porque isso o força a reconhecer que algumas pessoas não têm pênis (ansiedade de castração de Freud), mas porque o útero feminino representa o local de sua primeira experiência aterrorizadora. O homossexual masculino teme tanto o órgão genital feminino que não é capaz de experimentar prazer com ele. O próprio ato sexual tem o propósito primordial de reintroduzir o macho no útero e não ocorre devido a impulsos libidinosos, mas é uma solução conciliatória

---

(*) As propostas no sentido de ser encurtado o tempo de uma análise e acentuada a experiência emocional estimularam Franz Alexander a fazer experiência com menor número de entrevistas analíticas e dar ênfase ao valor da reexperiência emocional na transferência (Ver *Desenvolvimentos no Tratamento Psicanalítico*, no Capítulo 19).

para reentrar no corpo feminino: uma parte do corpo — o pênis — retorna. Essas formulações, baseadas na suposição não provada de que traços da memória do nascimento estão presentes no cérebro subdesenvolvido, culminaram com uma reinterpretação do complexo de Édipo: a criança tenta vencer o trauma de nascimento procurando livrar-se de seu medo do órgão genital da mãe pelo desejo de penetrá-lo. Isso falha porque a criança não está fisicamente equipada para reentrar em sua mãe e porque a ansiedade do nascimento — não culpa — impede um esforço continuado nesse empreendimento. O problema na vida, assim como na psicoterapia, é desfazer finalmente o horror da separação da mãe ou dos substitutos maternos.

Freud disse inicialmente a respeito de *O Trauma do Nascimento*: "É o mais importante progresso desde a descoberta da psicanálise". [77] A Comissão Central, porém, reagiu desfavoravelmente a esses radicais desvios da teoria e finalmente influenciou Freud a repreender Rank por ter reduzido toda a psicanálise a um único tema e um tema que ignorava completamente o impacto do pai sobre o filho.[*] Freud finalmente concluiu que Rank eliminara o pai de sua teoria devido a seus problemas pessoais. A princípio Rank reagiu à crítica desfavorável com grande agitação. Achava impossível nessa época (1924) deixar seu mentor e realizou conferências analíticas com Freud, depois das quais escreveu uma carta de retratação ao círculo freudiano íntimo. (20 de dezembro de 1924): "... minhas reações afetivas em relação ao Professor e a você, na medida em que você representa para mim os irmãos próximos a ele, resultaram de conflitos inconscientes... De um estado que agora reconheço como neurótico eu voltei a mim repentinamente... De entrevistas analíticas com o Professor, nas quais pude explicar em pormenores as reações baseadas em atitudes afetivas, adquiri a esperança de ter conseguido esclarecer antes de tudo a relação pessoal, uma vez que o Professor achou satisfatórias minhas explicações e me perdoou pessoalmente... Eu serei capaz de ver as coisas mais objetivamente depois da eliminação de minha resistência afetiva".[79]

(*) Muitos anos depois (1930) o próprio Rank reconheceu que havia estendido o trauma do nascimento "ad absurdum".[78]

Finalmente, porém, em 1929, Rank conseguiu separar-se da influência de Freud: deixou de pedir desculpas e não escreveu mais no idioma de Freud. A essa altura percebia também a inutilidade de fazer analogia entre fisiologia e psicologia, e acentuou não tanto o trauma do nascimento quanto os períodos importantes da vida de um indivíduo, aqueles períodos nos quais ele tenta separar-se das influências paternas e assim adquire gradualmente sua individualidade. Outras ideias que Rank expressou nesses trabalhos posteriores envolviam seus conceitos de vontade e contra vontade. Declarou: "Freud concebe o indivíduo como governado pela vida instintual (o id) e reprimido pelo superego, uma brincadeira sem vontade de duas forças impessoais. Eu, pelo contrário, entendo por vontade uma positiva e orientadora organização e integração do eu que utiliza criativamente, assim como inibe e controla, os impulsos instintuais".[80] A vontade é parte da personalidade que luta contra forças opostas que tentam inibir o desenvolvimento da separação. Desenvolve-se cedo com a contra vontade, que é dirigida contra restrições paternas, e continua até concretizar-se a singularidade da personalidade, ocasião em que o indivíduo atinge independência e se torna verdadeiramente "criativo". O homem mediano conforma-se com a vontade dos outros, ao passo que o neurótico ou se revolta sem um objetivo, isolando-se assim do curso principal da vida, ou se torna abertamente conformista. Rank sabia por suas próprias experiências o que significava conformar-se devido a culpa; e considerava que o papel do terapeuta consiste em ajudar o neurótico, através da transferência, a atingir o estado de individualização criativa. Na terapia o paciente é ajudado a aceitar sua própria vontade sem sentir culpa por opor-se à vontade de outros e aprender assim a ter maior capacidade de tolerar a separação. "O último passo (da psicoterapia) é finalmente a libertação do eu criativo ativo na fase final em que o terapeuta deve ser abandonado como encosto."[81]

As obras finais de Rank, A *Psicologia da Alma* (1931) e A *Arte e o Artista* (1932), oferecem uma visão em perspectiva da civilização e uma interpretação das significações de religião e vocação artística; esses dois livros vão além da estrutura da psicanálise individual, da mesma forma que um livro publicado postumamente, *Além da Psico-*

logia (1941), no qual a história é dividida em quatro eras, com base nas maneiras como pessoas tentaram conquistar a imortalidade.

Os escritos de Rank são estilisticamente difíceis e contêm poucas histórias de casos para documentar suas especulações clínicas. Como Adler, ele reduziu toda a psicologia a um sistema monolítico e super simplificado; ao mesmo tempo, algumas de suas sugestões mostraram-se muito valiosas para a psiquiatria, particularmente o conceito de uma criança ter de aceitar sua própria existência individual como separada da mãe.

* * *

Todos os três homens discutidos neste capítulo — Adler, Jung e Rank — sentiam-se constrangidos por seus laços freudianos e cada um deles lutou pela libertação de seu próprio potencial criativo. No processo, separaram-se inevitavelmente da liderança de Freud. Cada um deles prestou sua contribuição à psicanálise e cada um encontrou seu próprio nicho. Adler descobriu seu "estilo de vida", Jung sua "alma" e Rank sua auto expressão "criativa"; é de simples justiça, porém, acentuar que suas especulações filosóficas posteriores fugiram tanto à rigorosa adesão à observação científica sistemática que arruinaram até certo ponto o efeito que poderiam ter tido sobre o pensamento psiquiátrico. Em nossa opinião, Freud, pelo contrário, mesmo em seus escritos filosóficos posteriores, raramente se afastou de uma orientação científica.

CAPÍTULO 17

Contribuições de Fora da Escola Psicanalítica

No fim da primeira década do século XX, a influência de Freud sobre a psiquiatria não se limitava de maneira alguma a seus adeptos; mesmo seus adversários não conseguiam proteger-se da influência de suas opiniões. Durante esses anos a Suíça contribuiu mais que qualquer outro país para desenvolvimentos psiquiátricos fora da psicanálise. A tradição literal dessa pequena república mostrou-se fértil solo para o estudo de todos os problemas vitais da condição humana. Theodore Flournoy, Edouard Claparède, August Forel e Eugene Bleuler foram representantes de uma escola liberal de psiquiatria cuja orientação básica tinha muito em comum com a psicanálise.

Eugene Bleuler e Esquizofrenia

De todos os psiquiatras acadêmicos de fins do século XIX e começo do século XX, Bleuler (1857-1939) parece hoje ter sido indiscutivelmente o mais avançado. Sua orientação básica em relação à doença mental e suas minuciosas contribuições para a compreensão dela tiveram profunda influência sobre o desenvolvimento do ponto de vista dinâmico que caracteriza a psiquiatria de hoje. Ele chegou independentemente à convicção de que os doentes mentais podem ser estudados e abordados psicologicamente. Isso o tornou singularmente suscetível aos ensinamentos de Freud.

Como seu filho Manfred declarou, Eugene Bleuler dedicou o trabalho de sua vida a uma ideia central: o reconhecimento do componente humano universal na doença mental.[1] Ao contrário de seus contemporâneos que procuravam entender a doença mental em termos de patologia cerebral, Bleuler encarava as bizarras e distorcidas manifestações dos psicóticos como essencialmente semelhantes aos processos mentais das pessoas normais. Embora considerasse a doença mental basicamente como um processo orgânico e não subestimasse a importância da pesquisa cerebral, esforçava-se, como Jung, para explicar, não a doença mental propriamente dita, mas o conteúdo de seus sintomas como resultado de acontecimentos psicológicos — isto é, motivacionais e dinâmicos.

A insistência de Bleuler em compreender e tratar psicologicamente os psicóticos explica seu intenso interesse pelo trabalho de Freud. Freud conseguiu explicar sintomas neuróticos em termos psicológicos; embora esses sintomas estejam menos distantes dos processos psicológicos normais que a mentação psicótica, são ainda assim irracionais e inexplicáveis ao senso comum. Por isso Bleuler aplicou um método semelhante ao de Freud aos sintomas psicóticos e dedicou consideração aos processos simbólicos inconscientes que são mais arcaicos e menos influenciados pela realidade. Deu a esses processos de pensamento primitivo — uma das principais características dos fenômenos psicóticos — a denominação de "pensamento autístico". Os processos psíquicos autísticos não são influenciados pela realidade e não seguem as leis da lógica; são primitivos, caracterizados por pensamento simbólico baseado no desejo de que seja realidade o que se imagina e semelhantes a sonho.

Bleuler descreveu a expressão perturbada e inapropriada de emoção (afeto) e as associações verbais circunstanciais e tangenciais do paciente. Observou que certos psicóticos experimentavam a presença simultânea de duas tendências opostas, por exemplo, amor e ódio, muito mais intensa que a encontrada em neuróticos e não neuróticos. Bleuler deu a essa condição o nome de "ambivalência".

Como vimos, Bleuler não concordou com Kraepelin em que a demência prematura fosse o resultado final da demência precoce. Por isso, mudou o nome da doença para "esquizofrenia". Acreditava que o aspecto central da doença era uma divisão da personalidade causada por processos mórbidos de pensamento. As perturbações no afeto e associação, assim como o acentuado autismo e a intensa ambivalência, foram considerados por Bleuler como sintomas primários de esquizofrenia.

Foi sob a direção esclarecida de Bleuler no Hospital Psiquiátrico de Burghölzli que a doutrina de Freud encontrou pela primeira vez acesso à psiquiatria. Já descrevemos, porém, como Bleuler não pôde permanecer identificado com o movimento psicanalítico. Não foi por acaso que o Burghölzli atraiu tantos jovens e dotados psiquiatras cuja primeira exposição à psicanálise foi sob a tutela de Bleuler. Entre eles estavam Abraham, Jones e Eitingon, que iriam desempenhar importante papel no desenvolvimento dos ensinamentos de Freud.

Jean Piaget e o Desenvolvimento do Pensamento Normal

Entre as contribuições não freudianas mais originais para o conhecimento do funcionamento mental incluem-se as de outro suíço, Jean Piaget (nascido em 1896). Foi ele nomeado professor de Filosofia na Universidade de Neuchâtel em 1926, onde depois de 1929 ocupou a cátedra de psicologia infantil e história do pensamento científico, e mais tarde também de psicologia experimental. De 1927 a 1954, Piaget foi professor de psicologia geral na Universidade de Genebra e durante vários anos foi também professor na Sorbonne. A partir de 1955, Piaget dirigiu o Centro Internacional de Epistemologia na

Universidade de Genebra. Um colaborador de Piaget observou que ele era "pela instrução um zoólogo, pela vocação um epistemologista e pelo método um lógico".[2] As raízes de seu trabalho remontam a Floumoy, Claparède e Bleuler. Embora conhecesse o trabalho de Freud, Piaget foi um dos poucos que receberam da psicanálise menos do que deram a ela.

Não é exagero dizer que aquilo que Freud realizou em favor da descrição e conhecimento do desenvolvimento emocional do indivíduo Piaget fez pelo conhecimento de desenvolvimento das faculdades intelectuais do homem. Seu trabalho teve menos influência na prática psiquiátrica, onde fatores emocionais têm significação primordial, do que na psicologia normativa, particularmente no desenvolvimento infantil.

O trabalho de Piaget pode ser classificado principalmente como pesquisa básica. A aplicação prática dos resultados de pesquisa básica sempre ocorre mais tarde. Por isso, é ainda prematura a avaliação final da significação do trabalho de Piaget para a psiquiatria e nós nos concentraremos em sua contribuição à psicologia propriamente dita.

A atividade da mão humana para agarrar coisas serve à satisfação prática das necessidades subjetivas que motivam suas funções, mas as funções propriamente ditas só podem ser compreendidas pela anatomia e fisiologia da mão. Igualmente, as funções infinitamente mais complexas da mente para entender as coisas serve fundamentalmente às necessidades de sobrevivência do homem, mas as funções intelectuais propriamente ditas só podem ser compreendidas pelo estudo minucioso das fases de desenvolvimento dos processos mentais que culminam finalmente no pensamento lógico e racional do adulto. Os psicanalistas voltam sua atenção para a influência que as necessidades emocionais exercem sobre os processos de pensamento; Piaget focalizou sua atenção sobre um estudo metódico do pensamento propriamente dito e seu desenvolvimento. Piaget adotou o entendimento básico de Claparède de que o pensamento aparece quando surgem novas situações que não podem ser enfrentadas pelas ações reflexas e automáticas sem esforço aprendidas no passado. A tensão que resulta quando é encontrada uma situação nova leva o homem (e também a criança) a empenhar-se em experimentações tateantes na base de aprender por tentativa e erro. Sob esse ponto de vista, o pensamento é um comportamento refinado e altamente flexível de aprender por tentativa e erro.

Piaget considera que há quatro estágios no desenvolvimento do pensamento da criança: (1) o estágio sensório-motor, nos primeiros dois anos de vida; (2) um estágio pré-operacional, dos dois aos sete anos; (3) um estágio de operações concretas, dos sete aos doze anos; e (4) um estágio de operações formais, a partir dos doze anos e continuando na vida adulta.

Na fase sensório-motora aparece uma espécie de inteligência empírica e primitiva que é, porém, inteiramente limitada a movimentos e percepções sem explicação verbal. A criança experimenta com objetos e gradualmente liga experiências novas a outras mais antigas; em outras palavras, a criança aprende pela experiência. Por exemplo, a criança aprende que um objeto inatingível colocado sobre um tapete pode ser atingido puxando o tapete; depois generaliza essa experiência a situações semelhantes. A criança dessa idade não tem ainda imagem espacial que contenha todos os objetos: "existe o espaço bucal" — a cavidade oral; "o espaço cinestético tátil" — baseado em mover o corpo e tocar objetos com ele; e finalmente o "espaço visual e auditivo". Depois de algum tempo, porém, ocorre uma espécie de evolução copernicana: "o espaço torna-se homogêneo, um mesmo e único espaço que envolve todos os outros".[3]

Na segunda fase, pré-operacional, aparecem funções simbólicas nas quais os objetos percebidos são representados por alguma outra coisa — um símbolo. O fato mais importante nesta fase é que sinais verbais passam a ser usados como símbolos. A percepção de objetos concretos pode então ser substituída por palavras, que podem ser experimentalmente manipuladas na mente da mesma maneira como os objetos concretos eram fisicamente manipulados na primeira fase de desenvolvimento.

Na terceira fase, a de operações concretas, aparecem as primeiras operações lógicas e os objetos são classificados de acordo com suas semelhanças e diferenças. Na fase final a criança começa a experimentar com operações lógicas formais, que Piaget compara à formação de hipótese. A criança adquire tanto a lógica da matemática quanto a lógica de proposições e testa as possíveis combinações entre as abstrações aprendidas nas fases anteriores. Esta forma de pensamento é essencialmente apenas uma forma de experimentação mais flexível que com percepções concretas e movimentos.

Com esses estudos Piaget fundamentou a designação que Freud deu ao pensamento como experimentação com ações em fantasia. A minuciosa descrição que Piaget fez dos processos graduais pelos quais a faculdade humana manipula objetos de percepção imediata foi criticada porque não dedicava atenção ao papel de fatores emocionais e instintuais na aprendizagem. Em resposta a essas críticas, Piaget declara que "a afetividade é uma condição necessária para o desenvolvimento intelectual, mas não uma causa dele"[4] e que a afetividade pode levar à "aceleração ou retardamento, mas não é a causa da formação de estruturas cognitivas"[5] — isto é, pensamento.

Piaget tentou em sua obra mais recente descrever minuciosamente a interação entre fatores emocionais e cognitivos no desenvolvimento do pensamento através de todas as quatro fases que propôs. Dá um esboço promissor, mas é menos feliz na formulação de princípios gerais. Embora descreva a adaptação como um processo gradual de estabelecer equilíbrio, parece que reconhece explicitamente outro princípio universal que atua não apenas nos processos de pensamento, mas também em todos os fenômenos orgânicos — o princípio de economia. Todos os processos do corpo podem ser entendidos como sujeitos à lei de estabilidade, descrita pela primeira vez por Claude Bernard para os fenômenos fisiológicos e por Freud para os processos psicológicos. O organismo tende a manter condições constantes que são constantemente perturbadas por necessidades biológicas e emocionais que surgem. Franz Alexander complementou este princípio universal com uma declaração qualificadora igualmente geral: O organismo tenta restabelecer o equilíbrio com um dispêndio mínimo de energia. Depois de encontrados, através de tentativa e erro, padrões adequados de comportamento capazes de restabelecer o equilíbrio perturbado, esses padrões bem-sucedidos tornam-se automáticos e sem esforço através da repetição. O pensamento está sujeito também a esse princípio geral de economia. A tendência a generalizar, por exemplo, é uma tentativa de resolver muitos problemas semelhantes com uma única fórmula geral aplicável não só a um problema concreto, mas também a muitos outros semelhantes. A tendência de construir teorias que contenham uma quantidade mínima de generalizações independentes é outra característica do desenvolvimento do pensamento. Isso foi demonstrado primeiro por Ernst Mach em sua obra clássica *História da Termodinâmica*. O fato importante é que essa tendência para economia é parte integrante daquelas leis de pensamento autônomo que Piaget procura formular. A economia de pensamento procura evitar desequilíbrio diminuindo a tensão psíquica e por isso pensamento econômico está intimamente ligado a fatores afetivos e é responsável pelos próprios processos que Piaget descreveu em sua teoria. Pelo princípio biológico da economia, consequentemente, não só o pensamento é em geral motivado por necessidades emocionais, mas também todos os pormenores do processo de pensamento são determinados pelo princípio de economia de esforço para o fim de reduzir fatores afetivos.

O trabalho de Piaget de maneira nenhuma contradiz as descobertas psicanalíticas; complementa-as. Os psicanalistas preocupam-se exclusivamente com desenvolvimento emocional e instintual. O interesse de Piaget centralizou-se em compreender o desenvolvimento da mais elevada faculdade do organismo vivo, a do pensamento lógico, que é o mais poderoso instrumento do homem para domínio do ambiente de que depende a satisfação de suas necessidades.

Alfred Binet e Testes de Inteligência

Outro importante desenvolvimento de fins do século XIX fora da psicanálise foi a evolução de técnicas para testes psicológicos. Os mais antigos testes sistematizados de variações entre indivíduos foram feitos por um biologista inglês, Sir Francis Galton, que também cunhou o vocábulo "eugenia". Galton esperava descobrir uma relação entre hereditariedade e inteligência medindo certas faculdades dos pais e de seus filhos — percepções sensórias, coordenação motora e o tempo de reação aos estímulos sensórios. Acreditava ele que havia significativa correlação entre essas funções e a inteligência. James McKeen Cattell (1860-1944), que foi aluno de Wilhelm Wundt (1832-1920), o grande psicólogo experimental alemão, sofreu a influência dos conceitos de Galton e em 1890 desenvolveu o que chamou de "testes mentais" para medir com minúcias a aptidão do indivíduo para descriminar estímulos sensórios e sua capacidade de memória.

Em fins da década de 1880 e começo da década de 1890, Alfred Binet (1857-1911), distinto psicólogo experimental francês, também empregou testes que mediam as aptidões sensório-motoras, mas logo percebeu sua inutilidade na avaliação da inteligência: crianças intelectualmente deficientes podem, apesar disso, ter firmeza para segurar coisas ou ser capazes de ver mais longe e ouvir melhor que outras mais inteligentes. Binet sustentava que a inteligência envolve faculdades mentais superiores, como a aptidão para abstrair e generalizar, e que essas faculdades podiam ser testadas.

Binet nasceu em Nice e recebeu instrução em ciências naturais na Sorbonne, de cuja universidade obteve o diploma de Doutor em Ciência. Em 1892 tornou-se diretor do Laboratório de Psicofisiologia na Sorbonne. Binet foi um dos fundadores da primeira publicação francesa de psicologia, *L'annêe psychologique.* Esta publicação tornou-se representativa do pensamento psicológico francês daquela época. Binet distinguiu-se nas duas últimas décadas do século XIX pelos seus variados escritos sobre psicologia, entre os quais estudos iniciais de hipnotismo (1886) e pensamento subconsciente (1887). Continuou depois a publicar trabalhos importantes como *Estudos de Psicologia* (1888), *Mudanças na Personalidade* (1892), *Dupla Consciência* (1896), *Cansaço Intelectual* (1898), *Sugestionabilidade* (1900) e *Pensamentos sobre Crianças* (1900)

Em 1904 Binet foi convidado pelo ministro de Instrução Pública da França para desenvolver um teste apropriado para diferençar entre crianças normais e subnormais. O resultado, obtido em colaboração com Theodore Simon, um psiquiatra, foi a escala Binet-Simon (1905), uma medida de discernimento, capacidade de abstrair, compreensão e raciocínio. Em 1908, e novamente em 1911, o teste de 1905 foi revisto e padronizado pela determinação das realizações médias de crianças normais de várias idades; isso permitia correlacionar a inteligência de uma criança com níveis mentais. A idade mental da criança podia ser assim determinada independentemente de sua idade real por ser ela capaz ou não de resolver certas questões. A maioria das crianças de cinco anos que pudesse resolver os problemas resolvidos pela maioria das crianças de dez anos tinha, pela Escala Binet-Simon, a idade mental de dez anos.

Os testes de Binet-Simon foram amplamente usados em todo o mundo e, em 1910, Henry H. Goddard introduziu-os nos Estados Unidos na Training School, em Vineland, Nova Jersey. William Stern (1871-1938) sugeriu que se a idade mental de uma criança fosse dividida por sua idade real obtinha-se um "quociente mental", que talvez permanecesse constante durante toda a vida da criança. Este quociente mental foi popularizado por Lewis M. Terman (1877-1956) quando trabalhava na Universidade Stanford. Deu a seu teste o nome de Stanford-Binet e utilizou-se do conceito de quociente mental de Stern, cujo nome mudou para "Quociente de Inteligência" ou Q.I. Calculava o Q.I. da seguinte maneira. Digamos que uma criança de dez anos de idade é aprovada nos testes do nível de dez anos; seu quociente de inteligência é de dez dividido por dez, multiplicado por uma constante de cem, o que dá um Q. I. de cem. Isto é considerado normal. Se a criança de dez anos é aprovada nos testes que a criança mediana de treze anos faz, seu Q.I. será de treze dividido por dez e multiplicado por cem, o que dá cento e trinta. Q.I. abaixo de setenta indica deficiência mental.

David Wechsler desenvolveu o teste Wechsler-Bellevue para adultos. Os testes de Q.I. de adultos são baseados no conceito de que a idade mental não aumenta além do nível de adulto mediano, que é aproximadamente a idade mental de quinze anos.

Os testes de inteligência são úteis para avaliar a capacidade intelectual nata do indivíduo, mas confiar demais neles oferece desvantagens e perigos. Os benefícios mais dramáticos dos testes aplicam-se aos casos em que são examinadas as aptidões de pessoas acima do normal ou subnormais. No entanto, a grande maioria dos indivíduos inclui-se dentro da escala da inteligência normal. Outra dificuldade reside em que, sendo o Q.I. dado em termos numéricos, a pessoa pode enganar-se por considerar muito literalmente esse fator. Além disso, o teste não indica meramente aptidões inatas: todo indivíduo que se submete a ele leva suas próprias experiências. Um adulto, ainda que tenha a idade mental de nove anos, não é o mesmo indivíduo que uma criança de nove anos, pois teve anos de experiência de vida real. De fato, a falta de adequada experiência emocional ou cognitiva por parte de uma criança pode reduzir seu desempenho no teste, pois os antecedentes da criança e o ambiente que teve desde cedo em sua casa precisam ser-lhe essencialmente favoráveis para que atinja todo seu desenvolvimento intelectual. É importante portanto que as imperfeições da técnica sejam compreendidas e que essa compreensão modere a confiança nos testes de Q.I.

Testes de inteligência proporcionam certa estimativa sobre a capacidade intelectual nata, mas para o conhecimento geral da personalidade o teste do borrão de tinta é instrumento muito mais valioso. Através dos séculos, poetas e artistas observaram que borrões de tinta — como formações de nuvens e padrões de areia — estimulavam sua imaginação. Leonardo da Vinci sugeria que um borrão de tinta sem forma especial poderia ser usado como estímulo para desenhar cenas da vida real.[6] Em 1875, Justinus Kerner (1786-1862), médico e poeta alemão, publicou *Klecksographien,* uma série de borrões de tinta acompanhados por versos que eles haviam inspirado. Em 1895, Alfred Binet sugeriu que as reações a borrões de tinta podiam ser usadas para investigar aspectos da personalidade, mas coube a Hermann Rorschach desenvolver o processo efetivo.

Hermann Rorschach e Testes Projetivos

Hermann Rorschach (1884-1922) nasceu em Zurique. É interessante o fato de o inventor do teste de borrão de tinta ter estado em uma escola secundária apelidada "Kleck", que significa borrão de tinta, pois seu pai era professor de Arte e o próprio Hermann também se dedicou superficialmente a desenhos a tinta. Recebeu instrução médica em escolas de medicina da Suíça e Alemanha, e concluiu-a em Zurique, escrevendo sua tese de doutorado sob a supervisão de Bleuler. Enquanto estudava psiquiatria, tentou pela primeira vez compreender como as pessoas reagiam ao borrão de tinta e, em um estudo nunca publicado, realizado em colaboração com seu amigo Konrad Gerring, professor de arte, tentou determinar se estudantes bem-dotados se dedicavam a mais produções de fantasia que os estudantes medianos. Através de Bleuler e Jung ingressou na psicanálise e, embora não tivesse instrução psicanalítica formal, foi eleito vice-presidente da Sociedade Psicanalítica Suíça. Rorschach mostrou-se sempre fascinado pela ideia de que as reações aos borrões de tinta podiam revelar muita coisa sobre a estrutura da personalidade e finalmente, depois de dez anos de trabalho esporádico e quatro anos de trabalho intensivo com testes de borrões de tinta, em 1921 publicou seu hoje famoso *Psychodiagnostik,* baseado em testes aplicados em trezentos doentes mentais e cem indivíduos normais. Oito meses mais tarde, em fevereiro de 1922, Rorschach morreu subitamente em consequência de complicações resultantes de apendicite.

No começo da década de 1900, George Whipple, um psicólogo, publicou uma coleção de respostas padronizadas a alguns testes de borrão de tinta, na qual anotou o tempo levado para a resposta, o número e a complexidade das respostas dos pacientes, mas é duvidoso que Rorschach tenha tido conhecimento desse trabalho. Depois de experimentar com dezenas de borrões de tinta, Rorschach decidiu usar dez borrões padronizados, dos quais cinco são coloridos; registrou as respostas dos pacientes a cada um dos borrões e classificou-as em quatro categorias: (1) a *localização* da resposta: se o paciente responde ao borrão inteiro ou a grande parte dele, ou se presta atenção a pormenores individuais do borrão; (2) a *qualidade* da resposta: se o paciente reage a uma sombra, uma cor, ou ao que percebe como movimento dentro do borrão; (3) o *conteúdo* da resposta: se o paciente responde em termos de ser humano, animal irracional, objetos animados ou inanimados; (4) o *grau* de convencionalismo da resposta: se a resposta é a mesma dada pela maioria das pessoas ou é engenhosa ou original. A pessoa testada pode dar quantas respostas desejar a cada cartão e, depois de concluído o teste, é interrogada sobre os motivos por que deu as respostas. É importantíssimo, naturalmente, que haja boa relação entre quem aplica e quem se submete ao teste e as diferenças nas técnicas ou personalidades dos examinadores podem ser responsáveis por diferenças nos dados.

Rorschach considerava que, sendo as percepções de um indivíduo influenciadas por suas emoções e motivos, as respostas aos borrões eram indícios válidos sobre a vida interior da pessoa submetida ao teste. O teste de Rorschach é, portanto, um teste "projetivo", isto é, o paciente projeta grande parte de sua vida interior em suas percepções dos borrões. O método associativo-livre da psicanálise encoraja o paciente a revelar-se espontaneamente sob a influência de motivos interiores e inconscientes. O teste de Rorschach pode ser valioso auxiliar da análise, porque aplica um estímulo exterior experimentalmente e permite comparações entre as associações de pacientes individuais que respondem ao mesmo estímulo.

A padronização do teste de Rorschach exigiu comparações sistemáticas entre os diferentes métodos de contagem. Essas dificuldades foram em parte atenuadas pela organização do Intercâmbio de Pesquisa Rorschach em 1936, sob a orientação de Bruno Klopfer. Alguns anos depois o Intercâmbio de Pesquisa Rorschach formalizou-se em um Instituto de Pesquisa Rorschach. De acordo com Klopfer, o instituto foi fundado para criar "um centro de intercâmbio de pesquisa e um centro de treinamento a fim de ajudar a atender à crescente demanda de especialistas em Rorschach nas instituições médicas, psicológicas e educacionais".[7] Durante a I Guerra Mundial, foram introduzidos métodos de grupo para aplicação de testes de inteligência e na II Guerra Mundial foram desenvolvidos métodos de grupo para a realização do teste de Rorschach. A fim de chegar mais rapidamente a diagnósticos de personalidade, foi criado um teste mais curto, que Ruth Monroe chamou de "Técnica de Inspeção". Esse teste não apresenta uma avaliação completa da personalidade, mas indica patologias acentuadas.

Outros testes projetivos, além do Rorschach, passaram a ser usados. O mais importante teste clínico é o Teste de Apercepção Temática (T.A.T.) introduzido por H. A. Murray em 1935. O T. A. T. consiste em trinta cartões nos quais estão impressos vários quadros, além de um cartão inteiramente em branco. Dez cartões são mostrados ao paciente, para que invente uma história em torno das cenas neles retratadas; é também mostrado a ele o cartão em branco, para que conte qualquer história que lhe venha à cabeça. Pede-se ao paciente que fale sobre os sentimentos das pessoas nos quadros e relate como pensa que será o resultado da cena; depois que termina de responder, o examinador entrevista-o para descobrir os fundamentos emocionais que determinaram suas histórias. À medida que conta o que vê nos cartões, o paciente revela indícios de seus sentimentos, particularmente em relação a figuras importantes em sua vida, como mãe, pai, irmãs e irmãos. Ao contrário do Teste de Rorschach, o material do T.A.T., embora avaliado, não é computado e não é usado para comparar pacientes com pessoas normais.

Em 1921, no mesmo ano em que Rorschach publicou "Psychodiagnostik", Florence Goodenough inventou outro teste chamado Desenhe-um-Homem, que é hoje empregado para avaliar as imagens projetadas por crianças sobre homens, sobre mulheres e sobre si próprias. A grafologia foi também estudada como indicação de características de personalidade a começar com o trabalho de Ludwig Klages na Alemanha (1907). Nem o teste Desenhe-um-Homem nem a grafologia alcançou a popularidade dos métodos de análise projetiva de Rorschach e T.A.T. Dois outros testes projetivos muito usados são o teste de Associação de Palavras e o teste de Completar Sentenças. Depois da II Guerra Mundial os testes de Completar Sentenças evoluíram como importante instrumento clínico. Através deles pede-se que o paciente complete sentenças simples como: "Quando eu era criança... ou "Eu prefiro..."; a maneira como o paciente conclui esses pensamentos revela seus gostos, aversões, temores e ressentimentos.

Mencionando alguns dos testes psicológicos mais comumente empregados, ficamos longe de esgotar os milhares de testes usados na prática clínica.[*] Nem é também correto inferir que os mais frequentemente empregados — o teste de Q.I., o Rorschach e o T.A.T.

— não pudessem ter sido melhorados ainda mais. A pesquisa experimental está avançando rapidamente no sentido de validar essas técnicas. O que se pretendeu aqui foi demonstrar o desenvolvimento da avaliação presumida da capacidade intelectual inata, que fixa os limites do potencial educacional (Binet), para o conhecimento da evolução dessas capacidades (Piaget). A psicologia do ego psicanalítico[**] dedicou-se aos aspectos cognitivos e emocionais do ajustamento do indivíduo a seu ambiente exterior e interior. Os testes projetivos, sem serem completamente padronizados, oferecem ainda assim métodos objetivos para medir as funções do ego e as defesas do ego. A integração desses testes nos terrenos clínicos de diagnóstico e prognóstico foi o legado dos engenhosos esforços pioneiros do brilhante trabalho do psiquiatra suíço Hermann Rorschach.

Adolph Meyer e Psiquiatria do Senso Comum

Além de Bleuler, Piaget e Rorschach, a Suíça ofereceu outra influente contribuição ao pensamento psicológico — Adolph Meyer (1866-1950) — que durante quase seis décadas se dedicou a melhorar a sorte de doentes mentais mediante todos os métodos que lhe parecessem sensatos e práticos. A sua foi a voz de um psiquiatra europeu esclarecido e pragmático que ficou desencantado com as explicações neurofisiológicas da doença mental e como tal teve importância especial para a história da psiquiatria na América.

Meyer nasceu a algumas milhas de Zurique. Seu pai era um ministro liberal e dotado de espírito público. A admiração de Meyer por seu tio, médico, e por August Forel, com quem estudou na Universidade de Zurique, levou-o a estudar medicina e particularmente neurologia. Meyer impressionou-se especialmente pelos conceitos biológicos de

---

[*] Existem mais de quatro mil testes que tratam da inteligência, aptidões e avaliação de personalidades.

[**] Ver *Teoria da Personalidade,* no Capítulo 19.

John Hughlings Jackson, o grande neurologista inglês de sua época, que tentou integrar os níveis hierárquicos da organização cerebral. Posteriormente Meyer aplicou o conceito de integração de Jackson não só à organização neurológica, mas também à personalidade como um todo. Impressionou-se também com a ideia de Thomas Huxley de que a ciência é senso comum organizado; posteriormente acentuou a ideia de que o senso comum devia desempenhar papel importante no método do clínico psiquiátrico. Seu primeiro contato com doenças mentais funcionais foi em seu lar — sua mãe teve frequentes episódios depressivos — e ajudando seu tio a tratar alguns pacientes mentais.

Em 1893, Meyer decidiu que suas oportunidades profissionais seriam maiores na América que na Europa e veio para os Estados Unidos trabalhar como patologista no Illinois Eastern Hospital for the Insane, em Kankakee. Ali observou que o pessoal médico prestava muito pouca atenção à obtenção de histórico preciso. O valor de uma história biográfica exata do paciente começou a impressionar o jovem neuropatologista. Quando ainda estava em Kankakee, Meyer começou a dar aulas sobre "Como Estudar o Ser Humano — para Neurologistas e Alienistas". Mesmo antes que a influência de Freud fosse sentida no Médio Oeste, Meyer já estava sustentando que sentimentos sexuais se desenvolvem nas crianças e que isso pode levar a graves problemas psicossociais. De 1895 a 1910, Meyer foi patologista-chefe no Massachusetts Insane Hospital, em Worcester, e no Instituto Psiquiátrico do Estado de Nova York e professor de Psiquiatria no Colégio de Medicina da Universidade Cornell. De 1910 até quando se aposentou, em 1941, foi professor de Psiquiatria na Johns Hopkins e diretor da Clínica Psiquiátrica Henry Phipps.

Em 1902 casou-se com Mary Potter Brooks, que logo se deixou absorver pelo trabalho de seu marido e, mais ou menos em 1904, começou a visitar as famílias de seus clientes para saber mais coisas sobre seus antecedentes. Assim, a sra. Adolph Meyer tornou-se a "primeira assistente social americana". Meyer começou a acentuar cada vez mais que, para compreender um paciente mentalmente perturbado, o psiquiatra precisava conhecer o ambiente social do paciente e encarar seu estado desorganizado como um desajustamento de toda a personalidade e não o resultado de patologia cerebral. Referindo-se aos estudos de sua esposa sobre as famílias dos doentes mentais, Meyer declarou: "Fomos assim ajudados a ter um conhecimento social mais amplo de nosso problema e alcançar as *fontes* da doença, a família e a comunidade".[8]

Meyer opunha-se ao dualismo cartesiano de mente e corpo, e considerava cada pessoa como uma unidade biológica que experimenta reações únicas a influências sociais e biológicas — entidade que Meyer chamava de "um todo psicológico".[*] À medida que desenvolveu seu método de senso comum realístico, sentiu-se cada vez mais descontente com os métodos que explicavam o desajustamento como sendo isto ou aquilo e recusou acreditar que a doença mental fosse resultado apenas de desordem cerebral ou de um ambiente esmagador; ambos tinham de ser levados em conta. Por essa razão Meyer introduziu o termo "ergasia", com o qual queria dizer "atividade mental integrada". A falta completa de integração seria "holergasia" (psicose). Sugeriu mesmo que a psiquiatria fosse chamada de "ergasiatria". Embora o conceito de integração seja hoje significativo conceito psiquiátrico, esses neologismos não criaram raízes na literatura psiquiátrica.

Em 1907, Meyer conheceu Clifford Beers, homem diplomado de Yale, que sofrerá vários e graves episódios psicóticos e recebera tratamento atroz em três hospitais de doentes mentais. Depois de recuperar-se Beers decidiu dedicar sua vida à melhoria dos infelizes encarcerados em hospitais de doentes mentais. Descreveu o intenso sofrimento de ficar preso em uma camisa de fôrça e a angústia mental por que passara quando em assistência sob custódia, em *The Mind That Found Itself* (1908), livro que tocou a consciência social da nação e ajudou a promover melhor assistência para os doentes mentais.[**] Motivou a organização de grupos ardorosos que Meyer chamou de "movimento de higiene mental". A consciência pública das necessidades dos doentes mentais foi responsável pelo desenvolvimento da psiquiatria preventiva e pela formação de clínicas de orientação infantil.

(*) O termo "psicobiologia" foi usado pela primeira vez por Bernheim, de Nancy, no fim do século XIX, mas ficou ligado à orientação filosófica básica de Meyer.

Em 1927 Meyer foi eleito presidente da Associação Psiquiátrica Americana e durante anos foi considerado o decano dos psiquiatras americanos. Evitava envolver-se em controvérsias entre as várias escolas de pensamento psiquiátrico e, embora ajudasse a constituir a Associação Psicanalítica Americana, nunca aceitou inteiramente os princípios da psicanálise. Meyer preocupava-se em respeitar "toda classe de fatores" no crescimento da personalidade humana. "Vosso ponto de referência", insistia ele, "deve sempre ser a própria vida, não a imaginária cloaca do inconsciente".[10] Meyer considerava que as desordens mentais refletiam uma patologia de função e não via conveniência em tentar distinguir entre psicologia do inconsciente e do consciente. Achava que a psicanálise era concreta demais e por isso contrária à inclinação filosófica de seu espírito. Podia-se entender melhor um indivíduo procurando todas as forças que reagem sobre ele e que afetam sua interação com o meio social. A respeito de tratamento, Meyer acreditava que: "O paciente vem com seu próprio ponto de vista sobre seu mal; o médico tem outro ponto de vista. Tratamento consiste no esforço conjunto para promover a aproximação dos pontos de vista que forem mais eficazes e mais satisfatórios na situação."[11]

Meyer ensinou a muitas gerações de estudantes que as pessoas ficam doentes devido a seus padrões falhos de reação. Com isso dissipou o efeito das rígidas categorias de diagnósticos do século XIX, mas ainda assim não ofereceu uma base teórica sólida para o conhecimento da psicodinâmica dos pacientes individuais. Seu método era amplo e integrativo; contudo, faltava-lhe discriminação. Seu princípio de que o indivíduo devia ser entendido como um todo completo, uma entidade única, ainda prevalece no pensamento psiquiátrico. Ele dava

---

(**) Foi fundado por Beers em Connecticut em 1908 um grupo chamado Comitê Nacional de Higiene Mental. Em 1919, formou-se um Comitê Internacional de Higiene Mental. O interesse pelo assunto proveio do século XIX. Em 1893, William Sweester escreveu um livro, *Mental Hygiene* ou *An Examination of the Intellect and Passions,* no qual tentou correlacionar mente e corpo. Em 1880 existia uma Associação Nacional para Proteção do Insano e Prevenção da Insanidade, que foi um dos muitos movimentos sociais de fins do século XIX nos Estados Unidos. Todavia, essa associação só durou quatro anos. No Comitê Nacional de Saúde Mental original havia doze membros diplomados, entre os quais August Hoch, Adolph Meyer, Frederick Peterson, William James e Llewellyn Barker. Em 1912, o dr. Thomas Salmon foi eleito diretor.

ênfase a conselho sólido, conselho de "senso comum", e serviço social. Todavia, por si só essas coisas não proporcionam conhecimento das forças genéticas e dinâmicas mais profundas que são básicas para o desenvolvimento da personalidade. Ainda assim, seus esforços práticos em favor do movimento de higiene mental, das clínicas de orientação infantil e da assistência aos convalescentes; sua contribuição ao desenvolvimento do serviço social psiquiátrico; e seu espírito de livre indagação impulsionaram poderosamente a psiquiatria americana.

PARTE IV

DESENVOLVIMENTOS RECENTES

Introdução

Tratar de desenvolvimentos contemporâneos é difícil pois não temos mais ao nosso lado o veredito da história. A sabedoria do historiador é sobre coisas acontecidas; ele não pode lidar com o presente, salvo com base em suas próprias impressões e avaliações. Ao escrever sobre as tendências atuais na psiquiatria não oferecemos julgamentos finais; nossas referências a contribuições individuais devem necessariamente ser seletivas.

Nas últimas três décadas as atividades neste terreno e em sua literatura cresceram astronomicamente. Sabemos muito bem que as contribuições que consideramos significativas poderão ser esquecidas no futuro e outras tendências atualmente subestimadas poderão surgir como dominantes nos anos do porvir. Não tentamos prever se futuramente o método bioquímico enterrará ou não a atual orientação psicodinâmica ou se a cibernética substituirá, não só a lógica aristotélica, mas também o conhecimento da lógica mais primitiva de emoções que domina os processos primários nas fantasias de sonho. Nem podemos divagar sobre outras questões controvertidas, tais como se as amplas considerações sociológicas superarão ou não a atual ênfase no conhecimento de uma pessoa em sua singularidade altamente idiossincrática — em seu próprio universo privado — como acentuam os existencialistas.

Ao fazer seleções, limitamos a discussão às contribuições individuais que mais claramente representam tendências existentes e às que se desviam de conceitos e práticas atualmente aceitos. As últimas não podem ser tratadas sumariamente pois representam apenas as opiniões de um único autor e possivelmente de um pequeno grupo de seus adeptos. Assim, por exemplo, as contribuições de neufreudianos como Homey ou Fromm talvez recebam mais espaço que algumas excelentes contribuições de freudianos mais recentes; mas isso não deve ser interpretado como significando que consideramos mais significativo o trabalho dos primeiros. Significa apenas que as contribuições daqueles que seguem o curso principal do pensamento psicanalítico são mais semelhantes entre si e podem por isso ser tratadas mais sumariamente. É nossa esperança que dando consideração individual a alguns autores dissidentes possamos oferecer ao leitor oportunidade de aplicar seu próprio julgamento a esses métodos.

Ao tratar de desenvolvimentos atuais achamos necessário ser mais técnicos que nos capítulos anteriores. O progresso do pensamento científico em todos os campos caracteriza-se pelo gradual afastamento daquilo que é conhecido do senso comum. Procuramos, no entanto, simplificar os conceitos abstratos da psicologia do ego e a teoria dos instintos ao máximo compatível com uma apresentação adequada desses complexos setores da psiquiatria moderna.

CAPÍTULO 18

O Método Orgânico

O Bioquímico, o Psiquiatra e a Equipe Multidisciplinar

A neuropsiquiatria continuou a prestar significativas contribuições ao conhecimento da doença mental durante o século XX. Especialistas começaram também a aplicar, sempre que possível, aos problemas da doença mental, as mais novas teorias médicas sobre doenças.

A microbiologia tornou-se extremamente importante em todo o mundo médico nas primeiras três décadas do presente século. O crescente conhecimento dos micróbios como principais atacantes dos tecidos foi estendido às desordens mentais. A sífilis do cérebro e sua cura pela provocação da malária (inovação de Wagner-Jauregg) tornou-se um modelo de doença mental orgânica e seu tratamento. Em 1917, uma grave epidemia de influenza espalhou-se por todo o mundo. Muitas das vítimas de influenza adquiriram encefalite viral, de que resultou grave lesão neurológica e psicológica. Essa epidemia indicou que outro agente infeccioso podia atacar o cérebro e o bulbo raquiano produzindo doenças nesses órgãos com consequentes perturbações neuropsiquiátricas. Estudos de microbiologia levaram ao desenvolvimento de um arsenal de drogas maravilhosas, das quais as primeiras foram as sulfas, descobertas. por Gerhart Dogmak em 1932, e a penicilina descoberta primeiro por Sir Alexander Fleming em 1928.

O trabalho no terreno de doenças que resultam de deficiências nutricionais produziu outro modelo de terapia orgânica de condições psicóticas quando se descobriu que deficiências de vitamina B causavam graves distúrbios, como pelagra e beribéri, que afetam o metabolismo cerebral e resultam em sintomas psicóticos. Embora tratamento com vitaminas tenha pequeno efeito sobre doença mental, exceto nos casos definidamente devidos a uma deficiência vitamínica, outro aspecto da pesquisa sobre vitamina, o das relações bioquímicas entre vitaminas e enzimas, talvez ainda ofereça valiosos dados neuropsiquiátricos. De fato, a pesquisa sobre enzimas já resultou em uma das primeiras vitórias da ciência médica sobre uma forma de deficiência mental, aquela associada a cetonuria. Em meados da década de 1930, A. Foiling, bioquímico norueguês, chamou atenção para o fato de certas crianças retardadas sofrerem de um erro inato do metabolismo de dois aminoácidos essenciais, fenilalanina e triptofânio. A fenilalanina é normalmente metabolizada por meio de atividade enzimática. Quando a enzima (hidroxilase de fenilalanina) está ausente ou inativa, a fenilalanina acumula-se no sangue tal como acontece com o açúcar na diabete. Contudo, ainda não ficou comprovado que o responsável pela subsequente falta de desenvolvimento cerebral seja o alto nível de fenilalanina no sangue. Além disso, nessa doença o triptofânio não é metabolizado até um de seus produtos finais habituais, a serotonina. O papel da serotonina no adequado metabolismo cerebral talvez seja crucial, mas ainda não é perfeitamente conhecido. Substâncias fenilalaninas não metabolizadas (cetonas) podem ser encontradas na urina dessas crianças por meio de um exame simples. Se for feito o diagnóstico de fenilcetonuria, a criança poderá ser submetida a uma dieta com limitação de fenilalanina e assim talvez salva de mau desenvolvimento cerebral e retardamento mental. Outro distúrbio metabólico, a galactosemia, que também causa retardamento mental, envolve uma deficiência congênita de galactotransferase, enzima importante no metabolismo da galactose (uma forma de açúcar). Em alguns casos, quando a lesão no fígado não causa a morte, a eliminação de produtos de leite pode ser muito útil.

Pesquisa sobre hereditariedade e genética levou à descoberta de que aberrações cromossomais são responsáveis pela espécie de erros de metabolismo presentes na galactosemia e fenilcetonuria. Além da deficiência mental que é consequência de distúrbios metabólicos como esses, fatores hereditários parecem existir no fundo de outra forma de doença mental: as crianças mongolóides, por exemplo, têm um cromossomo extraordinário, provavelmente resultado de alguma espécie de acidente no desenvolvimento do óvulo. Estudos estatísticos feitos por Kallman sugeriram que fatores hereditários podem ser decisivos na esquizofrenia.

Com grande ímpeto avançavam as investigações sobre mudanças químicas nos tecidos. Bioquímicos preocupavam-se menos com doenças de deficiência e mudanças estruturais que com a avaliação do funcionamento total do corpo. A maneira como o corpo mantém a constância de seu envolvimento interior ou sua homeostase (como a chamou W. B. Cannon) tornou-se objeto de exploração científica. O consumo de oxigênio no cérebro, como os músculos transformam energia química em atividade de trabalho, o metabolismo do tecido nervoso e a ação dos hormônios estavam sendo investigados. Descobriu-se que a eficiência de certos órgãos pode ser medida eletricamente, pois existem variações no potencial elétrico dentro de seus tecidos. Em 1929 Hans Berger demonstrou que as variações na atividade elétrica do cérebro podiam ser registradas em gráficos, inventando assim o eletroencefalograma, inestimável instrumento para o diagnóstico de anormalidade cerebral.

Crescente conhecimento sobre relações bioquímicas foi aplicado ao estudo do sistema endócrino, que contém as glândulas de secreção interna que lançam hormônios diretamente na circulação sanguínea. Em 1884, Sir Victor Horsley (1857-1916) produziu mixedema artificial (tumefação da pele) em um macaco pela extração da glândula tireoide. Mixedema ocorre também em indivíduos com atividade tireoidiana insuficiente. G. R. Murray, em 1891, deu extratos de tireoide a um paciente que sofria de cretinismo (retardamento mental associado a tumefação da pele devido a glândulas tireoides pouco ativas). Foi essa a primeira vez em que um paciente com faculdades mentais retardadas apresentou melhora em resultado da administração de medicação. Criou a esperança de que, com maior conhecimento da complicada interação das glândulas endócrinas, a base fisiológica da doença mental possa ser conhecida e colocada ao alcance de terapia eficaz. Em 1914, E. C. Kendall isolou a secreção da glândula tireoide (tiroxina).

A maneira como a glândula tireoide está envolvida no metabolismo ficou bem estabelecida nos últimos anos. Foi demonstrado que o metabolismo de carbo-hidrato é regulado pelas influências opostas de secreções de insulina do pâncreas e de hormônios derivados da pituitária anterior e das glândulas suprarrenais.

Como o sistema nervoso, as glândulas endócrinas também regulam funções do corpo. A influência dominante do sistema nervoso central manifesta-se por meio de impulsos nervosos transmitidos ao corpo através de caminhos nervosos; as glândulas endócrinas exercem sua função reguladora mediante o transporte de substâncias químicas pela circulação sanguínea. O coordenador principal de todas as glândulas endócrinas é a pituitária anterior.

Hans Selyse explorou a relação das influências neurogênicas e hormonais, propondo em sua "síndrome de adaptação" um ciclo típico de reações orgânicas aos intensos estímulos da tensão exterior. A primeira reação é a descarga de metabolitos nos tecidos afetados (a "reação de alarma"). Se a fase de alarma não for muito severa, os metabolitos estimularão o lóbulo anterior da pituitária a emitir um hormônio que por sua vez estimulará o córtex da glândula suprarrenal, ajudando o corpo em sua resistência (a "fase de contrachoque"). Se continuar o estímulo intenso, o córtex suprarrenal continuará a descarregar seus hormônios. Prolongada exposição a esse estímulo desgasta os mecanismos adaptativos e o indivíduo entra em uma fase de exaustão até que o córtex suprarrenal finalmente se esgote e o organismo morra.

O conhecimento deste último modelo de doença, representando uma interação de fatores biodinâmicos, é resultado de contínuos esforços de bioquímicos e fisiologistas para acompanhar as reações associadas que ocorrem em organismos vivos. Faz com que a ênfase seja transferida da patologia morfológica para o conhecimento das inter-relações funcionais e tensões da etiologia multifatorial das doenças. Como exemplo, o bacilo de tuberculose não é o único fator no desenvolvimento dessa doença. O indivíduo pode ficar exposto a um bacilo virulento de tuberculose, mas sua constituição, sua imunidade hereditária ou adquirida, assim como sua disposição fisiológica e psicológica no momento da exposição, determinará se adquirirá ou não a doença. Este último modelo de doença pode mostrar-se pertinente para a compreensão das intrigantes moléstias esquizofrênicas.

Outro grande progresso derivado da modernização da técnica e equipamento foi o desenvolvimento da cirurgia craniana tornado possível por gases anestésicos mais novos e mais seguros. Áreas antes inacessíveis, como o coração e o cérebro, são agora profundamente penetradas. O progresso nos processos neurocirúrgicos nos Estados Unidos foi impressionante, especialmente sob a orientação de Harvey Cushing (1869-1939), da Universidade John Hopkins. O dr. Wilder G. Penfield, do Instituto Neurológico de Montreal, abria inicialmente a cavidade craniana para tratar uma forma localizada de epilepsia. Recentemente, estimulou áreas do córtex em seres humanos e produziu vivida lembrança de memória do começo da infância. O mecanismo fisiológico pelo qual ocorre a repressão psicológica e pelo qual experiências até então reprimidas entram na estrutura da mente consciente constitui problema que os futuros neurofisiologistas, neuropsiquiatras e seus colaboradores terão de enfrentar.

O método multidisciplinar tornou-se tão necessário no trato dos problemas neurofisiológicos quanto em outras especialidades médicas. O psiquiatra é chamado cada vez mais a estudar correlações psicofisiológicas com seus colegas médicos. O médico psiquiatra precisa acompanhar as descobertas neurofisiológicas e bioquímicas a fim de ser aceito por seus colegas médicos como o foram seus predecessores, os neuropsiquiatras do século XIX.

Orientação para o Sistema Nervoso

A fim de apresentar convenientemente o material subsequente que se refere a métodos farmacológicos e cirúrgicos de tratamento da doença mental, é pertinente fazer um breve exame do estado atual de nosso conhecimento sobre o cérebro e suas funções.

O sistema nervoso integra e coordena redes de funções que permitem ao organismo atender com eficiência às suas necessidades e ajustar-se a situações de tensão imediata, assim como de longo prazo. Em outras palavras, a função principal do sistema nervoso é manter condições homeostáticas, isto é, condições de equilíbrio interno, que são constantemente perturbadas pelo próprio processo de vida. A parte do sistema nervoso chamada memória armazena padrões úteis de comportamento que, quando a situação o exige, podem ser seletivamente relembrados e aplicados a situações novas, mas semelhantes.

O sistema nervoso central, formado pelo cérebro e medula espinhal, é cercado por camadas protetoras. O cérebro, encerrado no crânio, é também cercado por um líquido que atua como amortecedor. O cérebro divide-se em córtex cerebral, diencéfalo (tálamo e hipotálamo), mesencéfalo, ponte de Varoli, bulbo raquiano e cerebelo. (A figura A mostra um cérebro seccionado ao meio com o plano de divisão ao longo da linha média que corta o nariz através de seu eixo cervical.) Essas estruturas são divididas em duas metades simétricas. De modo geral, um lado do cérebro supervisiona a atividade do lado oposto do corpo. Na pessoa destra o lado esquerdo do cérebro é geralmente predominante; o contrário ocorre com a pessoa canhota. Não se sabe ainda exatamente porque um hemisfério do cérebro controla o lado oposto do corpo.

A unidade funcional do sistema nervoso central é uma espécie de célula chamada neurônio. O neurônio capta impulsos através de finas fibras chamadas dendritos; estas penetram na porção principal do neurônio. O impulso é transmitido aos dendritos do neurônio seguinte por meio de outra espécie de fibra chamada axônio. O ponto em que um axônio de um neurônio entra em contato com um den-

Figura A

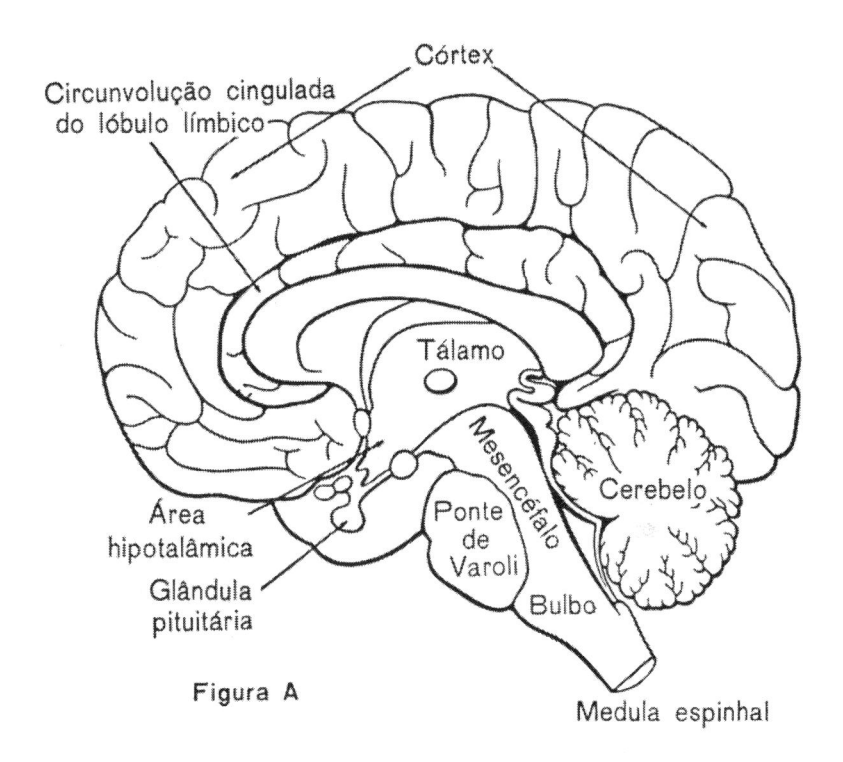

Labels: Circunvolução cingulada do lóbulo límbico; Córtex; Tálamo; Área hipotalâmica; Glândula pituitária; Ponte de Varoli; Mesencéfalo; Cerebelo; Bulbo; Medula espinhal

drito de outro neurônio é conhecido como sinapse. Os neurônios não são unidos e o impulso transmitido através de uma sinapse chega ao neurônio seguinte por meio de mediadores químicos. Uma das substâncias químicas estimulantes, acetilcolina, é produzida nas extremidades nervosas dos nervos parassimpáticos e nos nervos que atendem aos músculos esqueletais; os nervos simpáticos descarregam uma substância semelhante a adrenalina. Alterações rítmicas dos potenciais elétricos propagam o impulso ao longo do neurônio.

O córtex combina as funções de um fichário e um computador, pois analisa o que arquiva. Consiste principalmente em quatro divisões: a área *frontal,* a área *temporal,* a área *occipital* e a área *parietal* (ver Figura B). O lóbulo frontal está ligado ao funcionamento intelectual superior: armazena memórias e é o órgão essencial do raciocínio abstrato e da fala. De sua integridade depende a noção de moral e humor do indivíduo. A porção do lóbulo frontal que fica próxima do lóbulo parietal é a área motora; nela têm origem os impulsos motores, que são depois levados a áreas específicas do corpo através de vias nervosas. Logo atrás dessa área motora está a porção do lóbulo parietal que recebe impulsos sensórios. A porção traseira do córtex, o lóbulo occipital, recebe estímulos visuais. O restante do córtex, lóbulo temporal, que fica abaixo do lóbulo parietal e na frente do occipital, correlaciona as sensações da pele e permite ao indivíduo reconhecer objetos conhecidos que sente; recebe também estímulos auditivos.

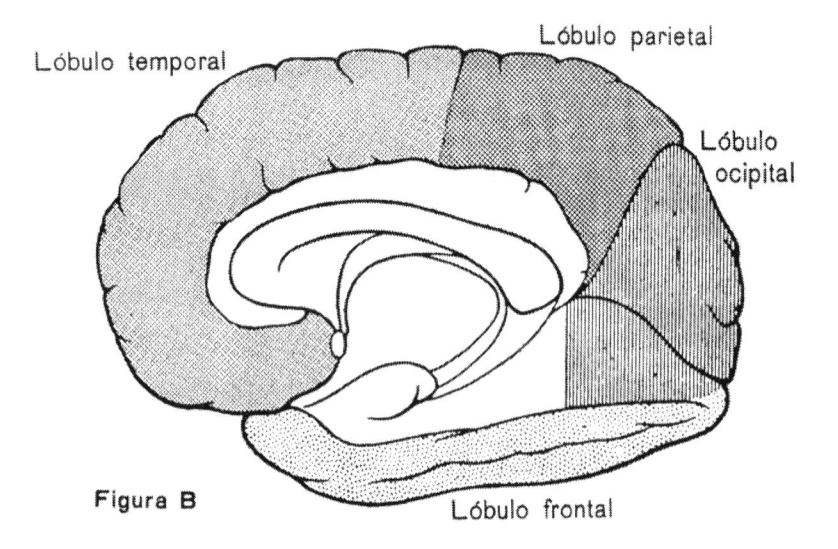

Figura B

Lóbulo temporal
Lóbulo parietal
Lóbulo ocipital
Lóbulo frontal

O tálamo consiste em uma grande massa circular cinzenta de células que atuam como centro de relé das sensações sensórias.

Estas últimas são transmitidas do tálamo para as áreas sensórias apropriadas no córtex onde são submetidas a minuciosa discriminação sensória. Logo abaixo do tálamo e em estreita relação com a glândula pituitária fica o hipotálamo (ver Figura A).

O sistema nervoso autônomo origina-se no hipotálamo. O hipotálamo contém células de origem do sistema nervoso autônomo; há também células de origem desse sistema no mesencéfalo, na ponte de Varoli, no bulbo e na medula espinhal. O sistema nervoso autônomo ajuda a regular funções corporais essenciais, como o ritmo cardíaco, a pressão arterial e funções gastrintestinais, que ocorrem automaticamente e não estão sob controle voluntário. Esta porção do sistema nervoso é delicadamente equilibrada entre relaxamento e estimulação. Uma seção do sistema nervoso autônomo, chamada sistema nervoso simpático, governa ações durante situações de emergência quando o organismo se está preparando para fugir ou lutar. Regula a circulação do sangue de modo que órgãos como o cérebro, o coração e os músculos dos membros, necessários na luta ou na fuga, recebam maior fluxo de sangue que habitualmente; além disso, causa dilatação da pupila do olho, o que proporciona campo de visão maior. O sistema nervoso simpático tende a inibir funções intestinais e o esvaziamento da bexiga, pois essas são desnecessárias em situações de emergência. As situações que não são de emergência ficam sob o controle do sistema parassimpático, cuja ação ajuda o organismo a sobreviver durante longo período de tempo estimulando processos anabólicos (assimilação) e protetores. O sistema parassimpático estimula a digestão, regula os processos vegetativos, governa a armazenagem de açúcar no fígado e contrai a pupila para protegê-la contra a luz. Quando o corpo não está envolvido em situações de emergência aguda, a estimulação simpática é mínima e a influência parassimpática é preponderante.

    O hipotálamo, juntamente com o sistema de ativação reticular e o sistema límbico, está também envolvido na expressão de emoções intensas, como a ira. O hipotálamo está envolvido nos aspectos comportamentais das emoções; por exemplo, gatos mansos ficam extremamente selvagens quando estimulados eletricamente nas áreas do hipotálamo de ambos os lados de cérebro. Animais cujo córtex cerebral foi extraído apresentam "falsa raiva" — isto é, à mais ligeira provocação ficam violentos e podem atacar. Quando uma parte do hipotálamo é extraída essa falsa raiva desaparece, o que indica que o córtex inibe essa área hipotalâmica.

    O segundo sistema essencial importante na experimentação de emoção intensa é o sistema de ativação reticular (s.a.r.). O s.a.r. é composto de uma massa de células que se estende do bulbo até o tálamo; essas células são estimuladas por impulsos sensórios retransmitidos para os centros cerebrais. A função do s.a.r. é preparar essas áreas cerebrais para os estímulos que chegam — colocar os centros cerebrais em estado receptivo de modo que sejam alertados ou tomem conhecimento dos impulsos sensórios invasores (ver Figura C).

O sistema límbico, o terceiro grande sistema neurológico envolvido em emoções, é tão antigo quanto o primeiro animal anfíbio cujo cérebro teve uma área capaz de receber impulsos olfativos. Esta área, outrora denominada rinencéfalo (de "rhin", nariz, e "encephalon", cérebro) é hoje chamada cérebro visceral. Deve-se lembrar que nos animais inferiores emoções intensas, principalmente as sexuais, são despertadas em grande parte através do olfato. O "cérebro olfativo" talvez seja a área do cérebro mais envolvida quando animais irracionais experimentam emoções intensas. O sistema límbico funciona como unidade integrada e é influenciado por impulsos que vão dos órgãos internos do corpo até ele. Uma porção do cérebro visceral é parte integrante do córtex e emoções intensas básicas que envolvem tensões viscerais chegam às áreas corticais através da porção cortical do sistema límbico, chamada circunvolução cingulada (ver Figura A). Essa circunvolução conduz impulsos emocionais básicos que são recebidos pelo cérebro olfativo e se fundem com os impulsos mais discriminativos que estão sendo recebidos pelas áreas corticais do cérebro. Embora o córtex mais novo (neocórtex) tenha evoluído com o crescimento evolucionário do funcionamento intelectual, o cérebro visceral permaneceu do mesmo tamanho através dos tempos.

Entre a ponte de Varoli e a área hipotalâmica fica o mesencéfalo (ver Figura A). O movimento coordenado dos olhos depende do funcionamento adequado dessa área. O mesencéfalo contém um grupo de células chamadas gânglios basais, cuja função é regular os movimentos musculares esqueletais automáticos envolvidos em atividades como andar. Se os gânglios basais forem destruídos, os movimentos automáticos tornam-se extravagantes e rígidos, e a tarefa mais simples — por exemplo, rolar sobre a cama — torna-se difícil porque o indivíduo precisa fazer esforço consciente para rolar.

Na ponte de Varoli e no bulbo raquiano originam-se muitos dos nervos sensórios que governam a sensação facial e a função motora. O bulbo contém celulas que mantém funções vitais à vida, entre as quais o ritmo cardíaco e a respiração. A ponte de Varoli, o bulbo e o mesencéfalo recebem impulsos sensórios da medula espinhal e retransmitem-no ao tálamo, de onde são encaminhados para as áreas corticais apropriadas. Em resposta aos estímulos sensórios o córtex, através do mesencéfalo, ponte de Varoli e bulbo, devolve impulsos para as glândulas e os músculos.

S. A. R.

Sistema de Ativação Reticular

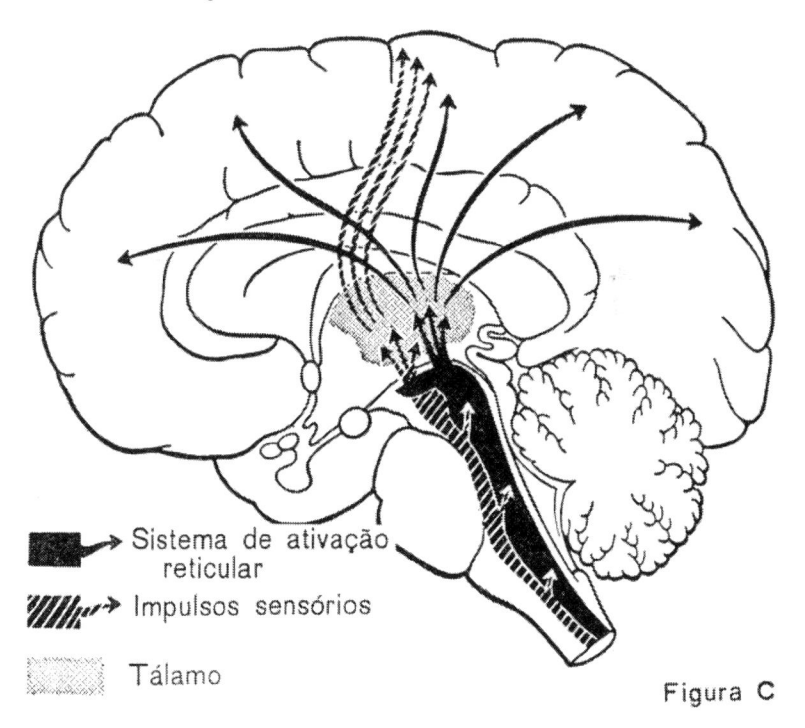

→ Sistema de ativação reticular
→ Impulsos sensórios
Tálamo

Figura C

O cerebelo localiza-se através da ponte de Varoli e do bulbo. As funções do cerebelo são assegurar equilíbrio e orientação no espaço; o cerebelo desempenha papel-chave na harmonização da atividade muscular e coordenação das contrações musculares; os movimentos mais delicados dos dedos dependem da integridade do cerebelo.

Como exemplo da maneira como funcionam as vias nervosas, tomemos a espécie mais simples de reação comportamental, o arco reflexo. Quando a pessoa toca um fogão quente, imediatamente puxa a mão, mesmo antes de sentir conscientemente qualquer dor, isto é, antes que qualquer impulso chegue ao córtex. Extremidades nervosas especiais para dor, existentes na mão, transmitem sua mensagem aos neurônios no arco reflexo através dos dendritos; o axônio de um desses neurônios entra na seção posterior ou traseira da medula espinhal. Dentro da medula espinhal o axônio encontra-se com o dendrito de um neurônio de ligação, que conduz o impulso até um neurônio motor na seção anterior ou dianteira da medula espinhal; o neurônio motor transmite a mensagem de volta aos músculos e a mão é puxada. Os arcos reflexos, em sua maioria, não se limitam à medula espinhal, mas atravessam o bulbo para chegar ao córtex. O impulso sensório inicial entra na porção posterior da matéria cinzenta ("cinzenta" porque é formada de corpos celulares que aparecem cinzentos sob o microscópio) da medula espinhal e ali é transmitido a outro neurônio, que, em geral, entra na matéria branca ("branca" porque os axônios são envoltos em uma capa branca) do outro lado da medula espinhal. Este neurônio atravessa para cima até as porções superiores do cérebro. Quando o cérebro reage ao estímulo, emite impulsos que avançam para baixo na matéria branca e finalmente a atravessam para chegar ao segmento anterior — a seção motora — da medula espinhal, de onde transmitem impulsos para os músculos ou glândulas apropriadas.

Tratamentos de Choque e Psicocirurgia

O isolamento da insulina por Frederick Banting, C. H. Best e J. R. MacLeod, em 1922, pôs sob controle a diabete, uma das mais terríveis doenças do homem. Iniciou também o primeiro método biológico sistematizado para tratamento somático da esquizofrenia. Aconteceu que pequenas doses de insulina eram frequentemente usadas para estimular apetite em pacientes com doenças crônicas, entre os quais aqueles hospitalizados com graves doenças mentais. Embora médicos como H. Steck, na Suíça, C. Munn, nos Estados Unidos, e H. Haack, na Alemanha, tivessem observado efeitos benéficos dessas doses de insulina sobre a disposição de pacientes psicóticos excitados, a ideia de empregar insulina no tratamento de psicóticos foi desenvolvida por Manvam da adição de morfina no Lichterfelde Hospital, em Berlim, de 1927 a 1933, e observou que aqueles que se abstinham da morfina ficavam claramente excitados. Considerou que essa excitação era causada pela superatividade dos sistemas endócrinos adrenal-tireoidiano e raciocinou que uma droga antagônica a esse sistema diminuiria também o tono do sistema nervoso simpático, que aumenta a superatividade desse sistema endócrino. Fez experiência com a insulina e descobriu que dosagens elevadas pareciam realmente diminuir os estados superativos. Sakel decidiu então experimentar o emprego de insulina em dosagens suficientemente elevadas para produzir coma em pacientes excitados, especialmente aqueles que tivessem sido diagnosticados como esquizofrênicos. Em fins de 1933, Sakel relatou suas primeiras descobertas experimentais sobre os resultados benéficos do choque de insulina na esquizofrenia.

Os esforços terapêuticos de Sakel não foram unanimemente aceitos pela classe médica, em parte porque era vaga a explicação teórica de seu método de tratamento. Embora pacientes esquizofrênicos, especialmente os que haviam ficado doentes recentemente, parecessem beneficiar-se com o tratamento, reconheceu-se cada vez mais, com o passar dos anos, que os esquizofrênicos na fase inicial da doença reagem favoravelmente a muitos tratamentos. A insulina, como outras terapias, é menos eficaz nas fases crônicas da doença. Como não era um regime terapêutico fácil, a técnica do tratamento passou a ser combatida. Para obtenção do máximo efeito era preciso produzir pelo menos de trinta a cinquenta horas de coma; os pacientes precisavam de constante cuidado de enfermagem e os médicos tinham de ser altamente especializados em aplicação de insulina para evitar riscos como coma irreversível e colapso circulatório e respiratório. Continua ainda sendo questão aberta a maneira exata como o tratamento de choque de insulina beneficia o esquizofrênico. De acordo com recentes especulações, as nucleoproteínas do neurônio talvez sejam afetadas pela redução do açúcar no sangue causada pela insulina ou os sistemas de enzima do cérebro talvez sejam colocados em melhor equilíbrio, tornando assim o cérebro mais capaz de utilizar os minerais benéficos que circulam no sangue. Essas hipóteses fisiológicas ainda não foram, porém, confirmadas.

Outra explicação para os benefícios do choque de insulina depende da ideia de que o fluxo reduzido de açúcar do sangue também reduz a quantidade de oxigênio presente na circulação sanguínea. Se os centros cerebrais superiores exigem a quantidade máxima de oxigênio, então a função do córtex será prejudicada primeiro por qualquer redução no abastecimento de glucose e os centros inferiores do cérebro ficam assim livres da inibição do córtex cerebral. Em essência, portanto, o tratamento de insulina encoraja o indivíduo a regredir aos níveis de adaptação mais baixos e mais primitivos. Encarado de um ponto de vista psicológico, o paciente desperta de um coma de insulina em estado psicológico regredido. Precisa ser alimentado intravenosamente ou com uma sonda estomacal e é extremamente dependente em relação ao auxílio externo. Essa contínua regressão fisiológica e psicológica, segundo se presume, leva gradualmente a uma remodelação dos padrões fisiológicos e psicológicos superiores à medida que o paciente reage à grande escala de atenção e à confiança da equipe psiquiátrica incumbida de aplicar a insulina.

Devido a seus perigos, à insegurança dos resultados e ao custo elevado, a terapia de insulina foi em grande parte superada na década de 1940 por outras formas de choque do sistema nervoso. A fase seguinte do tratamento de choque desenvolveu-se em resultado de investigações sobre a epilepsia, a "doença sagrada" dos antigos. Em fins da década de 1920, Ladislaus von Meduna (1896-1964), então superintendente do Real Hospital Mental do Estado, em Budapeste, observou que o tecido glial, que liga as estruturas celulares do córtex, tornava-se mais espesso nos pacientes epilépticos. Quando comparou os cérebros desses pacientes com os de esquizofrênicos mortos, observou que os últimos apresentavam uma deficiência de estrutura glial. Com base nessas descobertas (que não foram posteriormente confirmadas) Meduna convenceu-se de que a esquizofrenia e a epilepsia eram doenças incompatíveis e, portanto, um agente convulsivo aplicado a esquizofrênicos os curaria.(*)

Esta técnica não se originou com Meduna, pois agentes convulsivos haviam sido empregados por pesquisadores anteriores para tratar estados mentais graves.(**) Sem ter conhecimento dessas experiencias anteriores, Meduna decidiu em 1933 experimentar cânfora e logo depois começou a empregar uma preparação de cânfora sintética menos tóxica, Metrazol (também chamada Cardiazol). Metrazol tinha vários inconvenientes práticos, entre os quais um período de tempo imprevisível entre a injeção e a convulsão, durante o qual o paciente se mostrava temeroso e não cooperativo. Além disso, com frequência as convulsões eram tão graves que causavam fraturas.

Em 1932, Ugo Cerletti (1877-1963), na Clínica Neuropsiquiátrica de Gênova, quando realizava autópsias nos corpos de pessoas que haviam morrido de epilepsia, observou endurecimento em um setor do cérebro conhecido como trompa de Ammon. Cerletti resolveu descobrir se esse endurecimento causava ataques epilépticos ou era consequência deles. Como presumia que as drogas empregadas para produzir convulsões experimentais podiam ter produzido o endurecimento no cérebro, decidiu usar em seu lugar estimulação elétrica.(***)

Mais tarde, em 1935, em Roma, Cerletti começou a colaborar com L. Bini. Ficou sabendo que em um matadouro de Roma os porcos eram abatidos depois de terem sido entorpecidos por uma corrente

---

(*) Em fins da década de 1920 e começo da década de 1930, Meduna lera estudos clínicos estatísticos indicando que a esquizofrenia e a epilepsia raramente ou nunca ocorriam no mesmo paciente. Esses relatórios sustentavam que se um esquizofrênico adquirisse epilepsia, sua psicose poderia ser curada.

(**) Em 1785, o dr. William Oliver relatou em uma publicação médica de Londres que havia curado um caso de mania aplicando cânfora.[1] O dr. G. Burrows fez afirmação semelhante em um livro, *Commentaries on the Causes, Forms, Symptoms, Treatment, Moral and Medical, of Insanity*, publicado em 1828.[2] E no século XVIII, Augenbrugger, o descobridor da auscultação, e o dr. Weickhardt haviam recomendado a cânfora para o tratamento de doenças mentais.

elétrica; Bini usou esses porcos para estabelecer uma dosagem segura de eletricidade e, em 15 de abril de 1938, Cerletti e Bini aplicaram seu primeiro tratamento de eletrochoque em um paciente esquizofrênico. Tornou-se logo evidente que o eletrochoque era superior ao Metrazol, pois era menos perigoso, menos dispendioso e causava convulsão mais branda. Devido à simplicidade de seu processo e aos resultados favoráveis, o eletrochoque, na década de 1940, já substituía geralmente os tratamentos de choque de insulina na esquizofrenia.

O tratamento de choque consiste hoje na passagem de setenta a cento e trinta volts durante um décimo a cinco décimos de segundo por eletrodos ligados à cabeça do paciente. Geralmente são aplicados três tratamentos por semana; qualquer número de tratamentos, de cinco a trinta e cinco, pode ser considerado ideal. Para um processo relativamente tão violento, os efeitos secundários são brandos e o paciente não sente dor. O perigo de fraturas ósseas foi reduzido ao mínimo pelo emprego de drogas semelhantes a curare (por A. E. Bennet em 1941), que inibem a produção de acetilcolina na junção neuromuscular e assim reduzem o espasmo muscular. O paciente perde a consciência imediatamente após a aplicação do choque e, portanto, a resistência a mais tratamento não está ligada à lembrança de trauma físico. A característica mais impressionante do período pós-tratamento é que o paciente tem uma perda de memória de grau variado em relação a acontecimentos recentes. Esta amnésia pode perdurar por várias semanas ou meses após o tratamento, mas com o tempo a memória é restabelecida. Toda modificação cerebral que ocorre é reversível e é muito rara uma lesão cerebral persistente.

(***) O emprego de eletroterapia não convulsiva como método para aliviar sintomas através de sugestão data de Scribonius Largus (mais ou menos 47 depois de Cristo), que tratava as dores de cabeça do imperador romano com uma enguia elétrica. A eletroterapia não convulsiva teve emprego generalizado no fim do século XIX, defendida pelo neurologista alemão W. H. Erb e pelo neurologista francês G. B. Duchenne. Provavelmente o primeiro tratamento eletroconvulsivo para doença mental foi aplicado pelo médico francês J. B. LeRoy, em 1755, em um paciente com cegueira psicogênica; quase um século depois F. L. Augustin, da Alemanha, relatou caso semelhante. Essas foram experiências isoladas e não tiveram seguimento; a quantidade exata de eletricidade que produzia convulsões sem efeitos fatais era desconhecida. Cerletti não conhecia esses relatos, mas sabia que convulsões experimentais haviam sido provocadas em animais e que seres humanos também tinham ataques depois de exposição acidental à eletricidade.

O tratamento de eletrochoque mostrou-se particularmente eficaz na depressão grave — melancolia involucional — que aparece no fim da meia idade. Por outro lado, tratamentos de choque produzem apenas alívio dos sintomas. Não chegam à perturbação psicológica básica que há no fundo da doença e os pacientes que recebem eletrochoque sem psicoterapia — que alcança a origem da doença — frequentemente sofrem recaída, mesmo aqueles que têm depressões psicóticas, para as quais o eletrochoque é muito eficaz. Apesar desse inconveniente, deve-se reconhecer que o eletrochoque pode ser imperativo em casos nos quais é preciso aliviar imediatamente os sintomas a fim de proteger a vida de um paciente suicida ou as vidas de outras pessoas expostas à ação de um paciente excessivamente agressivo.

As especulações sobre o modo de ação do tratamento de eletrochoque dividem-se mais ou menos em duas categorias de teorias, uma baseada em possíveis reações psicológicas ao tratamento, outra em possíveis reações fisiológicas. Uma teoria psicológica sustenta que o paciente tem tanto medo do tratamento que "foge para a saúde" a fim de não precisar enfrentar outro tratamento; outra teoria declara que o tratamento satisfaz à necessidade de punição do paciente. Se isso fosse verdade, porém, espancar ou acorrentar pacientes, como se fazia na Idade Média, curá-los-ia mais prontamente. O Metrazol produz reação muito mais violenta e mais dolorosa para o paciente, mas seus efeitos são inferiores aos do eletrochoque. Uma terceira teoria psicológica afirma que o paciente descarrega seus impulsos agressivos e hostis reprimidos através das violentas convulsões musculares; mas se isso fosse verdade, correr em volta do quarteirão ou fazer outro exercício físico até ficar exausto seria igualmente eficaz. Ainda outra teoria psicológica sugere que o paciente experimente o eletrochoque como uma ameaça à sua vida, contra o que seu corpo mobiliza todas as suas defesas. Mas se esta teoria fosse verdadeira, então pacientes psicóticos nas circunstâncias análogas de enfrentar a morte pelo câncer ou outra doença fatal apresentariam inevitavelmente sinais de remitência de sua doença psicótica. Isso ocorre às vezes, mas absolutamente não é frequente. Outra teoria sustenta que a família do paciente, temerosa do tratamento, passa a dedicar maior atenção a ele e assim o ajuda a melhorar. Há, porém, famílias que são conscientes ou inconscientemente hostis em relação à pessoa doente em seu grupo e por isso absolutamente não se deixam influenciar por qualquer ameaça semelhante. De modo geral pode-se dizer que todas essas teorias psicológicas talvez sejam aplicáveis a pacientes individuais, mas nenhuma delas pode aplicar-se a todos os indivíduos.

As teorias fisiológicas sobre eletrochoque são igualmente especulativas. Afirmações de que o eletrochoque estimula o hipotálamo e, portanto, o sistema nervoso simpático ou que estimula reações adaptativas do córtex suprarrenal são prejudicadas pela observação de que estimuladores simpáticos específicos ou hormônios adrenal--corticais não curam condições psicóticas. Uma explicação plausível para a eficácia do choque talvez seja a de que ele produz ligeira lesão cerebral e assim apaga as mais recentes mudanças neuro-histológicas na área do cérebro superior, que guarda as memórias cujas experiências precipitaram a psicose. Em outras palavras, como resultado do tratamento de choque o paciente se esquece completamente dos acontecimentos que provocaram seus sintomas e assim volta a um estado psicológico pré depressão. Os fatos melhor fundamentados da terapia de eletrochoque são que ocorre amnésia durante esse período e que quando o defeito temporário de memória baseado na lesão cerebral reversível do paciente é reparado, a doença tende a reaparecer. As exceções são os afortunados pacientes cujas situações de vida exterior melhoram fortuitamente depois da terapia de choque.

Uma especulação sobre a maneira como atua o tratamento de choque envolve os conceitos de circuitos de regeneração e reverberação. Depois que Hans Berges descobriu os potenciais elétricos do cérebro e iniciou a eletroencefalografia, alguns cientistas começaram a encarar o cérebro como uma série de circuitos elétricos. Norbert Wiener (1894-1964) comparou o cérebro a um computador eletrônico dirigido por mecanismos — isto é, engenhos auto reguladores e autocorretivos — que permitem a uma máquina funcionar de acordo com padrões pré-arranjados. A regeneração negativa mantém a máquina em estado de estabilidade; a regeneração positiva atua de modo a aumentar a instabilidade de qualquer sistema por ela governado e de fato leva a máquina a adquirir o que se chama um ciclo reverberativo no qual é perdido o controle interno. Alguns psiquiatras sugeriram por isso que a terapia de eletrochoque interrompe no cérebro um circuito reverberativo que é causado por regeneração positiva e assim limpa o cérebro. Oferece áreas interessantes para maiores pesquisas a questão do grau em que as "máquinas neuróticas" de Norbert Wiener podem ser comparadas a uma personalidade neurótica. Por enquanto, a teoria de regeneração positiva deve permanecer no reino da especulação.

A ideia de um círculo vicioso, no qual ideias mórbidas ficam intensificadas se não forem refreadas, antecipou-se aos conceitos da cibernética e foi um dos conceitos teóricos que levaram ao desenvolvimento da psicocirurgia. Egas Moniz (1874-1955), professor clínico de neurologia na Universidade de Lisboa, acreditava que ideias "mórbidas" estimulam e reestimulam o neurônio. Embora nenhuma mudança patológica pudesse ser percebida nas sinapses ou nas células nervosas de pacientes que sofriam de psicoses funcionais, Moniz "ficou particularmente impressionado pela circunstância de certos pacientes mentais como tipo — tenho em mente casos obsessivos e melancólicos — terem uma existência mental circunscrita confinada a um ciclo limitado de ideias que, dominando todas as outras, revolvem constantemente no cérebro doente do paciente."[6] Moniz acreditava que, se a área frontal do cérebro fosse alterada, essa recorrência de pensamentos doentios seria interrompida. Decidiu que a ligação do tálamo e dos lóbulos frontais seria a mais lógica em que trabalhar porque o tálamo é o centro de retransmissão das impressões sensórias, enquanto o lóbulo pré-frontal se dedica a interpretar experiências sensórias e torná-las conscientes.

Dois estudos despertaram o interesse de Moniz pelos lóbulos pré-frontais. As funções dos lóbulos frontais haviam sido estudadas em Yale por Fulton e Jacobson, os quais observaram que macacos cujas fibras do lóbulo pré-frontal haviam sido cortadas pareciam aceitar melhor a frustração e ser mais fáceis de lidar. Richard Brickner retirara partes de lóbulos frontais quando extraía um tumor e relatou que posteriormente o paciente parecia menos preocupado e menos inibido, não parecendo ter sofrido deterioração intelectual.[7] Um psiquiatra suíço, Burckhardt, extraíra também em 1890 parte do lóbulo frontal de um doente mental, mas o trabalho não tivera prosseguimento, provavelmente devido a pressões éticas. Assim, Moniz foi o primeiro a operar grande número de pacientes.

A primeira lobotomia frontal de Moniz em um paciente psiquiátrico foi realizada em 1935 com o auxílio de Almeida Lima neurocirurgião português; durante a década de 1940, a psicocirurgia foi com frequência preconizada para pacientes com psicoses irretratáveis resistentes a tratamentos de choque. Embora a mortalidade em operações pré-frontais fosse de apenas um ou dois por cento, ergueram-se altos protestos contra seu emprego. Pacientes submetidos a essa espécie de cirurgia não ficavam apenas mais calmos — muitas vezes ficavam reduzidos à condição de plácidos "zombies". Muitos pacientes pós-operatórios tinham falta de ambição, tato e imaginação; embora os pacientes talvez se sentissem mais confortáveis, suas famílias não sentiam o mesmo. A ansiedade era aliviada, mas ao preço da perda do respeito próprio e da empatia com outros. Além disso, os pacientes com pensamentos recorrentes gravemente mórbidos — isto é, com psicoses obsessivas — não tinham seus sintomas aliviados. Uma grande dificuldade era o caráter definitivo da psicocirurgia, que mutilava irreparavelmente uma parte do cérebro. Nela não é extraída uma parte dispensável, como o apêndice, mas uma área essencial ao ser humano — sua personalidade — é destruída para sempre. Felizmente, antes que pudessem ser operados os cérebros de muitos psicóticos inacessíveis, descobriu-se outro método para aliviar ansiedade e tensão insuportáveis — a psicofarmacologia.

Psicofarmacologia

Os médicos feiticeiros primitivos empregavam frequentemente folhas secas, raízes de plantas e frutas fermentadas para produzir estados psicóticos temporários como meio de aumentar e intensificar as experiências de cerimoniais religiosos. Todavia uma dessas drogas de ocorrência natural — o ópio, produto de sementes da papoula — foi deliberadamente usada através dos séculos para reduzir tensão emocional. Theofrasto, o botânico grego, menciona as qualidades do ópio no alívio da dor; Paracelso guardava run pouco de ópio em sua bengala; Sydenham afirmava não ser capaz de exercer a medicina sem ele.

As drogas que têm sido empregadas na terapia medicinal para estados emocionais perturbados podem ser incluídas em cinco classes muito genéricas:

1 — Drogas que não atuam sobre o sistema nervoso central e não produzem mudanças no comportamento, mas agem através da sugestão — também chamada de "efeito de placebo". Em todos os períodos os médicos tiveram seus remédios favoritos para doenças e a crença do médico em que a droga é útil transmite-se ao ao paciente.

2 — Drogas que corrigem uma deficiência ou combatem uma infecção de que resultou doença do sistema nervoso central. A tiroxina, por exemplo, ajuda a atenuar o retardamento mental que ocorre na mixedema e no cretinismo; e estados de grave confusão causados por deficiência de vitamina B têm sido corrigidos com a administração adequada de vitaminas. A sífilis do sistema nervoso central tem sido citada como doença infecciosa que pode ser curada por terapia de droga. Contudo, drogas que são ministradas para essas causas específicas mostram-se ineficazes em quaisquer outros distúrbios mentais.

3 — Sedativos administrados para transformar estados excitados em quiescentes e estimulantes usados para aumentar a atividade em pacientes deprimidos. Sedativos como hidrato de cloral foram sintetizados pela primeira vez mais ou menos em 1870 e empregados em distúrbios psiquiátricos, brometos também foram amplamente receitados durante o século XIX para produzir sedação pesada e no começo do século XX barbitúricos passaram a ser usados com a mesma finalidade. Quanto a estimulantes, os efeitos de bebidas alcoólicas e da cafeína são conhecidos há séculos. Drogas sintéticas usadas amplamente durante a década de 1930 para tratar depressão foram os derivados de anfetamina (benzedrina e dexedrina), mas seus desagradáveis efeitos secundários causavam perda de apetite, palpitações e aumento do ritmo cardíaco e da pressão arterial — prejudicaram sua aceitação geral. Os estimulantes, como os sedativos, atuam por período de tempo limitado; não produzem mudanças permanentes

de disposição. Nos primeiros anos deste século, na presunção de que a excitação interfere com a clareza do pensamento, foi proposta a aplicação prolongada de barbitúricos em estados excitados. Em 1922, Jacob Klasi recomendou sono prolongado provocado por sedativos, baseado em que a excitação era resultado de um processo inflamatório no cérebro que podia ser aliviado por meio de repouso, como acontecia com outras condições inflamatórias.[9] O tratamento de sono prolongado precedeu à terapia de insulina e pode ser considerado um precursor dos tratamentos de choque.

4 — Drogas que facilitam a expressão verbal de emoções, frequentemente designadas como narcoterapia. Em pacientes da Segunda Guerra Mundial sofrendo de neuroses traumáticas de guerra foram aplicadas injeções intravenosas de barbitúricos para ajudá-las a relatar as sensações que haviam experimentado durante o combate. Era dado barbitúrico suficiente para permitir ao paciente falar livremente sem adormecer. Variações desta técnica continuaram a ser usados durante toda a década de 1940, mas hoje geralmente se reconhece que essa espécie de tratamento ajuda o paciente a expressar sentimentos reprimidos e assim tem certo valor para aliviar sintomas histéricos agudos, mas não é apropriada para resolver conflitos profundos. Outra droga empregada na narcoterapia é o dióxido de carbono, que também mostrou ter a mesma espécie de valor limitado.

5 — Drogas usadas para submeter a prova teorias favoritas sobre doença mental. Uma lista dessas drogas encheria volumes e, de fato, manuais de psiquiatria costumavam recomendar numerosas drogas, enzimas, preparados, extratos, hormônios e vitaminas para serem usados em distúrbios mentais. Muitas delas representavam desesperadas tentativas de validar uma explicação orgânica das psicoses e algumas delas devem naturalmente ser também consideradas como drogas que atuam por meio de sugestão.

Em geral o padrão da terapia de droga para doença mental foi de entusiasmo inicial seguido por decepção. Vinte anos depois de terem sido descobertos por Balard (1826), os brometos eram amplamente usados em doenças psiquiátricas. Durante a última parte do século XIX e nos primeiros anos do século XX, médicos achavam que estados incontroláveis de excitação podiam ser acentuadamente aliviados pela aplicação de brometos. Em meados da década de 1920, até mesmo alguns médicos que escreviam no órgão oficial da Associação Psiquiátrica Americana afirmavam que finalmente fora descoberta uma droga — brometo — capaz de aliviar sintomas graves de comportamento perturbado. Seguindo a orientação dos médicos, o público americano desejava tanto brometo que em 1928 de cada cinco receitas uma era de brometo. Como acontece quando drogas são louvadas como solução da doença mental, gradualmente se propagou a decepção. Para apresentar melhoras os pacientes precisavam ser mantidos continuamente sob a ação de brometos. No entanto, apesar do repetido desvanecimento dos sonhos de drogas, médicos ainda esperam aliviar futuramente o conflito interior do homem por meios químicos.

Desde a antiguidade os homens desejaram um estado de perfeita tranquilidade — que os epicuristas chamavam de "ataraxia", uma calma serena. Os gregos empregavam bebidas alcoólicas ou narcóticos para embotar seus sentidos de modo a criar um estado de relativa serenidade; mas então, como hoje, sofriam de vez em quando confusão e ressaca. Nas áreas tropicais do Oriente, porém, dizia-se que uma droga produzia contentamento sem névoas. Derivava-se de uma planta de flores vermelhas, com cerca de dezoito polegadas de altura, cujas raízes ziguezagueavam pelo chão como serpentes. Os numerosos nomes dessas planta refletem sua aplicação tanto como antídoto contra mordida de cobra ("planta de raiz de cobra", "serpentina" e "sarpagandha" ou repelente de cobra) quanto como tratamento de lunáticos e insanos ("chabdra", ou lua, e "paglaka-dawa", ou erva da insanidade).[10]

A planta de raiz de cobra era desconhecida do mundo ocidental até o começo do século XVII, quando Plumier, um botânico francês, a descreveu pela primeira vez. Deu-lhe o nome de *Rauivolfia serpentina*, em homenagem a um médico e botânico alemão, Leonard Rauwolf, que entre 1573 e 1574 explorara as plantas medicinais do Oriente. Contudo, não foi senão na década de 1930 que se dedicou interesse científico sério a seu potencial médico. Em 1931, dois médicos indianos, S. Siddiqui e Rafat Siddiqui, isolaram cinco alcaloides da planta de raiz de cobra, e dois outros cientistas indianos, Ganneth

Sen e Katrick Rose, descreveram o uso de *Ramvolfia serpentina* em casos de pressão arterial alta e também em psicoses. Na década de 1950, a capacidade da *Rauwolfia* para baixar pressão arterial e acalmar pacientes excitados sem provocar estado de confusão era conhecida também dos médicos ocidentais e medicamentos contendo os alcaloides de suas raízes estavam sendo receitados em todo o mundo (sob numerosas denominações comerciais, entre as quais Moderil, Sandril, Serpasil, Reserpina e Harmonyl).

Outro grupo de poderosos tranquilizadores, os derivados da fenotiazina, desenvolveu-se como produto de meticulosa investigação de laboratório. Um desses derivados foi empregado para combater vermes parasitários no gado; mostrou-se eficaz também contra malária e tripanossomíase — forma de doença do sono causada em seres humanos por uma parasita. Investigações revelaram que outras fenotiazinas eram eficazes contra algumas formas de alergia. Em 1952, um psiquiatra francês, Jean Delay, juntamente com seu colaborador, Pierre Deniker, relatou os resultados benéficos do emprego de clorpromazina, uma fenotiazina, no tratamento de pacientes psicóticos. Na década de 1950 os derivados da planta de raiz de cobra da índia antiga e compostos químicos dessa nova droga (vendidos sob os nomes comerciais de Thorazine, Sparine, Compazine, Stelazine etc.) pareciam combater tudo, desde alergia até psicose, e lutavam pela predominância nas publicações médicas. Depois foi introduzida uma terceira droga que iria desafiar os outros tranquilizadores à venda como panaceia psicofarmacológica. Sabia-se que mefenesina, um derivado de glicerina, tinha acentuado efeito relaxador dos músculos, sendo usado amplamente no tratamento de espasmo muscular em condições excitadas agudas, como delirium tremens. F. M. Berger, diretor médico dos Wallace Laboratories, percebeu que a ação da mefenesina tinha duração muito curta e no começo da década de 1950 sintetizou um composto químico correlato, o meprobamato, que tinha efeito mais duradouro. O meprobamato (Miltown e Equanil) tinha a seu favor poucos efeitos secundários, embora tranquilizando brandamente o paciente.

Como essas drogas tranquilizadoras não afetam significativamente a consciência, a memória ou o funcionamento intelectual, chega-se à conclusão de que o córtex cerebral deve ficar mais ou menos sem ser afetado e que as áreas subcorticais devem ser as mais envolvidas, particularmente o hipotálamo, o sistema límbico e o sistema de ativação reticular.

As fenotiazinas parecem inibir significativamente o s.a.r. de alerta, diminuindo assim a percepção de estímulos perturbadores. Se a fenotiazina é dada a um paciente em estado de dor intensa, por exemplo, o paciente continua a sentir dor, mas não dá atenção a ela, não tem percepção dela e consequentemente não é perturbado por ela. Por essa razão as fenotiazinas são amplamente usadas na obstetrícia e na cirurgia. Essas drogas não são, porém, eficazes apenas contra a dor física; reduzem também a angústia e ansiedade mentais, de modo que indivíduos comumente arrastados por seus impulsos interiores a excessiva atividade e excitação acalmam-se notavelmente depois de tomar um derivado de fenotiazina. Os compostos de *Rauwolfia* são menos sedativos que os derivados de fenotiazina e aparentemente têm seu efeito mais crucial sobre o hipotálamo e o sistema nervoso autônomo. Tanto uns como outros parecem inibir o sistema nervoso simpático e estimular o sistema nervoso parassimpático, o que explicaria alguns de seus desagradáveis efeitos secundários, como contração pupilar, aumento da mobilidade do tubo gastrintestinal e redução da pressão arterial. Seu mais inconveniente efeito secundário é produzirem depressão em muitos casos.

Os tranquilizadores mais brandos, os meprobamatos, parecem atuar de maneira completamente diferente tanto em relação à *Rauwolfia* como em relação às fenotiazinas. Não afetam o hipotálamo nem o s.a.r., mas parecem retardar a transmissão de impulsos sensórios do tálamo para o córtex. A maneira exata dessa inibição é incerta e a supressão dos impulsos parece ser incompleta, pois, se fosse completa, o efeito seria equivalente a uma lobotomia química, o que não acontece. Em geral os tranquilizadores, com raras exceções, mostraram-se seguros, com relativamente poucos efeitos secundários.

Os tranquilizadores mostraram-se menos eficazes nos casos de depressão, o que não é de surpreender. Qualquer droga que tranquilize ou iniba a vigilância a estímulos dificilmente poderia ter muito valor para pacientes que já estão supertranquilizados, desatentos e excessivamente limitados em sua atividade. Todavia, um grupo de drogas estimulantes, os inibidores de amino-oxida-se, mostraram-se promissores para levantar o ânimo de pacientes deprimidos. Anfetaminas foram usadas durante a década de 1930 como antidepressivos, mas seus indesejáveis efeitos secundários trouxeram-lhes certo descrédito. Depois, na década de 1950, observou-se que uma droga, iproniazida, usada no tratamento da tuberculose, parecia estimular os pacientes deprimidos que a tomavam. Iniciou-se então um trabalho de pesquisa sobre o emprego de compostos semelhantes e menos tóxicos que a iproniazida no tratamento de depressões. Essas drogas, que não têm os mesmos efeitos secundários indesejáveis das anfetaminas, aparentemente atuam inibindo uma enzima chamada amino-oxidase, que parece destruir a serotonina; consequentemente o corpo torna-se capaz de acumular reservas de serotonina. Além dos inibidores da amino-oxidase, há várias outras classes de antidepressivos que estão sendo hoje submetidas a investigação em ampla escala.

O emprego de novas drogas psicotrópicas — tranquilizadores e antidepressivos — abriu novos horizontes à psiquiatria. Apresentam elas as vantagens práticas de não afetar o estado de consciência no mesmo grau que os sedativos tradicionais, nem ter os desagradáveis efeitos secundários das anfetaminas;" oferecem aos médicos a oportunidade de influenciar funções psíquicas específicas e desviar para a direção desejada o equilíbrio entre inibições e desviar para a direção desejada o equilíbrio entre inibições e excitações. Pacientes deprimidos retardados podem ser estimulados; pacientes maníacos excitados podem ser tranquilizados.

Embora o modo de ação dessas drogas não seja ainda perfeitamente conhecido, está bem estabelecido que as drogas tranquilizadoras atuam principalmente sobre o mesencéfalo, a formação reticular e os centros vegetativos. Não interferem com as funções corticais, nem provocam sonolência excessiva como os barbitúricos. O fato de atuarem sobre os centros inferiores faz com que sejam terapeuticamente mais úteis que as drogas de efeito direto sobre os centros superiores do sistema nervoso: não afetam as funções integrativas e cognitivas e assim permitem que o tratamento de droga seja combinado com psicoterapia, que necessariamente precisa contar com as funções integrativas dos centros superiores. A utilidade muito limitada da hipnoterapia e narcoterapia demonstrou que não é possível conseguir genuína reconstrução de uma personalidade neurótica sem participação dessas funções integrativas.

Empregados em pacientes psicóticos, os tranquilizadores reduzem ansiedade, inquietação, alucinações e delírios, as manifestações exteriores de perturbações subjacentes que interferem seriamente com as relações humanas do paciente, com seu funcionamento na vida e com a psicoterapia. Os sintomas aparatosos manifestos, particularmente ansiedade, prejudicam as funções integrativas superiores. Além disso, alucinações e delírios estabelecem contato com outras mais difíceis e provocam maior afastamento da realidade. Este círculo é rompido quando o tratamento por droga dá resultados positivos. Melhoras sintomáticas por meio de drogas permitem desenvolvimento mais espontâneo do ego. Contudo, como a droga não modifica a perturbação subjacente da personalidade e simplesmente reduz suas manifestações secundárias, a psicoterapia ainda continua sendo o instrumento mais incisivo. Todavia, ainda não é claro até onde a psicoterapia sistemática e especializada pode avançar com pacientes psicóticos, mesmo quando drogas os tornam mais acessíveis a intensivo tratamento psicológico.

É questão controvertida se devem ou não ser empregadas drogas psicotrópicas nos casos de neurose. Os sintomas secundários, como a perturbação do sensório e dos processos de pensamento que muitas vezes tornam impossível encarar psicologicamente os psicóticos, são muito menos comuns nos pacientes neuróticos. A redução da ansiedade extrema continua a ser uma verdadeira indicação para o uso de drogas nos psiconeuróticos, mas o tratamento deve focalizar-se em seu alvo essencial, a perturbação subjacente da personalidade. Alguns psicanalistas combinam seu tratamento com judiciosa aplicação de drogas psicotrópicas, tentando criar, pela redução de excessiva ansiedade perturbadora, condições mais favoráveis para o método psicológico; outros psicanalistas, mais fundamentalistas em sua maneira de encarar a questão, acreditam, por motivos técnicos, que o emprego de drogas interfere seriamente com seu trabalho terapêutico. Esses psicanalistas sustentam que dar drogas é fazer o papel do mágico que tenta aliviar sintomas rapidamente, prejudicando assim seu papel como psicoterapeuta que tenta ajudar o paciente a revelar-se e compreender-se.

Não há a menor dúvida que as drogas psicotrópicas têm grande valor prático. Sua utilização encurtou acentuadamente a permanência no hospital de pacientes gravemente perturbados e também simplificou a assistência a esses pacientes no hospital por torná-los mais tratáveis. E, ainda mais importante, os métodos mais drásticos de tratar psicóticos — choque elétrico, terapia de insulina e psicocirurgia — são usados com menor frequência. Infelizmente pacientes muito gravemente deprimidos reagem menos rapidamente a drogas antidepressivos que a eletrochoque; ainda assim, essas drogas tornaram possível humanizar o tratamento hospitalar de pacientes psicóticos substituindo a coação corporal por substâncias químicas.

É muito tentador para uma pessoa conseguir alívio dos inevitáveis pesos e ansiedade da vida cotidiana tomando uma droga em lugar de enfrentar realisticamente seus verdadeiros problemas. Todavia, habituar-se psicologicamente a um esquecimento quimicamente provocado é solução irrealista e representa uma muleta insegura que apenas contorna os problemas encontrados na vida cotidiana. A preocupação com problemas reais induz uma pessoa a planejar e lutar realisticamente. A ansiedade mobiliza defesas tanto biológicas como psicológicas para assegurar a sobrevivência. Indiscutivelmente, sob certas condições de vida extremamente cheias de tensões e também em estados mentais patológicos, tensão e ansiedade podem prejudicar a eficiência do planejamento e da concentração. O alívio por tranquilizadores, mesmo o alívio temporário, pode em tais condições permitir que a pessoa enfrente mais realisticamente seus problemas interiores e exteriores. Só a avaliação psicológica especializada da situação pode permitir a decisão correta sobre a conveniência ou não da aplicação de drogas em um caso individual. Enquanto isso, o uso indiscriminado de drogas psicotrópicas constitui decidido perigo para a adequada assistência psiquiátrica, bem como para a higiene mental em geral.

Novas drogas virão substituir as mais antigas e haverá muitas experiências com drogas novas. Não parece previsível que uma única droga venha resolver o dilema da doença mental, mas a experimentação sobre a maneira como as drogas atuam no sistema nervoso nos ajudará inestimavelmente a compreender melhor o funcionamento do cérebro. À medida que ficarmos conhecendo melhor o sistema de ativação reticular, o sistema límbico e o hipotálamo, e as enzimas e os neuro-hormônios ativos no sistema nervoso, diminuirá o abismo entre a mente e o cérebro. Já suspeitamos que o córtex cerebral seja capaz de obstruir, por meio de descargas inibitórias, estímulos desagradáveis que chegam a ele vindos de outros centros neuronais. Chamamos a isso de repressão psicológica. Observamos que a interrupção dos circuitos talâmico-corticais, a inibição do sistema s.a.r. ou reverberações surgidas no lóbulo límbico não são dissemelhantes e ocorrem com a intervenção de drogas. Chegará o dia em que a mente terá seu desejado lugar de repouso, não como uma estrutura do cérebro, mas como uma função dele. Como os pensamentos, sentimentos e sensações perturbadoras, os fenômenos psicológicos chamados de mente são transmitidos, armazenados sob a forma de memórias e reagidos em época posterior na vida será o legado deixado pelo que em certa época parecia ser manias psicofarmacológicas. No entanto, no futuro precisaremos ser cautelosos para não supervalorizarmos os dados neurológicos valiosos e atribuir a eles maior mérito do que é justificado. Na análise final, as situações que provocam agitações emocionais e a experiência subjetiva da dor psíquica não podem ser explicadas em termos do sistema nervoso, mas precisam ser descritas em linguagem psicológica.

Os Alucinógenos e Psicose Experimental

A redescoberta dos alucinógenos, drogas que produzem estados psicóticos transitórios, despertou nos últimos anos a esperança de que possam ser descobertos compostos químicos capazes de eliminar não só psicoses experimentalmente provocadas, mas também outros estados psicóticos. A tentativa do homem de produzir em si próprio estados em que tenha experiências vividas e fantásticas antecedeu de muito a tentativa do homem de curar psicose. Através das idades, os homens procuraram agentes que permitissem fugir às pressões da vida: o ópio, por exemplo, é uma dessas drogas, da mesma forma que o álcool e o haxixe.

Maconha, semente de cohoba, cogumelos e os botões do cactus peiote são outras.

Em fins do século XIX descobriu-se que um alcalóide isolado do cactus peiote, mescalina, produzia intensas perturbações perceptivas, que foram frequentemente descritas por aqueles que o tomaram. Na década de 1950, a mescalina foi usada experimentalmente para provocar estados psicóticos; mas foi assim usado também outro composto, diferente na estrutura e dez mil vezes mais potente, a dietilamida do ácido lisérgico (LSD).[*]

O ácido lisérgico é o ingrediente ativo do esporão do centeio, fungo que causa o apodrecimento da planta de centeio. Sua qualidade alucinógena foi descoberta por acidente em 1943, quando, trabalhando com derivados do esporão de centeio, um químico suíço, dr. A. Hoffmann, cheirou acidentalmente um dos produtos sintéticos que estava usando. Posteriormente, escreveu ele: "Fui tomado no laboratório por uma sensação peculiar de vertigem e inquietação. Objetos perto de mim e também a forma de meus colegas no laboratório pareceram experimentar modificações ópticas ... Em um estado como o sonho, deixei o laboratório e fui para casa onde me senti dominado por irresistível desejo de deitar e dormir. A luz do dia era sentida como desagradavelmente intensa. Fechei as cortinas e imediatamente caí em um estado peculiar de "bebedeira", caracterizado por exagerada imaginação. Com os olhos fechados, quadros fantásticos de extraordinária plasticidade e intenso colorido caleidoscópio pareciam avançar em minha direção. Depois de duas horas esse estado cessou gradualmente".[11] Outras investigações nas décadas de 1940 e 1950 produziram relatos de distorções perceptivas, modulações de humor, padrões ilusórios e alucinatórios multicoloridos formados de cintilantes e belos desenhos geométricos.

(*) N. T. — LSD, de sua denominação em inglês, *lysergic acid diethylamide*.

Os pesquisadores foram até agora incapazes de determinar as causas das vividas experiências que a mescalina e o LSD produzem; ambos os compostos parecem ter efeitos psicológicos semelhantes no homem e nos animais irracionais. Foi teorizado, mas não confirmado, que a mescalina, dotada de estrutura semelhante à da adrenalina, converte-se dentro do corpo em um dos produtos da adrenalina, o adrenocromo, que produz estados alucinógenos. O problema todo de como a adrenalina é metabolizada no corpo tem sido objeto de grande interesse da pesquisa biológica nos últimos anos.

O LSD, por seu turno, tem um núcleo indol também presente na serotonina e nos compostos da *Rauwolfia;* o LSD parece ser antagônico à serotonina, o que talvez seja o fundamento de suas qualidades psicotomiméticas. Todavia, ainda não sabemos como quantidades anormais de serotinina têm relação com a doença mental. Alguns pesquisadores sustentam que, combinando-se LSD com psicoterapia, talvez fosse possível vencer a depressão de modo que os conflitos inconscientes chegassem à consciência e fossem comunicados. O emprego do LSD atualmente está, porém, na fase experimental e continuam sendo enigmáticos os fenômenos neurofisiológicos e psicológicos produzidos por essas drogas.

Esquizofrenia — O Nó Górdio da Psiquiatria

Enigma muito mais antigo e talvez de solução muito mais difícil é a esquizofrenia. A devastação causada por essa doença é enorme. Na sexta década deste século, segundo se calculou, vinte e cinco por cento de todos os leitos hospitalares nos Estados Unidos estavam sendo ocupados por pacientes esquizofrênicos. Metade dos setecentos e cinquenta mil americanos hospitalizados devido a doença mental é constituída de esquizofrênicos. Vinte e três por cento de todos os pacientes admitidos em hospitais mentais são diagnosticados como esquizofrênicos. Indubitavelmente a esquizofrenia é um dos maiores riscos de saúde nos Estados Unidos.

O tratamento da esquizofrenia tem sido gravemente dificultado pela natureza quase insondável da doença. Mesmo o tratamento da doença por droga é prejudicado pelo fato de a esquizofrenia fugir completamente a explicação etiológica.

Existem duas escolas principais quanto à maneira de encarar a esquizofrenia: a orgânica, que é a maneira tradicional e prevalecente, e a psicológica. Recentemente tem havido tendência para um ponto de vista mais amplo, que se utiliza de informações obtidas em investigações tanto bioquímicas como psicológicas.

As teorias biológicas sobre esquizofrenia datam de séculos atrás, da era hipocrática, na qual todas as doenças mentais graves eram encaradas como resultados de perturbações dos humores. Nos tempos modernos, como vimos, tanto Kraepelin como Bleuler consideravam a doença como organicamente baseada, embora Bleuler ainda lidasse com manifestações psicológicas "fundamentais" — efeitos perturbados, afrouxamento de associações, retirada autística e grave ambivalência.

Na década de 1920, Ernest Kretschmer (1888-1964), na Alemanha, e W. H. Sheldon, nos Estados Unidos, fizeram tentativas de correlacionar tipos corporais com as várias psicoses. Kretschmer observou que as pessoas muito magras, que chamou de leptosomes ou tipo astênico, e que Sheldon chamou de ectomorfos, pareciam mais propensas à esquizofrenia, em comparação com as pessoas pícnicas, rotundas — os endomorfos de Sheldon — que eram mais predispostas a episódios maníaco-depressivos. As pessoas que Kretschmer chamou de tipo atlético — os *mesomorfos* de Sheldon — pareciam menos propensas a doença mental. Existem, porém, tantas exceções a essas generalizações que não se justifica a aceitação da hipótese de tipo do corpo como prova de distúrbio biológico. Mais convincente é uma série de estudos estatísticos sobre a ocorrência da esquizofrenia compilados por F. J. Kallman, os quais indicam que, embora pouco menos de um por cento da população geral dos Estados Unidos fique esquizofrênico, dezesseis por cento dos filhos de mãe ou pai esquizofrênico ficam esquizofrênicos. Além disso, Kallman descobriu que nos casos em que os esquizofrênicos eram gêmeos idênticos, oitenta por cento dos outros gêmeos também tinham a mesma doença.[12] Não há estudos genéticos para explicar porque os outros catorze por cento dos gêmeos não adquiriram esquizofrenia. Quando os gêmeos são plurivitelinos, não idênticos, e um deles tem esquizofrenia, só catorze por cento dos outros gêmeos apresentam a doença, porcentagem que se aplica a quaisquer irmãos gêmeos ou não. Um estudo sobre gêmeos idênticos que haviam sido separados e, portanto, cresceram sob influências ambientais diferentes seria crucial para a plena avaliação dessas cifras. Até agora, porém, só existem dois casos relatados de gêmeos que viveram separados e ficaram esquizofrênicos. Mesmo nesses casos, porém, a separação foi incompleta e houve muita interação entre os gêmeos. Gêmeos idênticos que partilharam a mesma placenta muitas vezes recebem tratamento idêntico de seus pais. Frequentemente são confundidos, não apenas por pessoas de fora, mas também pelos próprios pais, o que pode causar problemas em seu sentimento de identidade única. Além disso, a estreita associação psicológica entre gêmeos plurivitelinos não é comparável à que existe entre gêmeos idênticos. Essas afirmações, porém, não foram verificadas em estudos psicológicos. O fator genético parece ser muito importante na esquizofrenia. Isso não quer dizer, porém, que perturbações psicológicas malignas na infância e na meninice não tenham efeito sobre a incidência posterior da esquizofrenia.

Tem havido crescente interesse pela importância dos fatores bioquímicos como agentes etiológicos na doença mental e especialmente na esquizofrenia. Por exemplo, em 1957, um bioquímico suíço, S. Akerfeldt, descobriu que o sangue de pacientes esquizofrênicos continha uma enzima carregada de cobre, a ceruloplasmina; isso foi saudado como um meio de diagnosticar a doença até quando outros pesquisadores descobriram que o sangue de qualquer indivíduo com deficiência de vitamina C continha a mesma substância. Os pacientes de Akerfeldt estavam hospitalizados havia muito tempo e sofriam de deficiências crônicas, fosse porque sua própria apatia limitava a ingestão de alimentos ou porque lhes eram oferecidas dietas pobres. (Na maioria dos hospitais a verba para o doente mental mediano é de menos de três dólares por dia.) Essas deficiências crônicas naturalmente causam anormalidades bioquímicas secundárias e por isso resultados bioquímicos atribuídos à esquizofrenia são muitas vezes simples consequência de dieta inadequada.

Um dos mais difíceis problemas de pesquisa na esquizofrenia é o fato de ter esse diagnóstico se tornado uma cesta de papéis usados. Numerosas doenças diferentes são diagnosticadas como esquizofrenia. Além disso, indivíduos cronicamente agitados que sofrem de ansiedade intensa têm reações fisiológicas que se mostram em exames bioquímicos. A causa da doença não pode por isso ser atribuída a essas modificações químicas secundárias. Alguns psiquiatras argumentam que se a química perturbada — mesmo que seja o resultado secundário e não a causa da doença — fosse restabelecida em química normal, os pacientes não sofreriam os sintomas perturbadores da esquizofrenia; contudo, antes que essa teoria possa ser convenientemente submetida a prova, será preciso adquirir conhecimento mais exato da bioquímica do cérebro humano.

Os resultados dos estudos biológicos sobre esquizofrenia são equívocos; por outro lado, as teorias psicológicas sobre a doença parecem igualmente problemáticas. Mais de sessenta por cento dos esquizofrênicos agudos apresentam melhora e aqueles que não a apresentam são tão refratários à psicoterapia quanto ao tratamento biológico. As teorias psicológicas prestam-se menos facilmente a avaliação objetiva e a parcialidade do psicoterapeuta muitas vezes obscurece a avaliação dos resultados.

Freud achava que o paciente esquizofrênico não podia efetuar uma transferência para o terapeuta e por isso não podia ser analisado. Jung, por outro lado, que foi o primeiro a tratar psicanaliticamente pacientes esquizofrênicos, acreditava que os esquizofrênicos são acessíveis a tratamento psicanalítico. E Adolph Meyer dedicou-se a estudar o padrão da vida inteira de seus pacientes esquizofrênicos, tentando determinar fatores causadores de tensão; concluiu que a "parergasias" (termo que usava para designar a esquizofrenia) era causada por um acúmulo de tensões psicológicas em toda a vida do indivíduo.

Ainda mais revelador que o trabalho basicamente descritivo de Meyer foram os estudos feitos em voluntários humanos. Esses estudos mostraram que indivíduos sujeitos a privação sensória, sem receber sensações auditivas, visuais ou da pele, sofrem delírios e alucinações semelhantes aos que ocorrem na esquizofrenia.

Estudos com mães e pais não revelaram um padrão sistemático pelo qual pudessem ser diferenciados os pais de crianças neuróticas. Um ponto de vista psicológico relativamente novo sobre o problema da esquizofrenia é oferecido pelo método familiar. Constatou-se que uma pessoa esquizofrênica influencia todos os outros membros de sua família, de modo que frequentemente, se o paciente sara, outro membro da família sofre um contratempo emocional. Esses estudos estão possibilitando melhor conhecimento das interações emocionais entre membros de uma família. Contudo, como não foram definidamente estabelecidas as perturbações precisas da esquizofrenia, não seria conveniente a esta altura discutir mais os vários métodos psicoterapêuticos de encarar o paciente esquizofrênico.

Por mais divergentes que possam parecer as orientações psicológica e orgânica, sua integração está bem avançada. O modelo atual de etiologia sustenta que, não um, mas uma multiplicidade de fatores causais produz doenças. Um moderno modelo psicossomático sugere que vulnerabilidades psicológicas e orgânicas (constitucionais), juntamente com uma tensão emocional precipitadora, levam a determinado distúrbio. Alguns pacientes têm forte predisposição genética; precisam apenas de pequenos fatores precipitadores para adquirir perturbação mental. Quando a predisposição genética é mínima, só tensão excepcional pode causar doença.

Realiza-se atualmente pesquisa tendente a estabelecer mais concretamente a relação de fatores biológicos e experimentais. Uma equipe de profissionais do Instituto de Pesquisa de Saúde Mental, da Universidade de Michigan, acredita que vulnerabilidade biológica combinada com experiências de tensão durante a infância e a meninice conduz a alterações químicas, de que resulta comportamento perturbado quando uma tensão emocional precipitadora ocorre na vida posterior. O método multidisciplinar, que estuda padrões de reações fisiológicas e químicas, assim como reações psicológicas a situações de tensão, encarna o ideal da moderna equipe de pesquisa. O nó górdio da esquizofrenia não será cortado de repente por uma espada empunhada por um homem, mas será vagarosamente desfeito pela colaboração de grupos de cientistas.

CAPÍTULO 19

Desenvolvimentos Psicológicos

Teoria da Personalidade

Durante as primeiras duas décadas do século XX Freud e seus seguidores ficaram fascinados pelo recém-descoberto universo da mente inconsciente. A análise de sonho e o método de livre associação demonstraram-se instrumentos operacionais muito eficazes e o conceito até então filosófico do inconsciente foi aberto ao exame metódico. A demonstração de fenômenos inconscientes — o complexo de Édipo, o complexo de castração, rivalidades reprimidas entre irmãos e a espécie de conteúdo mental pré-genital e regressivo revelado em sintomas neuróticos e psicóticos, assim como na arte, no folclore, na mitologia — tomou-se a principal ocupação de Freud e dos pioneiros. Essa foi a era em que floresceu a arte da interpretação.

A publicação de *Além do Princípio do Prazer, O Ego e o Id* e *Sintomas, Inibições e Ansiedade*, de Freud, abriu uma nova era. Psicanalistas não estudavam mais apenas manifestações isoladas do conteúdo mental reprimido; começaram a colocar essas manifestações no contexto do sistema dinâmico complexo — a personalidade total — que Freud gostava de chamar de "aparelho mental". A significação do conteúdo mental não era mais o único foco de atenção; pelo contrário, os analistas passaram a interessar-se pela interação dinâmica entre as forças reprimidas e repressoras. A arte da interpretação era considerada coisa comum; o interesse voltou-se para a compreensão dos princípios dinâmicos da organização interior de toda a personalidade. Essa mudança assinala o início da psicologia psicanalítica do ego.

A natureza adaptacional do desenvolvimento do ego já era prenunciada por Freud quando distinguiu entre o princípio do prazer e o princípio da realidade. Considerou ele que o princípio da realidade resultava da gradual adaptação do organismo aos fatos da realidade exterior. Um estado de coisas inicialmente desorganizado, no qual cada impulso procura independentemente sua satisfação sem consideração pelos outros impulsos coexistentes, é gradualmente transformado em um sistema organizado no qual impulsos individuais são harmoniosamente coordenados entre si, assim como ajustados à realidade exterior. Essa transformação é um processo de adaptação. É a essência do amadurecimento e o resultado da faculdade coordenadora do ego.

Ferenczi, em *O Desenvolvimento da Prova da Realidade,* foi o primeiro a descrever os pormenores da fase inicial desse processo de adaptação, começando com o pensamento mágico e chegando oportunamente ao pensamento realístico baseado na prova da realidade. Essa primeira aventura na psicologia do ego oi seguida pelos ensaios de Freud, que revelavam o acentuado aumento de seu interesse pelos aspectos integrativos do comportamento.

Outro que contribuiu no início para a psicologia do ego foi Herman Nunberg. Em artigo sobre esquizofrenia, referiu-se às "funções sintéticas" do ego que são perturbadas naquela doença e, em escritos posteriores, reiterou a formulação freudiana de que: (1) O ego reconcilia os elementos conflitantes nos instintos autônomos dentro do id e os alia entre si de modo que haja unanimidade de sentimento, ação e vontade (*o ego não tolera contradição*). (2) Coloca as tendências *instintuais* do id em harmonia com as exigências da realidade. (3) Promove um equilíbrio entre as reclamações do superego e da realidade, de um lado, e do id, do outro lado.[2] Nunberg derivou do instinto da vida — o eros — a força dinâmica das funções sintéticas do ego.

A primeira tentativa sistemática de aplicar essa teoria dinâmica estrutural da personalidade ao conhecimento de neuroses e psicoses foi *The Psychoanalysis of the Total Personality* (1929) de Franz Alexander. Nesse livro, o autor tentou descrever três perturbações psiquiátricas — histeria de conversão, neurose obsessivo-compulsiva e doença maníaco-depressiva — como formas diferentes de perturbação na interação entre as funções repressivas do ego e as tendências reprimidas. Seguindo o princípio básico de Freud de que todo sintoma neurótico representa uma conciliação entre as forças repressivas do ego — o superego — e as forças reprimidas do id, opostas ao ego, Alexander propôs três formas de conciliação, cada uma delas característica de uma dessas três doenças mentais. O neurótico obsessivo-compulsivo plenamente desenvolvido apresenta duas espécies de sintomas. Um grupo de sintomas envolve ideias obsessivas de natureza altamente associai, como a de agredir pessoas, ter relações repugnantes, que são expressões indisfarçadas de impulsos infantis em tudo o mais reprimidos. O outro grupo de sintomas é formado de rituais compulsivos, que, em contraste com as ideias obsessivas, representam exageros de comportamento social: repetidas lavagens de mão, prolongados e cerimoniosos banhos de imersão ou de chuveiro (extrema limpeza) e exagerada meticulosidade. Os sapatos são colocados em posição exatamente paralela e simétrica em relação à cama. Portas e gavetas são cuidadosamente fechadas, os objetos no banheiro ou nos bolsos são escrupulosamente contados, todas as estações ferroviárias entre um ponto e outro são enumeradas, os nomes dos presidentes são recitados pela ordem.[3] Esses rituais sociais exagerados são acompanhados por certas tendências de caráter: esses neuróticos são inibidos em todas as atividades e são atenciosos, meticulosos e rigorosos na observação das pequenas cortesias e convenções da sociedade. Sofrem de uma paralisante dúvida que impregna toda sua personalidade e comportamento. Olham tudo por todos os lados e finalmente não podem decidir-se a fazer coisa alguma. Alexander sugeriu que esses indivíduos são capazes de expressar tão diretamente suas tendências opostas ao ego sem disfarce em suas ideias obsessivas porque sua consciência, por assim dizer, é subornada pelos seus rituais compulsivos e tendências de caráter declaradamente sociais.

Equilíbrio semelhante entre atitudes opostas ao ego e atitudes sociais existe na doença maníaco-depressiva. Aqui, porém, as duas espécies de sintomas seguem-se uma à outra nas duas fases da doença. Na fase depressiva o paciente é inibido e retardado; acusa--se de pecaminosidade, castiga-se com auto depreciação e às vezes até mesmo com jejuns. Na fase maníaca é agressivo, sexualmente licencioso, autoritário e incontido. Segundo as teorias de Freud e Abraham, Alexander considerou que na fase depressiva o indivíduo se pune por seus excessos associais em pensamento e muitas vezes em atos, mas tão severamente que com o tempo chega a um ponto em que acha ter pago abundantemente por seus pecados e por isso estar novamente livre para comportar-se desinibidamente, o que dá início ao período maníaco. Na fase depressiva paga em excesso as dívidas que tem para com sua consciência, de modo a dispor de mais capital para gastar.

Alexander aplicou o mesmo princípio dinâmico à explicação dos sintomas da histeria de conversão, que têm uma significação simbólica dupla. Expressam ao mesmo tempo a satisfação de uma tendência oposta ao ego e sua rejeição. A histeria é simultaneamente satisfação e autopunição; a última se expressa pela incapacitação causada por uma perna paralisada ou um braço contraído. Alexander descreve da seguinte maneira essas três formas de mecanismos psicopatológicos: *monofásico,* na satisfação simultânea da tendência repressora e reprimida da histeria; *bifásico,* mas simultâneo, nos estados obsessivo--compulsivos; e *bifásico,* mas *sucessivo,* na doença maníaco-depressiva. Em *Remarks About the Relations of Inferiority Feelings to Guilt Fellings* (1938), Alexander distingue a psicologia dos sentimentos de culpa dos sentimentos de inferioridade, isto é, vergonha. Culpa e vergonha até então haviam sido usadas intercambiavelmente na literatura psicanalítica; Alexander mostrou, porém, que têm um conteúdo emocional diferente e resultados dinâmicos inteiramente opostos. O sentimento de culpa é uma reação por ter feito mal ou ter desejado fazer mal a alguma outra pessoa e provoca o desejo de ser punido. A pessoa culpada, portanto, procura punição; além disso, sua culpa inibe mais agressividade e tem efeito paralisador. Esta reação é vista mais claramente em pacientes deprimidos que são inibidos e retardados e se acusam de pecaminosidade. A vergonha, por outro lado, é uma reação a sentir-se fraco, ineficiente ou inferior a outros. A reação psicológica à vergonha é o contrário da reação à culpa; estimula agressividade. Para livrar-se da vergonha o indivíduo precisa provar que não é fraco e que pode bater na pessoa que o envergonhou. A vergonha é uma reação tão primitiva que os próprios animais irracionais a apresentam; mas sentimentos de culpa só podem surgir após um indivíduo ter adquirido consciência, isto é, após ter incorporado os valores morais de seu ambiente. Esta distinção entre vergonha e culpa pode ser valiosa para a compreensão de fenômenos psicopatológicos, particularmente o círculo vicioso comum que é tão característico de numerosas neuroses. Impulsos hostis, agressivos e opostos ao ego provocam sentimentos de culpa, que inibem a pessoa de afirmar-se ao competir com outros. Esta redução da autoafirmação inibe a competição bem-sucedida, paralisa a atividade e cria sentimentos de vergonha. A vergonha, por sua vez, mobiliza agressão hostil, que depois fica novamente inibida pela culpa. Dessa maneira desenvolve-se um círculo vicioso autoperpetuador, que é a base de muitas perturbações neuróticas.

Gerhart Piers e M. B. Singer aplicaram em 1953 os conceitos de Alexander na diferenciação entre "culturas de vergonha e de culpa", isto é, entre duas espécies de sociedades, aquela em que o comportamento é mais regulado por sentimentos de culpa e aquela em que prevalece a necessidade de evitar vergonha.[4] Os japoneses, cuja maior preocupação é manter o próprio prestígio, pertencem a uma cultura de vergonha e os huteritas, que apresentam alto índice de depressões devidas a culpa, pertencem a uma cultura de culpa.[6]

A teoria de Freud de que a estrutura da personalidade consiste no ego, superego e id, foi inicialmente útil para a compreensão de processos intrapsíquicos. Gradualmente, porém, se tornou evidente que era mais adequado distinguir entre diferentes funções da mente do que dividi-la em compartimentos estanques. Alexander procurou formalizar uma teoria funcional da personalidade. Distinguiu entre quatro funções básicas: (1) percepção de necessidades subjetivas — percepção interior; (2) percepção dos dados do ambiente — percepção exterior ou "prova da realidade"; (3) integração dos dados das percepções exterior e interior, conduzindo a um plano de ação apropriada para satisfazer as necessidades subjetivas; (4) controle do comportamento motor voluntário — a função executiva do ego.[6]

Esta teoria funcional toma possível encarar a psicopatologia como perturbação de uma ou mais dessas funções básicas do ego. A repressão maciça, por exemplo, é uma perturbação da capacidade de percepção interior. Excluídas da consciência, as tendências reprimidas não podem ser integradas e por isso não podem resultar em uma execução voluntária planejada, situação essa comum na histeria. A função integrativa é a mais perturbada nos estados compulsivo-obsessivos: as tendências opostas ao ego penetram na consciência, mas permanecem isoladas como corpos estranhos sem serem integradas no resto do conteúdo mental. Em distúrbios de comportamento, a função executiva é manifestamente perturbada, particularmente em um aspecto importante, o do controle sobre impulsos. Em psicoses, a prova da realidade é manifestamente prejudicada. Em todas as perturbações mentais, porém, cada uma dessas funções é perturbada em maior ou menor grau.

A maioria do trabalho discutido até agora focalizou-se sobre o aparelho mental como um sistema dinâmico complexo; foram tentativas de reconstruir a interação de várias funções do ego e construir uma teoria de personalidade ampla dentro de linhas freudianas básicas. Voltamo-nos agora para duas significativas contribuições de natureza mais descritiva, tratando do fundamento empírico daquela esquiva abstração que os diferentes autores chamam de ego: o trabalho de Paul Schilder (1886-1940) e Paul Federn (1872-1950). A significativa elaboração descritiva que Paul Schilder faz do conceito da imagem do corpo toma mais concreta a noção do ego. Schilder concebeu o ego como uma entidade irredutível na qual a consciência do corpo e de suas funções é um componente significativo: isto é, a pessoa percebe que os movimentos de seu corpo estão subordinados à sua vontade. Schilder sustenta que para uma criatura que não pudesse mover-se, o corpo e o mundo seriam completamente idênticos. "O termo ego é significativo só até onde se refere a algo constante e imutável... Se eu digo: "Ontem eu era um homem diferente", não posso estar querendo dizer que meu ego mudou: só a experiência do ego e seus modos de experiência mudaram. O ego é constante e imutável no tempo; além disso, atribuímos a cada ego uma singularidade particular. *Meu pensamento, sentimento e atuação são completamente diferentes dos seus...* O ego pensa, sente, percebe, tem um passado e um presente. Não se pode dizer que experiências são atributos ou partes do ego, porque cada experiência pressupõe um ego; o ego vive em seus atos, independente dos objetos deles. O fato de a unidade do ego ser preservada apesar da multidão de seus atos só pode ser descrito, não pode ser explicado."[7] Nessas declarações Schilder antecipa-se ao conceito do senso de identidade do ego, que foi mais desenvolvido por Erik Erikson em *Childhood and Society*.

A consciência do próprio corpo não depende, porém, de percepções sensórias efetivas. Isto Schilder demonstrou citando o conhecido fato de pacientes que perderam um membro por amputação continuarem a experimentar a presença do membro não mais existente do corpo. Em suas formulações de longo alcance sobre a imagem do corpo, Schilder recorreu aos clássicos estudos de Goldstein e Gelb sobre casos de cegueira psíquica e de pacientes com lesões cerebrais. Por sua vez, influenciou Thomas Szasz, que, em seu livro, *Pain and Pleasure,* desenvolveu ainda mais essas observações e delas tirou conclusões teóricas.

Outras contribuições significativas na análise psicológica do ego foram prestadas por Paul Fedem. Schilder acentuou que o ego é um componente da consciência tão onipresente que não é percebido como são outros objetos de que temos consciência; em outras palavras, não somos *especificamente* cônscios de algo de que estamos *continuamente* cônscios. Fedem postulou mais que o estudo concreto do ego só pode ter significação pela observação de graves perturbações de sentimentos do ego. De acordo com Edoardo Weiss, autoridade no que se refere aos trabalhos de Federn: "O senso do ego, que é onipresente, não é comumente reconhecido, e ligeiras perturbações e variações deixam de ser observadas. No entanto, um momento de introspecção demonstra que variações na intensidade do ego são de experiência comum. Quando cansados ou sonolentos, nós nos sentimos entorpecidos; ao acordar de um sono revigorante ou ao receber notícias excitantes, nós temos um senso revigorado do ego. Essas variações dinâmicas, como reconheceu Fedem, apontam para a existência de uma "catexis do ego", que ele examinou sob numerosos aspectos."[8] Em seus comentários, Weiss conclui que Fedem prestou importante contribuição à psicologia do ego por sua "precisa e minuciosa descrição de experiência interior, mais que por hipóteses teóricas."[9]

Federn ajudou a explicar a importância psicológica das fronteiras do ego. Em seu entender, a consciência de um ego não é estática, mas é sujeita a constante flutuação dinâmica, dependendo do que ele chamou de "catexis da libido", isto é, um envolvimento ou carga emocional. Se o ego retira esse envolvimento do objeto, isto é, se o ego retira seu interesse, o objeto parece estranho. Alheamento semelhante do próprio eu da pessoa é o sentimento de *despersonalização,* fenômeno bem conhecido em certos estados neuróticos e psicóticos. A despersonalização (perda do senso da realidade do próprio eu) muitas vezes afeta a imagem do corpo da pessoa. Insuficiente envolvimento no corpo ou no ego mental pode ser causado por diferentes razões psicológicas (emocionais). Para citar Edoardo Weiss sobre esse assunto: "O ego pode reagir a uma situação exterior que apresente um conflito, retirando-se dos órgãos dos sentidos, fazendo assim com que o mundo exterior pareça irreal; e pode retirar-se igualmente de um órgão do corpo que se tornou fonte de sensações desagradáveis, ou de algum desejo ou afeto censurável.[10]

O interesse pela psicologia do ego recebeu grande impulso das lúcidas descrições de Ana Freud em *The Ego and Mechanisms of Defense* (1936), que explicam os vários mecanismos de defesa do ego pelos quais ele mantém fora da consciência tendências opostas ao ego. O mecanismo-chave de defesa é a repressão, que Sigmund Freud concebeu como o meio principal pelo qual o fraco ego da criança se defende de impulsos que no passado a puseram em conflito com o ambiente. A criança não aprendeu ainda a controlar impulso de que tem consciência: age imediatamente sob todo impulso que entra em sua consciência. Por isso a criança acha que o único meio de fugir de complicações é reprimir, o que é em si próprio um processo inconsciente, e assim proteger-se contra a tentação a que não poderia resistir se seus impulsos perigosos se tomassem conscientes. Além da repressão, existem mecanismos de defesa auxiliares: uma relação parcial poderia incluir super compensação, racionalização, projeção, volta dos impulsos contra o eu e isolamento (em relação a ideias provindas de sentimentos).[*] A descrição sistemática desses processos defensivos por Anna Freud assinalou um desvio de interesse, do conteúdo do material reprimido — análise do id — para o estudo dos processos dinâmicos pelos quais o ego tenta preservar sua integridade.

Tomou-se claro que não só o conteúdo específico dos impulsos inconscientes opostos ao ego, mas também os métodos de defesa que o ego emprega contra eles determinam a natureza da psicopatologia. A projeção, por exemplo, é o mecanismo de defesa típico das condições paranoicas; um impulso hostil e inaceitável que irrompe através da barreira de repressão e entra na consciência é atribuído a outra pessoa: "Não sou eu que quero atacá-lo. Ele é que me está perseguindo." Voltar os impulsos agressivos contra o eu é a defesa central em condições depressivas, sendo o suicídio o exemplo extremo. Anna Freud descreveu pela primeira vez outro mecanismo de defesa comum, a identificação com o agressor. Temeroso de expressar raiva contra o agressor irresistível, o indivíduo identifica-se com seus atormentadores e descarrega sua raiva contra vítimas indefesas. Este mecanismo foi posteriormente observado em campos de concentração, onde alguns internados se comportaram brutalmente contra o resto de seus companheiros de sofrimento da mesma maneira como os guardas faziam contra todos os prisioneiros.

Mais recentemente, Anna Freud acentuou os aspectos de adaptação das funções da personalidade. A normalidade depende da integridade da capacidade do ego para reconciliar os impulsos do id com as exigências do superego e com o impacto do ambiente e também da função controladora do ego.[11] As ideias de Anna Freud sobre as tarefas do ego podem ser resumidas como mediação, supervisão e controle de impulsos, o que corresponde em grande parte aos conceitos de Alexander sobre as quatro funções básicas do ego.

(*) Para outros mecanismos mentais, ver Capítulo 12, A *Evolução Científica de Freud*, página 252.

Em 1939, Heinz Hartmann tentou esclarecer alguns aspectos fundamentais da psicologia do ego. O ponto principal de Hartmann foi que as funções do ego haviam sido estudadas por psicanalistas quase exclusivamente do ponto de vista do papel do ego como mediador entre exigências instintuais e julgamento de valor incorporados no superego. Hartmann propôs-se focalizar a atenção nas funções do ego que não lidam com a resolução de tais conflitos interiores, mas com a adaptação do indivíduo a seu ambiente, como "percepção, intenção, compreensão de objeto, pensamento, linguagem, fenômenos de recordação e produtividade... as conhecidas fases do desenvolvimento motor, o ato de segurar, gatinhar e andar; e o amadurecimento de processos de aprendizagem implícitos em todos esses e muitos outros". Não afirma que esses processos adaptativos "permaneçam intocados por conflitos psíquicos ou não se entrelacem com outros conflitos."[12] Acha porém aconselhável considerar essas atividades como pertencendo a uma esfera do ego "livre de conflitos" e chama-as de funções "autônomas".

O delineamento das funções autônomas do ego, livres de conflito, feito por Hartmann, foi uma reação corretiva ao descuido em relação aos processos racionais adaptativos pelos quais o ego aprende oportunamente a dominar seu ambiente. As funções adaptativas evidentemente têm significação fundamental: a tarefa biológica do ego inclui mais que a resolução de conflitos interiores. *O Ego e o Id* de Freud foi responsável por encarar-se o ego como um aparelho regulador interior que tenta manter constantes condições ideais dentro do organismo. Esta estabilidade interior é perturbada por necessidades subjetivas que muitas vezes colidem entre si, colidem com princípios normativos socialmente impostos e internalizados, e com o ambiente exterior. É verdade que as funções adaptativas exteriores são menos influenciadas por conflitos interiores específicos; no entanto, mantêm uma luta constante com as exigências da realidade. Em outras palavras, adaptações tanto ao ambiente *interior* como ao ambiente *exterior* são funções básicas do ego. Designar a desarmonia entre necessidades subjetivas e o superego como conflito e depois considerar os problemas de adaptação exterior como "livres de conflito" é coisa desorientadora. Essa distinção interfere com o desenvolvimento de uma teoria do ego aplicável à função do ego — adaptar-se ao ambiente interior assim como ao ambiente exterior. A luta ubíqua com a realidade deve ser também considerada um conflito, se quisermos preservar a significação fundamental do termo "conflito".

Por outro lado, a ênfase dada por Hartmann às funções autônomas do ego combina bem com princípios biológicos gerais. Todas as funções do corpo têm suas próprias funções autônomas específicas. Segurar as coisas com a mão tem sua própria tecnologia, que precisa ser aprendida, da mesma forma que a locomoção. Os conflitos interiores podem ser perturbados por essa aprendizagem; no entanto, desempenhos físicos complexos têm seus próprios princípios inerentes fraseados na mecânica — a transformação da energia química em trabalho mecânico — e na anatomia e fisiologia específicas dos órgãos envolvidos. As funções adaptativas do ego também são baseadas em seus próprios princípios, dos quais os mais complexos são as leis de pensamento, que só recentemente se tornaram objeto de investigação psicológica. (Um dos mais importantes desses estudos, o de Piaget, já foi mencionado.) Hartmann sustenta que um aspecto muito importante dessas funções corporais autônomas é nem sempre serem para satisfação de necessidades biológicas, mas também serem praticadas por sua própria causa, como fonte de prazer. Por exemplo, um potro brincando em um campo, correndo em círculos, encontra prazer nessa atividade estimulante e sem propósito. É válido falar em funções autônomas do ego nesse sentido. Um conceito de "prazer funcional"[13] introduzido pelo psicólogo vienense Karl Buhler (1879-1963) foi utilizado por Robert Waelder e Franz Alexander para compreensão da recreação e mais tarde motivou propostas de revisão na teoria dos instintos.[14] (Ver *Teoria dos Instintos,* neste capítulo.)

Ernst Kris e Rudolf Loewenstein colaboraram com Hartmann nas tentativas de aplicar as conclusões da psicologia do ego à orientação de tratamento psicanalítico. Kris introduziu um útil conceito — regressão a serviço do ego — que lança luz sobre os processos criativos da arte e literatura, setor que havia sido manifestamente descuidado pelos psicanalistas. Considerou ele que o inconsciente não apenas contém tendências opostas ao ego reprimidas da consciência devido a sua natureza inaceitável, mas é também o gerador da criatividade que a atividade integrativa do ego pode ativar.

Essa crescente ênfase nos conceitos dinâmicos produziu outros aperfeiçoamentos da teoria estrutural da personalidade de Freud. As especulações de Melanie Klein sobre as primeiras fases do desenvolvimento do ego serão discutidas mais adiante. Ela se interessou principalmente pelo processo através do qual as primeiras imagens paternas são introjetadas no ego, particularmente as chamadas imagens "más" pelas quais a criança se sente perseguida. Uma revisão muito elaborada dos conceitos estruturais de Freud foi apresentada por um psicanalista britânico, W. Ronald Fairbairn (1889-1964), que propôs em An *Object-Relations Theory of Personality* (1954) uma reformulação sistemática da psicologia do ego, baseada na ideia de que a teoria de impulsos deve ser revista em termos de teoria estrutural. Chamou especial atenção para o fato de (como no caso da teoria do ego de Freud) toda a concepção de objetos internalizados ter sido desenvolvida, sem qualquer modificação significativa, da psicologia dos impulsos originariamente adotada por Freud. Fairbairn explica a repressão como sendo causada por uma divisão que ocorre dentro do ego antes do complexo de Édipo e da formação do superego. Essa divisão é devida à introdução de objetos maus e bons; a batalha entre esses objetos maus e bons introjetados é a essência da sua teoria da personalidade. Esta divisão inicial não envolve considerações moralistas e precede à formação do superego. "A repressão origina-se como defesa contra objetos maus internalizados e... o estabelecimento do superego representa uma defesa adicional e posterior ("a defesa moral") que corresponde à consecução de um novo nível de organização estrutural, abaixo do qual persiste o nível antigo".[15] Fairbairn sustenta que a divisão esquizofrênica pode derivar-se das defesas contra esses objetos maus originariamente internalizados e incorporados à personalidade. São objetos "excitantes" ou "rejeitantes". Apesar de sua natureza especulativa, as opiniões de Fairbairn representam importante desafio para o esclarecimento dos conceitos prevalecentes sobre o desenvolvimento inicial do ego.

Em nossa opinião, os pontos de vista estruturais foram desenvolvidos um pouco demais por presunções especulativas sobre unidades estruturais estáticas dentro do ego. Como foi mencionado antes, mesmo o conceito do superego está cedendo cada vez mais diante do conceito das funções do superego, que substitui a ideia de um compartimento circunscrito, mais ou menos estático, dentro da personalidade. Hipóteses estruturais sobre desenvolvimentos iniciais do ego, por outro lado, se não forem encaradas muito literalmente, podem ser úteis na conceitualização dos conflitos intrapsíquicos complexos observados em depressões, em processos esquizofrênicos e principalmente nos raros casos de múltipla personalidade.

Apesar do continuado interesse por especulações estruturais, particularmente pela orientação adaptacional, o princípio da estabilidade de Freud tem-se tornado alvo de atenção cada vez maior. Em *Além do Princípio do Prazer* Freud descreveu uma forma de regressão que diferia do primeiro tipo de regressão reconhecido por ele. Originariamente havia falado sobre uma pessoa que fugia a um conflito presente não resolvido, regredindo para uma fase de desenvolvimento anterior e satisfatória, na qual ainda era feliz. O indivíduo, em certo sentido, retira seus sentimentos e seu comportamento para "os bons velhos tempos" quando ainda se sentia seguro. Certos sonhos repetitivos de pacientes que sofriam de neuroses traumáticas de guerra sugeriram a Freud que existe outra forma de regressão — o retorno a um conflito não resolvido do passado. Freud observou que alguns pacientes que haviam sofrido choques severos durante suas experiências de guerra frequentemente invocavam em seus sonhos a mesma situação traumática, que nada tinha de satisfatória ou agradável. Esses sonhos evidentemente contrariavam o princípio do prazer. Freud explicou esse fenômeno aparentemente paradoxal como uma tardia tentativa do ego de dominar uma situação que originariamente o esmagara por estimulação maciça. Freud identificou assim o princípio de "domínio subsequente", que é um atributo básico do ego e meio pelo qual o ego tenta preservar seu equilíbrio homeostático.

Abraham Kardiner, em uma compreensiva monografia sobre *Neuroses Traumáticas de Guerra* (1941), desenvolveu ainda mais o princípio do domínio tardio. Reconheceu ele a significação central da tentativa de domínio do ego como uma manifestação de sua função homeostática, suas tentativas de restabelecer o equilíbrio perturbado pelo impacto maciço de estímulos exteriores irrompendo através de sua barreira de estímulo. Kardiner distinguiu duas espécies de domínio: *domínio ativo* — a utilidade de um objeto para o organismo é explorada ou obstáculos são vencidos com êxito; e *domínio passivo* — quando o organismo procura fugir de um objeto nocivo, escapar dele ou evitá-lo.

Em outro escrito Kardiner explicou os sintomas de neurose como sendo resultados malsucedidos dos esforços adaptativos do ego. Esses sintomas são principalmente reações de evitação. Nesse trabalho Kardiner usou a formulação de *traumatofobia* de Sandor Rado — a ideia de que o ego traumatizado tenta escapar de experiências traumáticas ou evitá-las. Os sintomas de neurose traumática, como perda de consciência, fala, locomoção e coordenação de movimentos, são de fato em sua maioria reações de evitação. Pondo fora essas faculdades o indivíduo regride ao estado de uma indefesa criança de colo; comporta-se como se recusasse continuar sua existência adulta independente e para isso fosse necessário envolver-se em perigosas experiências de combate.

Thomas French prestou promissoras contribuições ao conhecimento das funções integrativas do ego, começando com uma descrição do comportamento dirigido para objetivo do ponto de vista da adaptação biológica. French introduziu um conceito muito útil, o de *estruturas de objetivo,* que são objetivos finais ou objetivos subsidiários. Para atingir um objetivo final é preciso dividir a tarefa em numerosas outras mais simples. De início é preciso atingir objetivos subsidiários para chegar ao objetivo final. Por exemplo, para comer, precisamos primeiro ir a uma mercearia, comprar alimentos, prepará-los e cozinhá-los. Esse complexo padrão de ação só pode ser executado depois que se tem uma "compreensão prática da situação total". Esse é um ato integrativo complexo e, no entanto, é uma faculdade — senso comum — que toda pessoa normal tem e que por isso é considerada coisa comum. French procurou então analisar o que parecia ser óbvio. A história mostra que aceitar o óbvio retarda o progresso científico. Enquanto se achasse natural uma maçã cair ao chão "porque é pesada", a teoria da gravidade não poderia desenvolver-se.

French vê o *senso comum* como fator básico, não só no comportamento dirigido para objetivo, mas também no conhecimento de motivação e na interpretação psicanalítica. Essa ênfase dada ao conhecimento de senso comum foi proposta primeiramente por Alexander em 1931 em uma palestra feita perante a Harvey Society. Sua tese então foi de que a psicologia científica devia desenvolver e refinar a faculdade do senso comum que todo indivíduo sadio possui. O conhecimento de senso comum das motivações e do comportamento de outras pessoas é baseado na faculdade de auto compreensão: uma pessoa compreende os motivos de outra pessoa porque sabe quais seriam suas próprias reações em situação semelhante. As pessoas são capazes de comunicar entre si seus estados psicológicos interiores por meio de símbolos verbais simplesmente porque o observador e o observado são sistemas semelhantes. Essa é a vantagem que a psicologia leva sobre outras ciências e qualquer método psicológico que não reconheça e explore essa vantagem terá necessariamente valor limitado para o estudo da personalidade humana.[18] O melhor exemplo é o Behaviorismo, que se descuidou de usar e desenvolver a faculdade comum de compreensão do processo *mental* de outras pessoas.

French desenvolveu uma técnica engenhosa de análise comparativa do sonho, cuja aplicação pode ampliar e melhorar a maneira como essa espécie intuitiva de conhecimento de senso comum é usada na interpretação psicanalítica. Seu trabalho sobre os aspectos integrativos do comportamento humano abre novas perspectivas para o desenvolvimento da ciência de psicologia motivacional e para torná-la menos dependente da intuição individual.

A essência da obra de French é que ele considera a direção para objetivo como comum a todas as formas de comportamento. O comportamento dirigido para objetivo é motivado quer pelo desejo de escapar de um estímulo perturbador quer pela esperança de satisfação positiva: a lembrança de êxito anterior leva à esperança de satisfação imediata e estimula os mecanismos de integração a formarem um método para atingir o objetivo desejado. De fato, a capacidade integrativa é baseada na esperança, assim como tarefa integrativa resulta de necessidades. A expectativa de sucesso torna possível suportar a frustração dolorosa e a pressão de outras necessidades perturbadoras, ao mesmo tempo que a descarga motora é concentrada em esforços para atingir o objetivo desejado.[19]

A fim de realizar uma tarefa integrativa, a capacidade integrativa da pessoa precisa ser mais que suficiente ou pelo menos suficiente para resolver o problema em foco. Além disso, um nível ideal de pressão motivacional é necessário para ativar e manter o esforço de pensamento e planejamento dirigido para objetivo. Se a pressão motivacional for grande demais, o resultado pode ser uma descarga desintegrada de tensão sob a forma de um ataque de raiva descontrolada; se a pressão não for suficiente, o esforço necessário para o ato integrativo não será ativado.

A maior ênfase dada por French é a função de resolver problema do ego, que ele pensa ser ativa, não apenas nos fenômenos conscientes mas também nos inconscientes, particularmente no sonho. Esta é provavelmente sua proposição mais controvertida, pois contradiz uma rígida distinção entre processos primários e secundários. De acordo com o ponto de vista freudiano, os processos primários do inconsciente não têm funções de solução de problema. São motivados por fantasias que se deseja sejam verdadeiras; não são influenciados pelos fatos da realidade exterior e seguem suas próprias leis primitivas. Parecem ser quase fenômenos fortuitos que não podem ser descritos pelas leis que governam os processos de pensamento consciente. French evitou essa dicotomia aristotélica entre os processos primários e secundários, e em seu lugar concebeu os dois como um contínuo. Descreve os processos primários como sendo meramente menos organizados que os processos secundários e acha que fundamentalmente ambos seguem as mesmas leis psicológicas. Cita o fato de problemas complexos como problemas de xadrez serem às vezes resolvidos no sonho; é igualmente verdadeiro que soluções para problemas científicos têm aparecido frequentemente em sonhos. French demonstra convincentemente a função de resolver problema do sonho mostrando, em uma análise meticulosa de uma série de sonhos de seus pacientes, como eles tentaram resolver conflitos entre atitudes opostas. Cada um deles tentou primeiro uma solução para um problema sonhando com ele; depois de a solução ter sido analisada e ter-se mostrado exequível, cada paciente sonhou com outro método. French conclui que a função de resolver problema do aparelho mental é usada tanto no comportamento racional dirigido para objetivo como na solução de conflitos interiores; esta conclusão contém a ideia de Hartmann de que as funções do ego podem ser usadas de maneira autônoma independente de sua utilidade para o organismo total.

O método adaptacional de encarar as funções do ego, que as considera como meios pelos quais o organismo mantém o equilíbrio dinâmico que chamamos de vida, inevitavelmente significa que a teoria psicanalítica precisou incorporar material de três desenvolvimentos psicológicos contemporâneos: a psicologia de Gestalt, a teoria de aprendizagem e a cibernética.

French, que foi influenciado pela psicologia da Gestalt, é considerado um dos maiores expoentes da "integração" de teorias psicológicas na psicanálise.[20] O conceito de French sobre a compreensão total de uma situação tem estreita relação com a insistência do psicólogo da Gestalt em que a percepção é mais que um registro de pormenores, mas um ato psicológico ativo de organização pelo qual é aprendida uma gestalt total.

Teorias Relativas à Aprendizagem

A maioria das funções adaptativas do ego é aprendida durante o amadurecimento do indivíduo e por essa razão a psicologia do ego precisa inevitavelmente fazer uso da teoria de aprendizagem. Devemos, portanto, discutir alguns pontos altos das contribuições que nesse terreno têm pertinência imediata para as teorias de personalidade contemporâneas e particularmente para a psiquiatria.

Aprendizagem pode ser definida como aquisição de mudanças de comportamento resultantes de experiências passadas. O objetivo da teoria da aprendizagem é estabelecer como ocorrem as mudanças adquiridas e os processos psicológicos e neurofisiológicos responsáveis por elas. A maioria dos teóricos, explícita ou implicitamente, presume que as reações do organismo vivo ao ambiente são adaptativas. Algumas dessas reações adaptativas são reflexos condicionados herdados, como aqueles que envolvem a respiração, o ato de sugar e de engolir; outras são adquiridas pela aprendizagem durante o desenvolvimento pós-natal do indivíduo. Esta presunção independe da questão de serem ou não sempre bem-sucedidos e úteis os padrões adaptativos. Alguns reflexos herdados talvez não sejam mais adaptativos e talvez sejam até mesmo nocivos — como o demonstrado pela mariposa que voa em direção a uma chama. Há também reações aprendidas, anteriormente úteis para sobrevivência, que perderam sua utilidade com a mudança das condições: um camundongo, por exemplo, que aprendeu a orientar-se em um labirinto para encontrar alimento e depois é colocado em um labirinto diferente possui uma aprendizagem que não é mais adaptativa, isto é, sua aprendizagem não tem mais utilidade para satisfazer sua fome. O comportamento adaptativo, bem-sucedido ou não, é um fenômeno biológico universal e nos organismos vivos é mencionado como instinto de *autoconvicção ou princípio da constância*.

A presunção de uma tendência de auto conservação não explica, porém, o processo pelo qual o comportamento adaptativo é aprendido. A tendência de manter a vida realmente aciona o impulso de aprender, mas de maneira alguma explica o processo da aprendizagem propriamente dita. Explica porque, mas não como nós aprendemos.

De acordo com Ernest Hilgard, as teorias de aprendizagem podem ser divididas em dois grupos: teorias mecânicas de "reação a estímulo" e "teorias cognitivas".[21] Essas duas espécies de teorias de aprendizagem são mais complementares que contraditórias, pois cada uma delas lida com aspectos diferentes e formas diferentes de aprendizagem.

A forma mais simples de aprender é a aquisição de reflexos condicionados, fenômeno explorado por Pavlov e Bechterev. Devido à sua natureza fundamental, o trabalho de Pavlov e Bechterev é um local conveniente para começar a entrar no labirinto da teoria de aprendizagem. Pondo de lado distinções mais sutis entre as várias teorias de reação a estímulo, podemos começar dizendo que a observação em que se baseiam todas elas é o simples processo de condicionamento. Se a vista de alimento é sincronizada com o som de uma campainha e esses dois acontecimentos são repetidos, o som da campainha sozinho com o tempo provocará salivação. Esta é a experiência clássica sobre reflexo condicionado. Uma variação é o método americano de "condicionamento instrumental". Um gato faminto precisa escolher uma alavanca para empurrar a fim de alcançar seu alimento. Depois de experimentar e errar, o gato finalmente descobre a alavanca certa. Pela repetição aprende o movimento apropriado e uma ação voluntária toma-se ação condicionada.

Os pavlovianos tentam explicar o condicionamento com fundamentos mecanístico-neurofisiológicos, evitando os mais possíveis conceitos psicológicos. Seu propósito foi objetivar a psicologia e reduzi-la a neurofisiologia, de modo a tomar supérfluo o trato com dados de percepção subjetiva. Em experiências animais isso era não só possível, mas também imperativo, porque não se pode falar com cães. Se um cão frustrado apresentava manifestações de ira, só eram considerados os aspectos objetivos e preferencialmente mensuráveis daquela ira. No laboratório de Pavlov, I. Shenger-Krestovnikova continuou a desorientar cães, modificando ligeiramente o estímulo a que eles estavam condicionados, produzindo assim o que Pavlov chamou de neurose experimental. Por exemplo, a um cão condicionado a reagir diante da representação de um círculo foi mostrada uma elipse, que o cão não podia diferenciar de um círculo e que não lhe rendeu comida quando reagiu a ela. Pavlov observou que nessa situação desnorteante o cão ficou agitado, ganiu e, depois, demonstrando sinais de neurose, atacou o aparelho.[*]

As especulações neurofisiológicas mecanísticas de Pavlov nunca foram completamente confirmadas, mas suas descobertas observacionais tornaram-se fundamento de uma teoria de aprendizagem baseada no conceito de *contiguidade,* a estimulação simultânea de diferentes centros nervosos. De acordo com essa teoria, toda apren-

---

(*) H. S. Liddell, da Universidade Cornell, seguindo as observações dos pavlovianos, produziu neuroses experimentais em animais. Descobriu que a relação emocional entre o animal e o experimentador era fator essencial para aliviar os sintomas neuróticos no animal experimental. [22] W. Horsley Gantt e Jules Masserman também observaram que comportamento neurótico experimentalmente produzido em animais era menos acentuado na presença do experimentador com quem o animal desenvolvera uma relação de confiança.

dizagem consiste em criar novas conexões — novos e complexos reflexos condicionados — entre centros cerebrais diferentes.

Entretanto, não foi Pavlov, mas E. I. Thorndike (1874-1949) quem formulou pela primeira vez o princípio mecânico de "conexão". Aplicou o velho conceito de psicologia de associação não só para ligar ideias a outras ideias que haviam sido experimentadas em contiguidade entre si, mas também para ligar ações a seus resultados. Quando o resultado de uma ação é compensador, satisfaz a necessidade que deu início à ação (por exemplo, a fome); isso reforça o padrão de comportamento aprendido. Animais irracionais e seres humanos aprendem por meio de tentativas e erros. Quando um padrão de comportamento bem-sucedido, que satisfaz a necessidade, é finalmente encontrado por acaso, passa a ser repetido e é assim reforçado. Esta é a "lei de efeito" de Thorndike[23], que mais tarde Pavlov descobriu independentemente e chamou de "reforço". A conexão assim estabelecida entre ação e motivação foi concebida como sendo meramente uma conexão mecânica, embora Thorndike não especulasse tanto quanto Pavlov a respeito da possível base neurofisiológica de tais conexões. Thorndike acentuou sistematicamente os fatores motivacionais — por exemplo, o interesse inerente às tarefas e o grau de atenção dedicado a elas. Documentou suas formulações com experiências em animais, principalmente em gatos, e demonstrou que as curvas de aprendizagem mostravam a influência de repetições na rapidez da aprendizagem.[24] Suas observações a respeito de aprendizagem por tentativas e erros, e pela repetição de ações bem sucedidas continuaram sendo a base de todas as teorias posteriores de aprendizagem. Mesmo os teóricos que repudiam o conceito de conexão mecânica entre ações isoladas e seus resultados precisam levar em conta as observações de Thorndike, seja como for que as avaliem.

Em experiências com animais, as motivações não podem ser observadas diretamente. Quando o gato esfomeado tenta persistentemente abrir a porta que leva à comida, o pesquisador pode apenas presumir que seu comportamento é motivado pela fome, pois a fome só pode ser experimentada introspectivamente. Os primeiros teóricos de aprendizagem seguiam os princípios básicos das ciências naturais, descrevendo só o que podiam ver por observação direta; consideravam que os fenômenos psicológicos — como necessidades, aspirações, desejos, esperanças, decepções, naturalmente, não pudessem deixam de fazer uso tácito deles. John B. Watson (1878-1958) defendeu vigorosamente o princípio de que teoria de aprendizagem só devia descrever comportamento "objetivo" observável e é por isso considerado como o fundador do que se chamou Behaviorismo. B. F. Skinner é hoje o mais sistemático expoente do Behaviorismo. Skinner não se mostra tão interessado na formulação de uma teoria geral de aprendizagem, quanto em fazer experiências precisas, previsíveis e repetíveis a respeito da lei de recompensa de Thorndike e em elaborar leis de "discriminação do estímulo" e "diferenciação de reação".

Os behavioristas contribuíram, portanto, para a teoria da aprendizagem com numerosos fatos experimentalmente confirmados, bem como com uma análise de alguns dos fatores básicos na aprendizagem: a contiguidade ou associação entre motivações e ações, e entre estímulos exteriores e reações; o princípio de tentativas e erros; e o reforço de soluções corretas. É difícil, porém, explicar porque ignoraram o papel que desempenham no processo de aprendizagem fenômenos psicológicos como motivação, ansiedade e ira. É evidente que muita informação importante deve provir das próprias experiências subjetivas do homem enquanto está aprendendo. Uma partida de xadrez não pode ser behavioralmente descrita sem levar em conta os processos de pensamento que motivam o jogador a fazer seus lances. O homem tem acesso a seus próprios processos intelectuais enquanto resolve problemas através de introspecção. Só ele pode dar uma explicação dos processos mentais de que resultam suas ações. Estudar a aprendizagem em si própria é um complexo processo de aprendizagem e é uma ilusão fundamental usar faculdades intelectuais no estudo da aprendizagem e ao mesmo tempo tentar excluí-las das teorias de aprendizagem. Os behavioristas subestimaram o valor do meio mais direto que o homem tem para estudar comportamento, que é através da sua própria faculdade de autoconsciência.

A principal contribuição da psicologia da Gestalt à teoria de aprendizagem foi mostrar que a percepção é uma função ativa: isto é, perceber é uma função organizadora e não simplesmente um registro passivo de estímulos exteriores. O método da Gestalt começou com um estudo sobre o princípio em que se baseia o cinema, feito por três psicólogos alemães, Max Wertheimer (18801943), Wolfgang Köhler e Kurt Koffka (1886-1941). Descobriram eles que o espectador preenche os curtos espaços de tempo entre os quadros separados que constituem um filme e de fato percebe uma continuidade ilusória, embora na realidade esteja olhando para uma série de quadros distintos e desconexos.

A percepção é encarada pelos gestaltistas como resultado de um complexo ato organizativo da mente que percebe. A mente faz ativamente alguma coisa aos elementos dos estímulos sensórios que recebe: faz deles um todo organizado.

Os psicólogos da Gestalt passaram a aplicar essa observação aos fenômenos psicológicos mais complexos da cognição e da aprendizagem. Voltaram seu interesse para a organização cognitiva de todos os fatores pertinentes envolvidos: estímulos exteriores, reações comportamentais e motivação, o que naturalmente equivale a compreender toda a situação. A tese principal da psicologia da Gestalt é hoje geralmente aceita, a saber, que a aprendizagem consiste em um ato integrativo ativo e é mais que uma simples modelagem da mente do aprendiz por meio de repetidas experiências de cegas atividades de tentativas e erros.

Deve-se, porém, salientar que existem ambos os tipos de aprendizagem — aprendizagem por tentativas e erros, e aprendizagem cognitiva através de "insight" — e que não são tão contraditórios quanto parecem. Leis semelhantes (que foram descritas para atividade de tentativas e erros também prevalecem na atividade mental, em experiências com pensamentos. Essencialmente a lei de recompensa e punição aplica-se tanto a tentativas e erros quantos à procura cognitiva de soluções, embora no último caso seja mais difícil definir a natureza da recompensa. Que aprendizagem sem "insight" existe é provado pelo fato de crianças de colo aprenderem antes de ter adquirido as funções integrativas que são necessárias para aprendizagem cognitiva. Sua aprendizagem pode ser explicada pelas teorias de reação a estímulo. Os princípios fundamentais descritos por Thorndike, por outro lado, oferecem um quadro incompleto e irrealista do processo de aprendizagem de adultos humanos normais.

Recentemente foram propostos métodos operacionais experimentais que no futuro talvez ajudem a unificar a teoria da aprendizagem e outras áreas do conhecimento psicológico. Clark L. Hull (1884-1952) foi fortemente influenciado pelos métodos da física teórica. Aplicou métodos matemáticos para estabelecer postulados psicológicos, dos quais deduziu que havia certas conclusões que podiam ser submetidas a prova. Embora seja bastante complicada, sua metodologia é um modelo que teóricos psicológicos respeitam. Influenciado pelos behavioristas, Hull acreditava que a aprendizagem é resultado de comportamento recompensado.

Edward C. Tolman (1886-1959) acentuou que recompensas imediatas não eram necessárias à aprendizagem. Acreditava ele que, se um animal aprendeu que uma porção de um ambiente tem possibilidades de oferecer recompensa, quando colocado nesse local se comporta com base em sua "expectativa" de receber recompensa. Um rato em um labirinto pode aprender os elementos significativos do labirinto ainda que não haja a menor recompensa ostensiva, como alimento. Seu comportamento final no labirinto seria uma função de sua expectativa. Por que o animal tem esse "comportamento de expectativa" é objeto de especulação.

Kurt Lewin (1890-1947), como Hull, empregou terminologia matemática para descrever seu sistema de teoria de campo, usando um sistema topológico (representações semelhantes a mapa). Esboçou as regiões de aplicação de recompensa (Valencia positiva) e de aplicação de punição (Valencia negativa) no "espaço vital" psicológico do indivíduo (o mundo tal como é percebido). A direção do comportamento de uma pessoa — suas evitações e esforços de aproximação — poderia ser deduzida com base em uma visão do levantamento topológico de seu espaço vital. A ênfase dada por Lewin à motivação tomou a teoria de aprendizagem mais relevante para a teoria psicológica do ego e serviu como guia para numerosos psicanalistas, entre os quais Thomas French.

Nos últimos anos, o intercâmbio entre psicólogos experimentais e psicanalistas tem sido às vezes recíproco. É evidente que a psicanálise pode oferecer à teoria de aprendizagem muita informação a respeito de motivação e do efeito de emoções sobre o processo de aprendizagem e que a teoria de aprendizagem oferece reciprocamente à psicanálise um método experimental para lidar com a mente. De fato, o processo psicoterapêutico pode ser descrito em termos de processo de aprendizagem. O problema específico na terapia consiste em descobrir uma relação interpessoal adequada entre terapeuta e paciente. Inicialmente isso é desfigurado porque o paciente aplica a essa interação humana especifica padrões de sentimento e padrões de comportamento que foram formados no passado do paciente e que não se aplicam à situação terapêutica nem à sua presente situação de vida. Durante o tratamento o paciente é ajudado a vencer a tendência a velhos padrões de comportamento aprendidos que se tornaram mal ajustados e os "insights" obtidos ajudam-no a generalizar em novas situações. Este complexo processo de reaprendizagem segue os mesmos princípios que o mais simples processo de reaprendizagem até agora estudado por psicólogos experimentais. Contém elementos de cognição assim como aprendizagem de experiências interpessoais que ocorrem durante a interação terapêutica. Esses dois componentes estão intricadamente entrelaçados. São descritos na literatura psicanalítica com o termo indefinido e bastante vago de "insight emocional". A palavra "emocional" refere-se a experiências interpessoais, a palavra "insight" ao elemento cognitivo. Os atuais estudos de pesquisa, nos quais o tratamento psicanalítico é observado através de espelhos transparentes de um dos lados para o outro, procuram focalizar-se nesse problema de "insight" emocional, que é um fator central em todo processo de aprendizagem, inclusive no tratamento psicanalítico.

Judd Marmor, psicanalista que procurou relacionar a terapia psicanalítica com teorias de aprendizagem, acentua que vários desses estudos de pesquisa mostraram que as reações não verbais assim como as reações verbais do terapeuta atuam como estímulos de reforço positivos e negativos, assim encorajando ou desencorajando certas reações. Essas reações da parte do terapeuta atuam como "sugestões de recompensa-punição ou estímulos de condicionamento". O analista aprova tacitamente os padrões amadurecidos de reações e sua aprovação tende a inibir padrões menos amadurecidos. Marmor continua: "Este processo exige frequente repetição antes que as reações condicionadas super aprendidas anteriormente fiquem extintas e as novas reações condicionadas (padrões de hábito) sejam firmemente estabelecidas."[25]

Toda compreensão intelectual, mesmo quando se refere inteiramente a preocupações não utilitárias, como os esforços para resolver um enigma de brincadeira, é motivada por alguma espécie de desejo de domínio e tem a resolução da tensão como sua recompensa. Em psicoterapia a recompensa consiste em relações interpessoais menos conflitantes e mais harmoniosas, que o paciente obtém estabelecendo relações adequadas primeiro com o terapeuta, depois com seu ambiente e finalmente com seu próprio ideal do ego. Todavia, pode ocorrer um impasse na terapia quando os sintomas do paciente por si próprio se tornam agradáveis ou, como dizem os analistas, quando há "ganhos secundários" da neurose. A teoria da aprendizagem sugere que originariamente o padrão neurótico tinha algum valor adaptativo. Todavia, o padrão tende a tornar-se "super aprendido" e o sintoma neurótico adquire "reforço positivo" de modo a tornar-se mais "resistente à extinção".[26]

Quando foi retardada a colaboração entre teóricos da aprendizagem e psicanalistas, que representa grande promessa para o desenvolvimento de uma teoria de personalidade aperfeiçoada, isso ocorreu principalmente por duas razões. Primeiro, porque há desconfiança profissional da parte do experimentador em relação aos conceitos menos operacionais e menos precisos da psicanálise. No entanto, os experimentadores deixaram de lidar com os problemas mais centrais do comportamento humano porque não podiam aproximar-se deles por experimentação. Igualmente ou talvez mais importante, porque os institutos psicanalíticos, com raras exceções, limitaram suas atividades ao treinamento de psiquiatras para a prática da psicanálise e não se mostraram ativos no progresso da psicanálise através de pesquisa. Só em casos excepcionais aceitavam psicólogos de pesquisa e cientistas sociais para treinamento em pesquisa — orientação que só foi relaxada muito recentemente.

Apesar dessa infeliz barreira que separava psicólogos de psicanalistas, um começo muito promissor foi feito por uns poucos psicólogos familiarizados com ambos os setores, particularmente John Dollard e Neal E. Miller. Em estudos com animais, demonstraram eles que a hostilidade resulta de frustração. Essa hostilidade estende-se do objeto original para outros no que chamaram de "generalização de reação" ou, em terminologia psicanalítica, emprego de mecanismos de deslocamento. Quando objetos frustradores não podem ser atacados por razões exteriores ou interiores, o deslocamento é um mecanismo comum de descarga. É precisamente o que está envolvido nos sentimentos de transferência quando uma criança, partindo de uma experiência frustradora com sua mãe, generaliza ao ponto de sentir que todas as mulheres são basicamente frustradoras. Desenvolvem-se então padrões de hábitos nos quais o indivíduo reage de maneira hostil a todas as mulheres como se fossem sua mãe frustradora.

Dollard e Miller aplicaram a teoria de aprendizagem a um fenômeno central da psicologia humana, a repressão. Repressão é um fenômeno aprendido. A esperada recompensa que reforça a repressão reside em que a repressão tenta livrar a mente consciente da ansiedade causada por desejos opostos ao ego. Uma das teses gerais propostas pelos primeiros teóricos da aprendizagem foi que padrões bem-sucedidos de comportamento alcançado pela aprendizagem reduzem a necessidade que originou o processo de aprendizagem. A redução — neste caso, a redução da ansiedade por meio de repressão — é a recompensa do árduo processo de aprendizagem.

A ideia de que pressão motivacional é reduzida pela satisfação da necessidade está ligada aos conceitos da cibernética, a ciência dos mecanismos de realimentação auto reguladores. O exemplo mais conhecido de mecanismo de realimentação auto-regulador é o termostato. Quando a temperatura atinge certo ponto, o termostato devolve uma mensagem à fornalha que fornece calor; o fornecimento de calor é interrompido e oportunamente a temperatura cai. Quando cai abaixo do nível desejado, o termostato envia essa informação à fornalha e liga-a de novo. Os organismos vivos operam com mecanismos de realimentação muito semelhantes, pelos quais asseguram condições internas constantes. Quando o açúcar no sangue, por exemplo, se eleva acima do nível normal, uma mensagem é enviada ao centro regulador de carbo-hidrato e o fornecimento de açúcar é suspenso até que seja consumido o excesso existente na circulação sanguínea. O bebê que está aprendendo movimentos — andar ou segurar coisas, por exemplo — a princípio exagera ou não usa convenientemente seus músculos. Esses erros são corrigidos por mecanismos de realimentação baseados no senso cinestético do homem, que registra a posição e a tensão dos músculos, até que com o tempo o movimento se torna inteiramente correto e depois automático. Os mecanismos reguladores internos são baseados na transmissão de mensagens de um órgão para outro dentro do organismo. Transmissão semelhante de mensagens e realimentações são também comuns entre seres humanos. Este é o ponto em que se torna possível aplicar as leis de comunicação, derivadas principalmente da engenharia elétrica, à psicologia e especificamente à aprendizagem.

Três das funções do ego — percepção exterior, percepção interior e integração das mensagens recebidas pela percepção — consistem em conduzir mensagens de um sistema para outro. Essas funções, como acentuou Anatol Rapoport, não consistem em transformações de energia, mas transporte de mensagem, que exige apenas pequenas quantidade de energia e envolve problemas de coordenação e combinação de mensagens por código.[27] A possibilidade de descrever os aspectos comunicativos intrapsíquicos e intrapessoais das funções do ego em termos de cibernética parece extremamente fascinante, embora, como salientou Rapoport, contenha o perigo de fazer uma injustificada aplicação de conceitos derivados da teoria de comunicação à psicologia. O sistema conceitual da cibernética precisa ainda ser adaptado aos fenômenos psicológicos; mesmo assim algumas aplicações limitadas já estão sendo feitas, particularmente por Jurgen Ruesch e James Miller.

Ultimamente chamou a atenção dos psicólogos a teoria matemática dos jogos de John von Neuman e O. Morgenstern. Na vida cotidiana o homem é constantemente chamado a tomar decisões. O mesmo se aplica, naturalmente, aos animais irracionais. De acordo com a teoria do jogo, o homem escolhe o modo de comportamento mais utilitário entre as numerosas possibilidades que se lhe apresentam. Fazer escolhas tão vantajosas é a essência da prática de jogos. Este processo de tomar decisões pode ser expresso em fórmulas matemáticas, nas quais as possibilidades e probabilidades existentes e o "valor de utilidade" de cada escolha estão contidas em sua relação recíproca. Para explicar por fórmulas matemáticas a extrema variação de valores que motivam o comportamento humano e influenciam a decisão humana fora do campo da economia encontram-se obstáculos, mas esses talvez não sejam insuperáveis.

A teoria do jogo reconhece que há probabilidade de alternativas de escolha que são também importantes na psicoterapia.[28] Indivíduos neuróticos muitas vezes se comportam como se tivessem apenas uma escolha — uma que derrota a si próprio — e com extrema frequência aceitam essa escolha. O processo psicoterapêutico para essas pessoas consiste em permitir que adquiram conhecimento de escolher alternativas medidas em termos de riscos e ganhos.

O terreno da psicologia do ego, juntamente com essas pontes recém-construídas para a teoria da aprendizagem e teoria da comunicação, tornou-se um ponto focal de estudos nos últimos anos. Esse trabalho interdisciplinar pode conduzir à formulação de princípios gerais que avancem além das atuais fronteiras da psicanálise, que até muito recentemente se preocupava em decifrar a significação do conteúdo mental inconsciente.

Teoria dos Instintos

A teoria psicanalítica dos instintos passou nos últimos anos por uma gradual reavaliação, que tem impressionantes semelhanças com desenvolvimentos ocorridos na física teórica. O valor e a eletricidade foram a princípio concebidos como materiais, fluidos. Um objeto mais frio em contato com outro mais quente aquece-se como resultado do fluido que corre do mais quente para o mais frio. O que o corpo mais quente perde, o mais frio ganha. A eletricidade também era concebida como um fluido que corre de objetos com potencial elétrico mais alto para outros mais baixos. Essas teorias "de substância" mais velhas foram gradualmente substituídas por pontos de vista dinâmicos. O calor mostrou ser constituído de energia cinética de moléculas em movimento e o fluido elétrico cedeu lugar ao conceito do campo elétrico. O mais importante nesses desenvolvimentos é que muitas das leis quantitativas de calor e eletricidade descobertas inicialmente conservaram grande parte de sua validade mesmo após terem sido aceitas teorias mais novas e mais adequadas. Isso porque as leis que governam os fenômenos naturais são muitas vezes descritas corretamente antes que se chegue a acordo sobre sua natureza fundamental. O melhor exemplo é o fenômeno da luz. A natureza fundamental da luz era até muito recentemente um enigma para os físicos. A teoria corpuscular cedeu lugar à teoria de onda. Ultimamente, porém, as duas teorias têm sido usadas, pois certos aspectos da luz, como a radiação, não podem ser explicados pela teoria de onda, enquanto a interferência só pode ser explicada por ela (o princípio da complexidade de Niels Bohr). Muitas leis quantitativas da óptica, porém, permaneceram válidas, independentemente das mutáveis opiniões a respeito da natureza fundamental da luz.

    Originariamente a libido, o instinto sexual, era imaginada vagamente em termos de uma "substância" circulante; esta ideia foi substituída por uma tendência a pensar em termos funcionais nas forças motivadoras por trás do comportamento. Ninguém sustenta mais a opinião de que, quando uma pessoa fica amando, alguma substância fluida escorre de seu reservatório de auto amor; todavia, a distinção entre libido narcisista e amor pelo objeto é tão válida hoje como quando foi originariamente descrita por Freud em 1914. Muitos críticos modernos que tentam substituir a teoria da libido original por uma teoria funcional cometem um grave erro; confundem a superestrutura hipotética de Freud com os sólidos fundamentos de sua observação clínica. A "natureza fundamental" dos instintos está longe de ser conhecida, mas as leis psicodinâmicas observáveis do comportamento continuam sem ser afetadas pela teoria. Os "insights" mais novos nas modificações culturalmente condicionadas do comportamento não contradizem, mas complementam nosso conhecimento anterior sobre as funções biológicas do comportamento. E igualmente maior exploração do substrato fisiológico do comportamento não invalidará o conhecimento psicodinâmico nem diminuirá seu valor.

    Encarando os desenvolvimentos mais novos na teoria dos instintos por esse ponto de vista, encontra-se pouca coisa que precise ser cancelada nas observações antigas. Contudo, pontos de vista teóricos mais recentes abrem novos caminhos e permitem que novas perguntas sejam formuladas e testadas pela observação.

No início, as forças motivacionais eram encaradas dentro da estrutura de referência de adaptação, que aproximava a psicologia do ego da teoria do instinto. O ponto de vista adaptacional de Freud foi primeiro aplicado à psicologia do ego. Em resultado, o conceito de instintos do ego foi substituído por uma das funções do ego parcialmente herdada e parcialmente aprendida que pudesse ser melhor entendida como desempenhos adaptativos necessários para manutenção do equilíbrio do organismo. Em lugar de falar em um instinto do ego, falava-se nas funções que mantinham um equilíbrio dinâmico constante no organismo. A função primordial do ego, dentro desse ponto de vista, consiste precisamente na preservação desse equilíbrio através da percepção, da prova da realidade, da integração e da execução de ação. Assim, o instinto do ego é reduzido a funções coordenadoras que consistem parcialmente em automatismos hereditários e parcialmente em padrões de comportamento aprendido. Esses desempenhos do ego são evidentemente baseados em complexos processos neurofisiológicos. A percepção interior tem seu substrato neuroanatômico nas porções sensórias do sistema nervoso, exatamente como a prova de realidade depende de percepções especiais do sentido. As faculdades integrativas dependem da complexa rede entre os centros superiores do sistema nervoso e a função executiva depende dos centros motores do cérebro e das ligações neuromotoras periféricas.

Representativo da tendência de reduzir os instintos a princípios dinâmicos gerais, como homeostase, é o artigo *Instintos e Homeostase* de Lawrence Kubie. Kubie analisou diferentes aspectos do equilíbrio interior e depois concluiu que "a classificação de instintos precisa fundar-se em uma base fisiológica mais que psicológica, e que instintos representam exigências que o corpo faz ao aparelho mental."[29] Embora os instintos sejam expressões diretas ou indiretas de processos bioquímicos hereditários, Kubie acentuou que ainda são modificáveis pela experiência.

A teoria da libido tem sido menos suscetível de reavaliação que a teoria dos instintos do ego. Funções intelectuais, como mencionamos em nossa discussão anterior, consistem no transporte de mensagens e não em transformações de energia, e como tal requerem quantidades mínimas de energia. Os instintos, por outro lado, são as forças motivadoras do comportamento motor e consequentemente envolvem dispêndio de esforço, embora não possa ser medida a quantidade exata. Esta quantidade, que se assemelha um pouco a energia física, é o que a teoria de instinto psicanalítico quer dizer com o termo "libido".

A libido foi concebida por Freud como algo somático, que se origina dentro do organismo e ao mesmo tempo possui conteúdo psicológico. A libido toma os seres humanos como seus objetos, para os quais é dirigida sob forma de amor ou desejo. Seu objetivo psicológico é a satisfação sexual. Ela procura descarga. Depois de ter abandonado sua distinção original entre instintos do ego e instintos eróticos — isto é, libido — Freud ainda acreditava que havia duas espécies de energia: eros e tanatos, os instintos da vida e os instintos da morte. Os instintos eróticos abrangem todos os atos que mantêm a vida e formam unidades superiores com elementos menores. Eros foi concebido como uma força de composição. Grande parte do que Freud considerava originariamente como instinto do ego passou agora a ser incluída na categoria de eros. A fome, por exemplo, serve para formar o organismo; portanto, deve ser considerada um instinto erótico.

O instinto da morte opõe-se a essa força de combinação. Psicologicamente se manifesta em ódio e destruição. Esta força destruidora opera dentro do organismo como instinto de morte; quando se dirige para fora, é hostilidade. A ação interior do instinto de morte é despedaçar a substância viva reduzindo-a a seus componentes — a fase catabólica do metabolismo. A manifestação exterior do instinto da morte é a destruição de obstáculos no ambiente exterior; sua capacidade de destruição despedaça unidades sociais, seja a família, o clã ou a nação. A guerra, por exemplo, de acordo com Freud, é uma manifestação dessa força desintegradora. O fato de ser o impulso agressivo observado principalmente a serviço do instinto de vida, como, por exemplo, quando um animal mata sua presa para satisfazer a fome, cria um problema conceituai que Freud tenta resolver por meio de um conceito, bastante vago e não operacional, de uma mistura de instintos eróticos e de morte. O que se pode declarar é que a energia obtida do processo catabólico no qual as moléculas mais complexas são decompostas em suas partes constituintes é usada pelas atividades motoras geralmente destrutivas que são necessárias para arrancar alimento do ambiente. O alimento fica incorporado, dividido em seus elementos, e através de processos anabólicos volta a formar matéria viva. Esses complexos processos de metabolismo dificilmente podem ser descritos como uma mistura de duas espécies de instintos, mas podem ser descritos como uma coordenação de processos integradores e desintegradores: não tanto como uma batalha entre dois instintos, mas como um equilíbrio dinâmico altamente organizado entre processos de formação e desintegração. A energia obtida do processo desintegrador é utilizada para substituir as unidades desintegradas pela formação de outras novas com material incorporado do ambiente.

Esta foi a linha de raciocínio que levou French e Alexander a encararem o processo da vida como uma combinação de processos integradores e desintegradores ao invés de uma luta entre dois intintos. Chegaram eles a essa consideração independentemente, French pelo estudo do comportamento integrado dirigido para objetivo, Alexander por considerações um pouco mais gerais e particularmente pelo estudo de fenômenos sexuais e da recreação.

French ficou impressionado pela desintegração do comportamento dirigido para objetivo que ocorre quando um organismo se defronta com tarefas além de sua capacidade integradora, isto é, que não pode dominar por apropriado e ajustado comportamento dirigido para objetivo. Esta desintegração do comportamento adaptado dirigido para objetivo manifesta-se sob a forma de ira, uma descarga caótica de pressões motivacionais. Parecia evidente que um destruidor ataque de ira, que não é senão a desintegração de motivações construtivas à procura de objetivo, não pode envolver a transformação de um instinto em outro. O comportamento inteligente dirigido para objetivo visa a satisfazer a necessidade de sobrevivência do organismo e, de acordo com teoria freudiana de dois instintos, pertence à função do eros de manter a vida. Em um acesso de raiva não é a *qualidade* do instinto que muda; o que acontece é meramente o emprego de uma forma diferente de descarga. A análise do comportamento de French leva, portanto, não a uma diferenciação qualitativa entre dois instintos, mas a uma distinção entre uma descarga mais organizada e uma descarga menos organizada de pressão motivacional.

A questão é esta: A tarefa de adaptação, necessária para a homeostase, descreve plenamente todos os aspectos do comportamento humano e animal? Evidentemente, funções adaptativas têm o propósito de manter o *status quo,* isto é, manter as condições constantes dentro do organismo que tornam a vida possível. Mas que se pode dizer do crescimento e procriação? O crescimento representa uma mudança contínua dentro do organismo; a procriação evidentemente leva à criação de um novo organismo, que não existia antes. Um princípio que mantém o *status quo* não pode explicar fenômenos que constituem mudança. A fim de explicar essas duas condições, Alexander introduziu o conceito de *energia excedente.* Crescer consiste em absorver mais do que o organismo despende; de outra forma, o crescimento não seria possível. Entretanto, todo organismo atinge seu limite de crescimento; torna-se maduro, incapaz de mais aumento. Nesse ponto ocorre a procriação. A procriação é, portanto, a manifestação de um excesso que não pode ser mais aproveitado pelo organismo. É crescimento além dos limites do organismo. Quando atinge seus limites de crescimento individual, o organismo precisa dividir-se.

Esta divisão é simples e simétrica em organismos monocelulares; é assimétrica nos organismos multicelulares complexos. A parte psicológica correspondente a esses acontecimentos biológicos manifesta-se em uma mudança de atitudes emocionais. Psicologicamente, o ser humano em crescimento e imaturo é "narcisista"; preocupa-se com seu próprio desenvolvimento e com a perfeição de suas próprias faculdades, e sua atitude em relação aos outros expressa seu desejo de ser amado e ajudado. Em contraste, o ser humano mais amadurecido, com seu crescimento terminado, não precisa do mesmo apoio de fora. Sua taça está cheia e transborda. Este transbordamento leva ao que Freud chamou de amor pelo objeto, que pelo menos parcialmente substitui o amor narcisístico ou dirigido para si próprio. O narcisismo é, portanto, a expressão do estado biológico de imaturidade; o amor pelo objeto é a parte psicológica correspondente à maturidade, um estado durante o qual o excesso que não pode mais ser aplicado no crescimento individual é despendido biologicamente na procriação, psicologicamente no amor heterossexual e na atividade criativa.

Contudo, o estado de excesso não se limita ao indivíduo amadurecido. A criança cujas necessidades biológicas são em grande parte satisfeitas pelos cuidados dos pais, tem também constante necessidade de descarregar energia excedente, o que faz através do exercício recreativo de suas faculdades fisiológicas, atividade que é ligada a sensações agradáveis (prazer funcional). A criança escala e vence obstáculos, por exemplo, simplesmente para exercitar-se e gozar suas capacidades físicas. Freud deu a essa descarga recreativa de energia excedente o nome de manifestação pré-genital de sexualidade — erotismo oral, erotismo anal e assim por diante. As práticas recreativas não estão ainda integradas no serviço da sobrevivência. Pelo contrário, cada uma dessas funções é praticada por sua própria causa, pelo prazer funcional dela derivado. Não estão ainda integradas no serviço de funções utilitárias de sobrevivência. A criança torna-se mais independente à medida que essas faculdades gradualmente são coordenadas em funções adaptativas úteis. (Este conceito aproxima-se do que Hartmann chamou de "funções autônomas do ego", embora ele não as tivesse identificado com a libido pré-genital e extragenital.) Ferenczi, por outro lado, distinguiu entre funções de utilidade e de prazer, e sustentou que o organismo expressa tensões sexuais que não precisa coordenar para finalidades úteis. Alexander reiterou mais tarde este conceito dizendo que a sexualidade descarrega toda excitação excedente seja qual for a qualidade do impulso, opinião melhor exemplificada em perversões adultas nas quais tendências emocionais — curiosidade, hostilidade, orgulho, sofrimento — se tornam o foco da satisfação sexual.

Praticamente toda tendência emocional — amor, curiosidade, necessidade de chamar atenção para si próprio, agressividade e necessidade de sofrer — pode ser expressada não sexualmente ou sexualmente. Quando um impulso é descarregado de maneira isolada sem ser subordinado a uma estrutura de objetivo mais complexa, assume uma conotação sexual. Essas descargas emocionais isoladas de energia excedente ocorrem em estados de excitação excessiva, nos quais há um excesso de pressão emocional além do que é necessário para funções utilitárias e auto conservadoras coordenadas. Um excesso de desejo oral, além do que é psicologicamente condicionado pela fome, é precisamente o que chamamos de erotismo oral. Impulsos agressivos excessivos acumulados que não são necessários para sobrevivência podem ser descarregados sob a forma de sadismo.

A natureza sexual de uma descarga emocional depende de uma condição especial, quer a descarga ocorra como uma satisfação isolada que sirva de objetivo por si própria, quer se tome uma parte componente de uma estrutura de objetivo que sirva ao interesse do organismo total. Matar, se parece satisfazer a fome, não é sadismo. Quando destruir ou causar dor se torna objetivo em si próprio, assume uma conotação sexual sob a forma de sadismo.

É preciso então fazer esta pergunta: Em que circunstâncias o conteúdo emocional assume a qualidade de excitação sexual? Dados observacionais indicam que toda satisfação de um impulso tem caráter erótico quando é realizada por sua própria causa e não é subserviente às necessidades do organismo em geral.

A sexualidade em todas as suas múltiplas manifestações pode ser assim considerada uma forma especial de descarga de impulsos e não há necessidade de postular dois instintos de qualidades diferentes. Todo impulso perde a qualidade de sexualidade quando se torna organizado como parte constitutiva de uma estrutura utilitária complexa, que French chama apropriadamente de "estrutura de objetivo".

Desenvolvimentos no Tratamento Psicanalítico

É fato notável que o tratamento psicanalítico tenha passado por poucas modificações desde quando seus princípios orientadores foram formulados por Freud entre 1912 e 1915. Nenhum profissional médico tentaria tratar seus pacientes hoje em dia com os métodos de cinquenta anos atrás; no entanto, o tratamento psicanalítico padronizado que está sendo ensinado hoje nos institutos psicanalíticos permanece essencialmente sem modificações. O processo padronizado será assim tão excelente que não precise de reavaliação e melhoria? Ou há razões para esse conservadorismo? Um estudante contemporâneo da história da psicanálise acha difícil explicar essa inércia, particularmente se dedicou seus esforços ao progresso do tratamento psicanalítico e assim não pode ser completamente objetivo. É seguro dizer que o papel do reformador do tratamento psicanalítico nunca foi popular. A rejeição pelos de fora obrigou os psicanalistas pioneiros a acentuarem o conformismo dentro de seu próprio grupo. Talvez ainda mais importante que a necessidade cultural de se conformar é a desnorteante complexidade dos processos psicodinâmicos de tratamento. A insegurança que esses complicados processos necessariamente provocam cria um dogmatismo defensivo. Quase toda declaração sobre técnica na melhor das hipóteses pode ser meramente tentativa. A tolerância para com a incerteza é em geral pequena nos seres humanos e a reafirmação dogmática de um ponto de vista tradicionalmente aceito é defesa comum contra a ansiedade resultante.

Existem, apesar disso, áreas dos princípios psicodinâmicos essenciais em que se baseia a maioria do tratamento psicanalítico. Resumidamente, consistem elas nas seguintes observações e avaliações:

1 — Durante tratamento o material reprimido, inconsciente, torna-se consciente. Isso aumenta o raio de ação do ego consciente: o ego torna-se conhecedor de impulsos inconscientes e em seguida capaz de coordená-los e integrá-los com o conteúdo consciente. Em resultado, o ego pode modificar impulsos até então inconscientes e incluí-los no comportamento voluntário consciente sem conflito interior. Todavia, o paciente resiste em reconhecer o conteúdo inconsciente e vencer essa resistência é um problema técnico primordial do tratamento.

2 — A mobilização de material inconsciente para fazê-lo tornar-se consciente é conseguida principalmente por duas circunstâncias terapêuticas básicas: material que surge durante interpretações de

livre associação, *lapsus linguae* e sonhos; e as experiências interpessoais emocionais do paciente na situação terapêutica. Mais cedo ou mais tarde o paciente neurótico dirige sua atitude neurótica para o seu terapeuta. Desenvolve uma transferência — a repetição de atitudes interpessoais que caracterizaram seus sentimentos infantis em relação a seus pais ou outras pessoas significativas em sua vida. Este processo de transferir tais sentimentos para o terapeuta é favorecido pelo encorajamento que o terapeuta dá ao paciente para expressar-se o mais livremente possível durante as sessões. A atitude objetiva e não avaliativa do psicoterapeuta ajuda a mobilizar material inconsciente durante o processo de livre associação e ao mesmo tempo facilita a manifestação de transferência. A neurose original do paciente, que é baseada em suas experiências infantis, transforma-se assim em uma "neurose de transferência" artificial, que é uma repetição menos intensiva da "neurose infantil" do paciente, vale dizer, seus conflitos iniciais não resolvidos. A resolução desses pensamentos e comportamentos reexperimentados e repetidos — a resolução da neurose de transferência — torna-se o objetivo do tratamento.[30]

Há pouca discordância em relação a esses elementos fundamentais do tratamento psicanalítico. As controvérsias referem-se principalmente aos meios técnicos pelos quais pode ser resolvida a neurose de transferência; sugestões para modificações terapêuticas têm meramente acentuado certos aspectos do tratamento. É muito difícil avaliar todas as modificações sugeridas porque geralmente se suspeita que os relatos dos autores sobre suas opiniões teóricas não refletem com precisão o que estão efetivamente fazendo quando tratam pacientes. A razão dessa discrepância reside no fato de ser o terapeuta um "observador participante", que é constantemente chamado a tomar decisões no local. O verdadeiro processo de interação entre terapeuta e paciente é muito mais complexo que os relatos teóricos a seu respeito.

No referente a técnicas psicanalíticas, em geral, tem havido duas ênfases principais: no "insight" cognitivo como meio de romper os padrões neuróticos e nas experiências emocionais por que passa o paciente durante o tratamento. Essas coisas não são mutuamente exclusivas, mas ainda assim a maior parte da controvérsia centraliza-se na importância relativa de fatores cognitivos e experimentais.

Um expoente do valor do "insight" cognitivo foi Edward Bibring: "Na psicanálise propriamente dita, todos os princípios terapêuticos são empregados em grau variável, em sentido técnico, assim como curativo, mas eles formam uma estrutura hierárquica na qual o "insight" através de interpretação é o agente principal e todos os outros — teórica e praticamente — se subordinam a ele".[31] Otto Fenichel, por outro lado, acreditava que o "insight" dado ao paciente pela interpretação não tem grande valor terapêutico se não for acompanhado de experiência emocional. Acredita ele que interpretações puramente cognitivas fornecem "conhecimento dinamicamente ineficaz".

Alexander considerou como fator terapêutico central a *experiência emocional corretiva,* isto é, a diferença entre os conflitos originais e a relação efetiva médico-paciente, que explicou da seguinte maneira: "O novo assentamento do velho conflito não resolvido na situação de transferência torna-se possível, não só por ser a intensidade do conflito de transferência menor que no conflito original, mas também porque a resposta efetiva do terapeuta às expressões emocionais do paciente é completamente diferente do tratamento original da criança pelos pais. A atitude do terapeuta é compreensiva, mas ao mesmo tempo *emocionalmente indiferente.* Sua atitude é a de um médico que quer ajudar o paciente. Não reage à expressão de hostilidade do paciente por meio de represália, censura ou sinais de estar ofendido... O fato de continuar o paciente agindo e sentindo de acordo com padrões anteriores antiquados ao passo que as reações do terapeuta se ajustam à situação terapêutica atual, torna o comportamento de transferência uma espécie de luta de boxe contra um adversário imaginário. O paciente não só tem oportunidade de compreender seus padrões neuróticos, mas ao mesmo tempo experimenta intensivamente a irracionalidade de suas próprias reações emocionais. O fato de ser a reação do terapeuta diferente daquela do pai, a cujo comportamento a criança se ajustou tão bem quanto pôde com suas próprias reações neuróticas, toma necessário para o paciente abandonar e corrigir esses velhos padrões emocionais. Annal de contas, essa é precisamente uma das funções básicas do ego —

ajustamento às condições exteriores existentes. Logo que os velhos padrões neuróticos são revividos e levados ao reino da consciência, o ego tem oportunidade de reajustá-los às condições exteriores e interiores modificadas."[32] Todavia, observação recente do tratamento psicanalítico revelou que a "indiferença emocional" do terapeuta é menos completa do que proclama esse modelo idealizado.

O contraste entre a situação de transferência e a relação atual entre paciente e médico foi durante muito tempo considerado como fator terapêutico essencial. Richard Sterba acentuou que a parte intelectual correspondente a essa discrepância emocional ocorre quando a situação de transferência é interpretada e o paciente reconhece que sua atitude para com o terapeuta está enraizada na infância e não é uma reação apropriada para com o terapeuta. Sterba chamou essa dupla atitude — os sentimentos de transferência e a simultânea atitude racional em relação ao terapeuta — de "uma dissociação dentro do reconhecimento pelo paciente da diferença entre o "objeto de fantasia arcaica", isto é, a atitude de transferência, e o "objeto exterior real".[34] Todas essas considerações mencionadas até agora foram avaliações teóricas dos fatores terapêuticos que são operativos na psicanálise.

Derivadas dessas considerações, Alexander propôs inovações técnicas tendentes a intensificar as experiências emocionais do paciente. Uma delas foi reduzir o número de entrevistas em fases apropriadas do tratamento a fim de tornar o paciente mais vividamente consciente de suas necessidades de dependência ao frustrá-las. Outra das sugestões de Alexander refere-se à sempre intrigante questão do término do tratamento. A crença tradicional é que quanto mais tempo durar uma análise maior é a probabilidade de recuperação. Analistas experimentados estão duvidando cada vez mais disso, pois tratamentos que duram muitos anos não parecem ser os melhor sucedidos. Por outro lado, muitas das chamadas "curas de transferência",[*] depois de contato muito breve, mostraram-se duradouras. Não há critério

---

(*) Curas que ocorrem depois de breve contato com o terapeuta em resultado de intensas reações emocionais do paciente com relação ao terapeuta.

seguro para a determinação da ocasião apropriada para o término. Melhoras observadas durante o tratamento muitas vezes mostram ser condicionadas pelo fato de estar o paciente ainda em tratamento.

Nem a inclinação do próprio paciente a terminar o tratamento nem seu desejo de continuá-lo é sempre indicação segura. A complexidade de todo o processo e nossa incapacidade de calcular com precisão a ocasião apropriada para o término induziram Alexander a empregar o método de interrupções temporárias experimentais, método que sua experiência mostrou ser o mais satisfatório. Essa é uma modificação do término final forçado pela fixação de uma data, proposto por Ferenczi e Rank, já discutido anteriormente. A técnica de interrupção temporária é baseada na confiança nos poderes naturais de recuperação da personalidade humana, que são grandemente subestimados por muitos psicanalistas.[*] Existe uma tendência quase geral para "tratamento excessivo". Psicanalistas têm reconhecido geralmente nos seres humanos uma tendência regressiva universal. Sob tensão suficiente todos tendem a regredir ao estado indefeso da infância e procurar auxílio de outros. A situação de tratamento psicanalítico atende a essa atitude regressiva. Como declarou Freud, os tratamentos muitas vezes chegam a um ponto em que a vontade que o paciente tem de ser curado é menor que seu desejo de ser tratado.

A fim de combater essa tendência, é necessário exercer contínua pressão sobre o paciente para torná-lo disposto a assumir sua propria direção logo que possível. Durante interrupções temporárias os pacientes descobrem muitas vezes que são capazes de viver sem seu analista e, quando voltam, os problemas emocionais ainda não resolvidos vêm claramente à tona. Este tipo de "análise fracionada", que foi praticado nos primeiros tempos da Clínica Externa do Instituto de Berlim, é uma maneira empírica de descobrir a ocasião certa para término do tratamento.[**]

(*) Judd Marmor acentuou recentemente os estudos da teoria de aprendizagem que comprovam a eficácia de férias periódicas na análise: "Reforços intermitentes e irregulares são mais eficazes que reforços frequentes ou regulares para a mudança de padrões de comportamento".[35]

(**) L. Szondi também descreveu uma modificação de psicanálise padronizada, cujo objetivo é vencer longos períodos de estagnação durante o tratamento. Chama este método de "Técnica

Além disso, Alexander chamou atenção para os conceitos de regressão de Freud, que já discutimos antes. Verificamos frequentemente que o paciente regride em suas livres associações para material pré-conflitual do começo da infância como manobra para fugir de conflitos patogênicos essenciais. Este material aparece como "material profundo" e tanto o paciente como o terapeuta em mútua autossugestão gastam muito tempo e esforço analisando esse material evasivo. Alexander acredita mesmo que a recente tendência de procurar conflitos emocionais muito primitivos entre mãe e criança de colo como fonte mais comum de perturbações neuróticas é o resultado de passar por alto essa frequente evasão regressiva de conflitos patogênicos essenciais posteriores.

Outra questão técnica que recebeu atenção é o descuido do terapeuta em relação à situação da vida do paciente em favor de preocupação pela sua história passada. Isto se baseia no princípio de que as circunstâncias da vida presente meramente precipitam e mobilizam a neurose infantil do paciente. Em geral, naturalmente, o presente é sempre determinado pelo passado; ainda assim, muitos analistas contemporâneos acreditam que há uma desatenção injustificável pelas circunstâncias da vida atual. O paciente procura o terapeuta quando está desesperado, tão emaranhado em problemas emocionais que sente que precisa de ajuda; o analista nunca deveria permitir que o paciente esquecesse que o procurou para resolver esses problemas. O interesse pela história passada à custa do presente é o resíduo do período histórico em que pesquisa sobre a dinâmica da personalidade era necessariamente um pré-requisito para desenvolvimento de um método racional de tratamento. Contudo, alguns dos chamados neofreudianos chegaram ao extremo oposto e não acreditam na necessidade de o terapeuta mergulhar na história passada do paciente.

Estas recentes questões controvertidas terão de esperar pelo veredito da história. Sua significação ainda não pode ser avaliada em

---

de Associação de Martelada Ativa". Repete vigorosa e rapidamente palavras ou sentenças do conteúdo de um sonho ou do material de associação, fazendo isso com tanta frequência que o paciente por uma razão qualquer abandona sua resistência. Szondi *só emprega essa Psychoshock-Therapie* dentro da estrutura da "análise freudiana passiva ortodoxa".[36]

definitivo. Existe assim crescente tendência a pôr em dúvida a validade de algumas práticas tradicionais e habituais, e tendência coincidente para maior flexibilidade nos processos técnicos, de modo que os pormenores técnicos sejam ajustados ao paciente individual e seus problemas.

Embora tenha havido considerável controvérsia em torno de questões como a frequência de entrevistas, interrupções, término e a relação mútua entre os fatores intelectuais e emocionais no tratamento, parece haver consenso universal quanto à significação da personalidade individual do terapeuta para os resultados do tratamento. Interesse por essa questão foi manifestado pela primeira vez em várias contribuições referentes ao envolvimento emocional do próprio terapeuta com o paciente — o chamado fenômeno de contratransferência, termo que Freud empregou pela primeira vez em 1910. Contudo, não foi senão em 1940, mais ou menos, que se exploraram as reações inconscientes, espontâneas ou estudadas do terapeuta para com o paciente. As razões desse descuido foram tanto teóricas como práticas.

Freud comparava originariamente o papel do analista no tratamento com uma tela branca; ele devia manter neutra sua personalidade de modo que o paciente pudesse projetar sobre ele, como sobre uma tela branca, qualquer papel — a imagem de seu pai, digamos, ou de sua mãe ou de qualquer outra pessoa significativa de seu passado. Dessa maneira o paciente seria capaz de reexperimentar os importantes acontecimentos interpessoais de seu passado sem ser perturbado pela personalidade do terapeuta. Hoje, porém, geralmente se reconhece que na realidade o analista não pode manter-se e não se mantém como uma tela branca ou um intelecto não envolvido, mas é percebido pelo paciente como uma pessoa concreta que reage a ele de muitas maneiras diferentes.

A questão é como avaliar esses fenômenos de contratransferência. Alguns analistas encaram a contratransferência como complicação indesejável. Aferram-se ao modelo de tratamento ideal de Freud: que o paciente deve revelar-se através de livre associação sem controle da sucessão de suas ideias e deve considerar o analista apenas como um especialista que está procurando ajudá-lo. O terapeuta deve ao mesmo tempo ter apenas uma única reação ao paciente — o desejo de compreendê-lo e dar-lhe oportunidade de ajustar-se através do "insight" oferecido pelas interpretações.

Prevalece atualmente esta opinião — de que as reações emocionais do próprio analista devem ser consideradas como fator de perturbação no tratamento. Alguns autores, entre os quais Edith Weigert, Frieda Fromm-Reichmann (1889-1957), P. Heimann e Therese Benedek, sustentaram, porém, que a contratransferência tem certas vantagens terapêuticas e acentuaram que o conhecimento do analista em relação a suas atitudes de contratransferência lhe dá um instrumento particularmente valioso para compreensão das reações de transferência do paciente. Quanto à significação prática da contratransferência, Michael e Alice Balint consideram desprezível para o processo terapêutico qualquer impureza que ela introduza no tratamento; Benedek acredita que a personalidade do terapeuta é o agente mais importante do processo terapêutico. Existe acordo geral em que envolvimento emocional demasiadamente intenso da parte do terapeuta é fator seriamente perturbador. A autoaprendizagem do analista em sua própria análise pessoal deve ajudá-lo a livrar-se de imprudente participação emocional no tratamento. Este é, de fato, o objetivo mais importante da análise didática; ela ajuda o analista a aprender a controlar e possivelmente até mesmo mudar suas reações espontâneas de contratransferência. Alexander acredita que a contratransferência pode ser útil ou nociva, dependendo de ser diferente ou igual à atitude paterna que contribuiu para as dificuldades emocionais do paciente. Por essa razão, acreditava que o terapeuta precisava estar vivamente cônscio de seus próprios sentimentos espontâneos em relação ao paciente e procurar substituí-los por um clima interpessoal que seja adequado à correção dos padrões neuróticos originais.[*]

---

[*] Alexander acreditava que, para aumentar a eficácia da experiência emocional corretiva, o terapeuta devia tentar criar um clima interpessoal tendente a acentuar a discrepância entre a atitude de transferência do paciente e a situação atual, tal como existe entre paciente e terapeuta. Por exemplo, se a situação infantil original que o paciente repete na transferência foi entre um pai severo e punitivo e um filho atemorizado, o terapeuta deve comportar-se de maneira calculadamente permissiva. Se o fator patogênico foi uma atitude paterna extremosa e muito clemente em relação ao filho, o terapeuta deve assumir uma atitude mais impessoal e

Uma das mais sistemáticas revisões do processo psicanalítico padrão foi oferecida por Sandor Rado. Sua avaliação crítica do tratamento psicanalítico e as modificações que sugeriu merecem particular atenção por ter sido ele um dos mais completos estudiosos dos escritos de Freud.

Cada vez mais descontente com a prática e os métodos de ensino da psicanálise, Rado propôs uma técnica baseada na "psicodinâmica adaptacional". Como acontece com muitos outros inovadores, grande parte das formulações de Rado consiste em nova terminologia. Algumas de suas ideias recentemente enfatizadas, porém, são altamente significativas. Ele se preocupa mais com os aspectos da técnica padrão de psicanálise que encoraja regressão sem fornecer uma contra força no sentido de progressão, isto é, no sentido da adaptação bem sucedida do paciente à sua situação de vida atual. Rado formula a crucial questão: O conhecimento do paciente sobre seu desenvolvimento passado é suficiente para provocar uma mudança nele? "Vencer repressões e assim tornar-se capaz de relembrar o passado é uma coisa; aprender com isso e ser capaz de agir pelo novo conhecimento é coisa diferente."[37]

Como meio de promover o objetivo da terapia, Rado recomenda levar o paciente de suas adaptações antigas, infantis e falhas, para um nível adulto apropriado, de modo que o paciente, até onde seja possível, coopere com o médico em nível adulto. O paciente, por exemplo, seguindo sua tendência regressiva, "paternaliza" o terapeuta; mas o terapeuta deve combater essa tendência e não se deixar arrastar para o papel de pai. Por acreditar que a perda da confiança própria é a principal razão pela qual o paciente faz do terapeuta uma poderosa figura paterna, o maior princípio de Rado é "elevar a confiança própria do paciente sobre terreno realístico".[38]

---

reservada. Esta sugestão foi criticada por alguns autores, os quais sustentam que as atitudes assim adotadas consciente e propositadamente são artificiais e serão reconhecidas como tais pelo paciente. Alexander sustentava, porém, que a atitude objetiva e emocionalmente indiferente do terapeuta é em si própria igualmente artificial, pois não existe entre seres humanos na vida real. Esta controvérsia terá de ser decidida por outras experiências de profissionais.

Rado acentua também a importância de lidar com as condições de vida presente atual do paciente em todas as minúcias possíveis. "O paciente precisa aprender a encarar a vida, ele próprio e os outros em termos de oportunidades e responsabilidades, sucessos e malogros. Precisa aprender a compreender suas ações em termos de motivação e controle, a avaliar suas ações em termos do contexto cultural e a compreender seu desenvolvimento em termos de lastro e história da vida." As interpretações devem sempre abranger as motivações conscientes assim como as inconscientes. "Mesmo quando o material biográfico à mão se estende até longe no passado, a interpretação deve sempre começar e terminar com o desempenho do paciente na vida presente, sua tarefa adaptativa presente. Nunca será demais acentuar a significação dessa regra."[39]

Rado considera sua técnica adaptacional apenas como novo desenvolvimento da técnica psicanalítica corrente, não como algo que a contradiga basicamente. Deve-se acentuar que, embora critique o processo psicanalítico padronizado, critica apenas a prática corrente, não a teoria. De acordo com a teoria aceita, a transferência de dependência do paciente — na expressão de Rado, "paternalização" — deve ser resolvida. Durante o tratamento o paciente aprende a compreender suas próprias motivações. Isso lhe permite assumir sua própria direção. Assimila as interpretações do terapeuta de modo que gradualmente se toma capaz de dispensar o terapeuta, de quem recebeu tudo quanto precisava. O processo terapêutico recapitula assim o processo de amadurecimento emocional; a criança aprende com os pais, incorpora a atitude deles e oportunamente não precisa mais deles para orientação. A ideia de Rado é apoiada pelo fato de nem sempre o processo corrente alcançar seu objetivo e, podemos acrescentar, de ser o processo desnecessariamente prolongado, porque a exploração do passado se toma um objetivo em si próprio e, de fato, o objetivo do tratamento. A opinião de Rado é que essa exploração do passado deve subordinar-se a uma compreensão total da situação de vida presente e servir como base para futuras realizações adaptativas. O objetivo tanto de Rado como de Alexander é o mesmo: diminuir o perigo de encorajar indevida regressão e evasão das tarefas adaptativas correntes.

Os reformadores acima discutidos permaneceram dentro do aprisco da psicanálise e mantiveram a orientação teórica básica dela; outros críticos, porém, afastaram-se mais da escola freudiana e propuseram mudanças mais radicais, principalmente na teoria e não na prática.

Psicoterapia

Coincidindo com os movimentos de reforma dentro da própria psicanálise, os princípios psicanalíticos foram cada vez mais aplicados a outras formas de psicoterapia. Do ponto de vista da prática, esta é a mais significativa tendência da psiquiatria de hoje. Este desenvolvimento tornou-se conhecido através de expressões sinônimas como psicoterapia psicanaliticamente orientada, psicoterapia dinâmica e — expressão muito menos feliz — psicanálise breve. Isso evoluiu gradualmente da prática cotidiana de experimentados psicanalistas, muitos dos quais chegaram a reconhecer a limitada aplicabilidade do processo psicanalítico padronizado. As regras técnicas rígidas (por exemplo, o paciente devia ser recebido quatro ou cinco vezes por semana durante muitos anos e devia deitar-se em um divã e fazer livre associação) tomaram-se grilhões em lugar de guias úteis. Rado limita sua variedade adaptativa de psicanálise aos pacientes "que são capazes e estão desejosos de auto progresso por extensa aprendizagem e amadurecimento". Lembra-se o dito atribuído a Freud, segundo o qual a psicanálise é uma terapia excelente, particularmente para pessoas sadias. No decorrer do tempo, tomou-se evidente que tipos diferentes de pacientes exigiam métodos técnicos modificados que pudessem ser baseados em princípios psicodinâmicos formulados pela psicanálise. A primeira dessas modificações foi a *terapia recreativa* usada com crianças, que será discutida mais tarde. Depois dessa veio a aplicação da psicanálise primeiro a desordens graves de comportamento e finalmente a psicóticos.

Como a esquizofrenia representa um enigma não resolvido da psiquiatria, os métodos terapêuticos para ela precisam necessariamente manter-se altamente empíricos e experimentais. O método "interpessoal de lidar com a doença, de Harry Stack Sullivan, influenciou Frieda Fromm-Reichmann. Em seu livro *Principles of Intensive Psychotherapy,* acentuou ela a importância de estabelecer uma relação significativa com o paciente. Depois de estabelecida tal relação, acreditava ela que a "psicoterapia psicanaliticamente orientada" pode ser bem-sucedida em muitos casos. Uma relação emocional viável com o paciente contribui para inverter a tendência psicótica de retirar-se do ambiente. Como esta retirada é a essência do processo esquizofrênico, uma relação pessoal significativa pode iniciar nova aceitação da realidade por parte do paciente e tornar-se o ponto de cristalização da sua recuperação.

Outro expoente do método psicanalítico de tratar a esquizofrenia é John Rosen. Em seu entender, o terapeuta é para o paciente um amoroso e onipotente protetor e provedor. Rosen acredita que o paciente psicótico encara o terapeuta como uma mãe idealizada e aceita suas interpretações profundas de reações instintuais. Em consequência, oferece grande número de interpretações profundas na esperança de que algumas delas deem certo. Procura também envolver o paciente em uma forte relação emocional gastando com ele tempo ilimitado. Atualmente é difícil avaliar a eficácia e significação dessas e de numerosas outras experiências técnicas que usam o método psicológico com pacientes psicóticos.

Voltemos agora às modificações do método psicanalítico de tratar neuróticos, terreno em que o método psicanalítico clássico é mais prevalecente.

Muitas discussões centralizam-se em torno da questão de saber se é ou não possível traçar uma linha nítida entre a psicanálise propriamente dita e a psicoterapia baseada em princípios psicanalíticos. Alguns autores gostariam de fazer uma diferenciação perfeitamente clara. Por exemplo, Bibring e muitos outros veem a principal característica da psicanálise em sua confiança fundamental nas interpretações. No entender deles, todas as outras medidas terapêuticas estão subordinadas ao "insight" que o paciente obtém através das interpretações do terapeuta.

Outros, como Alexander, acentuam que em todas as psicoterapias são inconsciente ou inadvertidamente empregados fatores diferentes como apoio e ab-reação. Na psicanálise o apoio emocional dado pelo contato diário com o analista "paternalizado" (Rado) é talvez ainda maior que nas chamadas terapias de apoio. Além disso, nas terapias de apoio o paciente obtém "insight" porque tão logo é reduzida sua ansiedade, torna-se possível "insight" espontâneo. Alexander sugeriu que a diferença entre psicoterapias é gradual, que elas diferem de acordo com a extensão em que "insight", experiências emocionais, apoio e livre expressão de afetos reprimidos (ab-reação) desempenham papel no processo terapêutico. Alexander não via necessidade de uma distinção rígida entre psicanálise e terapias baseadas nos mesmos princípios científicos. Do ponto de vista prático, porém, tornou-se habitual diferenciar entre tipos de tratamento de descoberta e de apoio. A primeira procura mobilizar material reprimido; a última procura satisfazer a necessidade de dependência do paciente perturbado e tenta aumentar a capacidade integrativa do ego pela redução da ansiedade. Concorda-se em que a terapia mais de apoio é indicada quando funções do ego adequadas nos outros aspectos são apenas temporariamente perturbadas por experiências traumáticas da vida posterior (neuroses situacionais). A terapia de apoio é também indicada em casos de graves perturbações psicóticas, como esquizofrenia. Perturbações crônicas da personalidade (neurose de caráter) que se desenvolvem cedo na vida exigem tratamentos de descoberta, cuja forma mais rigorosa é a psicanálise.

Convém dizer novamente que os desenvolvimentos no terreno da psicoterapia foram e ainda são prejudicados pelo fato de os institutos psicanalíticos demorarem muito para reconhecer a grande significação da ampliação das aplicações terapêuticas do conhecimento psicanalítico e continuarem a limitar seu ensino quase exclusivamente à prática dos processos psicanalíticos padronizados. Esta orientação é em grande parte efeito da declaração metafórica em que Freud compara o "ouro puro" da psicanálise com as "ligas mais baratas" da psicoterapia. Os institutos psicanalíticos mantêm esse ponto de vista conservador, muito embora através dos anos não tenha sido o processo analítico padronizado que se tornou mais rico, mas o sólido conhecimento psicodinâmico, cujas aplicações terapêuticas são mais amplas do que Freud imaginou originariamente. Além disso, parece hoje que o próprio ouro do processo padronizado precisa ser mais escoimado de seus componentes não terapêuticos preservados pelo costume e tradição.

Baseados em uma ou outra das teorias de aprendizagem, foram desenvolvidos interessantes métodos terapêuticos experimentais e distintos. Entre eles estão aqueles propostos por Andrew Slater em *Conditioned Reflex Therapy* (1949), por Joseph Wolpe em *Psychotherapy hy Reciprocal Inhibition* (1958) e por A. Bandura em *Behavioristic Psychotherapy* (1963). Esses planos terapêuticos executados por alguns psicólogos não se baseiam em teorias de motivação inconsciente, nem consideram experiências subjetivas interiores, e não foram adotados por profissionais psiquiátrica ou psicanaliticamente orientados. Não se incluem assim no âmbito deste trabalho. Por outro lado, homens como John Dollard e Neal Miller, em *Personality and Psychotherapy* (1950) tentaram correlacionar teorias de aprendizagem e psicanálise, tendência que pode tornar-se produtiva área de trabalho futuro.

Desenvolveram-se nos últimos tempos algumas outras psicoterapias não analíticas que tiraram totalmente a ênfase do "insight" e acentuaram o reconhecimento pelo paciente de seus sentimentos ou destacaram a relação real (não de transferência) entre o paciente e o terapeuta. Nos últimos anos foram usados também alguns novos métodos psicoterapêuticos não dinâmicos que talvez tenham valor para determinado paciente ou para alguns pacientes em circunstâncias especiais. No entanto, com muita frequência os defensores desses métodos recomendaram-nos para todos os pacientes em todas as circunstâncias, ao mesmo tempo que negavam a relevância dos princípios psicanalíticos.

Entre os mais significativos desenvolvimentos psicoterapêuticos correntes não baseados em princípios de psicanálise está a terapia não diretiva ou centralizada no paciente, originada pelo psicólogo Carl Rogers. Foi concebida como uma terapia em que o terapeuta faz pouca exigência ao paciente, oferece uma atmosfera livre de ameaças e não dirige o paciente para canais determinados. O papel do terapeuta é esclarecer o que o paciente está pensando e sentindo. Rogers presume que há forças inatas esforçando-se para crescer dentro do indivíduo e que é função primordial do terapeuta criar condições que permitam ao paciente expressar-se e explorar-se livremente e sem temor. O terapeuta deve sentir e comunicar uma "consideração positiva incondicional" em relação ao paciente e mostrar que compreende os seus sentimentos. Verbalizando as experiências emocionais do paciente o terapeuta ajuda-o a lidar mais objetivamente com elas; contudo, o terapeuta centralizado no paciente limita suas observações à experiência efetivamente comunicada pelo paciente e não oferece a menor interpretação ou direção. O objetivo da terapia centralizada no paciente, de acordo com a teoria de autoconceito da personalidade de Rogers, é conseguir maior congruência entre a imagem que o paciente faz de si próprio como é, isto é, seu eu real, e como ele gostaria de ser, ou seja, seu eu ideal.

Parece que basear-se o terapeuta sempre na consideração incondicional pode contradizer um princípio da teoria de aprendizagem, a saber, que é melhor dar aprovação ao comportamento desejado, mas negá-la se o comportamento é indesejável. Nesses termos, poderia ser feita uma distinção entre aceitar basicamente o paciente e aprovar desnecessariamente todo seu comportamento.[40] Além disso, Rogers acentua que o requisito primordial do terapeuta é ser capaz de expressar empatia e que talvez seja mesmo desnecessária a informação psiquiátrica ou psicológica. Isto é exagerar demais a importância que têm para a terapia as atitudes e a personalidade do terapeuta.

Rogers contribuiu de maneira original para a pesquisa no processo psicoterapêutico. Ele e seus discípulos se incluíram entre os primeiros terapeutas a fazer gravações de sessões terapêuticas em fitas e filmes, de modo que o processo terapêutico pudesse tornar-se acessível a observação.

A partir de meados da década de 1950, vários centros psiquiátricos dos Estados Unidos passaram a gravar em fita e filmar sessões terapêuticas, recolhendo informações sobre o crucial problema da influência da personalidade do terapeuta no tratamento.

A maior parte de nosso conhecimento sobre os processos psicológicos no tratamento derivara-se dos registros — geralmente incompletos — do terapeuta, do qual não se pode esperar que, como observador participante, seja objetivo a respeito de suas próprias reações.

A oportunidade de observar o comportamento do terapeuta através de gravações e filmes mostrou-se mais informativa que declarações anedóticas. Além disso, as gravações de centenas de entrevistas têm considerável valor como instrumento de ensino da arte da psicoterapia, comparáveis, de fato, às demonstrações clínicas de desempenhos médicos e cirúrgicos.

Na Inglaterra, Anna Freud e seus colegas introduziram um método sistemático diferente para estudo do material de caso clínico coletado na Hampstead Clinic, centro terapêutico e de pesquisa para terapia infantil. Esse método é chamado projeto "Index" porque o material psicanalítico obtido no trabalho da clínica é dividido em categorias e classificado em cartões de índice. Este projeto é também uma tentativa de preservar e sistematizar observações clínicas e torná-las disponíveis para estudo por pesquisadores. O projeto Hampstead evidentemente está lutando com a mesma dificuldade inerente à pesquisa clínica metódica, como os estudos americanos, dificuldade que consiste em estabelecer por meio de generalizações significativas uma certa ordem na caótica e vasta variedade de observações individuais.

CAPÍTULO 20

Psiquiatria Social

Terapia de Grupo, Terapia de Família e Comunidade Terapêutica

O crescente reconhecimento de que o paciente, como membro da sociedade, está sujeito a influências em seu ambiente social levou gradualmente ao desenvolvimento de técnicas psicoterapêuticas destinadas a tratar o paciente dentro de um grupo. Uma consideração prática da terapia de grupo é que a tradicional relação de um para um, entre paciente e terapeuta, limita muito o número de pacientes de que um terapeuta pode tratar; essa é uma questão de grande interesse especialmente em instituições para doentes mentais onde uns poucos terapeutas precisam lidar com populações enormes. A psiquiatria hospitalar por essa razão incluiu há muito tempo o tratamento de pequenos grupos em sessões terapêuticas, assim como o tratamento de grande número de pacientes em uma "comunidade terapêutica". Freud não tratava de pacientes em grupo; todavia, *Psicologia de Grupo e a Análise do Ego* oferece uma estrutura teórica para compreensão da coesão dentro de um grupo: é a identificação dos membros com a mesma figura de autoridade.

O tratamento de grupos por psicologia inspiracional é tão antigo quanto o médico feiticeiro primitivo, que influenciava sua tribo coletivamente através de desempenhos rituais. Mesmer realizava suas sessões hipnóticas para grupo, como Émile Coué fazia em suas sessões de autossugestão e pensamento positivo. Espécie mais recente, mas ainda típica, do grupo inspiracional é Alcoholics Anonymous, cujos membros partilham experiências comuns durante sessões e assim se ajudam mutuamente na expressão de sentimentos sobre seus problemas comuns de alcoolismo.

O desenvolvimento do trabalho de grupo psicoterapêutico começou nos Estados Unidos em 1905, quando J. H. Pratt realizou reuniões educacionais com o propósito de elevar a moral de seus pacientes tuberculosos no Boston Dispensary. Em Viena, em 1919, Alfred Adler, que estava então trabalhando em uma das primeiras clínicas de orientação infantil, às vezes entrevistava crianças na presença de outras crianças, de professores ou dos seus pais. Um seguidor de Adler, Rudoph Dreikurs, começou a trabalhar com grupos de adultos durante a década de 1920. Dreikurs acentuou que seu método de grupo era um desenvolvimento natural da filosofia adleriana, que "sempre considerou o homem como um ser social e socialmente motivado (em contraste com o método psicanalítico e outros métodos psicológicos)."[1] Outro pioneiro em terapia de grupo foi Edward W. Lazell, que em 1919 tentou educar grupos que pareciam inacessíveis à psicanálise fazendo preleções sobre psicanálise no St. Elizabeth's Hospital em Washington. Em Nova York, em 1930, L. C. March também fazia preleções sobre assuntos diversos para seus pacientes psiquiátricos hospitalizados, mas não sobre psicanálise. Achava ele que o encorajamento derivado de discussões em grupo produzia um sentimento de solidariedade de grupo e que os indivíduos se sentiam apoiados e encorajados por seus companheiros. J. W. Klapman empregou posteriormente métodos semelhantes em trabalho com grupos de pacientes psicóticos, encorajando discussões sobre assuntos de interesse do grupo, mas não necessariamente pessoais.[2] Trabalho de grupo foi usado no fim da década de 1920 em Viena por J. L. Moreno, que começou a manter classes dramáticas com crianças perturbadas. Samuel R. Slavson também empregou terapia recreativa em seu trabalho de grupo com crianças na Jewish Board of Guardians em Nova York na década de 1930.

Terapeutas de grupo psicodinamicamente orientados empregam técnicas semelhantes às da terapia individual. A técnica que o terapeuta escolhe para usar depende da natureza do grupo, isto é, da força do ego dos membros individuais. Se um grupo é formado de pacientes psicóticos, por exemplo, o terapeuta assume um papel de apoio até que os pacientes desenvolvam egos suficientemente fortes para que ele possa interpretar resistência inconsciente e ajudá-los a adquirir "insight". Tal como acontece com psicoterapeutas que praticam psicoterapia individual, o grau de participação do terapeuta que trabalha com grupos depende em grande parte de sua orientação teórica e de sua própria personalidade.

A vantagem da psicoterapia de grupo sobre a psicoterapia individual, de acordo com os terapeutas de grupo, é que no tratamento individual o paciente pode suprimir conscientemente ou reprimir inconscientemente certas atitudes e experiências que um grupo talvez traga à tona como vivas e espontâneas reações às pressões do grupo. Terapeutas de grupo sustentam que pacientes formam reações de transferência ao terapeuta de grupo, o qual geralmente representa uma figura paterna, e que também repetem reações de transferência com outros membros do grupo de acordo com suas atitudes anteriores em relação a seus irmãos. A mobilização de sentimentos pela interação de grupo pode proporcionar alívio através de catarse e pode mesmo ajudar o paciente a adquirir "insight". Para pacientes retirados que precisam interagir, esta experiência pode ser particularmente benéfica.

Por outro lado, ocorrem alguns problemas que são exclusivos da psicoterapia de grupo. O mais importante deles talvez seja que a multiplicidade de reações que surgem dentro do grupo dá ao terapeuta, especialmente se for inexperiente, um sentimento de estar esmagado pela complexidade da psicodinâmica de grupo; é possível então que reaja no grupo como poderia fazê-lo em qualquer outra situação social e se identifique com os agressores ou acorra prematuramente em defesa do injustiçado. Contudo, experiência e treinamento em terapia de grupo, assim como análise pessoal, atenuam esses problemas de contratransferência.

O conceito de que cada paciente é também membro de um grupo tem implicações de grande alcance para pacientes hospitalizados. Desde 1939, quando Abraham Myerson descreveu o que chamou de "empurrão total" para tratamento de pacientes crônicos hospitalizados, houve contínua e crescente preocupação em organizar atividades hospitalares de tal modo que os pacientes individuais não vegetem nas enfermarias dos fundos. Desenvolvimento recente nessa tendência é a ideia de "comunidade terapêutica" — conceito popularizado por Maxwell Jones no Dingleton Hospital, em Melrose, na Escócia.[*] Jones escreve: "Em uma comunidade terapêutica todo o tempo que o paciente passa no hospital é considerado como tratamento. Para ser eficaz, o tratamento envolve não apenas o cuidado dos problemas neuróticos individuais, mas também a compreensão dos problemas novos, que o fato de estar em um hospital de neurose cria para o paciente... O paciente, o meio social em que ele vive e trabalha, e a comunidade hospitalar de que se tornou membro temporário, todos são importantes e interatuam entre si."[14] Jones preconiza por isso que no hospital mental toda atividade do paciente deve ser integrada em um programa que seja terapêutico para aquele determinado indivíduo.

Esse método depende do conhecimento dos problemas básicos do paciente na vida psicossocial. Informações sobre o paciente são coligidas e correlacionadas por um método de equipe integrada que inclui assistentes sociais, psicólogos, o pessoal do hospital e outros pacientes, assim como o psicoterapeuta. O assistente social obtém da família toda informação que possa sobre os antecedentes do pacien-

---

(*) Já em 1946, T. F. Maine organizara um hospital mental na cidade de Birmingham, na Inglaterra. Sua ideia era de que o hospital e a cidade não deviam ficar separados por barreiras, e que o pessoal do hospital devia ter plena participação na ressocialização do paciente. Maine chamou esse programa de "comunidade terapêutica".[3]

te. O psicólogo testa o paciente para procurar definir sua psicodinâmica subjacente. Cuidadosas observações são feitas por enfermeiros e atendentes sobre o comportamento do paciente no hospital e suas reações aos outros indivíduos na enfermaria. O psiquiatra discute então com esses funcionários os problemas do paciente e decide qual será, em seu entender, o programa terapêutico indicado para o paciente. Terapia ocupacional, por exemplo, não é recomendada apenas para passar tempo, mas de maneira que influencie o paciente; um indivíduo tímido e retraído deve ser encorajado pelo terapeuta e por outros pacientes a participar de danças ou de jogos atléticos; o paciente que teme suas próprias agressões pode ser ajudado a sublimar por meio de atividades como dar socos em saco de areia ou usar martelos e outras ferramentas para construir coisas. Alguns hospitais criam comunidades terapêuticas dotadas de instalações em que os pacientes podem executar trabalho remunerado capaz de dar-lhes um sentimento de produtividade e consequentemente aumentar sua autoestima. Alguns hospitais ajudam pacientes a arranjarem emprego durante o dia em uma comunidade vizinha, como um passo para sua reabilitação. Outros hospitais têm seções de assistência diurna, isto é, os pacientes são tratados no hospital durante o dia e passam a noite em casa com suas famílias. Alternativamente, o paciente pode ser destinado a instalações noturnas, isto é, seja trabalhando no hospital e participando do programa ou trabalhando fora durante o dia e dormindo no hospital por não estar ainda preparado para viver o tempo todo em casa. A maioria dos hospitais de comunidade terapêutica reconhece a importância de organizações de pacientes dirigidas por pacientes eleitos por seus companheiros; por exemplo, os pacientes podem ter seus próprios comitês para fazer à administração do hospital recomendações sobre a orientação hospitalar. A comunidade terapêutica encoraja assim a interação entre os pacientes e facilita a renovação de confiança e encorajamento que os pacientes podem proporcionar uns aos outros. Esses princípios da comunidade terapêutica estão sendo utilizados não só em hospitais psiquiátricos, mas também em outros hospitais.

Um dos aspectos mais importantes dos recentes desenvolvimentos foi a gradual aceitação do psiquiatra e sua equipe em hospitais gerais. Os psiquiatras são frequentemente consultados por outros membros do quadro médico a respeito de seus pacientes.

Nos Estados Unidos o governo federal está passando a reconhecer a doença mental como coisa de responsabilidade de toda a coletividade. O Instituto Nacional de Saúde tem hoje uma divisão, o Instituto Nacional de Saúde Mental, que distribui anualmente grandes somas de dinheiro para pesquisa e tratamento da doença mental. Muitos Estados estão subvencionando clínicas para o tratamento de doença mental nas comunidades, dentro da filosofia básica de que é melhor tratar do doente mental dentro da comunidade do que isolá-lo de seus entes queridos. De fato, a tendência indica que no futuro não serão construídos hospitais mentais maiores e melhores, mas instalações melhores serão postas à disposição dos indivíduos emocionalmente perturbados em suas próprias comunidades.

A tentativa de compreender o paciente não apenas com base em sua dinâmica intrapsíquica, mas como membro vivo de uma comunidade, foi um dos mais esclarecidos desenvolvimentos no tratamento do doente mental. Faz prever um período de progresso psiquiátrico que bem podemos chamar de "psiquiatria social", que, diga-se de passagem, é o título inglês do livro de Maxwell Jones sobre comunidade terapêutica.

Outro recente desenvolvimento na psiquiatria, que tem amplas implicações na pesquisa e terapia, é a "terapia centralizada na família". Nesta técnica, toda uma família é tratada ao mesmo tempo por um ou mais terapeutas. Nunca foi incomum um psicoterapeuta conversar uma ou duas vezes com o cônjuge de um paciente ou com outros terapeutas que pudessem estar tratando de outros membros da família do paciente. O que há de novo na terapia centralizada na família é a ideia de tratar a família no mesmo lugar e ao mesmo tempo. Um dos primeiros a empreender o tratamento de uma família inteira foi John Bell. Em 1934, Clarence Oberndorf descreveu suas experiências com a análise simultânea de casais, mas seu trabalho despertou pouco interesse até a década de 1950, quando Bela Mittelmann anunciou sua experiência na análise simultânea de maridos e esposas.[5] Nathan Ackerman, eminente defensor do método familiar de tratamento, acentuou que a clássica relação de um para um na psicoterapia tende a isolar o indivíduo, sem consideração pelos papéis que o paciente desempenha em sua família, de modo que o terapeuta não tem oportunidade de conhecer os métodos importantes de comunicação dentro da família. Um problema no uso do método familiar é que exige excessiva habilidade da parte do terapeuta para abster-se de tornar-se juiz ou árbitro nas brigas familiares durante as sessões terapêuticas; se cair nessa armadilha de contratransferência, o terapeuta será incapaz de fazer comentários terapeuticamente benéficos.

Uma faceta da terapia familiar é o tratamento simultâneo do paciente esquizofrênico e toda sua família. Importante objetivo desse tipo de tratamento é corrigir comunicações interpessoais deformadas entre os membros da família. Don Jackson, Gregory Bateson e seus colegas sustentaram que o esquizofrênico é apanhado em um "laço duplo inevitável": o esquizofrênico recebe mensagens conflitantes de importantes membros de sua família que expressam duas ordens de mensagem, uma das quais nega a outra. Por exemplo, o esquizofrênico pode ouvir afirmações de amor de seus pais; enquanto fazem essas afirmações, seus pais podem também estar cerrando os punhos ou demonstrando tensão que trai para o paciente uma mensagem contraditória de ódio. Aqueles pesquisadores não afirmam que essa seja a única causa psicológica básica do desenvolvimento da esquizofrenia, mas acentuam que a comunicação deformada entre o paciente enfermo e sua família é fator importante. Além disso, observaram que o membro doente da família desempenha papel importante no equilíbrio familiar, de tal modo que a melhora do paciente esquizofrênico muda toda a situação intrafamiliar. Em fins da década de 1950 e começo da década de 1960, Murray Bowen, Lyman C. Wynne e Theodore Lids também fizeram trabalho pioneiro na utilização da terapia familiar, tanto como instrumento de diagnóstico como quanto método de tratamento de pacientes esquizofrênicos.

Na terapia centralizada na família as recentes tendências da psiquiatria convergem: a tendência para o tratamento dos pacientes como membros de um grupo, a tendência para o reconhecimento da importância da família como comunidade terapêutica e a tendência para a utilização dos últimos conceitos de comunicação e teorias de campo.

Problemas Psiquiátricos dos Velhos (Geriatria)

Na psiquiatria poucos problemas são mais oportunos que aqueles relacionados com o inevitável destino do homem a tornar-se velho. Até recentemente a psiquiatria se focalizava sobre as doenças mentais — por exemplo, as psicoses senis — que são causadas pela progressiva deterioração do cérebro; desenvolvimentos mais recentes, porém, atribuíram crescente ênfase aos fatores psicológicos e sociológicos inerentes aos problemas mentais das pessoas idosas.

Calcula-se que em 1975 mais de dez por cento da população dos Estados Unidos terá 65 anos ou mais. Estamos evidentemente conseguindo prolongar a vida de nossos cidadãos, mas os progressos da medicina responsáveis por essa dilatação da duração da vida não têm sido acompanhados por igual progresso em nossas instituições, a maioria das quais toma claro que temos pouca aplicação para os velhos em nossa sociedade. Por exemplo, veja-se a orientação prevalecente de aposentadoria compulsória baseada apenas na idade cronológica; sua aplicação geral ignora completamente que há graus variáveis de envelhecimento, dependendo de cada indivíduo. Muitas pessoas são física e mentalmente mais eficientes aos 80 anos que outras aos 50; apesar disso, a maioria é obrigada a entrar na ociosidade no mesmo momento cronológico. Nossa sociedade não se ajustou ainda ao crescente número de cidadãos idosos nem aprendeu a aproveitar construtivamente seus talentos. Está-se tornando claro que essa discrepância entre nossa capacidade de prolongar a vida e nossa incapacidade de enfrentar o fato de estar aquela capacidade criando proporção cada vez maior de velhos em nossa sociedade é o núcleo da questão geriátrica.

Sabe-se há muito tempo que o progressivo declínio das funções do corpo afeta o funcionamento mental, embora o declínio fisiológico não seja acompanhado paralelamente de qualquer maneira simples pelo declínio psicológico. Por outro lado, a atitude emocional do indivíduo pode influenciar seus processos fisiológicos e com eles o processo de envelhecimento; esta atitude psicológica depende em muito grande escala de fatores culturais. Nas sociedades em que os velhos são tidos em grande respeito e em que ser velho tem conotação positiva, a própria palavra "velho" não precisa ser evitada e substituída por eufemismos como "cidadão idoso". Nas culturas em que a velhice tem prestígio — por exemplo no Extremo Oriente e até certo ponto também na Europa — a pessoa idosa pode ser mais animada que seu correspondente americano. O velho enfrenta um desafio de seu ambiente social: sua sociedade venera-o e respeita-o, esperando também que ele seja sábio e dê o exemplo. Este desafio, o sentimento de ser necessário e respeitado, combate o declínio biológico. Resulta isso de um fato conhecido dos médicos, o de que muitas vezes após a aposentadoria todos os sintomas psicológicos e físicos típicos do envelhecimento, que antes da aposentadoria estavam presentes apenas em traços, de repente florescem completamente. A pessoa prematuramente aposentada toma-se irritável, excêntrica e deprimida, perdendo o interesse pela vida; mostra também sinais de gradual declínio físico. Este conjunto de sintomas foi descrito como "neurose da aposentadoria" e em muitos casos as reações aparecem com notável rapidez, podendo causar morte prematura. Infelizmente as numerosas observações anedóticas pertinentes feitas por médicos e psiquiatras a respeito desse fenômeno ainda não foram submetidas a análise estatística; além disso, os aspectos psicossomáticos do envelhecimento ainda permanecem quase inteiramente inexplorados.

Aspecto importante do envelhecimento, que tem estreita relação com a saúde mental, é o declínio endocrinológico. As glândulas endócrinas — o sistema suprarrenal, a tireoide, a pituitária, as gônadas — todas são finalmente influenciadas pelos processos emocionais. A mais clara demonstração desta influência ocorre nos animais que ovulam sob o estímulo da excitação sexual. Em nível mais complexo, mas ainda refletindo a mesma relação das glândulas endócrinas com as emoções, podemos dizer que os processos emocionais do indivíduo influenciam praticamente todos os seus processos corporais. Sua atitude em relação a seu trabalho, aos membros de sua família, a seus companheiros e à sociedade em que vive, suas expectativas quanto a si próprio e às expectativas dos outros quanto a ele — todas essas circunstâncias têm um efeito deprimente ou um efeito animador e vitalizador, que se efetua através do mesmo sistema endócrino que regula também os processos fisiológicos envolvidos no envelhecimento. Evidentemente, ninguém pode deter completamente a marcha inexorável do envelhecimento, mas há bons indícios clínicos de que a plena participação, ativa e diligente, na vida da comunidade conserva a pessoa mais jovem por muito tempo. De particular interesse para a psiquiatria geriátrica são os efeitos da privação sensória. O funcionamento normal do sistema nervoso central exige uma entrada estável de estímulos sensórios. Horace Mogoun e seus colaboradores lançaram luz sobre este fenômeno com sua exploração do sistema de ativação reticular. O s.a.r. tem uma função ativadora sobre a entrada sensória e o estado de consciência provavelmente depende de sua atividade. Se o funcionamento desse sistema ativador é interrompido, o organismo torna-se apático e dorme, o que parece indicar que a estimulação sensória é essencial à atividade psicológica alerta e adequada. O trabalho de D. O. Hebb sobre isolamento sensório indicou também que prolongada privação sensória ou prolongada exposição a ambiente monótono pode produzir graves perturbações mentais. Os processos de pensamento são afetados, aparecem alucinações, as funções visuais são perturbadas e as reações emocionais tornam-se anormais.[8] Evidentemente as pessoas criam estimulação artificial de fantasia como compensação para a estimulação que não recebem mais do ambiente real.

A deterioração das percepções sensórias — da vista e da audição, por exemplo — que ocorre na velhice causa também uma espécie de isolamento fisiológico do ambiente e pode ser pelo menos em parte responsável pelas perturbações mentais na velhice. Esta privação sensória é reforçada pelo isolamento social que resulta da exclusão dos velhos da participação ativa em funções sociais. Nossa sociedade promove assim o processo fisiológico de envelhecimento por não fornecer aos velhos a estimulação ambiental necessária á sua saúde mental e física.

O aumento do conhecimento sobre a influência de fatores psicológicos sobre as funções corporais levanta questões significativas sobre a melhor maneira de cuidar das pessoas idosas. Atualmente os psiquiatras estão apenas começando a tomar conhecimento dos problemas envolvidos. Embora as funções corporais declinem na velhice, aumentam ao mesmo tempo a sabedoria, o conhecimento e o sólido discernimento baseado na experiência. É interessante que as companhias de seguro estabeleçam hoje em dia prêmios mais elevados para as pessoas de menos de vinte e cinco anos — embora os reflexos dos jovens sejam extremamente rápidos — que para as pessoas de mais de sessenta e cinco anos. Evidentemente o retardamento dos reflexos é compensado por maior sabedoria, maior experiência e maior discernimento. Algumas funções chegam mesmo a melhorar com a idade. Não se pode extrapolar as manifestações visíveis e tangíveis do declínio físico e presumir que a pessoa idosa está declinando em tôdas as suas funções. Este fator oferece esperança de solução dos problemas referentes à velhice.

Alcoolismo e Toxicomania

Com a crescente consciência social de nossa época, o alcoolismo — consumo excessivo de álcool — tornou-se nos últimos anos foco de interesse médico. O álcool, muito mais que qualquer outra droga psicologicamente ativa, tem sido tradicionalmente usado para reduzir tensões emocionais. E o estudo do alcoolismo é um exemplo magnífico dos motivos por que se tornou necessário para a psiquiatria um método multidisciplinar amplo. Os problemas da descrição do alcoolismo, de sua compreensão e de como encará-lo terapeuticamente exigem que seus aspectos biológicos, psicológicos e sociológicos sejam considerados em sua totalidade.

Aprendemos recentemente com a neurofisiologia e a bioquímica muita coisa sobre o efeito do álcool nas funções corporais, particularmente nas funções do fígado, no metabolismo, no equilíbrio endócrino, no sistema nervoso autônomo e nos centros nervosos superiores que influenciam a percepção e a coordenação muscular. Embora esses estudos tenham contribuído para tratamento mais eficaz de episódios alcoólicos agudos, nos últimos anos tem sido dedicada maior atenção às motivações psicológicas em que se funda o alcoolismo tanto nos indivíduos como nos grupos sociais do que aos efeitos fisiológicos do excesso de bebida. Quanto aos fatores sociológicos do alcoolismo, geralmente variam de um subgrupo cultural para outro dentro de nossa sociedade. Certas subculturas aprovam entusiasticamente a bebida; outras a encaram com reservas; outras não a veem com bons olhos; e entre certas minorias a bebida é rigidamente condenada. Esta variação de aceitação cultural torna difícil uma definição médica do alcoolismo. A resposta para a pergunta sobre quando o alcoolismo deve ser considerado um problema médico ou psiquiátrico depende em grande parte de julgamentos de valores culturalmente determinados. A posição financeira e social do alcoólatra geralmente determina a reação da sociedade a seu problema de bebida. Um alcoólatra rico não é, por exemplo, uma carga pública, ao passo que o pobre é. Podendo seguir seu curso, os efeitos do alcoolismo serão iguais para toda a pessoa, mas enquanto o pobre com toda probabilidade encontrará pouca ajuda para resolver seu problema, o rico pode ser ajudado por meio de um sanatório particular ou de um psiquiatra. Assim, a natureza reconhecida do problema do indivíduo e sua cura pode muito bem depender de critérios não médicos e não psiquiátricos.

Um método descritivo de comportamento e estatística em relação ao alcoolismo predominava até recentemente na psiquiatria clínica; é melhor exemplificado pelo tratamento que Kraepelin deu a essa questão. Através dele sabemos que o alcoolismo é encontrado em mais de quarenta por cento das pessoas que sofrem de epilepsia e neuroses traumáticas, é muito comum entre os arterioscleróticos e é muito menos comum entre os pacientes de demência-precoce, histéricos e maníaco-deprimidos. Nenhuma tentativa foi feita para diferenciar entre correlações etiológicas e secundárias. Os estudos de Kraepelin e seus adeptos contam-nos também que o alcoolismo é mais comum entre os homens do que entre as mulheres e entre as nações germânicas do que entre os muçulmanos, budistas e mormons. Outros estudos estatísticos do século XIX revelam que o alcoolismo crônico parece ter efeito sobre os descendentes; verificou-se que natimortos e abortos são mais prevalecentes em famílias alcoólatras e a idiotia é mais comum entre crianças concebidas durante excessos alcoólicos. As famílias alcoólatras produziram trinta e cinco por cento de mendigos e vadios, e 44,7 por cento de prostitutas.[7] Pode-se dizer com segurança que essas correlações caóticas e nada críticas sobre variáveis altamente indiferenciadas e heterogêneas lançam pouca luz verdadeira sobre as complexidades do alcoolismo; causam mesmo muita confusão e levam a conclusões falhas.

No passado a maior ênfase na pesquisa foi dada aos efeitos do álcool sobre o cérebro e as funções corporais, assim como às sequelas clínicas, particularmente psiquiátricas, do consumo crônico de álcool, das quais o *delirium, tremens* e a psicose de Korsakov (caracterizada por falhas da memória) são exemplos destacados. Algumas complicações neuropsiquiátricas sérias associadas ao alcoolismo crônico e aos maus hábitos alimentares consequentes, como a síndrome de Werkicke (perda de coordenação motora, embotamento da consciência e dificuldades de visão) e a neurite alcoólica, são devidas a deficiências de vitamina B. Existem processos de tratamento, como o emprego de antabuse para "condicionar" contra a ingestão de álcool por causar grave perturbação gastrintestinal e vômito quando é ingerido álcool enquanto há droga no corpo. Todavia, quando efetuados sem a devida atenção pelos fatores psicológicos, esses processos malogram tristemente.

O consumo de álcool é um ato voluntário motivado tanto consciente como inconscientemente; portanto, o método psicológico é um ponto de partida natural para a análise sistemática das variáveis etiológicas envolvidas. As questões principais sobre o alcoolismo são estas: Como um indivíduo se torna bêbedo crônico? Que funções desempenha o álcool em sua família emocional? Que circunstâncias perpetuam seu hábito de beber? Essas questões não podem ser respondidas por correlações estatísticas superficiais das manifestações de comportamento manifesto, mas apenas por intensivos estudos dos bebedores individuais. O estatístico pode descobrir, por exemplo, que judeus ortodoxos bebem menos que católicos irlandeses, mas só intensivo estudo biográfico de representantes desses dois grupos pode revelar porque é válida essa conclusão estatística.

Os primeiros psicanalistas que discutiram o alcoolismo acentuaram o efeito desinibidor da droga; reduz repressões e permite expressão mais livre de desejos opostos ao ego, em sua maioria infantis. O álcool atua assim de modo a suprimir os controles sobre o comportamento adquiridos durante o amadurecimento biológico e social; além disso, sob sua influência a fala torna-se menos coerente, a coordenação muscular diminui e o pensamento regride em direção ao processo primário. Todos os grilhões impostos pela organização progressiva do comportamento, pela adaptação à independência Biológica e pela aceitação de padrões culturais afrouxam-se e uma espécie de felicidade menos responsável, menos dotada de confiança própria, é temporariamente reconquistada. As observações desses fenômenos são tão numerosas que se torna desnecessário reforçar as afirmações citando autoridades; para resumir, basta dizer que o álcool evidentemente favorece a tendência regressiva, sempre presente, de tentar fugir das dificuldades das tarefas adaptativas implacavelmente recorrentes, que são parte integrante do sério negócio de viver.

Entre as tendências reprimidas que os primeiros pesquisadores psicanalíticos observaram mobilizar-se sob a ação do álcool estavam os desejos de dependência oral e os desejos homossexuais passivos latentes. Como as tendências homossexuais passivas são, em regra, sobrepostas sobre as tendências orais, estas últimas parecem ser o fator psicológico mais específico. Impulsos heterossexuais e hostis reprimidos ou inibidos foram também mencionados por vários observadores. Sandor Rado falou em regressão a uma sensação quase orgástica muito antiga na qual fica envolvido todo o sistema alimentar e chamou esse fenômeno de "orgasmo alimentar". O "superprazer narcótico", de acordo com Rado, é um "derivado do orgasmo alimentar."[8]

Alexander, Robert Knight e Rado ficaram impressionados pelos efeitos cíclicos da bebida. A primeira fase consiste em animação, falta de inibições e expressão mais livre das tendências inibidas ou reprimidas; esses fenômenos refletem o fato de o álcool afetar primeiro os centros cerebrais superiores, que em geral são inibitórios e controladores. À medida que a pessoa continua a beber, o álcool gradualmente paralisa também os centros cerebrais inferiores e desenvolve-se a segunda fase, que tem caráter depressivo. Quando o bebedor fica sóbrio, entra em uma terceira fase, a ressaca. A situação de tensão original para a qual ele tentou obter alívio bebendo volta então, aliada a uma tensão adicional, a saber, um sentimento de culpa e vergonha por seu excesso alcoólico. A pessoa reage à ressaca começando a beber de novo, tanto porque deseja sentir-se animada de novo, como porque espera amortecer sua autoacusação e culpa.

Importante fator motivacional no alcoolismo parece ser o impulso oral-incorporativo: a tendência de voltar à antiga satisfação da situação de amamentação. Knight acredita que essa fixação oral é frequentemente devida à específica configuração familiar de uma mãe indulgente casada com um pai inconsequente.[9] A criança oralmente favorecida não aprende autocontrole e reage com ira a toda frustração. O pai inconsequente agrava a instabilidade emocional da criança por uma atitude imprevisível, inicialmente indulgente e depois tiranicamente proibitiva. Os comportamentos característicos do pai e da mãe reforçam mutuamente a intolerância da criança à frustração e predispõem-na para fixação oral.

Dois outros fatores motivacionais distintos podem ser percebidos no alcoólatra: (1) o desejo de fugir à tensão e (2) o desejo de satisfação regressiva de impulsos reprimidos ou inibidos. O álcool é capaz de aliviar temporariamente quase qualquer espécie de tensão emocional, seja ansiedade, vergonha, culpa ou sentimentos generalizados de insegurança. Quando um indivíduo que sofre de timidez e sentimentos de inferioridade, resultantes de excessivas inibições, ressentimentos reprimidos e nunca expressados ou inibições de desejos sexuais, descobre que o álcool o deixa cheio de confiança em si próprio, ousado e empreendedor, a cena está preparada para a bebedeira recorrente. Ficar livre de restrições emocionais é por si só altamente satisfatório, mas a atração essencial consiste no alívio das inibições auto derrotadoras e suas consequências emocionais; e se acontecimentos adversos na vida — como malogro de ambições profissionais ou de relações amorosas — aumentam as frustrações emocionais, a tentação de entregar-se ao álcool pode tornar-se irresistível. O componente de satisfação da bebida envolve o restabelecimento da felicidade causada pela saciedade de dependência oral, assim como da onipotência infantil.

De acordo com Knight, um forte impulso de satisfazer desejos orais é a marca característica da maioria dos casos malignos, que ele chama de "alcoólatras essenciais"; no que ele chama de "alcoólatras reativos" essa fixação oral é menos significativa e as pessoas bebem para fugir de situações de tensão ocasionadas por acontecimentos traumáticos em suas vidas.(*)

Parece lógico distinguir entre esses grupos de alcoólatras. Um grupo foge de uma situação de tensão emocional vaga, mas premente; essa fuga é conseguida porque o álcool atua farmacologicamente de modo a embotar as funções discriminatórias e autocríticas e assim alivia a aflição emocional causada por vicissitudes exteriores. Este grupo pode ser claramente contrastado com o segundo grupo, que bebe principalmente para conseguir satisfação regressiva, satisfação dos impulsos orais.(**)

Há crescente tentativa de estabelecer relação entre fatores psicológicos e sociológicos na ocorrência do alcoolismo. Por exemplo, Abraham Myerson, em 1944, chamou atenção para a relativa infrequência do alcoolismo entre seitas protestantes ascéticas e judeus ortodoxos, em contraste com sua relativa frequência entre protes-

---

(*) Jules Masserman e K. S. Yum demonstraram o fator fuga no alcoolismo. Administraram álcool a gatos e conseguiram abolir as reações condicionadas e impedir que os animais adquirissem neurose experimental. A ingestão de álcool por esses animais causou a desintegração temporária de complexos padrões de comportamento "neurótico" e psicótico provocados experimentalmente, deixando relativamente intactos os padrões adaptativos mais simples. Posteriormente, os animais neuróticos procuravam e ingeriam espontaneamente álcool até suas neuroses serem aliviadas por vários processos análogos aos que são empregados em psicoterapia clínica. Também ratos albinos sob o efeito de álcool venceram rapidamente seu medo de aproximar-se da caixa de alimento que lhes dava choques elétricos sempre que entravam em contato com ela. Esses ratos evidentemente se tornaram mais ousados sob a influência do álcool, tal como fazem os seres humanos que tomam álcool para vencer inibições adquiridas através de experiências interpessoais e que duram a vida inteira.[10]

(**) Rado caracterizou bem a satisfação das experiências alcoólicas como a felicidade derivada do restabelecimento do sentimento de inocente onipotência do lactente. G. Lolli considerava a essência da realização alcoólica como a experiência de um prazer não diferenciado do corpo e mente em união.[12]

tantes não ascéticos e católicos irlandeses.[13] Nos membros desses grupos sociais ascéticos é incutido através de educação permanente um supremo ideal social de autocontrole, aliado ao desprezo pela indulgência desinibida; parece, embora não tenha sido ainda demonstrado, que o mecanismo psicodinâmico responsável pela abstinência dessas pessoas é repressão bem sucedida. Essas influências de grupo são em si próprias de natureza psicológica, exatamente como as influências individuais prevalecentes em cada família dependem das qualidades idiossincrásicas dos pais. A origem dos ideais do próprio grupo não é, porém, problema puramente psicológico. Esses ideais só podem ser compreendidos à luz da estrutura total das instituições sociais prevalentes, encarada dentro de uma perspectiva histórica. O etos do grupo é o resultado da história de uma cultura, assim como a personalidade individual é o resultado da história da vida da pessoa. Sua influência sobre o indivíduo na preparação do terreno para o alcoolismo é, porém, problema estritamente psicológico.

A influência do grupo pode ser bem observada nos sucessos terapêuticos da Alcoholics Anonymous. A identificação com um grupo que não tolera o álcool, mas não se mostra punitivo nem desdenhoso em relação ao alcoólatra, permite a este satisfazer suas necessidades de dependência sem conflito interior — coisa que ele nunca pudera fazer no passado — e sem vergonha ou revolta em relação às pessoas de que depende. Com o tempo ele próprio passa a ajudar, o que restabelece seu equilíbrio interior, elevando sua autoestima. A vergonha por sua dependência infantil, as reações de culpa, a hostilidade reativa e a revolta — fonte principal de sentimento de culpa — são eliminadas. A pessoa encontra apoio que, de maneira importante, é distribuído entre todo o grupo e que, tal como é encarado por ele, emana finalmente de um Ser Supremo.

Ao focalizar fatores psicossociais, não podemos deixar de lado os fatores biológicos que podem ser decisivos na maioria dos casos de alcoolismo maligno. Observações clínicas seguras indicam que há na suscetibilidade de diferentes pessoas em relação ao álcool uma impressionante diferença que não parece ser inteiramente explicável com base nas diferenças de estrutura de personalidade causadas por experiências pós-natais. Além disso, alcoólatras adiantados apresentam outra complicação psicológica que desempenha papel ainda mais importante em outras toxicomanias — sua dependência fisiológica em relação à droga, que talvez seja parcialmente responsável por seu desejo incontrolável.

Outra série de experiências tende a mostrar que a própria fixação oral pode ter relação com uma deficiência nutricional, devido a um tipo de obstrução metabólica atribuível à estrutura de enzima do indivíduo. Roger Williams, em sua teoria "genetotrófica" do alcoolismo, presume que seja esse o caso. Suas experiências com ratos levaram-no a concluir que a tendência dos animais a consumirem álcool pode ser aumentada alimentando-os com uma dieta deficiente em elementos específicos; pode ser reduzida fornecendo aos ratos os componentes nutricionais omitidos.[14]

Mesmo que as experiências de Williams sejam interpretadas como mostrando apenas um aumento no impulso incorporativo causado por fatores metabólicos, é perfeitamente compatível com nosso atual conhecimento sobre condicionamento concluir que, se a esse desejo não diferenciado aliar-se através da repetição uma sensação agradável em seguida à ingestão de álcool, pode desenvolver-se um anseio específico pelo álcool.

É muito provável, naturalmente, que na maioria dos casos um fator biológico não leve ao alcoolismo maligno e crônico, a menos que ocorram experiências interpessoais capazes de contribuir e reforçar o desenvolvimento de fixação oral e falta de disciplina interior. Além disso, é perfeitamente possível que tanto um fator genetotrófico como más experiências interpessoais iniciais possam ser combatidas por influências culturais que deem ênfase ao autocontrole e aversão à autoindulgência. A complexidade do problema deveria servir como advertência para que não tentemos isolar uma categoria única de fatores na etiologia do alcoolismo.

A integração de pontos de vista biológicos, sociológicos e psicodinâmicos tão necessária à compreensão do alcoolismo, é também indispensável para compreender e tratar adição a outras drogas, que na maioria das vezes são opiatos. O tratamento do toxicômano é complicado ainda mais pela adaptação de seu corpo à droga: esta adaptação consiste em enervações supercompensadoras dirigidas contra os efeitos inibitórios da droga. Esses mecanismos de supercompensação são responsáveis pela grande angústia física sentida quando a droga é retirada. As origens sociopsicológicas do desejo de drogas só muito vagarosamente estão obtendo reconhecimento sério e até agora pouco progresso se fez no sentido de combater esse grave problema de comportamento.

Embora muitas drogas, como barbitúricos, tranquilizantes e maconha, tenham sido consideradas formadoras de hábito, a expressão "adição à droga" geralmente se aplica ao uso habitual de derivados do ópio, como a heroína. As características da adição são a dependência psicológica em relação à droga, a aquisição de tolerância a ela de modo que há necessidade de quantidades cada vez maiores para conseguir o mesmo efeito e uma crescente dependência física em relação à droga, de modo a ocorrerem sintomas de abstenção com a cessação do seu uso.

O padrão americano típico de adição começa com o uso de barbitúricos ou maconha na adolescência e progride para o uso de heroína nos primeiros anos depois dos vinte. Isso difere do padrão britânico típico de adição, que geralmente começa depois dos trinta ou quarenta anos, como resultado do uso médico de drogas para alívio da dor. Além disso, embora as clínicas britânicas de narcóticos tenham obtido algum êxito na ajuda a adictos, as clínicas americanas não o conseguiram, principalmente porque o adicto americano difere psicologicamente de seu correspondente britânico. Tende a ser extremamente dependente, passivo, isolado, temeroso de responsabilidade e desconfiado. Seu hábito no mais das vezes resulta de sua incapacidade de enfrentar os inúmeros problemas da vida. Outra complicação é a tendência do adicto americano a aumentar sua dose de manutenção. Este fator, que cria sérios problemas para uma clínica que administra narcóticos, impediu que tais clínicas conquistassem aprovação pública ou governamental nos Estados Unidos.

Os hospitais federais de narcóticos, em Fort Worth, Texas, e os pacientes que se internam voluntariamente gozam da liberdade de sair depois de curto período de hospitalização. Ademais, não há seguimento adequado dos pacientes que deixam esses hospitais e seguem para diferentes partes do país. Um estudo realizado em Nova York, baseado em 912 pacientes dispensados do Hospital do Serviço de Saúde Pública em Lexington, revelou que, por enfrentarem os obstáculos psicológicos antes mencionados, os adictos precisam de constante contato com um recurso que possa proporcionar apoio passo a passo e constante supervisão a fim de ajudá-los a manter seus esforços para abandonar a droga.[15] Uma conclusão do estudo foi que a adição deve ser encarada como uma doença crônica em relação à qual atualmente só está sendo obtido limitado progresso.

Algumas técnicas mostraram-se promissoras. O trabalho com famílias foi considerado importante, pois há necessidade urgente de modificações nas atitudes da família para que o paciente tenha probabilidade de recuperar-se. Visitas imprevistas ao adicto também melhoram a qualidade da supervisão de seguimento. Um auxílio para determinar se o adicto recorreu de novo ao uso de heroína é a droga Nalline, que causa alterações pupilares em seguida à ingestão do narcótico. Uma inovação envolvendo singular esforço para a reabilitação de adictos foi de grande auxílio. A organização Synanon mantém várias residências para adictos nas quais eles podem receber intensivo apoio de ex-adeptos a fim de manterem-se "limpos".

Todavia, para que sejam descobertas melhores soluções para o problema de adição a narcóticos, é preciso haver melhores estudos de seguimento, continuada pesquisa de um método terapêutico e maior disseminação de informações fatuais entre o público. Além disso, tem sido propugnado pela maioria das autoridades na matéria que os hospitais federais disponham de maior controle sobre o adicto tornando compulsório o recolhimento civil — não criminal.

A Psiquiatria e a Lei

Uma grande complicação no tratamento da adição a narcóticos é devida à posição da lei. À medida que conhecemos mais coisas a respeito das causas e da natureza da adição à droga, reconhecemos que as disposições legais atuais, pelas quais os adictos são considerados principalmente como criminosos merecedores de castigo, podem estar mal colocadas e podem mesmo agravar o problema de narcóticos. À medida que a psiquiatria e a sociologia se tornaram mais sofisticadas e à medida que aperfeiçoamos nosso conhecimento sobre as motivações conscientes e inconscientes do homem, alargou-se a relação entre a psiquiatria e o direito. Esta relação envolve não apenas a adição à droga, mas também o crime de adultos, a delinquência juvenil e a psicopatia sexual. De fato, em lugar nenhum a relação entre a psiquiatria e os problemas sociais é mais evidente e tem mais urgente necessidade de esclarecimento que na psiquiatria forense.

Tanto o direito como a psiquiatria tratam do comportamento de indivíduos, mas enquanto o direito procura principalmente proteger a sociedade do comportamento antissocial, a psiquiatria procura ajudar o transgressor individual. Apesar disso, a informação psiquiátrica abre muitas vezes caminho para o conhecimento das motivações do crime e assim ajuda o direito a avaliar a inocência ou a extensão da culpa e a determinar a justa punição.

Como a lei procura proteger a sociedade contra o crime, a psiquiatria pode ser de imensa ajuda para essa proteção mediante a reabilitação de criminosos. O conhecimento psiquiátrico pode realçar os direitos humanos ajudando a eliminar a punição de doentes mentais por crimes pelos quais não são verdadeiramente responsáveis ou por atos que apropriadamente de maneira alguma devem ser encarados como crimes.

O psiquiatra é frequentemente chamado a prestar depoimento para ajudar os tribunais a decidirem casos nos quais um indivíduo pode estar incapacitado devido a um trauma psíquico. Em casos de testamentos e contratos, o psiquiatra pode prestar esclarecimentos sobre a competência do signatário; pode também depor quanto à sanidade de um dos cônjuges em ações de divórcio ou sobre a competência do pai ou da mãe em casos que envolvam a guarda de um filho. Embora a relevância do depoimento psiquiátrico em tais casos não seja de maneira alguma incontestada, tem merecido nos últimos anos crescente confiança.

Muito maior controvérsia quanto à relevância existe em casos de responsabilidade criminal. A questão central é saber se a doença mental do suposto criminoso impede a punição de seu ato. Estreitamente ligada a essa está a questão mais ampla do que seja doença mental, pois nem mesmo nesta fase da evolução psiquiátrica consta da legislação uma definição adequada de doença mental.

Este problema persegue os juristas há muito tempo. Já no século III depois de Cristo, Domitius Ulpianus (170-228), jurista romano, sustentou que a pessoa insana não é responsável por um ato criminoso. Henry de Bracton (falecido em 1268), eclesiástico e jurista inglês, seguiu Ulpianus, não considerando o louco responsável por seus atos. Esta doutrina, de que um louco não tem razão e não sabe o que está fazendo, chegou até os tempos modernos, mas não tanto nos tribunais anglo-saxônicos quanto no direito do Continente Europeu. Na França e na Bélgica especialmente reina o princípio de que, seja qual for a extensão da doença mental envolvida, a pessoa mentalmente enferma não é passível de pena.[10] Deve-se lembrar com respeito à tradição jurídica inglesa, porém, que ainda no século XVII a doença mental era considerada incompatível com a intenção criminosa e portanto não passível de pena.

Infelizmente essas antigas concepções flexíveis e liberais não sobreviveram até os dias atuais no direito da Inglaterra e dos Estados Unidos. Domina em seu lugar a regra M'Naghten. Daniel M'Naghten tinha um delírio no qual o secretário de Interior praticara uma injustiça contra ele. Por engano, matou o assistente do secretário. Em 1843, M'Naghten foi absolvido em razão de insanidade. Em essência, a regra estabelecida pela decisão judicial que absolveu M'Naghten declara que para ser considerado inocente em razão de insanidade o autor de um crime precisa ter em suas capacidades de raciocínio um defeito que o impeça de saber que praticou um mal. O "teste de certo ou errado" não se refere a qualquer outra questão além do suposto crime. A regra M'Naghten existe como critério para absolvição com base em insanidade em quase todos os Estados americanos hoje em dia. Tem causado inúmeros conflitos entre autoridades psiquiátricas e mentalidades jurídicas. Psiquiatras acentuam que o tribunal exige deles que declarem se a pessoa distingue o certo do errado. Esta é uma questão moral e não uma questão científica. Além disso a doutrina de "certo ou errado" aplica-se apenas a um aspecto cognitivo da mente. Não leva em consideração fatores emocionais.

Dezenove Estados tentaram considerar os fatores emocionais acrescentando a "doutrina do impulso irresistível" de 1834 à regra M'Naghten. Esta doutrina levanta a questão de saber se o réu era um "agente livre ao formar o propósito de matar". Em outras palavras, se foi dominado por um impulso de matar que destruiu sua razão. Wilfred Overholzer, autoridade psiquiátrica em problemas de natureza jurídica, acentua que a doutrina do impulso irresistível leva em consideração um componente emocional; contudo, considera apenas um aspecto de uma emoção, sua propensão a dominar a faculdade de raciocínio do indivíduo. Mas afirmar que o réu agiu sob "um impulso incontrolável" é tão difícil quanto dizer que "lhe faltou capacidade para reconhecer a diferença entre o certo e o errado."[17]

Esses testes de insanidade foram criticados já em 1838, quando Isaac Ray, um dos fundadores da Associação Psiquiátrica Americana e o primeiro grande psiquiatra forense americano, criticou a regra M'Naghten. Como resultado da influência de Isaac Ray em 1869, a Corte Suprema de New Hampshire contrariou a regra M'Naghten, na qual estava implícito que para ser considerada insana uma pessoa precisava ter perda total da razão. A decisão de New Hampshire introduziu a questão de saber se o ato criminoso foi produto de uma doença mental, pois em tal caso não existia "intuito criminoso". O mais importante desenvolvimento subsequente ocorreu em 1954, quando foi proferida no Distrito de Columbia a decisão Durham. Esta decisão não foi explícita na questão do intuito criminoso, mas repetiu o entendimento de New Hampshire de que, se o ato é resultado ou produto de doença mental, não existe responsabilidade criminal. Overholzei verbera o fato de apenas New Hampshire, o Distrito de Columbia e Alabama terem seguido o entendimento esboçado na decisão Durham. Acentua ele que existe na decisão Durham um caráter vago que não é encontrado na regra M'Naghten. Contudo, a regra Durham dá ao psiquiatra ampla liberdade em sua avaliação e depoimento, porque lhe permite apresentar os fatos ao júri sem limitar-se à questão moral do certo e errado. O júri pode então decidir a questão à luz dos indícios fornecidos pelo psiquiatra, sem ficar também amarrado pelas limitações do "certo" ou "errado".

Outra recente tendência no processo legal, incluída na Lei de Homicídio da Inglaterra de 1957, reconhece gradações de doença mental derivadas da doutrina escocesa de "responsabilidade atenuada", segundo a qual o grau de um crime e, portanto, o grau da pena pode ser diminuído quando há doença mental que não possa ser classificada como insanidade. Esta regra foi rejeitada pela Corte Suprema dos Estados Unidos; contudo, de um ponto de vista prático, em muitos Estados americanos o indivíduo que se acredita sofrer de doença mental é processado de acordo com o princípio de responsabilidade atenuada.

Uma das mais esclarecidas maneiras de encarar o problema da doença mental em criminosos foi mostrada em 1921 na "lei Briggs" de Massachusetts, que se aplicava a indivíduos denunciados por crime punido com pena de morte ou que haviam sido condenados anteriormente por crime grave. Em tais casos, o acusado é submetido a exame psiquiátrico rotineiro por um especialista — que serve como "amigo do tribunal" — e que presta depoimento quanto à presença ou ausência de doença mental. Com isso é eliminado o problema das disputas entre testemunhas especializadas em psiquiatria da defesa e da promotoria. Embora se temesse que psiquiatras nomeados nos termos da lei Briggs encontrassem doença mental com excessiva frequência e assim isentassem de pena criminosos demais, só dezenove por cento de mais de seis mil e seiscentos pacientes examinados foram julgados mentalmente anormais.[18]

Existem pessoas, mesmo na classe psiquiátrica, que acreditam que o psiquiatra não pode auxiliar o tribunal a compreender o estado mental de criminosos denunciados. Outros, porém, acreditam que só o único verdadeiro especialista em doença mental é o psiquiatra e que cabe a ele a responsabilidade de apresentar os fatos que encontra no paciente individual. A fim de orientar o psiquiatra em seu depoimento, Manfred Guttmacher, eminente psiquiatra forense, definiu o papel do especialista em psiquiatria perante o tribunal da seguinte maneira: "1.°) Deve ser feita uma declaração expondo se o réu está sofrendo de doença mental definida e geralmente reconhecida, e porquê e como se chegou a essa conclusão. 2.°) Se for afirmado que o réu sofre de doença mental, devem ser dados o nome e as principais características e sintomas da doença, com particular ênfase a seus efeitos sobre o discernimento individual, comportamento social e autocontrole. 3.°) Deve seguir-se então uma declaração sobre a maneira e o grau em que a enfermidade afetou o comportamento do réu em apreço, especialmente no que se refere a seu discernimento, comportamento social e autocontrole. 4.°) Em seguida, deve ser perguntado ao psiquiatra se o suposto ato criminoso foi, em sua opinião, resultado da doença ou cometido sob a influência dela."[19]

Além disso, como acentuou Overholzer, o especialista não deve aceitar honorários dependentes de suas conclusões; os especialistas de ambas as partes na causa devem manter-se em contato entre si e ter permissão de examinar os relatórios recíprocos, e o tribunal deve ser particularmente cuidadoso no exame das qualificações dos especialistas.[20]

Como a questão cardinal a ser respondida em todos os casos criminais se refere a motivação, o especialista psiquiátrico que o treinado a pensar em termos de psicodinâmica e motivações, evidentemente pode prestar à corte auxílio maior que a mera declaração de um diagnóstico. O mesmo ato criminoso pode ser resultado de defesa própria, negligência ou premeditação; portanto, a motivação do autor é que decide a reação da sociedade em face do ato. Se é verdadeira a tese de Freud de que os atos humanos são determinados por motivação tanto consciente como inconsciente, o infrator será capaz de dar apenas uma explicação parcial dos motivos por que praticou o ato; não pode explicar suas motivações inconscientes frequentemente decisivas. O breve artigo de Freud sobre *Criminalidade oriunda de um sentimento de culpa*[21] influenciou profundamente o pensamento dos psicanalistas em relação ao comportamento criminoso. Nele Freud sugeriu que sentimento de culpa originado em desejos antissociais reprimidos são muitas vezes os principais determinantes de atos criminosos. Ampliando essa tese, Franz Alexander definiu o caráter neurótico e o criminoso neurótico, que constitui um subgrupo do caráter neurótico. Alexander foi além e tomou-se um dos primeiros a desafiar, dentro de um quadro de referência psicanalítica, os métodos legais existentes para lidar com infratores. O caráter neurótico capaz de expressar sua neurose em atos criminosos é afligido por culpa inconsciente, resultante de desejos inconscientes proibidos. As transgressões que comete são pequenas em termos do superego, quando comparadas com o desejo inconsciente proibido. Quando é punido por suas transgressões, é temporariamente aliviado do sentimento inconsciente de culpa. Em outras palavras, esse indivíduo possui consciência austera e por isso tem mais medo de seu próprio julgamento moral interior que do tribunal secular.[*]

Alexander estudou pela primeira vez as motivações psicanaliticamente inconscientes de atos criminosos quando foi convidado por um tribunal alemão para testemunha especializada no caso de uma jovem cleptomaníaca que estivera sob tratamento psiquiátrico com ele pouco tempo antes de haver cometido vários furtos. O juiz presidente ficara perplexo ao saber que a moça furtara objetos sem valor; os objetos que tinham algum valor ela jogava em um rio. Sua preferência era por reproduções baratas de pinturas da Madona e a Criança. Alexander contou ao tribunal que a moça era uma órfã abandonada que decidira ser atriz. Enquanto estudava para ingressar no teatro, tomara-se amante de um rico celibatário que lhe tornara claro que nunca a desposaria. Ela desejava desesperadamente ter um filho, mas a prudência impedia que abandonasse o controle da natalidade. Este conflito levou-a satisfazer simbolicamente seu desejo e identificar-se com a Virgem Maria, que pôde ter um filho em virgindade. Durante o tratamento a môça tornara-se cônscia da relação entre seu anseio pela maternidade e seus furtos, conseguindo então controlar sua cleptomania. Convencido por essa argumentação, o juiz decretou a suspensão da pena imposta à moça, com a condição de continuar seu tratamento psicanalítico.

(*) Mais ou menos na mesma época e independentemente, Theodor Reik em seu livro *Gestandnisz-wang und Stranfbediirfnis* ("A Compulsão de Confessar e a Necessidade de Punição") também explicou o impulso de alguns criminosos a confessar seu crime na tentativa de aliviar um sentimento inconsciente de culpa.

Impressionados pela disposição de juízes geralmente conservadores de levar em consideração fatores psiquiátricos, Alexander e um advogado de Berlim, Hugo Staub (1886-1942), estudaram uma série de casos em que suspeitavam da existência de motivações inconscientes como fatores predominantes. Sua tese, publicada em 1929 em *The Criminal, the Judge and the Public,* foi no sentido de que o homem, nascido associai, só adquire suas atitudes sociais durante o processo de amadurecimento emocional. Ao aceitar e internalizar as atitudes dos pais, a criança renuncia a alguns de seus desejos associais, particularmente impulsos hostis agressivos; o equilíbrio que consegue entre satisfação e renúncia é o que se entende como "senso de justiça". Se não provier satisfação de suas renúncias, o indivíduo sente-se injustamente tratado; acha que a sociedade lhe deve alguma coisa. Se vê outra pessoa deixar de ser punida por comportamento social ou antissocial, *seu senso de justiça* é também perturbado. Uma vez que se conforma com as restrições aceitas das tendências sociais, por que outra pessoa pode demonstrar comportamento antissocial e escapar impune? Por isso exige que o infrator seja punido. Esta fórmula psicodinâmica explica um conhecido fenômeno: o despertar de sentimento público quando um infrator não recebe o que o público considera seu merecido castigo; oferece também a chave do envolvimento emocional do juiz, do júri e do público em geral nos processos judiciais. Este motivo de vingança, ou desejo de retaliação, é a origem de reclamações de punição para o infrator.

Existem duas outras razões, mais racionais e construtivas, para o encarceramento dos infratores: impedir que criminosos potenciais ou efetivos deem exemplo violando a lei e reabilitar os infratores. Alexander e Staub propugnaram vigorosamente tratamento psicoterapêutico para todos os infratores que possam ser reabilitados. Na época, esta orientação talvez tivesse parecido uma atitude frouxa e utópica de "mimar o criminoso". Todavia, Alexander e Staub recomendaram também que os incuráveis fossem encarcerados, com sentença indeterminada, enquanto representassem ameaça para a sociedade.

Alexander e Staub trataram apenas de infratores que fossem "criminosos neuróticos". Teoricamente, sintomas neuróticos são em certo sentido negócio particular da pessoa, mas na vida real o comportamento muitas vezes tem sérias consequências para o ambiente. Se as tendências inconscientes são de natureza agressiva, frequentemente se manifestam em comportamento antissocial. Freud acentuou que o neurótico (particularmente o neurótico compulsivo) é ao mesmo tempo antissocial e excessivamente social. Seus sintomas satisfazem, na fantasia, suas tendências antissociais; mas ele os expia no sofrimento auto infligido que a neurose lhe causa. O caráter neurótico externo, não em fantasia, mas na vida real, tanto suas tendências inconscientes inaceitáveis, seus atos criminosos, como também sua necessidade de sofrer, de ser apanhado e castigado. Depois da punição, que alivia seus sentimentos de culpa, ele se sente livre novamente para violar a ordem social; daí a tendência à reincidência.

Ao estudar a criminalidade, os sociólogos e psiquiatras classificaram também certos criminosos como pertencentes à categoria não-neurótica e compararam-nos com indivíduos dotados de personalidades livres de conflitos e de culpa. O problema mais desorientador com que se defronta hoje a criminologia é saber como proteger a sociedade contra indivíduos comprovadamente criminosos, assim como cuidar de pessoas que possam ser reabilitadas. Os sociólogos estão de acordo em que a punição não é um dissuasor de atos criminosos e não é meio apropriado para promover reabilitação.[*] Infelizmente a sociedade ainda se interessa mais em punir o infrator — fazendo com que ele "pague sua dívida para com a sociedade" — do que em ajudá-lo a vencer suas propensões criminosas. Acredita-se geralmente que pena mínima deva ser aplicada a crimes mínimos e penas severas a crimes maiores. Não se examina com suficiente atenção se o infrator ainda continua sendo ou não um perigo para a sociedade. O ideal seria tratar os criminosos psiquiatricamente para que fossem ajudados a vencer suas motivações a cometer crimes. Isso se aplica especialmente ao criminoso neurótico. O problema prático aqui reside na falta de pessoal suficientemente treinado e de técnicas para influenciar comportamento antissocial. É difícil também decidir se

---

(*) A teoria da aprendizagem explica que a punição pode temporariamente fazer cessar o comportamento, mas não elimina a propensão para ele tão eficientemente quanto o emprego judicioso de recompensa.

um indivíduo ainda representa ou não ameaça para a sociedade. Parece que tal questão poderia ser melhor respondida por estudiosos das ciências do comportamento que por grupos leigos.

Apesar de poderosa resistência, existem na criminologia tendências modernas em que parecem estar-se modificando os processos não-psicológicos, disciplinares, conservadores e antiquíssimos. E existe progresso vagaroso. Estudos pioneiros estão gradualmente penetrando em concepções antiquadas. Em alguns Estados, como na Califórnia, a orientação está mudando de modo que se dá maior importância à tentativa de reabilitar que à de punir. Na Califórnia, foi proposto um programa para desenvolver "centros correcionais comunais". Esses centros funcionariam como casas intermediárias a que os prisioneiros seriam mandados para orientação em questões práticas, como oportunidade de emprego e de empréstimo, em suas comunidades locais antes de reentrarem plenamente na sociedade. Se um infrator em liberdade condicional cometesse uma pequena violação de seu compromisso, a existência desses centros evitaria seu retorno para a prisão, pois poderia voltar para eles.

Acompanhando o crescimento de interesse pelos processos penais, tem havido a continuação da procura de melhor conhecimento dos antecedentes motivacionais de comportamento criminoso. Isso é extremamente auspicioso, pois a prevenção do crime terá de basear-se finalmente em uma sólida compreensão da dinâmica das forças motivacionais. Em nenhum terreno isto é mais importante que na delinquência juvenil.

Importante contribuição para o conhecimento teórico da delinquência foi o trabalho realizado por Stanislau Szurek e Adelaide Johnson (1905-1960), que estudaram as causas subjacentes da delinquência de jovens que provinham de "boas famílias". Em alguns desses casos observaram um defeito na estrutura do superego do pai ou da mãe, ou de ambos, defeito qualificado como "lacunas do superego". Pais que apresentam essas lacunas toleram conscientemente ou com maior frequência inconscientemente o comportamento delinquente de seus filhos porque eles próprios recebem alguma espécie de satisfação vicária com os atos e feitos antissociais. Em outras palavras, secreta e inconscientemente encorajam o comportamento delinquente de seus filhos como meio de expressar suas próprias tendências antissociais.[22]

Hoje esforço ainda maior está sendo dedicado a tentativas sociologicamente orientadas de prevenir o crime do que ao tratamento psicoterapêutico e reabilitativo de indivíduos criminosos. Estudos estatísticos de Clifford Shaw destacam a influência de fatores ambientais no crime. Descobriu ele que certas áreas da cidade de Chicago atuam como centros criminosos; algumas dessas áreas podem produzir vinte vezes mais criminosos que outros distritos de Chicago. Esses centros, que são os distritos de cortiços onde se fixam imigrantes, caracterizam-se por baixos padrões sociais. As descobertas de Shaw demonstram que os membros da população que têm menos interesse na ordem social vigente são também os mais inclinados a violá-la.[23]

Sheldon e Eleanor Glueck estudaram igualmente os fatores sociológicos e psicológicos do crime. Seus pacientes foram quinhentos jovens delinquentes e quinhentos jovens não delinquentes, a respeito dos quais coligiram dados sociológicos e que submeteram a entrevistas psiquiátricas e aos testes de Rorschach.[24] Os resultados confirmaram a observação clínica de que a saúde mental da família do jovem delinquente tem probabilidade de ser pior que a da família do não-delinquente. Descobriram também que, embora rapazes delinquentes e não-delinquentes tenham conflitos emocionais, os delinquentes têm maior probabilidade de resolver seus conflitos por alguma espécie de ação direta, ao passo que os jovens neuróticos expressam seus conflitos sob a forma de sintomas socialmente inofensivos. Além disso, os rapazes delinquentes tiveram na infância menos oportunidade de identificar-se com imagens paternas adequadas.

Os Gluecks conseguiram confirmar estatisticamente outra conclusão tirada antes por clínicos: que abandono grave e tratamento punitivo severo favorecem o desenvolvimento de tendências delinquentes. Castigo e sofrimento não merecidos ou excessivamente severos enfraquecem a influência restritiva da consciência e favorecem comportamento antissocial; contudo, ser abandonado e esquecido é igualmente doloroso — ou mesmo mais doloroso — para a criança, de modo que o menino abandonado pode tornar-se delinquente a fim de ser punido, considerando a punição como sinal de atenção e interesse. É por isso que o delinquente adolescente procura ansiosamente no jornal as notícias de suas atividades criminosas, notícias que dão a ele — membro esquecido e abandonado da sociedade — uma posição destacada. O estudo dos Gluecks mostra claramente que os métodos psicológico e sociológico não estão em conflito entre si, mas são complementares.

Penetrantes estudos foram realizados por Melitta Schmideberg, filha da famosa analista infantil Melanie Klein. Com admirável persistência ela organizou em Nova York a Associação de Tratamento Psiquiátrico de Infratores. Melitta Schmideberg dá ênfase ao conhecimento psicodinâmico dos criminosos e sustenta que o controle do comportamento antissocial é essencial à reabilitação. Preconiza estreita ligação entre a autoridade de livramento condicional e o psicoterapeuta do infrator em liberdade condicional, e insiste em que os infratores em liberdade condicional que negam onipotentemente a possibilidade de serem apanhados não devem ter permissão de reforçar essa negativa empregando sua psicoterapia como recurso para escapar das consequências de seu comportamento.

Os recentes desenvolvimentos na maneira de encarar a delinquência na Inglaterra são semelhantes aos dos Estados Unidos. O esforço dos psiquiatras para substituir a antiquada orientação legal de punição por um método psicológico encontrou lá a mesma resistência que nos Estados Unidos. Todavia, as práticas reformatórias e correcionais inglesas encontraram apoio na evolução do chamado sistema Borstal. Borstal é uma aldeia inglesa que dá seu nome a um sistema de processo correcional que se afirma ser menos impessoal que as grandes instituições correcionais americanas. Em um instituto Borstal são abrigados menos de trezentos e cinquenta jovens delinquentes, o que representa uma vantagem sobre a escola correcional americana comum, que abriga mais de duas mil pessoas. George Mohr salienta que os estudos diagnósticos americanos são mais penetrantes, mas que, embora "os criminologistas americanos possam saber mais objetivamente sobre sua população delinquente e criminosa... fazem menos a respeito do assunto do que os ingleses cujas investigações parecem mais superficiais."[25]

Ainda mais arcaicas e punitivas que as leis referentes a criminosos são as que se referem à psicopatia sexual e especialmente à homossexualidade. Por exemplo, durante a Segunda Guerra Mundial homossexuais eram convocados para o serviço militar e em seguida, depois que se descobria que eram homossexuais, eram excluídos do serviço como "indesejáveis", sendo-lhes negados os benefícios de "pracinhas". Judd Marmor, em um artigo sobre homossexualidade, *The Problem of Homosexuality: An Overview"*, salienta que nos Estados Unidos o homossexual é impedido até mesmo de obter emprego no serviço público civil. É considerado um risco para a segurança, observa Marmor, por ser sujeito a chantagem e isso porque a condenação da sociedade toma-o vulnerável à denúncia. De acordo com Alfred Kinsey, aproximadamente um terço dos americanos do sexo masculino teve em uma ocasião ou outra experiências homossexuais declaradas; é de dois a quatro milhões o número de homens americanos que praticam atualmente homossexualidade declarada. Em todos os Estados Unidos os atos homossexuais entre homens (mas nem sempre entre mulheres) são considerados criminosos. O mesmo acontece na Inglaterra. Em 1954, na Inglaterra, uma comissão especial nomeada pela Câmara dos Lordes elaborou o relatório Wolfenden, no qual declarou que, se o comportamento homossexual envolvesse adultos que dele participassem livremente e assim consentissem o ato homossexual, em particular não era cometido crime. Cientistas do comportamento em todo o mundo concordaram com o relatório Wolfenden e apoiaram suas conclusões; apesar disso, em 1960, a Câmara dos Comuns rejeitou as propostas nele recomendadas.

Quando atos homossexuais são praticados em particular, sem que haja menores envolvidos e sem que haja violência ou coação, a intimidade e a liberdade de escolha do indivíduo são violadas pelos códigos penais existentes nos países anglo-saxônicos. A Áustria e a Alemanha são os únicos países do Continente Europeu em que se aplicam meios legais para punir atos homossexuais entre adultos que neles consentem. Thomas Szasz acentua que, enquanto pessoas procurarem através de seus legislativos e por meio de lei criminal influenciar a conduta sexual particular dos membros adultos da sociedade, será impossível diferenciar convenientemente entre atos sexuais que ferem e que não ferem a segurança e o bem-estar do público.[26]

Além disso, imputar irresponsabilidade e falta de lealdade a homossexuais é generalizar uma espécie de preconceito semelhante ao que se observa no preconceito racial. Como declara Judd Marmor: "A "segurança" de um homossexual... depende de ele ser ou não um ser humano responsável com um superego adequado e esse fator é o único a ser avaliado; fora daí sua homossexualidade não é mais nem menos relevante que a heterossexualidade de um consultor do sexo masculino em um acampamento de moças."[27]

Todo o conhecimento psiquiátrico existente indica que uma pessoa pode demonstrar comportamento anormal em um aspecto de sua vida, mas ser perfeitamente adequada em seu funcionamento geral. Uma pessoa que tenha dores de cabeça repetidas por motivos psicogênicos pode apesar disso ser um artista produtivo ou um administrador eficiente. Além disso, os preconceitos contra o homossexual como os preconceitos sociais contra outros grupos vítimas de discriminação levam por si sós a um círculo vicioso de problemas secundários. Uma das tarefas importantes de amadurecimento é vencer os sentimentos de inadequação que a criança tem no mundo de gente grande. Quando forças sociais proscrevem, desprezam e censuram indivíduos, por considerá-los estranhos, peculiares e inferiores, os sentimentos de inferioridade e a inadequação deles só são reforçados. É coisa notável que apesar de terem sido submetidos a leis tirânicas e outros abusos, homossexuais dotados e criativos produziram obras brilhantes.

A legislação dirigida contra o homossexual que não seduziu crianças nem exerceu coação tem a mesma origem psicológica que a brutalidade física manifestada por indivíduos em relação a homossexuais: o profundo temor da homossexualidade dentro de nós próprios, que precisamos punir os outros a fim de negar sua origem dentro de nossa própria psique. Tem-se argumentado que a homossexualidade é um crime porque contraria o conceito de sobrevivência biológica. Pelo mesmo motivo, a prevenção da gravidez deveria então ser um crime. Além disso, podemos considerar, como acentua Szasz, que "a sobrevivência biológica é ameaçada por procriação excessiva, não por procriação pequena demais" e que a sexualidade procriativa heterossexual normal (por exemplo nos casamentos juvenis) causa mais dano demonstrável à sociedade do que práticas homossexuais entre adultos que nelas consentem". Szasz formula outro importante conceito a respeito da "ameaça" que o homossexual cria para uma sociedade heterossexual: "Por rejeitar a heterossexualidade, o homossexual mina seu valor. O mesmo, naturalmente, faz o padre. O homossexual, porém, rejeita um tipo de conduta sexual em favor de outro, ao passo que o padre se abstém dos prazeres da carne para acentuar o valor do espírito. O homossexual ameaça, portanto, o heterossexual em seu próprio terreno. Faz com que o heterossexual tema não só poder ficar também homossexual, mas ainda que a própria heterossexualidade não seja tão "divertida" quanto devia ser. Muitas pessoas comportam-se como se a satisfação sexual fosse um de seus principais interesses na vida. Se o valor de seu jogo favorito for minado, essas pessoas podem perder o interesse por ele e que farão então?... Naturalmente, o próprio homossexual é vítima dessa obsessão sexual. Preocupado com desejos e satisfações sexuais, ele é a imagem refletida no espelho pelo heterossexual sempre lascivo e sempre frustrado."[28]

Um dos problemas intrigantes do ponto de vista psicológico na tentativa de compreender o fenômeno da homossexualidade é sua definição. Talvez a definição mais clara e mais empírica seja a proposta por Marmor: "... o homossexual clínico (é), portanto, aquele que é motivado na vida adulta por uma definida atração erótica preferencial pelos membros do seu próprio sexo e que geralmente (mas não necessariamente) se entrega a relações sexuais declaradas com eles."[29] Esta definição não exclui aqueles que sentem intensos desejos sexuais por pessoas do mesmo sexo, mas devido a considerações morais não se entregam a atividade declarada. Esta definição exclui indivíduos que se entregam a homossexualidade ocasional devido a circunstâncias de situação, como prisioneiros ou soldados, mas que sentem preferência básica pela experiência sexual com mulheres. É impossível descrever qualquer padrão determinado que leve à preferência pela sexualidade com o mesmo sexo. Os mais vulneráveis são as crianças que não podem identificar-se com o adulto de seu próprio sexo ou que temem contato com membros do sexo oposto. Embora, em alguns casos, possa haver fator biológico, essa conclusão não foi ainda completamente validada.

O fato de um quarto à metade de todos os homossexuais que procuram tratamento psicoterapêutico poder conseguir a inversão de seus interesses sexuais atesta que pelo menos nesses casos influências psicogênicas iniciais foram mais importantes no desenvolvimento da condição. Deve-se acentuar, porém, que forçar um homossexual, da mesma forma que forçar um neurótico ou qualquer outro indivíduo, a submeter-se a psicoterapia não pode dar resultados positivos. No entanto, o encarceramento não é alternativa para a "reabilitação" do homossexual. Devemos lembrar a afirmação feita em 1948 por B. Karpman de que a vida na prisão reforça ao invés de enfraquecer os padrões homossexuais.[30]

A homossexualidade é, naturalmente, apenas um aspecto do problema geral da psicopatia sexual. O problema é complicado em base nacional pela falta de definição legal uniforme da psicopatia sexual. A Califórnia chegou a uma definição legal que talvez seja a mais explícita e prática das que foram propostas. Acentua-se nela a "predisposição" e "ameaça" ao expor cinco características, todas as quais precisam aplicar-se ao indivíduo em consideração. Primeiro, o indivíduo precisa ter sido condenado ou ter-se confessado culpado de um crime, embora não necessariamente de um ato sexual criminoso. Segundo, o ato criminoso precisa não ser passível de pena de morte. Terceiro, o indivíduo precisa ser afligido por um distúrbio mental ou pronunciado afastamento da mentalidade normal ou precisa ter uma "personalidade psicopática". Quarto, o indivíduo precisa ter predisposição para a prática de crimes sexuais. E quinto, o grau e a natureza de sua predisposição precisam ser de molde a fazer do indivíduo uma ameaça para a saúde e a segurança alheias.[31]

Enquadrando-se nesses critérios, o infrator é internado indefinidamente em um hospital para criminosos sexuais até o pessoal do hospital achar que ele está curado. Em um estudo realizado durante cinco anos com quase dois mil criminosos sexuais, setenta por cento dos indivíduos estudados permaneceram livres de contato policial depois de terem sido tratados no Hospital Estadual de Atascadero, na Califórnia.[32]

Esses resultados indicam que a adequada identificação e tratamento de infratores podem oferecer à sociedade e ao indivíduo afetado proteção maior que a simples punição nos termos de leis arcaicas.

Vimos como é difícil para o alcoólatra combater as pressões de seu estado sob a influência hostil das atitudes sociais prevalecentes. Quão mais oneroso devem ser, portanto, os esforços para reabilitação do psicopata sexual, do adicto, do delinquente e mesmo do criminoso quando essas atitudes cruéis são representadas por punição e impiedoso encarceramento. Se quisermos proteger a sociedade — e isso significa cada indivíduo na sociedade — dessas doenças de nossa sociedade, precisaremos reunir todas as nossas armas *eficazes* para esse propósito. E devemos estar preparados para jogar fora todas as nossas armas antiquadas, ineficazes e nocivas, ainda que seja apenas pelo propósito de melhorar aquela proteção. Leis ruins não fazem uma sociedade boa. Precisamos desesperadamente colocar sob visão ampla o que sabemos agora a respeito do comportamento humano e desesperadamente também precisamos elaborar leis em harmonia com nosso conhecimento. Enquanto nossas atitudes institucionalizadas — nossas leis — ficarem para trás de nosso crescente esclarecimento, nossa sociedade só poderá trabalhar contra si própria. Eliminar esse atraso não será o ato revolucionário que alguns temem que seja. As leis antiquadas em que nos fiamos hoje foram estabelecidas com base no que conhecíamos então a respeito de comportamento e motivos. Embora possam ter sido deformadas pela ignorância e preconceito, representam o esforço do homem para ajustar à lei o seu conhecimento de si próprio. Varrendo para longe o preconceito e a ignorância, e colocando nossas leis em harmonia com o que hoje sabemos, estaremos apenas mantendo uma antiga e digna tradição. Se um dos mais nobres aspectos da história do homem tem sido sua luta para conhecer a si próprio, não deve ser menos louvada sua determinação de ser justo para consigo mesmo.

CAPÍTULO 21

A Escola Culturalista e os Neofreudianos

Freud reconhecia que o homem não pode ser compreendido a menos que seja encarado dentro da estrutura social em que amadureceu. Definia ele o superego como a impressão deixada na personalidade pelos valores sociais prevalecentes que são transmitidos à criança por influências paternas. Contudo, Freud não fez estudos comparativos do desenvolvimento humano em tipos diferentes de sociedade. Estudos dessa natureza foram a principal contribuição prestada à psiquiatria pelos homens e mulheres discutidos neste capítulo.

Freud interessou-se por dois aspectos comuns a todas as sociedades: a regulamentação das relações sexuais através de leis matrimoniais e a proibição de impulsos agressivos e hostil dirigidos contra o pai. As regulamentações sociais nas diferentes culturas que proibiram o incesto assumem muitas formas diferentes; o mesmo acontece com os tabus místicos contra impulsos patricidas. Ainda assim, essas regulamentações sociais extremamente variáveis coincidiam todas com o que Freud geralmente encontrou em seus pacientes individuais, isto é, o complexo de Édipo. Freud reconheceu, embora não o tivesse declarado explicitamente, que o complexo de Édipo tem tanto origem social como função social. Protege a célula oásica da sociedade, a família, contra esfacelamento, pois só quando o incesto e o patricídio são postos fora da lei é que a família e portanto a sociedade podem sobreviver. Desejos patricidas e incestuosos são manifestações da natureza biológica do homem, não produtos da sociedade. Consequentemente a teoria da personalidade de Freud tomou conhecimento dos impulsos inatos do homem, assim como da estrutura social que regula a expressão desses impulsos. O homem, porém, é mais que seu complexo de Édipo. O impacto da sociedade é dirigido para mais que o simples controle da sexualidade e da hostilidade resultante do ciúme; precisa influenciar todos os aspectos do desenvolvimento da personalidade.

Essencialmente, porém, a maioria das posteriores contribuições sociológicas significativas à teoria da personalidade são baseadas nesses sólidos alicerces biológicos e sociológicos lançados por Freud. Como se verá, os autores que tentaram ignorar os fatores biológicos ou sociológicos falharam na formulação de uma teoria viável. Isso apenas porque o homem é um organismo biológico e ao mesmo tempo membro de uma organização social.

Alguns dos autores que se interessaram pelos aspectos sociais do desenvolvimento da personalidade permaneceram no redil psicanalítico e tentaram desenvolver suas ideias ao longo de linhas psicanalíticas de pensamento. Em contraste, muitos "neofreudianos" opuseram-se às opiniões freudianas e sustentaram que seu trabalho sobre influências sociais invalidava a teoria original de Freud.

Começaremos considerando o trabalho do primeiro grupo. Freud, Abraham, Jung e Rank, em suas primeiras obras, e posteriormente Theodor Reik apontaram semelhanças entre os simbolismos de fenômenos psicopatológicos, sonhos, mitologia e ritos de culturas primitivas. Seu trabalho começou assim a ligar os campos da psicanálise e antropologia. Um dos primeiros antropologistas a adotar suas ideias foi Geza Roheim (1891-1953). Dotado de completo conhecimento da psicologia psicanalítica, realizou ele estudos de campo pioneiros na Melanésia. A tese principal de Roheim era que a cultura e a neurose são produtos dos mesmos mecanismos psicológicos e devem sua existência à "prolongada infância" da espécie humana. Os princípios fundamentais da atividade-fantasia inconsciente são os mesmos nos processos normais e anormais, os mesmos na neurose, na psicose, na arte, nos rituais. As ideias "dominantes" que toda cultura tem são determinadas pela situação infantil. A teoria de Roheim deixa de levar em consideração que os membros da sociedade que produzem cultura não são crianças, mas adultos. Consequentemente, suas opiniões parecem duvidosas para a maioria dos antropologistas, os quais acreditam que a estrutura inteira de uma cultura, e não as diferentes espécies de situações infantis, determina os valores paternos típicos e as práticas de criação de filhos, os quais por sua vez influenciam as reações e os padrões de comportamento da criança de colo.

Embora existisse uma fraqueza em algumas das suas teorias sociais, Roheim prestou interessante contribuição sobre origens psicológicas da vida econômica. Declarou que invenções práticas não são inicialmente postas em uso por objetivos utilitários, mas são desenvolvidas de atividades "recreativas", de passatempos ociosos, e mais tarde exploradas secundariamente para finalidades econômicas. A aplicação desta hipótese às "descobertas tecnológicas" é possível. Por exemplo, voar foi originariamente uma atividade "recreativa" de pessoas aventureiras que tinham meramente vagos sonhos sobre sua futura significação prática. Essa experimentação foi motivada primariamente por um anseio de erguer-se para o céu que frequentemente aparece em sonhos nos quais é expressado o desejo de poder, de liberdade e de domínio. Originariamente o desejo de voar não era para o propósito de viagem comercial nem como meio de lançar bombas sobre inimigos. Seguindo a teoria de Roheim, chegamos à conclusão aparentemente paradoxal de que a cultura é produto do lazer do homem e não do suor de seu rosto: quando ele fica desobrigado das necessidades da luta pela sobrevivência, suas aptidões produtivas ficam liberadas.[1]

Theodor Reik tinha basicamente a mesma orientação psiquiátrica que Roheim. Escreveu estimulantes ensaios sobre a psicologia dos rituais religiosos, nos quais demonstrou cuidadosamente suas origens no inconsciente. Como Roheim, não considerava os fenômenos no contexto da cultura em que se tinham originado; pelo contrário, aplicava os mesmos mecanismos psicodinâmicos que observara em pacientes individuais aos fenômenos de grupo. Acreditava que cada configuração cultural total, que evolui como resultado da evolução histórica, desenvolve seus simbolismos e valores característicos, tirando-os do imenso rol de todas as possibilidades psicodinâmicas. Os aspectos específicos de qualquer cultura não podem ser deduzidos da natureza humana universal. Porque a coragem se torna a mais elevada virtude para tribos nômades e a poupança para nações agrícolas sedentárias é uma questão complexa que exige uma maneira de encarar as coisas diferente da de Roheim e de Reik.

Antropologistas sociais americanos, alguns dos quais foram treinados por Franz Sumner e Franz Boas (1858-1942), foram capazes de aplicar instrumentos psicanalíticos a material antropológico de maneira muito compensadora. Ruth Benedict (1887-1948), por exemplo, conseguiu mostrar que toda cultura tem um padrão ideológico coerente e coesivo — o "etos da cultura" — e que esse padrão exerce influência determinante tanto sobre a criação de filhos como sobre as funções sócias do adulto. O etos compreende os valores sociais prevalecentes que determinam as influências sociais sobre o desenvolvimento mental de uma pessoa. Traços nacionais, de acordo com sua opinião, não são, portanto, determinados pela hereditariedade, mas pelo meio social, como se manifesta no penetrante etos de uma sociedade.

A psicanálise influenciou muito a antropologia social através do trabalho de Margaret Mead. Em seu livro *The Balinese Character,* Mead e Gregory Bateson fizeram um vivido relato das práticas de criação de filhos dos balineses e demonstraram como seu costume de intensificar metodicamente a rivalidade entre irmãos contribui para a qualidade estoica do caráter balinês. A mãe balinesa mostra deliberadamente a um filho mais idoso que está amamentando um filho mais novo; esta ação destina-se a provocar ciúme extremo na criança mais idosa e obrigá-la a aprender em tenra idade a controlar seu violento ciúme. Em *Male and Female,* Margaret Mead demonstrou como certos traços americanos característicos são culturalmente condicionados pela natureza de nosso clima social, que não tem tradição, que muda constantemente e que se volta para o futuro. Atribui aos casamentos americanos a dificuldade específica de falta de padrões de vida tradicionais, que faz "pressão sobre o casal" chamado a criar "uma cópia inteira de vida" em uma cultura orientada para o futuro e para a qual não existem postes indicadores.[2]

Abram Kardiner, em colaboração com um antropologista, Ralph Linton, elaborou seu conceito da "personalidade básica" como desenvolvimento da tese do etos cultural de Ruth Benedict. Kardiner descreveu o caráter nacional, empregando mais ênfase psicodinâmica que Benedict. Sua metodologia está em certo sentido em oposição direta à de Roheim: em lugar de tentar explicar instituições sociais específicas, rituais e mitos com base nos mecanismos inconscientes de um indivíduo, Kardiner concebe a personalidade como tendo sido modelada por instituições sociais desenvolvidas sob a influência de problemas nacionais geográfica e economicamente determinados. Seu método é baseado na teoria funcional de instituições sociais, de acordo com a qual as instituições e atitudes culturais são determinadas pelos métodos particulares que uma sociedade específica adota para resolver seus problemas de sobrevivência e perpetuação. As instituições e os sistemas de valores das sociedades nômades são diferentes daqueles das sociedades agrícolas porque essas duas técnicas de sobrevivência econômica exigem atitudes diferentes dos indivíduos que as empregam. Toda cultura, porém, tem alguns componentes não adaptativos. Estes últimos, pelo menos parcialmente, representam padrões culturais antiquados transmitidos de períodos anteriores.

Enquanto Kardiner concentrava sua atenção nos aspectos básicos adaptativos e culturalmente determinados das estruturas de personalidade em sociedades primitivas e estáticas, Alexander procurou reconstruir a estrutura psicodinâmica da democracia ocidental em rápida mudança. Alexander considerava o comportamento do homem dominado por duas tendências opostas: uma para estabilidade e segurança, a outra para criação, aventura e exploração do desconhecido. A tendência conservadora para segurança provém do princípio de auto conservação e manifesta-se em obter e conservar as coisas necessárias à sobrevivência. A tendência progressista e expansiva para a exploração do desconhecido provém do princípio de crescimento e procriação. Embora ambas as tendências tenham sempre caracterizado as aspirações sociais do homem, cada período importante da história foi dominado por uma ou outra delas, dependendo de precisarem as energias do homem ser voltadas para a obtenção de segurança ou de estar ele suficientemente seguro para permitir que suas energias se estendessem além de suas limitações correntes. A era feudal, por exemplo, foi dominada pela preocupação de criar estabilidade e proteção mútua. Uma estrutura econômica e social em mudança tomou possível, e mesmo necessário, o desenvolvimento daquele espírito ousado e aventureiro que caracterizou o surto criativo geral que foi a Renascença.

Usando o ponto de observação da psicodinâmica para olhar os desenvolvimentos históricos, Alexander preocupou-se também com o problema do que chamou de "atraso cultural". Em seu livro *Our Age of Unreason*, descreveu as tensões entre estrutura social e atitudes opostas, e em *The Western Mind in Transition* tratou dos perigos envolvidos no aparecimento do "homem de massa".

O conceito de *atraso cultural* foi desenvolvido pela primeira vez por William Ogbum, um cientista social. Tal como foi introduzido por Ogbum e depois desenvolvido por Alexander, o conceito é que atitudes tendem a ficar tão solidamente enraizadas na sociedade que sobrevivem à estrutura sociológica que as criou.

A tecnologia moderna, por exemplo, vem criando mudanças sociais em ritmo mais rápido do que pode ser acompanhado pelas nossas atitudes e instituições sociais conservadoras prevalecentes. Além disso, como atitudes emocionais tendem a ficar para trás das mudanças na estrutura social, a discrepância entre elas — o atraso cultural — resulta em desorganização social. No indivíduo essa discrepância causa conflitos emocionais e contribui para uma tendência no sentido de perturbações neuróticas.

Entre as tentativas mais recentes de estabelecer relação entre desenvolvimentos psicológicos individuais e influências culturais, o trabalho de Erik Erikson é extraordinário. Combina ele conceitos da teoria da libido com psicologia do ego e também com considerações sociológicas na discussão da dificuldade encontrada pela mocidade de hoje para encontrar uma "identidade de ego".[3] A faculdade mais humana do homem é a consciência da identidade de si próprio como pessoa distinta que existe em um contínuo de passado, presente e futuro, e que planeja e modela seu próprio destino com um senso de autodeterminação. O sentimento de identidade emerge como resultado de um processo continuamente progressivo. Erikson tentou reconstruir este complexo processo psicológico através do período da amamentação, infância, latência, adolescência e vida adulta, cada uma das quais envolve mudanças características biologicamente determinadas na organização da libido. Erikson acentua que influências sociopsicológicas no ambiente humano afetam o desenvolvimento da personalidade e que cada nova fase de desenvolvimento, que ele chama de "crise", exige novas tarefas adaptativas para harmonizar as forças libidinais cambiantes com expectativas cambiantes do ambiente em relação ao crescimento individual. A adolescência, a mais profunda dessas "crises", é o melhor exemplo. Erikson demonstra que problemas adaptacionais são comuns a grupos particularmente vulneráveis, como os imigrantes e as minorias, e, tal como Alexander e Fromm, pensa que mudança social rápida, incentivando "difusão do ego", toma difícil estabelecer identidade de ego. Por ser baseado em observações clínicas, esse trabalho sociologicamente orientado é mais aplicável à prática clínica do que os escritos filosoficamente concebidos pelos neofreudianos.

Enquanto psicanalistas cuidavam de histórias da vida individual e acentuavam o impacto de determinada constelação familiar sobre a formação da personalidade, antropologistas e psicanalistas culturalmente orientados estavam dando ênfase às influências comuns que atuam sobre toda família que vive dentro de determinada cultura. Alexander considerou esses dois pontos de vista complementares; por isso, procurou sintetizar seus conceitos. Adotou a posição de que, como as partes constitutivas do que se chama sociedade são seres humanos individuais, logicamente a natureza da organização social dependerá da natureza dessas unidades constitutivas, isto é, da natureza humana. As inter-relações entre membros da sociedade são determinadas pelo sistema social em que vivem os indivíduos. Este sistema consiste em um modo específico de sobrevivência — através da agricultura, por exemplo, ou da caça, do nomadismo ou do militarismo — e determina os valores e os princípios educacionais dentro do grupo. A cultura, por assim dizer, aproveita a infinita variedade de possíveis padrões de comportamento de acordo com suas necessidades, que variam de sistema social para sistema social dentro da mesma cultura. Mas isso não impede enormes diferenças individuais. O sociólogo interessa-se pelo sistema cultural como um todo e o psicanalista clínico por indivíduos específicos. A psicanálise oferece à sociologia o conhecimento de grande variedade de mecanismos psicológicos, mas não pode explicar que mecanismo psicológico e que atitudes emocionais entre todas as possíveis se desenvolverão em certo momento histórico em um certo grupo. Tal explanação precisa ser baseada na investigação do sociólogo sobre a estrutura atual, as tradições prevalecentes e históricas, da sociedade em geral.

Para o psicoterapeuta, porém, não basta conhecer os aspectos comuns prevalecentes entre os membros do mesmo grupo cultural. Se o psicanalista começar a pensar em termos sociológicos, como "civilização competitiva", quando trata seus pacientes, muito provavelmente ficará satisfeito com tais generalizações e descuidar-se-á do estudo de situações competitivas específicas. No trabalho clínico, o conhecimento de cada indivíduo precisa ser baseado na avaliação de suas experiências específicas e não no conhecimento de médias representadas por padrões culturais.

Harry Stack Sullivan (1892-1949) foi um dos primeiros proponentes do ponto de vista a respeito de análise caracterizado pela ênfase no que chamou de *relações interpessoais*. Para ele a doença mental consistia em relações interpessoais perturbadas e delas também resultava. Freud definiu a psicose como um conflito entre a pessoa e o mundo exterior que causa a sua retirada, e a neurose como perturbações intrapsíquicas entre o id, o ego e o superego. Baseando-se em que o mundo exterior consiste de outros seres humanos, Sullivan acentuou que o conflito básico é entre o indivíduo e seu ambiente humano. Esta declaração se aplica tanto à psicose como à neurose, pois conflitos intrapsíquicos foram originariamente conflitos interpessoais que se tornaram intrapsíquicos quando os adversários originais — geralmente os pais — que participavam desses conflitos foram internalizados. A ênfase dada por Sullivan às relações interpessoais é a principal razão pela qual os neofreudianos o consideram como pertencente a seu grupo: apesar disso, Sullivan realmente não tem sofisticação sociológica determinada e suas principais contribuições foram todas para a psiquiatria clínica. Além disso, partilhava da orientação biológica de Freud e acreditava na significação dos instintos.

Sullivan tinha vasta experiência clínica da aplicação de técnicas psicoterapêuticas dinâmicas a esquizofrênicos. Era dotado de especial aptidão para comunicar-se com este grupo alienado de sofredores mentais e suas descrições psicológicas do comportamento deles são sem paralelo por sua clareza. A posição de Sullivam quanto à esquizofrenia é que nessa doença as funções mentais racionais e ajustadas à realidade são reprimidas, mas não irreparavelmente esfaceladas. A repressão das funções ajustadas à realidade é o meio pelo qual o psicótico se retira da realidade; com tratamento apropriado, achava Sullivan, a repressão podia ser eliminada.

Os neofreudianos em sua maioria são identificados como tal por sua crítica das ideias psicanalíticas padronizadas, particularmente a teoria da libido. Alguns de seus ataques foram ao mesmo tempo necessários e construtivos, tendo estimulado progresso na psiquiatria. Nem sempre, porém, foram capazes de apresentar conceitos melhores para substituir aqueles que criticavam.

Karen Horney (1885-1952), por exemplo, tentou reescrever a teoria psicanalítica e falhou, mas muitas de suas considerações críticas sobre pontos fracos da teoria psicanalítica foram bem apanhadas. Fortemente influenciada por Adler, submeteu o papel da sexualidade na neurose e a teoria da libido a um exame muito necessário; no entanto, foi incapaz de oferecer novas ideias satisfatórias. Simplesmente substituiu a ideia de uma vaga substância biológica, a libido, por um conceito sociológico igualmente vago, a cultura. Por motivos dialéticos Horney procurou criar a efígie de um Freud unilateral biologicamente orientado. Depois, a fim de destruir essa efígie, tomou-se extremamente unilateral na direção oposta (antibiológica). Assim, deixou de lado alguns fatos fundamentais da psicologia humana: que não só o ser humano nasce com uma estrutura dinâmica psicofisiológica, mas que mesmo seu desenvolvimento posterior é influenciado em alto grau por crescimento biológico rigidamente predeterminado. Portanto, tentar compreender a psicologia da puberdade ou do envelhecimento sem prestar atenção às mudanças biológicas no organismo seria um processo tão unilateral quanto tentar compreender um indivíduo como uma estrutura complexa de impulsos libidinais inatos que nele atuam sem consideração pelas influências exteriores.[4]

Horney atacou também o excesso de ênfase dado a situações infantis e às memórias da infância em prejuízo do conhecimento dos problemas emocionais correntes da vida real do paciente. Acentuou corretamente que uma repetição regressiva de um padrão infantil de comportamento nunca é uma repetição precisa, mas é necessariamente modificada por experiências posteriores, pelo amadurecimento do paciente e pela situação alterada de sua vida. Em seguida, porém, empregou mal sua conclusão correta para diminuir a significação clínica da regressão. Chegou mesmo a subestimar a importância terapêutica de uma reconstrução biográfica do passado do paciente a fim de compreender suas dificuldades presentes.

Os livros de Horney estão cheios de excelentes e realísticas descrições de situações típicas de conflito. Seus caracteres "masoquista", "perfeccionista" e "narcisista" são quadros clínicos magistralmente extraídos de uma riqueza de observações. Suas ideias teóricas, porém, são muito mais fracas que suas contribuições clínicas. Em um aspecto merece irrestrito louvor por sua insistência em que os pacientes deviam ser considerados em termos de minuciosas realidades psicológicas e não de abstrações teóricas. Nunca será demais acentuar esse ponto de vista em um terreno no qual há tanta tentação de substituir o conhecimento real da pessoa viva por teoria menos incômoda.

No que se refere aos fatores culturais, Horney fixou-se em um conflito que é característico de nossa atual cultura ocidental — a contradição entre a alta avaliação do sucesso em nossa sociedade competitiva e o princípio cristão do amor ao próximo e necessidade de afeição. Em *Neurotic Personalty of Our Time,* descreve a pessoa neurótica como vítima deste absorvente conflito de valores.

Erich Fromm é outro neofreudiano que atraiu muita atenção dos cientistas sociais e do público em geral. Seu livro *Escape From Free-*

dom é particularmente conhecido. Nele Fromm expõe as dificuldades emocionais prevalecentes nas sociedades livres — o peso da auto responsabilidade imposta por essas sociedades, o que mobiliza o impulso regressivo de ser dirigido e dominado. Em geral as ideias de Fromm sobre "caráter social" são semelhantes ao conceito de personalidade básica de Kardiner. Em seu trabalho posterior Fromm interessou-se cada vez mais em basear reforma social em considerações psicodinâmicas. Adotou o velho conceito de leis naturais imutáveis que prescrevem logicamente o que deve ser uma "sociedade sadia". Na sua crença em um conjunto absoluto de padrões éticos, diverge acentuadamente dos outros neofreudianos, que adotam a opinião relativística de que os valores prevalecentes variam de sociedade para sociedade.

Os neofreudianos alargaram as perspectivas da pesquisa da personalidade incluindo uma consideração de fatores sociais a que são expostos todos os membros de um grupo cultural. Consequentemente suas contribuições talvez afetem mais a ciência social que a psicanálise clínica; poderão oportunamente facilitar o desenvolvimento de uma psiquiatria preventiva ainda inexistente, como, por exemplo, a prevenção da delinquência. Todavia, a psicoterapia individual, particularmente na sociedade ocidental, o destino único de cada indivíduo e a constelação específica altamente diversificada em cada família devem continuar sendo as considerações principais. Isto se aplica particularmente a nossa sociedade ocidental. Nas sociedades totalitárias que desencorajam as diferenças individuais e aspiram a produzir homens uniformes cujo destino seja determinado por princípios e medidas centralmente planejados, os objetivos da psicoterapia terão de mudar no mesmo sentido. Em tais sociedades a pesquisa de personalidade focalizar-se-á em tipos e não em indivíduos singulares.

CAPÍTULO 22

Visões Filosóficas

O existencialismo, fenômeno inteiramente europeu do após Segunda Guerra Mundial, é uma orientação geral para o eu e para o mundo, diametralmente oposta à orientação behaviorista. Exalta a consciência de si mesmo como a experiência mais básica do homem: experimentar a própria existência. Por que essa orientação filosófica, que Soren Kierkegaard (1813-1855) e Friedich Nietzsche (1844-1900) promulgaram no século passado, foi revivida nas últimas décadas? E que relação tem ela com a psiquiatria? Parece que essa tendência filosófica é uma das numerosas manifestações da desilusão do homem europeu com seu interesse extrovertido no universo físico e nos valores que o inspiraram desde a Renascença. Duas guerras mundiais, seguidas por colapsos sociais, econômicos e espirituais, iniciaram, não apenas oposição contra aqueles que se encontravam no poder, mas também uma revolta ideológica geral contra os valores e crenças que o homem achava terem sido os causadores da catástrofe. A ciência tomou-se o alvo natural dessa revolta, pois o homem percebeu intuitivamente que o mundo em que vivia e que estava ruindo era principalmente o produto da ciência e tecnologia. A popularidade do existencialismo indica que o homem voltou as costas ao mundo,

Franz G. Alexander | Sheldon T. Selesnick

que ele havia explorado e dominado com tanto sucesso, especialmente através da ciência, durante os últimos trezentos anos, e começou a olhar para dentro de si próprio. A psicanálise é a manifestação científica de um interesse introvertido pelo eu; o existencialismo é seu correspondente filosófico. É por isso que nas últimas duas décadas muitos psiquiatras europeus adotaram seus princípios como orientação básica. O mais conhecido representante americano da escola existencialista é Rollo May, que compilou um volume intitulado *Existences A New Dimension in Psychiatry and Psychology.*

É difícil estabelecer o que o psiquiatra existencialista defende, a não ser sua insistência em que cada paciente deve ser compreendido em seu próprio direito, ou, como dizem eles, "em seu próprio universo". Esta posição é, naturalmente, diferente daquela dos psicanalistas. Os existencialistas parecem pensar, porém, que, por atribuir ênfase a regras e regulamentos técnicos e ter fortes compromissos com formulações teóricas, a psicanálise tornou-se vítima do "cientismo" moderno a ponto de descuidar-se da singularidade de cada paciente individual. Os existencialistas referem-se a isso como "metodolatria" ou deificação da técnica.

Os psiquiatras existenciais tiraram muito de seu vocabulário do filósofo alemão Martin Heidegger, que foi discípulo de Edmund Husserl (1859-1938), fundador da escola fenomenológica da filosofia. Heidegger achava que, para descrever o indefinível conteúdo da autoconsciência do homem, expressões literárias são mais adequadas que os habituais termos técnicos da psicologia. Centrais entre elas são as expressões "estar no mundo" e ser "jogado no mundo", referindo-se à experiência primária do homem ao encontrar-se no mundo como um ser que reflete a si próprio. Esta "experiência de ser" é sempre acompanhada pela ameaça de não ser, de não existir. Esta é a origem de uma ansiedade universal ou do "desespero" existencial.

Uma afirmação dos psiquiatras existencialistas que tem maior significação para a psicoterapia é a de que na situação terapêutica interatuam duas individualidades humanas concretas e não, como sustenta a teoria, um paciente e uma tela branca sobre a qual o paciente projeta seus próprios sentimentos. Os existencialistas chamam a interação da situação terapêutica de *encontro* e tentam compreendê-la e descrevê-la fenomenologicamente. Como já foi mencionado, nos últimos tempos alguns psicanalistas chegaram separadamente à mesma conclusão e a teoria de Alexander sobre a experiência emocional corretiva é baseada precisamente nessa opinião. O desenvolvimento de transferência não é negado pelos existencialistas, mas eles acentuam que a transferência e a contratransferência não são responsáveis pela riqueza do encontro terapêutico, que inclui muito mais que modos repetitivos de reações emocionais entre paciente e terapeuta. O terapeuta representa para o paciente imagens paternas ou membros de sua família que em certa época representaram papel importante em seu desenvolvimento emocional; ao mesmo tempo, porém, há também uma pessoa concreta diante da qual o paciente reage como indivíduo.

A psiquiatria existencial não propôs ainda um processo terapêutico sistemático, mas tentou modificar o método psicanalítico. Isto certamente se aplica aos mais conhecidos analistas existenciais suíços, Meddard Boss e Gustav Bally. Outro existencialista suíço, Ludwig Binswanger, conheceu bem Freud e ficou profundamente influenciado por ele. Sua inspiração existencialista, porém, provém de Husserl. Binswanger, assim como V. E. von Gebsattel, distingue-se principalmente pela descrição fenomenológica de experiências subjetivas durante tratamento. J. Zutt, alemão, acredita que o homem pode superar a distância que existe entre o núcleo essencial de sua personalidade e o de outra pessoa através da "área estética da vida". Aqueles que não estão familiarizados com o estilo caracteristicamente obscuro de escrever e pensar dos filósofos alemães não acharão fácil acompanhar o trabalho de Zutt. Essencialmente, porém, ele se esforça por descrever com precisão o encontro entre as duas personalidades do terapeuta e do paciente. Erwin Straus, alemão, é psicologicamente um psiquiatra existencial muito sensível. Seu trabalho descreve de maneira extraordinária a determinação subjetiva da consciência que o homem tem do mundo circundante. Dos psiquiatras franceses, Henry Ey foi um tanto influenciado pela psicanálise, porém mais pela filosofia existencialista. Seus escritos são ao mesmo tempo lúcidos e eruditos; dispõe ele de um conhecimento enciclopédico da literatura psiquiátrica atual e mais antiga, que é capaz de sintetizar de maneira racional.

A ênfase central na psiquiatria existencial é em uma descrição vivida das disposições emocionais do paciente. Sua insistência na descrição fenomenológica talvez seja responsável pelo desinteresse que os existencialistas demonstram em relação aos determinantes inconscientes do comportamento, pois motivações inconscientes não podem ser observadas e descritas diretamente, mas precisam ser reconstruídas pela análise de material como sonhos, lapsos e livres associações. O interesse que alguns psiquiatras têm demonstrado ultimamente pelo Budismo Zen vai mesmo um passo além do existencialismo na direção da autoconsciência. Zen é um derivado chinês do budismo indiano e provavelmente se iniciou com os ensinamentos do patriarca chinês Bodhi-Dharma, que viveu no século VI depois de Cristo e adaptou os ensinamentos de Gotama Buda ao cenário cultural chinês.[1]

Zen refere-se essencialmente a uma experiência mística interior, "satori", que não pode ser bem descrita em termos convencionais. Só pode ser experimentada subjetivamente. No satori a distinção convencional entre mundo interior e exterior desaparece e o homem toma-se uma coisa só com o universo. As autoridades em Zen insistem em que Zen não é um sistema intelectual e que sua essência, a experiência satori, foge à conceitualização e precisa ser descrita em aforismos e referências poéticas parabólicas. Suzuki, principal responsável pela introdução do Zen entre o público americano, declara: "*Satori* pode ser definido como um olhar intuitivo na natureza das coisas, em contra distinção com o conhecimento analítico e lógico dela. Praticamente, significa o desdobrar de um mundo novo até então despercebido na confusão de uma mente treinada dualisticamente. Ou podemos dizer que com satori tudo o que nos cerca é visto de um ângulo de percepção absolutamente inesperado. Seja o que for, o mundo para aqueles que tiveram um satori não é mais o velho mundo que costumava ver; mesmo com todos os seus cursos fluentes e suas chamas ardentes, nunca mais é o mesmo. Logicamente declarado, todos os seus opostos e contradições unem-se e harmonizam-se em um todo orgânico coerente. Isto é um mistério e um milagre, mas de acordo com os mestres do Zen está sendo realizado todo dia. *Satori* só pode assim ser tido se o experimentarmos uma vez pessoalmente."[2]

O objetivo do Zen é psicoterapêutico no sentido de que pretende dar uma sensação de finalidade e contentamento àqueles que estão descontentes com a vida. A experiência reveladora e introspectiva do satori encontra um paralelo cristão nas experiências de conversão dos místicos. A conversão de Jakob Böhme (1575-1624) é um exemplo extraordinário. Um dia Böhme viu um reflexo do sol em um velho prato de estanho. Todo o sol estava contido naquele objeto sem valor e Böhme compreendeu de repente que a chave dos mistérios do mundo reside nas experiências interiores da própria pessoa. Sua experiência, tal como a descreveu, foi igual àquelas que os seguidores do Zen descrevem como satori; momentos de exaltação semelhantes foram também repetidamente descritos por doentes mentais como pontos decisivos em sua doença. A qualidade anti-intelectual do Zen é difícil de ser compreendida pelo homem ocidental, que foi criado na tradição racional grega e seu renascimento moderno. A ênfase anti-intelectual explica as respostas estranhas e disparatadas — ilogicidades calculadas — que os mestres do Zen dão a seus discípulos que tentam penetrar nos mistérios do satori. Com esse disparate provocador, proclamado de maneira altamente autoritária, procuram desencorajar o pensamento racional.

São típicos diálogos como os seguintes: "Ummon, citando um antigo filósofo budista que disse "Batei no vazio do espaço e ouvireis uma voz; golpeai um pedaço de madeira e não haverá som" tomou seu bordão e, golpeando o espaço, gritou: "Oh, como dói!" Depois, batendo na tábua, perguntou: "Algum ruído?" Um monge respondeu: "Sim, há um ruído". Ao que o mestre exclamou: "Oh, ignorante!"[3] Ou: "Hyakujo saiu um dia acompanhando seu mestre Baso. Um bando de gansos selvagens estava voando e Baso perguntou: "Que são eles?" "São gansos selvagens, senhor". "Para onde estão voando?" "Foram embora voando, senhor". Baso segurando abruptamente o nariz de Hyakujo torceu-o. Dominado pela dor, Hyakujo gritou alto: "Oh! Oh!". "Você diz que eles foram embora voando", disse Ba so, "mas apesar disso eles estavam aqui desde o começo". Isso fez Hyakujo ficar com as costas úmidas de suor frio. Ele teve satori."[4] Esse diálogo disparatado é uma espécie de lavagem cerebral destinada a desencorajar pensamento lógico e racional, que interfere com a experiência intuitiva direta do eu mais recôndito da pessoa. A razão e a lógica podem ser úteis para compreender o mundo que nos cerca, mas interferem com a pessoa que procura experimentar seu próprio ser.

Procurando caracterizar o satori, Suzuki enumera oito aspectos: irracionalidade, percepção intuitiva, autoritarismo, afirmação, senso do além, tom impessoal, sentimento de exaltação e transitoriedade.[5]

Para alguém criado na tradição ocidental de pensamento, não é fácil avaliar a possível significação do Zen para a psiquiatria. Erich Fromm, que escreveu sobre o Budismo Zen e a psicanálise, e que é um estudioso de Suzuki, sustenta que o satori suprime a intelectualização, o que é também um objetivo da psicanálise. Contudo, a compreensão intuitiva da verdadeira natureza da própria pessoa na psicanálise conduz a um conhecimento racional, que é contrário ao pensamento budista zen.

Seguindo as ideias de Suzuki, Fromm afirmou que há impressionante semelhança entre as práticas budistas zen e a psicanálise. Discorda de nossa afirmação de que o satori é uma regressão a um estado narcisista. Afirma que tanto o budismo zen como a psicanálise têm uma orientação ética e que ambos procuram vencer desenvolvimentos doentios de caráter, como imaturidade e ganância. Os dois sistemas confiam na separação da figura autoritária (o analista e o mestre) para obtenção de sucesso final. Tanto o mestre como o psicanalista experimentaram pessoalmente o processo (satori para o mestre e psicanálise para o psicanalista); ambos os sistemas tentam libertar o indivíduo de excessivas racionalizações e intelectualizações.[6]

Todavia, é difícil para a mente ocidental compreender como a experiência do satori conduz à obtenção de humildade, amor e compaixão, objetivos finais das doutrinas budistas zen. As evidentes semelhanças entre regressões esquizofrênicas e as práticas de Ioga e Zen indicam meramente que a tendência geral nas culturas orientais é retirar-se para dentro do eu a fim de fugir de uma realidade física e social tirânica difícil. Só o futuro poderá dizer quanto a psiquiatria ocidental aprenderá com essa tendência oriental de pensamento, que durante séculos coexistiu com a mentalidade ocidental mais dirigida para fora, sem que as duas se influenciassem mutuamente em grau apreciável. A filosofia existencial contemporânea oferece um correspondente ocidental da ênfase do Zen em relação à autoconsciência como fonte profunda de conhecimento. O interesse ocidental pela Ioga e pelo Zen talvez possa ser esperançosamente interpretado como sinal de gradual redução do isolamento entre essas duas culturas. A fecundação cruzada cultural é o passo seguinte e inevitável no desenvolvimento do pensamento.

CAPÍTULO 23

Desenvolvimentos na Psiquiatria Infantil

A psiquiatria infantil recebeu seu impulso de vários movimentos sociais: particularmente reformas sociais que deram ênfase à educação de crianças mentalmente retardadas, movimentos de higiene mental e orientação infantil, e a atenção dedicada à criança delinquente. Antes de tomar-se ampla a influência de Freud, as observações de crianças normais feitas por psicólogos tinham maior efeito sobre o desenvolvimento neste terreno do que os escritos de psiquiatras.

Primeiros Escritos

No começo do século XIX, os psiquiatras interessavam-se principalmente em classificar psicoses de crianças. Esquirol diferenciou a criança mentalmente defeituosa da criança psicótica em seu livro *Maladies Mentales* (1838) e relatou várias histórias de casos interessantes de crianças com impulsos homicidas. Wilhelm Griesinger dedicou parte de seu influente livro *Pathologie und Therapie der Psychischen Krankheiten* (1845) aos problemas psiquiátricos de crianças. Griesinger observou que muitas das condições que descreveu em adultos — por exemplo, mania e melancolia — eram também encontradas em crianças. Classificou as doenças mentais de crianças sob os mesmos títulos que as de adultos e acreditava que havia causas predisponentes tanto psicológicas como orgânicas. Henry Maudsley, contemporâneo de Griesinger, dedicou trinta páginas de seu livro *Physiology anã Pathology of the Mind* (cerca de 1867) à "Insanidade no Começo da Vida". Como Griesinger, Maudsley classificou as doenças mentais infantis sob os títulos empregados para doenças de adultos; ao contrário de Griesinger, que recomendava o emprego de métodos educacionais para curar doenças mentais da infância, Maudsley não aconselhava forma alguma de tratamento. Nas duas últimas décadas do século XIX, as discussões entre os expoentes do setor foram "limitadas pelo fatalismo que via nos distúrbios (da infância) relatados os resultados irreversíveis de hereditariedade, degeneração, masturbação excessiva, excesso de trabalho ou preocupação religiosa."[1]

É lamentável que uma das mais esclarecedoras apresentações da psiquiatria infantil em fins do século XIX tenha tido pouca influência. Em 1887, Hermann Emminghaus publicou *Psychic Disturbances of Childhood*. O trabalho de Emminghaus, segundo Ernest Harms, historiador da psiquiatria, foi "uma das pouquíssimas tentativas feitas até aquela época de dar uma apresentação geral sistemática da psiquiatria infantil... As doenças mentais em crianças (eram) descritas como "incomparáveis" com as de adultos e tornava-se necessária uma nítida separação do estudo científico nos dois terrenos."[2] Eminghaus iniciou seu livro com um estudo epidemiológico estatístico de condições mentais anormais da infância que encontrou na Alemanha. Dividiu as psicoses em resultantes de causas físicas, como as doenças do cérebro, e resultantes de fatores psicológicos, como excessivo medo ou ansiedade. Emminghaus observou que más condições domésticas, má educação e situações sociais doentias produziam doenças mentais em crianças; discutiu as perturbações patológicas no pensamento e imaginação, e apresentou um levantamento sistemático de várias entidades patológicas. O esclarecido ponto de vista de Emminghaus estendeu-se à criança delinquente, que em seu entender sofria de uma doença e não de moral ruim, e precisava ser compreendida e ajudada, ao invés de punida. Infelizmente as ideias de Emminghaus foram ignoradas; e posteriormente influentes manuais de psiquiatria de Kraepelin e Bleuler omitem toda referência a perturbações mentais infantis em si próprias. A tendência da literatura psiquiátrica estava firmada: as crianças deviam ser consideradas como adultos em miniatura e, portanto, não tinham direito a um método distintivo.

Em fins do século XIX houve alguns estudos, embora não de psiquiatras, nos quais se tentou explicar o comportamento e a psicologia das crianças. Charles Darwin escreveu um tratado descritivo, *A Biographical Sketch of an Infant* (1876) que estimulou trabalhos semelhantes de outros autores. William Prever publicou na Alemanha um importante trabalho de observação intitulado *The Mind of the Child*, que se estendia sobre os padrões desenvolvimentais do crescimento e comportamento da criança. Um psicólogo, James Scully, escreveu um livro compreensivo, *The Studies in Childhood* (1895), no qual observou que a recreação revela muita coisa dos processos mentais da criança. Milicent Shinn, em *Notes on the Development of a Child* (1893), fez cuidadosa descrição do desenvolvimento dia a dia de um recém-nascido. Em 1891 Stanley Hall fundou *Pedagogical Seminary*, uma revista dedicada à publicação de estudos sobre crianças; os artigos nela contidos defendiam a ideia de que o conhecimento da criança deve ser baseado em uma apreciação do comportamento normal.

O estudo do desenvolvimento normal foi muito adiantado nos Estados Unidos por Arnold Gesell (1880-1961), que iniciou sua carreira como estudante de psicologia com Hall na Universidade Clark e depois conquistou um diploma de medicina em Yale. Em 1925 Gesell publicou um esboço compreensivo e sistemático do padrão de desenvolvimento normal das crianças, intitulado: *The Mental Growth of the Pre-Schools Child: A Psychological Outline of Normal Development from Birth to the Sixth Year, Including a System of Developmental Diagnosis*. O efeito do trabalho de Gesell sobre a prática clínica reside em sua insistência no sentido de ser necessário entender a normalidade antes que se possa compreender o desvio. Gesell e seus colegas em Yale acentuaram que cada período sucessivo de desenvolvimento se deriva do precedente; procuraram também mostrar em nível de comportamento como se processa o desenvolvimento.

Educação e o Deficiente Mental

Precisamos voltar à última parte do século XVIII para chegar à origem dos conceitos de educação que desempenharam um papel na psiquiatria infantil. As crianças do século XVIII eram educadas de acordo com um currículo rigidamente imposto. Em 1762, Jean Jacques Rousseau publicou *Êmile,* um livro que inspirou a reforma educacional. Rousseau acentuou a importância de permitir que a criança aprenda, fazendo ativamente coisas por si própria sem ser tolhida por rígidas restrições externas. As ideias de Rousseau influenciaram Johann Heinrich Pestalozzi (1746-1827), educador suíço que dedicou sua vida a ensinar os filhos dos pobres.

Pestalozzi salientou sempre, como Locke e Condillac, que o conhecimento provém de observações, que por sua vez estimulam o desenvolvimento do potencial nato do homem.[*] As revolucionárias opiniões educacionais de Rousseau e Pestalozzi já haviam começado a estimular a imaginação de professores e cientistas quando foram feitas as primeiras tentativas de cuidar humanamente da educação de uma pessoa retardada.

Em 1798, perto de Aveyron, na França, um adolescente selvagem foi encontrado por um grupo de caçadores. Não sabia falar e comportava-se como um selvagem; foi entregue a Jean Itard, médico-chefe do Instituto de Surdos e Mudos em Paris. Philippe Pinel acreditava que o menino era deficiente mental e não podia ser educado; Itard, porém, acreditava que o menino parecia deficiente simplesmente porque ja-

---

(*) Posteriormente, no século XIX, as ideias de Rousseau e Pestalozzi influenciaram muito Friedrich Froebel (1782-1852), educador alemão que ensinava que a criança, como uma flor, floresce melhor quando cuidada por um jardineiro interessado. Preconizava recreação livre na qual as crianças se dedicavam a excursões pelo campo, estudo da natureza e trabalho manual sob a orientação permissiva de um professor. A isso Froebel chamava "kindergarten".

mais conhecera influência civilizadora. O menino provavelmente era deficiente mental; ainda assim, Itard, que passou cinco anos tentando educá-lo por métodos humanos, foi capaz de mostrar que o menino, que nunca chegou a ser normal, podia melhorar seu comportamento social. A experiência de Itard foi assim o primeiro esforço realizado para treinar um indivíduo mentalmente retardado.

Edward Seguin, socialista cristão, desejava educar deficientes mentais por motivos sociopolíticos, pois "a tarefa de educar o idiota fazia parte de um movimento mais amplo pela abolição das classes sociais e criação de uma sociedade justa."[3] Em 1846, Seguin publicou um tratado intitulado *Idiocy and Its Treatment*.

Com otimismo irreal, acreditava que pessoas retardadas podiam ser completamente curadas porque eram meramente crianças com infância "prolongada". O método de ensino de Seguin consistia em incentivar as faculdades perceptivas antes das funções conceituais, princípio ainda aplicado hoje na educação de crianças tanto deficientes como normais. Em 1842, Seguin já sistematizara o ensino de deficientes mentais na Bicêtre e, em 1848, quando trouxe suas ideias para a América, por acreditar que uma sociedade democrática seria mais receptiva a seus pontos de vista educacionais liberais, o movimento para educar subnormais estava bem adiantado. Na década de 1840 foram fundadas escolas para crianças retardadas em Abendderg, na Suíça, por J. Guggenbuhl; em Berlim, por C. M. Seagert; em Bath, na Inglaterra, por John Conolly. A primeira escola estadual para crianças retardadas nos Estados Unidos foi aberta em Massachusetts sob a direção de Samuel Ridley Howe. Em 1896, na Universidade da Pensilvânia, Lightner Witmer, que cunhou a expressão *psicologia clínica*, abriu a primeira clínica psicológica para emprego de métodos educacionais remediadores no tratamento de crianças deficientes. Witmer investigou também os fatores que interferem na aptidão normal da criança para usar seu potencial intelectual. Ainda no fim do século XIX, Walter Fernald, pioneiro no desenvolvimento de métodos para ajudar os retardados nos Estados Unidos, fundou a primeira associação científica para estudo de métodos de tratamento de débeis mentais.

Esses esforços educacionais em favor de débeis mentais ressentiam-se da falta de um método de avaliação da capacidade intelectual da criança retardada; evidentemente podia esperar-se menos de uma criança gravemente debilitada que de uma apenas brandamente retardada. Para atender a essa necessidade, o ministro de Instrução Pública da França, como já mencionamos, pediu a Alfred Binet que inventasse um método de testar inteligência. Também já foram discutidos o papel de Binet, Simon, Goddard e Terman na invenção de testes de inteligência padronizados e o trabalho de Piaget no desenvolvimento do pensamento racional na criança, todos os quais estão essencialmente ligados ao início da educação de crianças retardadas.

Delinquência e o Movimento de Orientação Infantil

Em fins do século XIX, educadores progressistas, acompanhando o interesse contemporâneo pela higiene pública, começaram a preocupar-se com os problemas da delinquência. Em 1909, a Comissão Nacional de Higiene Mental foi organizada sob a influência orientadora de Clifford Beers, Adolph Meyer e William James. No mesmo ano foi lançado o movimento de orientação infantil — contribuição especificamente americana à psiquiatria infantil.

Mais ou menos nessa ocasião, uma filantropa de Chicago, a sra. W. F. Dummer, incumbiu o dr. William Healy de estudar o trabalho que se realizava então sobre causas e prevenção da delinquência. O dr. Healy encontrou apenas duas clínicas americanas — a clínica de Witmer, na Universidade da Pensilvânia, e outra sob a direção de Goddard, em Vineland — que se interessavam suficientemente por esse problema de submeter crianças a testes psicológicos. A sra. Dummer ajudou então uma clínica de pesquisa, o Instituto Psicopático Juvenil, fundado em 1909, sob a direção de Healy. Depois de seis anos de estudo, Healy publicou *The Individual Delinquents A Textbook of Diagnosis and Prognosis,* uma denúncia clássica das raízes socioeconômicas da delinquência e um livro que destruiu a ideia de que as causas de delinquência eram genes defeituosos, mentalidade defeituosa ou "degeneração". Entrementes, foram estabelecidos vários outros importantes centros para estudo da criança. Em 1912, foi organizado o Hospital Psicopático de Boston sob a direção de Elmer E. Southard (1876-1920), que, juntamente com Mary Jarett, foi responsável pela introdução do assistente social psiquiátrico na equipe de orientação infantil psiquiátrica. O conceito de Southard sobre a função do assistente social, que era estudar a criança tanto na escola como no lar, foi influenciado por Adolph Meyer, que encorajava sua esposa a visitar o lar de seus pacientes.

As raízes sociológicas da delinquência e sua relação com o comportamento criminoso posterior estavam-se estabelecendo firmemente. O psicanalista Bernard Glueck publicou um relatório sobre os resultados dos exames psiquiátricos a que submeteu presidiários de Sing Sing, inclusive dados relevantes sobre a história de suas vidas anteriores. Em 1922, Clarence Darrow publicou *Crime, Its Causes and Treatment,* no qual sustentava a premissa básica do movimento de higiene mental, a saber, que punição não é remédio para delinquência e que a prevenção do crime se baseia no conhecimento das origens da delinquência. Em 1922, a Comissão Nacional de Higiene Mental, financiada pelo Commonwealth Fundi, iniciou um programa quinquenal de bolsas de estudo em centros de orientação infantil; providenciou também para que escolas tivessem psiquiatras em seu quadro de pessoal e estabeleceu ligação entre tribunais e equipes psiquiátricas.(*)

Esse trabalho contribuiu para promover um método interdisciplinar de estudo dos fatores que causam distúrbios de conduta, combinando teste psicológico, informação social e diagnóstico psiquiátrico.

Em 1924, criou-se a Associação Ortopsiquiátrica Americana. Entre seus membros incluíam-se sociólogos, criminologistas, psicólogos, assistentes sociais, psiquiatras e outros profissionais que se interessa-

---

(*) Aspecto importante da orientação infantil é a investigação e tratamento de distúrbios da infância. A primeira clínica que se dedicou a este problema foi em Boston no começo da década de 1920 sob a direção de Douglas Thom.

vam em compreender e tratar a delinquência. Com o passar dos anos, a ortopsiquiatria estendeu sua esfera de interesse para além da delinquência, de maneira a abranger todas as formas de comportamento desajustado, inclusive distúrbios neuróticos de crianças.

O reconhecimento de que uma criança pré-delinquente agressiva ou mesmo um adolescente delinquente não é um indivíduo congenitamente "mau", que não pode ser tratado com medidas punitivas e que comportamento antissocial pode representar uma manifestação comportamental de neurose subjacente levou a tentativas de tratar diretamente os indivíduos agressivos. Um dos primeiros homens a tentar isso em ambiente residencial foi um educador vienense transformado em psicanalista, August Aichhom (1878-1949).(*) Em sua mocidade, Aichhom adquiriu compreensão e empatia pelo comportamento delinquente por andar com desordeiros que rondavam a padaria de seu pai. Tomou-se professor primário renomado por sua capacidade de lidar com jovens agressivos. Fundou e dirigiu dois reformatórios, o primeiro em Ober-Hollabrunn em 1918 e o segundo em St. Andra em 1920. Anna Freud ficou impressionada com o trabalho de Aichhom e sugeriu que ele compreenderia melhor aquelas crianças se recebesse treinamento psicanalítico. Aichhom entrou para o Instituto Psicanalítico Vienense; depois de concluir seu treinamento psicanalítico, publicou *Wayward Youth* (1925; tradução inglesa, 1935). Nesse livro, Aichhom acentuou que o desenvolvimento da personalidade de uma criança que teve relação insatisfatória com o pai ou a mãe será adversamente afetado e a criança terá então dificuldade para estabelecer relações com outras pessoas. Essa é a matriz ao redor da qual se forma a "delinquência latente". Se as influências exteriores continuarem sendo desfavoráveis, o delinquente latente toma-se delinquente manifesto.

Portanto, o meio de lidar com o delinquente, Aichhom decidiu, seria ajudá-lo a estabelecer uma relação com um adulto de confiança com o qual pudesse contar e em quem pudesse encontrar finalmen-

---

(*) Somos gratos ao dr. George J. Mohr, que estudou com Aichhom, pelas informações que nos deu sobre ele.

te identificação significativa, isto é, um ideal do ego. A cordialidade de Aichhom, sua empatia para com crianças delinquentes, sua firme adesão ao princípio de que o castigo é inútil e sua paciência ajudaram-no enormemente na tarefa que se impôs. Quando o encontravam pela primeira vez, os menores entregues aos cuidados de Aichhom consideravam-no fraco porque não adotava medidas punitivas ou retaliativas contra suas manifestações agressivas, mas depois passavam a confiar, respeitar e com o tempo amar o homem cuja vida era dedicada a compreendê-los e ajudá-los. Quando finalmente se identificavam com Aichhorn, tornavam-se capazes de integrar-se em seu grupo e também de progredir em seu trabalho escolar.

Aichhom demonstrou também com um segundo grupo que adolescentes podiam ser influenciados aumentando seu respeito por uma figura de autoridade. Esses meninos não eram manifestamente violentos como os jovens agressivos; eram mais semelhantes aos vigaristas adultos. Aichhom acreditava que os pais, que esses meninos haviam adotado como ideais do ego, tinham tido eles próprios vida fraudulenta; consequentemente, decidiu que devia "desmascarar" os modelos paternos mostrando-se superior a eles, de modo que oportunamente pudesse ajudar os meninos a depreciar seus ideais de ego originais. Aichhom conseguia isso demonstrando sua própria força de caráter, mas de maneira que nunca provocava medo nos meninos. Primeiro os meninos sentiam respeito pelos métodos de Aichhom, depois se tomavam dependentes dele e finalmente exibiam reações neuróticas típicas em sua relação de transferência com ele. Manifestada a neurose, os padrões de comportamento anormal diminuíam e Aichhom podia tratar os meninos com uma técnica semelhante ao método interpretative de psicanálise. Seu segredo terapêutico consistia assim em envolver os rapazes em uma relação poderosamente emocional, possibilitando que suas neuroses se tornassem manifestas na situação de transferência mais que em desordens de comportamento, e em seguida empregando tratamento psicanalítico modificado.

O trabalho de Aichhom inspirou a fundação de centros de tratamento residencial, não apenas para crianças com comportamento perturbado, mas também para crianças com outras formas de perturbação emocional. Um desses centros é a Escola Ortogênica Sônia

Shankman, na Universidade de Chicago. Bruno Bettelheim, seu diretor, publicou em *Love Is Not Enough* relatos do tratamento que aplicou a crianças muito perturbadas. Bettelheim baseia seu método na teoria psicanalítica; acentua que fingir amor ou louvar da boca para fora o amor a uma criança "não consegue seu propósito... sem as emoções apropriadas ou genuínas".[4] Fritz Redl e David Wineman também contribuíram para ajudar crianças em centros residenciais por meio de suas descrições sobre como e porque as defesas das crianças desmoronam e como um meio terapêutico pode ajudar sua reorganização.

Psicoterapia de Crianças

O tratamento psicanalítico de crianças com distúrbios neuróticos foi iniciado por Sigmund Freud. Em *Três Ensaios sobre a Teoria da Sexualidade* (1905), Freud delineou seus conceitos teóricos sobre neuroses da infância. Três anos mais tarde Freud foi consultado pelo pai de um menino de cinco anos chamado pequeno Hans, que tinha grave fobia por cavalos e que pensava constantemente no pênis. Freud encorajou o pai do menino, um médico, a realizar o tratamento psicanalítico da criança sob sua supervisão. Recebeu o pai em consultas e explicou-lhe o que a criança temia. Grande parte da análise da fobia relacionava-se com o temor de que o cavalo, que a criança inconscientemente equiparava ao pai, castrasse o pequeno Hans em represália por sua hostilidade para com o pai. Em resultado do tratamento, o menino ficou livre de seus sintomas.

Em 1919, Hermione von Hug-Hellmuth, psicanalista vienense que percebera que uma criança se expressa mais diretamente na recreação que verbalmente, publicou *Um Estudo da Vida Mental da Criança,* no qual mostrou que a recreação livre de uma criança representava produção de fantasia e oferecia um meio de compreender seus processos inconscientes. Seu trabalho assinala o início da terapia recreativa.

Hug-Hellmuth não tratava crianças de menos de seis anos, nem desenvolveu qualquer sistema para tratamento de crianças; Melanie

Klein (1882-1960) fez ambas as coisas. Sua técnica substituiu por recreação as livres associações usadas na análise de adultos. Melanie Klein estudou com Ferenczi em Budapeste e com Abraham em Berlim; seu livro *A Psicanálise da Criança,* que dedicou à memória de Karl Abraham, foi publicado pela primeira vez em 1932. Extrapolou os conceitos de Freud sobre a vida inconsciente até o começo da vida da criança de colo. A princípio Klein visitava os lares das crianças que estava analisando (uma delas tinha apenas dois anos e nove meses) na crença em que a recreação da criança era realmente um meio simbólico de dominar a ansiedade recriando situações familiares. Posteriormente, abandonou as investigações psicanalíticas nos lares das crianças e, em lugar disso, passou a oferecer aos pacientes brinquedos em seu consultório.

Com base em seu trabalho com crianças, Melanie Klein concluiu que hostilidade e culpa edipianas existiam mesmo antes do terceiro ao sexto ano de vida, quando Freud presumia que surgia o complexo de Édipo. Foi a primeira a chamar atenção para o fato de que mesmo uma criança de colo pode sentir-se hostil e agressiva em relação ao genitor do sexo oposto. Além disso, acreditava que, como o seio da mãe frequentemente frustra o lactente, assim como o alimenta, o seio é objeto não apenas de amor, mas também de hostilidade. Klein acreditava que os sentimentos paranoicos de uma criança — causados pelo temor de ser destruída pelo pai, que é seu rival edipiano, ou a mãe, porque acha que oi frustrada — originam-se no começo da infância. Considerava que a criança tinha conhecimento das relações sexuais de seus pais. Para ela, por exemplo, a criança que fazia colidirem dois carrinhos de brinquedo estava expressando simbolicamente seu conhecimento inconsciente da relação sexual dos pais, embora nunca tivesse presenciado a cena primitiva. Considerava, porém, que a psicanálise era capaz de proteger todas as crianças contra impulsos hostis e agressivos que provocam nelas culpa insuportável.

Preconizava a interpretação imediata e direta das motivações inconscientes da criança, argumentando que se desenvolve entre o terapeuta e a criança uma neurose de transferência na qual esta última repete em relação ao terapeuta todos os sentimentos deslocados dos pais originais e que essa repetição, do mesmo modo que na psicanálise de adultos, deve ser interpretada pelo psicanalista. Klein dedicava muito pouco interesse à vida cotidiana da criança tal como era relatada pelo pai ou mãe, assim como pela relação entre o pai e a mãe da criança. Em essência, achava que a neurose da criança pequena dependia de suas próprias dificuldades interiores para lidar com sua agressão; pensava que, se os impulsos instintuais da criança pequena fossem interpretados o mais cedo possível, seu ego seria fortalecido.

Klein desenvolveu cuidadoso sistema teórico sobre processos psicodinâmicos iniciais, modelado em observações clínicas feitas em adultos, abrangendo mesmo fenômenos como reações paranoicas e depressivas que incluem a pré-existência de sentimento de culpa. O complexo de Édipo, o superego e o temor que a criança tem de represália por impulsos destrutivos, de acordo com Klein, desenvolvem-se no começo da vida extrauterina.

Anna Freud, que foi para a Inglaterra em 1938 com seu pai a fim de escapar dos nazistas, trabalha com crianças, mas sustenta algumas opiniões que contrastam com as de Melanie Klein. Ela acredita que a análise só é "apropriada no caso de uma neurose infantil[5] e discorda de Klein no que respeita à transferência. Acentuou ela que, embora geralmente a criança transfira para o analista sentimentos que tem pelo pai, não adquire uma neurose de transferência plenamente desenvolvida, como acreditava Klein, porque o objeto original do amor pelos pais ainda tem influência quando a criança está sendo analisada. A criança está constantemente interatuando com os pais e por isso nem sempre transfere para o analista sua vida de fantasia interior.

Outra distinção importante entre os métodos dessas duas analistas centraliza-se em torno da utilização da interpretação. Os freudianos relutam em interpretar imediatamente material profundo do inconsciente; utilizam a informação da recreação para interpretação posterior somente após ter sido estabelecida com a criança uma relação terapêutica significativa. Anna Freud observou que, ao contrário dos adultos, a maioria das crianças apresenta-se à análise com pouca ou nenhuma motivação. Em geral, as crianças são obrigadas a ir por seus pais. Antes que a criança possa ser analisada, precisa desenvolver uma relação forte e positiva com o analista, e a criança precisa respeitar o analista — caso contrário as interpretações não terão o menor valor. Como exemplo, Anna Freud relata o caso de uma criança recalcitrante com quem fazia várias coisas para estabelecer uma relação. Se a criança estava interessada em fazer nós, Anna Freud fazia os nós mais complicados para que a criança a admirasse. Conquistar a confiança da criança, como importante passo inicial na terapia infantil, é coisa hoje geralmente aceita pelos analistas de crianças.

Anna Freud reconheceu que brincando a criança se adapta à realidade. A recreação nem sempre revela profundos conflitos inconscientes: se a criança faz colidirem dois carrinhos, isso não significa necessariamente que esteja repetindo a cena primitiva. Pode estar repetindo um acidente real que viu e que lhe causou certa consternação. Outros analistas, como Erik Erikson, acreditam que a recreação não é apenas um método de trazer à tona problemas inconscientes, mas na recreação o ego domina situações de ansiedade recriando incidentes traumáticos. Anna Freud trabalha em estreita ligação com os pais, que lhe relatam os acontecimentos diários capazes de afetar o conteúdo da recreação da criança. A maior diferença entre essas duas escolas de psiquiatria infantil talvez esteja em que os kleinianos procedem de maneira muito semelhante ao que os freudianos clássicos fazem com adultos na interpretação das camadas mais profundas do inconsciente, acreditando ser esse o fator terapêutico mais importante, ao passo que Anna Freud e sua escola acreditam que a estrutura do ego da criança está ainda em desenvolvimento e portanto o analista deve não só fazer interpretações apropriadas, mas também exercer influência educacional sobre a criança.

Em suas considerações sobre as diferenças entre análise de criança e de adulto Anna Freud sustenta a posição de que a criança representa um "sistema aberto" no qual podem ocorrer curas espontâneas devido ao processo de amadurecimento natural. Reconhece a significação da experiência emocional corretiva como fator terapêutico, mas limita-a à análise da criança. Avalia a maturidade com base na fala da criança, no controle das funções excrementais, na capacidade de orientar-se em ambiente estranho sem medo excessivo, no grau de emancipação em relação à mãe, na relação com outras crianças e na capacidade de usar brinquedos construtivamente. Avalia a patologia estabelecendo se a repressão é temporária ou persistente. A correção da privação materna inicial é de grande significação terapêutica e Anna Freud acredita que a separação só pode ser tolerada depois de firmada a fé na mãe. Mais sólida é a ênfase que dá à flexibilidade do tratamento, modificando a técnica de dia para dia a fim de ajustá-la à situação.[6]

Profissionais americanos defenderam algumas outras técnicas de terapia de recreação. David Levy alia-se à criança e assume uma atitude permissiva, de modo que, promissoramente, a criança se sente mais livre com o terapeuta que com seus pais para discutir seus sentimentos mais íntimos. Levy acredita que tratamento objetivando "insight" deve ser o método com crianças só quando outros métodos não derem resultado. Introduziu também uma "recreação controlada"; o terapeuta encoraja a criança a repetir situações que se acredita terem sido traumáticas. Este método permite à criança expressar o afeto ligado ao incidente traumático e serve como descarga. Levy não emprega a técnica de livre recreação de Anna Freud; em lugar dela, usa bonecos que representam pessoas em situações definidas e desempenham papel mais ativo no processo terapêutico. Este método é baseado essencialmente na teoria de que brincando a criança aprende a dominar certas situações interpessoais.

Frederick Allen (1890-1964) seguiu o método terapêutico de Aichhom de apresentar-se à criança como um ser humano cordial e um ideal do ego; depois de identificar-se com Allen, a criança fica preparada para transferir esses sentimentos positivos para outros adultos em seu ambiente e portanto melhora suas relações sociais. Allen não interpretava a significação da recreação em termos de experiências passadas. Focalizava-se no imediato e dava à criança uma oportunidade de expressar seus sentimentos em relação ao terapeuta. Embora a técnica de Allen fosse semelhante à de Aichhom, suas orientações teóricas eram diferentes. Aichhom acreditava que os impulsos básicos da criança são associais e que só através da educação ela se torna uma criatura social. Allen, por outro lado, presumia que a criança tem dentro de si um potencial criativo e, se não for perturbada, conseguirá desenvolvimento sadio.

Uma das grandes psiquiatras infantis americanas, Lauretta Bender, também subestima as interpretações intelectuais e acentua a importância de uma atmosfera permissiva na qual a criança se sinta livre para expressar seus sentimentos. Usa fantoches para repetir situações traumáticas. A técnica de Bender dá à criança maior oportunidade de escolha que a de Levy, que controla mais ativamente o conteúdo da recreação; nesse sentido, o método de Bender é semelhante ao de Anna Freud.

Observamos um método interessante, popularizado por Samuel Slavson, que envolve observação e tratamento de crianças em grupos. Bender apresentou espetáculos de fantoches a grupos de crianças com resultados terapêuticos benéficos. J. L. Moreno também empregou sua técnica de psicodrama, com crianças representando papéis dramáticos em sessões psicoterapêuticas de grupo. Moreno acredita que a criança que desempenha um papel derivado de sua experiência passada ou de sua fantasia é capaz de descarregar afetos reprimidos através de sua participação no drama. Como nos psicodramas a assistência pode participar tão livremente quanto quiser, a criança que representa é colocada em íntima relação emocional com o grupo, o que melhora a capacidade de ligação intragrupo.

O que foi relatado toma evidente que a tendência principal na psicoterapia infantil se distancia da análise de crianças com técnicas psicanalíticas clássicas. Uma advertência final a respeito da terapia infantil e da criação de crianças pode ser mencionada: o trabalho de Margaret Gerard (1894-1954), que foi uma das pioneiras no campo da psiquiatria infantil e fez importantes observações sobre sintomas psicossomáticos, de crianças, particularmente enurese. Gerard acentuou que é preciso distinguir entre livre recreação e atitudes manifestamente permissíveis e irreais que encorajam a criança a dar vazão a todos os seus impulsos caóticos. Ressaltou que a completa licença de expressar todo e qualquer sentimento sem alguma espécie de estruturação levaria à "desintegração do caráter".

No terreno da psiquiatria infantil desenvolveram-se a partir do século XIX tentativas de melhorar as possibilidades educacionais dos deficientes mentais. Houve progressos em resultado de testes psicológicos que se destinavam a determinar a potencialidade intelectual nata de todas as crianças. Isso levou ao movimento de orientação infantil nos Estados Unidos, que foi finalmente seguido pela terapia de recreação inspirada pela teoria psicanalítica.

Relações Mãe-filho

A relação inicial entre mãe e filho é tão importante para provocar patologia que provavelmente recebeu mais atenção que qualquer outro aspecto da psiquiatria infantil. Nas últimas duas décadas, a unidade mãe-criança foi estudada por observação direta em animais inferiores, assim como em seres humanos. Essas experiências contrastam acentuadamente com os primeiros estudos psicanalíticos, que eram exclusivamente baseados nos relatos retrospectivos dos pacientes adultos a respeito de suas experiências da infância.

Leo Kanner, cuja obra *Child Psychiatry* (1935) foi o primeiro manual em inglês sobre o assunto, descreveu uma espécie de patologia infantil que afirmou ter estreita ligação com a relação inicial mãe-filho: a criança autista, que desde o nascimento parece retirada do contato social. Essa criança nunca ou só tardiamente adquire a capacidade de falar de maneira compreensível. De acordo com Kanner, esse tipo de criança é extremamente habilidoso quando lida com objetos — de fato, sua destreza pode ser excelentemente desenvolvida — mas é incapaz de relacionar-se significativamente com pessoas. Kanner constatou que as mães dessas crianças eram inteligentes, mas frias e emocionalmente muito afastadas de seus filhos. Kanner considerou por isso o autismo como uma espécie de esquizofrenia infantil atribuível à influência materna. Ao ponto de vista de Kanner opõe-se Lauretta Bender, que acredita que a esquizofrenia tem fundamento biológico. Bender sugeriu que o "atraso de amadurecimento" no embrião é a causa real da doença e que uma situação de crise posterior simplesmente precipita uma reação esquizofrênica manifesta em uma criança já genericamente predisposta. Bender divide as esquizofrenias infantis em três grupos. As crianças que pertencem ao primeiro grupo não são capazes de falar e parecem deficientes; são essas crianças que chamamos de "autistas". As do segundo grupo, as "pseudoneuróticas", parecem ser neuróticas, mas quando examinadas de perto se mostram psicóticas. As do terceiro grupo, que também são realmente psicóticas, parecem psicopáticas porque são propensas à delinquência.

René Spitz comparou o desenvolvimento de bebês de dois tipos diferentes de asilos de enjeitados. Em um dos casos os lactentes recebiam pouca atenção ou estimulação, embora fossem providos de alimentação adequada. No outro (asilo para crianças cujas mães estavam internadas em instituições penais), as mães tinham permissão de agradar seus filhos e brincar com eles frequentemente. Spitz verificou que as crianças da primeira instituição se desenvolviam muito pior que as da última e concluiu que sua falta de desenvolvimento era causada pelo "hospitalismo" — viver em ambiente sem adequada estimulação materna.[7] Spitz descreveu também uma condição que chamou de "depressão analítica", encontrada em crianças que, quando lactentes, não receberam adequados cuidados maternos. Essas crianças tendem a chorar, retirar-se, perder peso, tornar-se suscetíveis a infecção e até mesmo morrer.[8]

Duas outras psicanalistas de Nova York, Margaret Fries e Margaret Ribble, que trabalharam muito com lactentes, acreditam que embora haja diferença nos níveis de atividade de crianças a partir do nascimento, a maneira como a mãe cuida da criança no período de amamentação determina se a criança se tornará ou não hiperativa ou inativa. Ribble acentuava que "dolorosos estados de tensão desenvolvem-se prontamente em bebês que não têm assistência psicológica materna apropriada e constante."[9] Declara que uma perturbação na relação mãe-filho frequentemente causa "formas exageradas de autoerotismo, como prolongado chupar do dedo, prisão de ventre, segurar a respiração e uma variedade de movimentos automáticos que interferem com o desenvolvimento do indivíduo..."[10] Ribble ressalta que uma relação mãe-filho calorosa no primeiro ano de vida protege a criança de muitas formas de perturbação fisiológica e que o lactente sem assistência materna procura estimular-se com tipos rítmicos de movimentos do corpo, como bater a cabeça e balançar-se excessivamente. Destaca que um dos erros de nosso atual sistema de cuidar de recém-nascidos é deixar a criança pouco tempo com a mãe e levá-la depois para o berçário do hospital até o dia seguinte.

Já está hoje estabelecido que mães rejeitadoras ou indiferentes muitas vezes têm filhos tensos e negativistas, que podem até mesmo deixar de sugar e em certos casos se tornam extremamente retirados e semi-estuporados. A própria capacidade intelectual futura da criança parece ser adversamente afetada pela privação materna. Notável estudo de Mary Leitch e Sybylle Escalona expõe minuciosamente o que cria tensão em um lactente e como ele reage à tensão. Mostram as autoras que a tensão da pessoa que serve de mãe afeta diretamente o nível de tensão do lactente.[11]

Outra eminente autoridade no que se refere aos resultados de separação ou privação materna é John Bowlby, psicanalista inglês. Dois de seus livros, *Child Care and the Growth of Love* e *Maternal Care and Mental Health*, tiveram influência tanto sobre profissionais como sobre leigos. Bowlby acentua que a criança separada de sua mãe passa por três fases — protesto, desespero e finalmente indiferença. Durante a fase de protesto fica zangada porque a mãe foi embora; depois começa a perder a esperança de que ela volte; finalmente seu desespero se transforma em retirada e a criança se torna indiferente. Bowlby estabelece relação entre essas fases e o luto, sustentando que a psicopatologia do lactente é semelhante à clássica descrição de Freud sobre *Luto e Melancolia* (1917).[12] Bowlby salienta que a separação prematura da mãe evoca formas patológicas de luto semelhantes às encontradas em crianças mais idosas ou em adultos. Nem toda criança fica permanentemente prejudicada por ter sido separada da mãe; Bowlby explica que o dano da privação prematura depende da idade em que começa, de quanto tempo dura a privação e que espécie de assistência substituta é oferecida.[13] Concorda com Melanie Klein em que a maneira como a criança reage na época da privação determina a maneira como reagirá posteriormente na vida à perda de um ente querido; mas não aceita sua ideia de que a agressão demonstrada pelo lactente está a serviço do instinto de morte e que o lactente tem medo de represália.

Outra forma desfavorável de relação mãe-filho é "excessiva proteção materna", a espécie de amor sufocante que pode ser muito prejudicial ao desenvolvimento da personalidade. David Levy analisa as consequências em seu livro *Maternal Overprotection*. Classifica as mães excessivamente protetoras como "indulgentes" ou dominadoras. As mães indulgentes permitem que seus filhos mandem e raramente impõem ação disciplinar; seus filhos permanecem infantis em suas exigências e expectativas. Os filhos das mães dominadoras apresentam falta menos evidente de desenvolvimento de caráter, mas demonstram mais sinais de neurose, como timidez, medo, ansiedade e comportamento excessivamente submisso.[14]

A disseminação de informações sobre a importância da ligação inicial mãe-filho tem resultado em muitos casos na tácita intimidação das mães. Psiquiatras perceberam esse resultado adverso e para combater tal tendência foram escritos livros como *In Defense of Mothers: How to Bring Up Children in Spite of the More Zealous Psychologistas*, de Kanner. Felizmente, pediatras psicologicamente sofisticados como Charles Aldrich e Benjamin Spock informaram o público sobre os cuidados psicológicos do lactente.

A relação inicial mãe-filho foi examinada em macacos por Harry F. Harlow, que providenciou para que um grupo de filhotes de macaco fosse alimentado com mamadeiras presas a uma mãe "substituta" de arame e outro grupo alimentado com mamadeiras presas a substitutas de pano. A mãe de arame era biologicamente adequada, mas os macacos alimentados dessa maneira demonstraram mais sinais de perturbação emocional que os alimentados pela figura de pano e ficaram menos adiantados que aqueles alimentados por macacas verdadeiras. Harlow observou também que macacos privados dos cuidados maternos reais, se postos em contato com outros macacos no começo da vida, podem fazer bom ajustamento. Assim, o contato com outros macacos, sejam as mães ou não, é essencial para a adaptação do macaco.[15] Outro estudo com animais feito por H. S. Lidell mostrou a importância do contato cutâneo inicial com a mãe. Um dos animais de Lidell foi privado do contato materno, ao passo que seu irmão gêmeo cresceu normalmente sob os cuidados maternos. O animal isolado da mãe ficou, na vida posterior, muito menos capaz de resistir a trauma experimentalmente provocado.[16] Estudos etológicos de "imprinting" em animais, centralizados no padrão nato de comportamento na prole, apontam períodos críticos em que a falta de estimulação apropriada pode resultar em notáveis dificuldades posteriores perceptivas, conceituais ou efetivas no desenvolvimento.

Outra importante tendência na pesquisa psiquiátrica moderna foi a tentativa de compreender a influência do pai na família; por exemplo, como ele afeta indiretamente a criança no período de amamentação por sua atitude para com a esposa. Além disso, pesquisa atual (por meio de terapia de família) na dinâmica intrafamiliar — a maneira como os membros da família interage entre si — revelarão sem dúvida importantes princípios psicológicos relevantes para a psiquiatria infantil. Recentes estudos sobre condições psicossomáticas da infância — colite ulcerosa, asma e artrite reumatoide — prometem oferecer indícios para o conhecimento da influência da tensão psicológica sobre disfunção orgânica específica.

Embora na pesquisa futura certamente se deva continuar explorando as causas e o tratamento do retardamento, grande atenção também será dedicada à questão da criatividade e à investigação de meios de intensificar o desenvolvimento da criança criativa. Deve-se ter em mente que a criança normal, assim como a excepcional, será beneficiada no futuro pela aplicação de métodos psicológicos à educação. Está havendo agora esforços no sentido de utilizar consultas de grupo para disseminar informações de especialistas psiquiátricos entre educadores, professores de religião e outros. Sociólogos estão focalizando sua atenção em setores como a crescente urbanização e desagregação que nos obrigam a ter viva consciência do impacto dessas tendências sobre nossas crianças.[17] Estudos feitos por homens como B. Pasamanick objetivaram acompanhar o curso da doença mental em indivíduos desde o nascimento até a manifestação da perturbação mental. Esses estudos abrangem todas as fases da vida do paciente, inclusive ambiente, cultura, saúde física e outros fatores.

A maior esperança para o futuro é que esse método multidisciplinado não só conduza a tratamento mais eficaz de distúrbios psicológicos em crianças, mas também abra caminho para bem sucedida psiquiatria infantil preventiva, destinada a todos os grupos econômicos.

CAPÍTULO 24

O Método Psicossomático na Medicina

O estudo clínico e experimental sistemático da interação entre mente e corpo, um dos mais recentes desenvolvimentos na medicina, só se tornou possível depois de esclarecidas as confusões filosóficas a respeito de ambos.

Como já vimos, o ponto de vista ocidental de que corpo e mente são partes separadas do homem é tão velho quanto a história escrita; embora essa fatídica confusão tenha sido codificada por Descartes, já existia muito tempo antes que ele tivesse escrito e afetou a psiquiatria mais que qualquer setor. Mitologias, religiões e filosofias preocuparam-se com a relação entre o corpo e a mente, mas idades diferentes e pensadores diferentes avaliaram-na diferentemente. A noção platônica era de que a mente governa o corpo, que não é senão o executor de desejos e ideias. Hipócrates, por outro lado, considerava os processos psicológicos como nada mais que epifenômenos, insignificantes reflexos dos processos corporais que também estavam sujeitos às leis universais do universo físico.

O homem primitivo explicava os acontecimentos naturais em termos psicológicos. O homem moderno primeiramente pôs de lado esse ponto de vista sobrenatural e espiritual sobre o mundo inanimado e tentou depois desespiritualizar seu ponto de vista a respeito de si próprio até um ponto em que a personalidade humana passou a ser considerada sem importância para o estudo científico do homem. Só no fim do século XIX esse pêndulo começou a oscilar de volta e a personalidade — emoções e motivações do homem — tornou-se objeto legítimo de indagação metódica e controlada, isto é, científica. O método psicossomático na medicina é a primeira tentativa de estender a personalidade passada ao próprio problema mente-corpo.

As reações corporais a emoções se incluem entre as experiências mais comuns da vida cotidiana. A pessoa sente medo: seu pulso bate mais depressa e sua respiração fica mais funda. A pessoa sente cólera: suas faces ficam coradas e seus músculos ficam tensos. A pessoa sente repugnância: seu estômago começa a virar. Um palhaço faz com que nosso diafragma tenha contrações espasmódicas e nossos músculos faciais se contorçam: desatamos a rir. Presenciamos um acontecimento trágico ou perdemos um ente querido: nossas glândulas lacrimais começam a segregar lágrimas e nós choramos.

Sensações subjetivas como medo, cólera, repugnância, alegria e tristeza mobilizam assim processos corporais altamente complexos como alterações no ritmo cardíaco e na circulação do sangue, na respiração, na atividade do estômago e dos intestinos, no sistema muscular e nas glândulas. Como esses fenômenos fazem parte de nossa experiência cotidiana, nós os consideramos muito naturais e não reconhecemos que quando rimos ou choramos estamos envolvidos em um dos maiores mistérios da ciência biológica. Todos esses processos, nos quais os primeiros elos de cadeia de acontecimentos são percebidos *subjetivamente* como emoções e os elos seguintes são *objetivamente* observados como alterações em funções corporais, são chamados fenômenos psicossomáticos. Sua natureza parcialmente subjetiva e parcialmente objetiva levou à confusão prevalecente sobre a dicotomia de mente contra corpo. A elevação da pressão arterial e aceleração do ritmo cardíaco que acompanham a cólera ou o medo podem ser estudadas objetivamente através de medição. No entanto a cólera e o medo só podem ser experimentados subjetivamente e pela pessoa envolvida. Este fato de acontecimentos fisiológicos e psicológicos que ocorrem no mesmo organismo foi interpretado em termos de uma divisão entre uma psique (alma) e um soma (corpo), e o estudo do homem foi igualmente separado nesses dois métodos gerais, que permaneceram separados e isolados durante séculos.

Como acabamos de descrever, nossos sentimentos influenciam continuamente nossas funções corporais. Todavia, experiências que funcionam em sentido contrário são igualmente comuns, isto é, mudanças corporais exercem efeito sobre nossa psicologia. Este tráfego funciona nos dois sentidos. Ingerimos álcool, que altera nossa química corporal: prontamente reagimos com mudanças de disposição. Alguns de nós perdem as inibições e tornam-se agressivos, outros ficam sentimentais e chorosos. Sedativos afetam-nos fisiologicamente: em resultado, sentimo-nos sonolentos. Tranquilizadores aliviam nossas tensões emocionais. Febre alta faz com que nos sintamos delirantes.

É evidente, portanto, que somos organismos indivisíveis. É apenas o ponto de observação de onde preferimos ver-nos que nos faz parecer diferentes. Do ponto de vista psicológico, aproveitamo-nos do fato de entes vivos serem subjetivamente conscientes de grande parte do que ocorre em seu interior: sentem fome quando o estômago está vazio, dor quando os processos normais do corpo são perturbados, prazer quando as necessidades são satisfeitas. Além disso, os seres humanos podem comunicar esses acontecimentos psicológicos internos empregando palavras para descrever estados de espírito subjetivamente percebidos. A faculdade de comunicação verbal é o que torna possível o estudo psicológico preciso de seres humanos. O ponto de vista fisiológico em geral ignora a comunicação subjetiva em favor da medição rigidamente mecânica de reações observáveis, exteriores com muita frequência.

Como o homem é um aparelho fisiológico complexo e ao mesmo tempo um indivíduo autoconsciente capaz de comunicação verbal, deve ser estudado ao mesmo tempo psicológica e fisiologicamente. Reconciliar os resultados dessas duas espécies de observação é a essência do método psicossomático.[*]

---

[*] O reconhecimento formal desse fato evidenciou-se quando o *American Journal of Psychosomatic Medicine* foi fundado em 1939.

Progressos Metodológicos

O desenvolvimento da medicina psicossomática dependia de certos progressos em metodologia e conceitos, pois ainda que desde a antiguidade alguns médicos suspeitassem que as emoções de um paciente influenciavam o curso de sua doença, não tinham eles vocabulário adequado para descrever a ideia. Alguns médicos atribuíam sintomas orgânicos a tensões emocionais — por exemplo, uma alteração no ritmo cardíaco devida a fatores emocionais — mas seu treinamento só os preparava para observar e descrever modificações fisiológicas; não dispunham também de meio preciso para identificar ou descrever os fatores emocionais causadores. Tinham de contentar-se com generalidades sem sentido como "nervosismo", "preocupação" ou "excesso de trabalho". E suas prescrições psicológicas precisavam ser igualmente primitivas e sem sentido, como "Não se preocupe", "Descanse" ou "Esqueça-se dessas tolices". Seu treinamento clínico simplesmente não os preparava para lidar com situações de tensão emocional que suspeitavam ser o fundamento dos sintomas físicos.

O método de livre associação de Freud tornou possível pela primeira vez o estudo preciso das sequências causais de fenômenos psicológicos, porque se focalizou nos elos inconscientes que ligam as ideias e que até então eram deixados de lado. A livre associação permite não só a reconstrução dos elos motivacionais inconscientes, mas também muitas vezes traz esses elos à consciência de modo que possam ser observados com muita precisão. Abriu-se assim o caminho para o adequado estudo das tensões emocionais tanto conscientes como inconscientes que poderiam contribuir para uma doença orgânica.

Outro aspecto da teoria psicanalítica de Freud teve também influência direta no terreno da medicina psicossomática — a conclusão que tirou de suas experiências com hipnose a respeito do desaparecimento de sintomas físicos histéricos[*] após pacientes hipnotizados terem expressado emoções reprimidas. Esses sintomas histéricos, conclui Freud, eram expressões corporais incomuns de tensões emocionais que por alguma razão se tornavam inaceitáveis ou insuportáveis, sendo por isso excluídas da consciência e da expressão normal.

Adotavam expressão simbólica em funções corporais perturbadas. O preço que o paciente histérico paga para não enfrentar emoções repudiadas é que a emoção desaparece da consciência e em seu lugar surge um substituto dinâmico, o sintoma orgânico, representado pela função perturbada de um órgão. Daí a expressão "histeria de conversão".

Essa explicação da histeria foi desde então validada por vasta experiência clínica, mas explica apenas sintomas psicogênicos que ocorrem em músculos sob controle voluntário — por exemplo, nas extremidades ou em órgãos dos sentidos, como o olho, que recebem estímulos perceptivos ou sensórios.

Pioneiros na medicina psicossomática — Georg Groddeck (1866-1934) e Ernst Simmel (1882-1947), na Alemanha, Felix Deutsch (1884-1964), em Viena, Smith Ely Jelliffe (1866-1945), nos Estados Unidos, e Angel Garma, na Argentina — tentaram com pouco sentido de crítica explicar todos os sintomas, mesmo os que afetam as funções viscerais, como expressão direta de ideias de fantasias reprimidas altamente específicas. Os órgãos vegetativos internos incumbidos de funções biológicas básicas não são, porém, construídos para expressar minúcias de conteúdo psicológico, ao contrário dos órgãos — como o aparelho vocal e os músculos faciais — que são voluntariamente controlados e expressam e comunicam ideias. Além disso, os órgãos internos não reagem a ideias reprimidas específicas como aquelas existentes no fundo de sintomas histéricos, mas a qualidades emocionais gerais. Não *descarregam* também tensões emocionais, como acontece com os sintomas de conversão. A elevação da pressão arterial na cólera não alivia a cólera, mas é sustentada por ela. Alexander fez em 1948 essa distinção entre reações de conversão histérica e modificações adaptativas em funções vegetativas provocadas por tensões emocionais.[1] Acentuou ele que a extensão da teoria de histeria

---

(*) Embora não tenha sobrevivido como tratamento de aplicação geral em neuroses crônicas, porque não altera as causas subjacentes, a hipnose encontrou aplicação médica na redução da dor (obstetrícia, odontologia etc.) e em neuroses agudas imediatamente após episódios traumáticos (neurose de guerra, traumatismo de combate).

de conversão a todas as reações psicossomáticas é um exemplo típico de erro comum na história das ciências — adotar sem sentido crítico conceitos de um terreno onde são válidos e aplicá-los a outro terreno em que não são aplicáveis.

Fatores Emocionais na Doença

O desenvolvimento de nosso conhecimento sobre a influência de emoções nos processos orgânicos que não se encontram sob controle voluntário precisou esperar até quando o fisiologista americano Walter Cannon (1871-1945) introduziu um novo conceito derivado de suas engenhosas investigações sobre os efeitos corporais da cólera e do medo. Cannon mostrou que os organismos reagem a situações de emergência com certas modificações adaptativas em sua economia fisiológica total e demonstrou que estados emocionais ativam funções fisiológicas que preparam o organismo para a situação apontada por tais emoções. O medo e a cólera estimulam as glândulas suprarrenais; as glândulas suprarenais ativam o metabolismo de carbo-hidrato, de modo a haver açúcar pronto para ser transformado em energia. Tanto a pressão arterial como a distribuição do sangue mudam, de modo que o sangue flua cada vez mais para os órgãos necessários à fuga ou à "luta."[2] Simultaneamente, funções anabólicas e de armazenagem, como a digestão e a assimilação, ficam inibidas: um organismo que precisa mobilizar todos os seus recursos para enfrentar uma emergência envolvendo medo ou cólera não pode dar-se ao luxo de digerir e armazenar alimentos.

Quando o trabalho de Cannon sobre os mecanismos pelos quais as emoções influenciam as funções dos órgãos vitais internos foi aplicado ao estudo da tensão emocional em doenças orgânicas crônicas, iniciou-se verdadeiramente a era psicossomática na medicina. Na Alemanha, depois da Primeira Guerra Mundial, houve particular interesse pelos fatores emocionais em doenças orgânicas. Um dos mais claros pensadores e observadores foi Leopold Alkan, o qual acentuou constantemente que tensões emocionais crônicas podem provocar alterações físicas manifestadas como doenças orgânicas crônicas. Emoções podem, por exemplo, produzir contrações e espasmos duradouros em órgãos ocos, alterando assim o suprimento de sangue e levando com o tempo a atrofias. Espasmos podem causar também ampliações como a dilatação do esôfago ou a hipertrofia do ventrículo esquerdo do coração na hipertensão essencial. A estimulação emocional das glândulas endócrinas pode provocar modificação em tecido, como ocorre na tirotoxicose psicologicamente condicionada. Alkan considerou mesmo que emoções desempenham papel causativo na diabete, embora não tenha conseguido demonstrar isso experimentalmente como mecanismo etiológico primário.

Felix Deutsch e Georg Groddeck foram os mais sistemáticos defensores da significação de fatôres emocionais, não apenas em sintomas de conversão histérica, mas também em doenças orgânicas crônicas. A teoria de Groddeck é essencialmente semelhante à de Cams, que o antecedeu de mais de meio século. Groddeck foi talvez o representante mais extremado de uma orientação panpsicológica. Adotou a posição de que o inconsciente *(Das Es* ou o id) é o princípio formador de todos os processos corporais normais e anormais.^(*) Assim sendo, as doenças orgânicas têm fundamentalmente uma natureza psicológica, pois são expressões de conflitos inconscientes. O ponto de vista original de Felix Deutsch não era muito diferente, pois aplicou o conceito de conversão de Freud a todas as disfunções do corpo. Outros homens interessados em fenômenos psicossomáticos foram Karl Fahrenkamp, que demonstrou a influência de emoções nas flutuações da pressão arterial e defendeu vigorosamente a origem psicogênica da hipertensão essencial; G. R. Heyer e Fritz Mohr, que publicaram compreensivos livros sobre o tratamento psicológico de doenças orgânicas; e Viktor von Weizsäcker (1886-1957), professor de medicina em Heidelberg, cujo pensamento foi fortemente influenciado pelos pontos de vista freudianos. Weizsâcker acreditava que emoções influenciam distúrbios corporais; acentuou ele também que doença corporal afeta a psique. Suas contribuições mais instrutivas

---

(*) Freud tomou emprestada de Groddeck o termo "id".

foram suas brilhantes apresentações de casos, nas quais demonstrou de maneira impressionante os componentes e antecedentes emocionais de doenças corporais. A respeitabilidade do método psicossomático foi aumentada quando Kurt Westphal e Gustav von Bergmann (1878-1955) sugeriram que a maioria das úlceras duodenais tinham origem neurótica.

Esse interesse alemão pela medicina psicossomática foi levado para os Estados Unidos por Alexander, que em 1932 iniciou, no Instituto Psicanalítico de Chicago, a primeira pesquisa colaborativa sistemática de psicanálise focalizada sobre problemas psicossomáticos. Pacientes sofrendo de diferentes formas de perturbações gastrointestinais, como úlcera, colite e constipação, foram submetidos a tratamento psicanalítico por analistas da equipe do Instituto de Chicago, que procuraram em seguida aspectos psicológicos que pudessem ser típicos das diferentes doenças. Simultaneamente Flanders Dunbar (1902-1959) estava também estudando numerosos pacientes com doenças orgânicas e ambos os estudos revelaram notáveis semelhanças psicológicas entre pacientes que sofriam da mesma doença orgânica. Dunbar formulou essas semelhanças em seus perfis de personalidade; descreveu a personalidade ulcerosa, a personalidade coronária e a personalidade artrítica, assim como numerosas outras.

Os estudos de Chicago identificaram padrões de conflito circunscrito característicos de certas doenças, que podem aparecer em diferentes espécies de personalidade. Os resultados foram formulados como uma teoria de vetor, baseada na direção geral dos impulsos conflitantes envolvidos nas perturbações. Alexander distinguiu três vetores: (1) o desejo de incorporar, receber ou absorver; (2) o desejo de eliminar, dar, gastar energia para atacar, para realizar alguma coisa; e (3) o desejo de conservar ou acumular. Esses conceitos foram tirados da teoria psicanalítica de desenvolvimento da libido. As atitudes emocionais que estão ligadas aos processos biológicos básicos de absorção, retenção e dispêndio são facilmente reconhecíveis como componentes emocionais das funções do trato gastrointestinal. A ingestão de alimento tem relação com impulsos orais, receptividade passiva, incorporação agressiva e mastigação. A eliminação dos detritos tem relação com evacuação anal e com a tendência de acumular e conservar, ou retenção anal. Os fatores psicológicos nos diferentes distúrbios gastrointestinais foram descritos como conflitos entre esses três vetores. As funções do estômago, por exemplo, pareciam ser perturbadas em pacientes que reagiam com vergonha a seu desejo de receber auxílio ou amor, ou de apoiar-se em outra pessoa. Em outros conflitos expressava-se como culpa por desejar tomar alguma coisa de outrem pela força, como ocorre na rivalidade fraternal entre crianças que desejam possuir sozinhas o amor paterno e que também invejam o que seus irmãos possuem. A razão pela qual as funções estomacais são vulneráveis a esse tipo de conflito foi encontrada na descoberta bem firmada de que comer constitui a primeira satisfação do impulso incorporador receptivo. Na mente da criança o desejo de ser amada e o desejo de ser alimentada ficam profundamente ligados. Quando na vida posterior o desejo de ser ajudado por outra pessoa provoca vergonha, o que não é uma reação incomum em uma sociedade que dá o maior valor ao homem feito por si mesmo, o desejo de ser ajudado encontra satisfação regressiva por meio de um impulso aumentado de incorporação oral. Este impulso estimula secreção estomacal e, em indivíduos predispostos, a hipersecreção crônica pode com o tempo provocar a formação de úlcera.[3]

Além dos padrões conflitantes característicos encontrados em pacientes com úlcera duodenal, foram também descritas constelações psicodinâmicas típicas de seis outras doenças crônicas: colite ulcerosa, asma, hipertensão, artrite reumatoide, neurodermatite e hipertireoidismo.

Nas perturbações intestinais — diarreia psicogênica e as diferentes formas de colite — os conflitos tipicamente encontrados centralizam-se em torno de dificuldades emocionais (esforços sem esperança) para realização. Como os pacientes com distúrbios estomacais, esses pacientes também mostram tendências dependentes inconscientes e também tentam compensá-las pelo impulso de dar alguma coisa em troca de seus desejos receptivos; contudo, falta-lhes a confiança própria para concretizar essas ambições. Quando perdem a esperança de realizar o que se dispuseram a fazer, aparece seu distúrbio intestinal. Outros estudos sobre colite ulcerosa levaram à questão de que impulsos destrutivos reprimidos e perturbações em uma relação chave ou a perda dela, acompanhados por um sentimento de desesperança ou desespero, também podem ser fatores subjacentes de doença. George L. Engel publicou um compreensivo estudo da literatura a respeito de colite ulcerosa e submeteu as diferentes teorias a cuidadosa avaliação crítica.

Em casos de artrite reumatoide o grupo de Chicago descobriu evidente ênfase emocional na expressão muscular de emoções, expressão essa, porém, que é controlada muito rigidamente. Na asma, o conflito psicológico mais específico centraliza-se em torno da comunicação com pessoas chave. A relação inicial mãe-criança é perturbada; essa perturbação expressa-se na criança pequena em uma supressão do impulso de chorar; mais tarde, a criança fica incapaz de estabelecer comunicação verbal franca e confiante com a mãe ou substitutos da mãe.

Nos casos de hipertensão essencial — elevação crônica da pressão arterial caracterizada pela ausência de causa orgânica perceptível, como doença cardíaca ou renal — o padrão psicológico mais evidente é uma inibição contra a livre expressão de ressentimentos sentidos em relação a outras pessoas devido a um desejo de ser amado. Esses pacientes são como vulcões em ebulição de hostilidades e ressentimentos reprimidos e nunca expressados inteiramente. Quando jovens eram valentões, mas depois descobriram que afastavam os outros com suas retaliações e por isso suprimiram seus sentimentos hostis. Pacientes com neurodermatite têm evidente desejo de contato físico que foi frustrado por pais retraídos; demonstram, simultaneamente, evidentes tendências exibicionistas. Finalmente, nos pacientes tireotóxicos, um temor básico pela sobrevivência foi estabelecido como tendo sido o estímulo psicológico fundamental — descoberta que confirmou a velha observação clínica da manifestação repentina dessa doença depois de uma experiência traumática esmagadora. Pacientes tireotóxicos muitas vezes sofrem trauma psicológico no começo da vida, quando perdem um ente querido de quem dependiam. Tentam então lidar com seu desejo de dependência por meio de tentativas precoces de conseguir maturidade, por exemplo, tomando conta de outros aos invés de permanecer em posição dependente.

Embora a maioria dos pacientes no estudo de Chicago tenha demonstrado características psicológicas típicas de sua doença, nem todos com os mesmos traços caracterológicos adquirem os sintomas orgânicos correspondentes. É evidente portanto que só a presença dos traços psicológicos não explica a doença. Alguns outros fatores — muito provavelmente vulnerabilidades dos órgãos afetados, constitucionais ou adquiridas muito cedo — devem estar presentes ao mesmo tempo. A isso se chama "fator x": essas vulnerabilidades de órgão aliadas às constelações psicológicas específicas são responsáveis em conjunto pelo desenvolvimento dos sintomas orgânicos. Ademais, esses dois fatores não são necessariamente duas variáveis independentes. Este ponto de vista de causação dupla — a coincidência de fatores somáticos e psicológicos — foi apoiado pelos estudos de Arthur Mirsky, que identificou o fator somático na úlcera duodenal como tendência constitucional a hipersecreção gástrica.[4] Misrky conseguiu prever com êxito, entre uma grande amostragem de soldados, quais deles adquiririam posteriormente úlceras duodenais: eram todos pessoas com hipersecreção que ao mesmo tempo apresentavam conflito emocional relacionado com suas tendências dependentes.

Uma teoria psicofisiológica de *especificidade* (estabelecendo relação entre conflitos emocionais e sistemas específicos de órgãos) parece plausível pelo fato de haver correlações psicofisiológicas notáveis. No paciente tireotóxico que se esforça para obter maturidade precoce, um órgão que segrega acelerador metabólico fica doente. Preparando-se cronicamente para lutar, o indivíduo hipertenso tem uma disfunção do aparelho circulatório. O artrítico é uma pessoa que se prepara para golpear, mas inibe o impulso: seus sintomas ocorrem em juntas que estão estreitamente ligadas ao sistema músculo-esquelético. O paciente com neurodermatite, desejoso de intimidade física, tem perturbações no órgão de contato. O asmático é inibido na comunicação verbal e um órgão necessário a essa função (o pulmão) é perturbado. O paciente com úlcera péptica anseia por ser alimentado e surge uma lesão no trato gastrintestinal superior. Só na colite ulcerosa não existem ainda correlações psicofisiológicas diretas.[5]

A presença desses dois fatores — isto é, vulnerabilidade do órgão constitucional ou adquirida e um padrão característico de conflito emocional — ainda não explica perfeitamente o aparecimento atual dos sintomas. Muito antes de desenvolver-se efetivamente a doença já existem predisposições tanto orgânicas como psicológicas. Que é, então, responsável pela precipitação da doença? Alexander e seus colaboradores propuseram, além da configuração psicológica e do fator x, uma terceira condição, a situação de manifestação, que é definida como a situação precipitadora da vida no que afeta o paciente. A situação de manifestação é um conceito estritamente psicológico. A mesma situação da vida — por exemplo, ser abandonado pelo cônjuge — pode ser sentida como um alívio por uma pessoa e como uma catástrofe por outra. A pessoa com vulnerabilidade específica de órgão e um padrão característico de conflito só adquire a doença correspondente quando uma mudança fortuita em suas condições de vida mobiliza seu conflito central, provocando o colapso de suas defesas psicológicas. O candidato a tireotoxicose precisa ser exposto a uma situação perigosa que ameace sua sobrevivência para que se desenvolvam sintomas. O candidato a úlcera duodenal adquirirá seus sintomas quando sua necessidade de se apoiar em outra pessoa for frustrada além de sua tolerância; seus sintomas ulcerosos têm igual probabilidade de aparecer se sua esposa o abandonar ou se ele for promovido a uma posição que envolva maior responsabilidade. Com um pouco de sorte, e se nunca ocorrer a situação apropriada, apesar da vulnerabilidade fisiológica predisponente e do padrão psicológico, o indivíduo pode jamais adquirir a doença para a qual é suscetível tanto psicológica quanto organicamente.

Nas últimas décadas houve muitas outras investigações psiquiátricas e psicanalíticas de pacientes que sofriam das doenças mencionadas e de outras doenças crônicas. Alguns desses estudos indicam também que não só as doenças orgânicas crônicas têm uma patologia orgânica específica, mas que o indivíduo por elas afetado tem igualmente uma psicopatologia específica. Em outras palavras, as doenças do corpo estão intimamente correlacionadas com perturbações características da vida emocional. Esses estudos revelaram ainda que fatores emocionais participam da causação de doenças orgânicas, embora de maneira nenhuma sejam os únicos responsáveis por elas. Alguns estudos acentuaram fatores psicológicos específicos da doença orgânica, que não aqueles identificados pelo grupo de Chicago. Outros pesquisadores não concordam em que haja fatores emocionais característicos envolvidos nas diferentes doenças, sustentando ao contrário que a pessoa com sistema vulnerável de órgão pode adquirir uma doença do mesmo sistema sob a influência de qualquer espécie de tensão emocional.

Alexander e French não se contentaram com impressões obtidas através de estudos clínicos porque frequentemente é tentador Ver um padrão dinâmico na história de um caso. Há uns doze anos iniciaram um estudo diagnóstico às cegas com grande número de pacientes. Foram entrevistados pacientes com uma das sete doenças supostamente psicossomáticas. As transcrições das entrevistas foram rigorosamente censuradas de modo a excluir indícios médicos, assim como para eliminar a possibilidade de o entrevistador revelar inadvertidamente o diagnóstico. Uma equipe de especialistas em doenças internas deduziu a doença em proporção ligeiramente superior (25 por cento) a deduções feitas ao acaso (14,4 por cento). Uma equipe de psicanalistas reconheceu a doença corretamente, com frequência quase duas vezes maior que os especialistas em doenças internas (45 por cento).[6] Embora essa seja uma descoberta estatística significativa, surgem certas questões. Por que não foi ainda maior a porcentagem de deduções corretas dos analistas? Resposta razoável seria que as formulações dinâmicas específicas não são ainda suficientemente refinadas ou em certos casos talvez não sejam suficientemente explícitas. Por outro lado, talvez seja necessário remodelar certas hipóteses de especificidade.

Em outro estudo de interações emocionais e fisiológicas, Therese Benedek e B. B. Rubinstein, com a ajuda de gráficos da temperatura diária e esfregaço vaginal, estabeleceram as fases consecutivas do ciclo ovariano em um grupo de mulheres que estavam sendo ao mesmo tempo submetidas a psicanálise. Separadamente os registros psicanalíticos foram examinados e as mudanças nas atitudes emocionais das mulheres — particularmente o conteúdo de seus sonhos — foram descritas durante as fases consecutivas do ciclo menstrual. Constatou-se notável correspondência entre as fases fisiológicas do ciclo menstrual e o material de sonho psicanalítico.

Benedek e Rubinstein formularam estas conclusões: "(1) As manifestações emocionais do impulso sexual, como a própria função reprodutiva, são estimuladas por hormônios da gônada; (2) paralelamente à produção de estrógeno,(*) uma ativa tendência heterossexual extrovertida motiva o comportamento; (3) paralelamente à fase de progestina(**), a energia psicossexual é dirigida para dentro como tendência passivo-receptiva e retentiva; assim (4) paralelamente ao ciclo hormonal desenvolve-se um ciclo emocional. Juntos, os ciclos hormonal e emocional representam o ciclo sexual."(7)

A Necessidade da Corroboração Experimental das Teorias Psicossomáticas

Um meio de adquirir conhecimento mais completo sobre a influência psicológica nos processos corporais consiste em criar em ambiente de laboratório diferentes espécies de situações de tensão emocional e observar diretamente suas consequências fisiológicas. Alguns pesquisadores empregaram a técnica das chamadas entrevistas de tensão, durante as quais discutem com os pacientes episódios abaladores de sua vida passada e ao mesmo tempo observam alterações na circulação sanguínea, na respiração e nas funções nasais, na atividade estomacal e nas reações endocrinólogas. Outros pesquisadores aproveitaram-se de situações de tensão da vida real e estudaram as reações fisiológicas de pacientes como estudantes antes de exames e paraquedistas durante treinamento.

Um dos mais impressionantes estudos psicossomáticos foi o de Thomas Holms, Helen Goodell, Stewart Wolff e Harold Wolff sobre reações nasais a ameaça e conflito. Os autores, com base em estudos

---

(*) Um dos hormônios femininos importantes no desenvolvimento de características sexuais femininas.

(**) Outro hormônio feminino, que é produzido em quantidade maior no período da menstruação e durante a gravidez.

tanto clínicos como experimentais, concluíram que humilhação, frustração e ressentimento podem produzir reações nasais consistentes em vermelhidão da membrana mucosa do nariz, acentuada tumefação dos cornetos nasais, profusa secreção e obstrução. Essas reações são semelhantes às que ocorrem quando a pessoa fica exposta a estímulos locais nocivos ao nariz e também quando a integridade de todo o organismo é ameaçada. Concluíram que essas reações nasais locais são tentativas do organismo de isolar-se de um ambiente desfavorável. Em outra publicação, Harold Wolff e seus colaboradores relataram que em casos de ansiedade e conflito emocional, ocorre uma hiperfunção nasal que intensifica os sintomas de resfriado comum e a magnitude da reação da membrana mucosa a pólens.

Entre os estudos experimentais das consequências fisiológicas da tensão emocional, os de D. H. Funkenstein e seus colaboradores são significativos. No laboratório criaram eles situações de tensão emocional em seus pacientes experimentais e conseguiram estabelecer diferenças em reações fisiológicas à cólera e ao medo. Enquanto Cannon considerava iguais as reações fisiológicas gerais à cólera e ao medo, Funkenstein conseguiu diferenciar entre elas. Esses estudos confirmaram as opiniões de von Euler e alguns pesquisadores no sentido de que a cólera aumenta a produção de nor-adrenalina da medula suprarrenal, ao passo que a ansiedade mobiliza a produção de adrenalina. A opinião geralmente aceita de que as secreções endocrinológicas são influenciadas por tensão emocional foi agora enriquecida por um conhecimento mais preciso da natureza específica desses processos psicoendrocrinológicos.

Outro modo experimental recente e muito promissor de encarar os processos psicofisiológicos relaciona-se com o estudo do sono, particularmente com os efeitos psicológicos e corporais da privação de sono e privação de sonho. Louis Jolyon West e seus colaboradores conseguiram produzir experimentalmente estados psicóticos privando continuamente de sono pessoas normais. Depois do quinto dia sem dormir começou a falhar a função básica do ego de prova da realidade. Os pacientes começaram a ter alucinações e ideias delirantes. Ao mesmo tempo, ficaram extremamente sugestionáveis. West e seus colaboradores suspeitaram que a privação do sono tem sido usada em estados totalitários para lavagem cerebral de prisioneiros. Os resultados da privação de sono parecem ter com estados psicóticos efetivos relação mais estreita que aqueles obtidos por meio de drogas alucinógenas, como o ácido lisérgico.

De igual significação são as investigações de Charles Fisher e William C. Dement sobre privação de sonho. Kleitman e Dement, em experiências anteriores, conseguiram demonstrar alterações nos traçados eletroencefalográficos e nos movimentos de olhos que ocorrem sincronicamente com a atividade de sonho. Em engenhosos estudos experimentais Dement e Fisher acordavam sistematicamente seus pacientes sempre que começavam a sonhar. Demonstraram em seguida que nas noites subsequentes se desenvolvia nesses pacientes uma atividade compensatória de sonho, "deficit de sonho", que criava tensão e ansiedade, "dificuldade de concentração", "irritabilidade", "descoordenação motora", "perturbações em uma noção de tempo e na memória". Sugeriram que a privação de sonho mantida intensivamente poderia causar mesmo estados semelhantes a sono em vigília, alucinações, delírios e outros sintomas psicóticos. Com esses estudos forneceram indícios em favor das opiniões de Freud de que os sonhos têm uma função psicobiológica como escoadouros através dos quais tensões psicológicas são pelo menos temporariamente aliviadas.

Desde o começo da década de 1930, Jules Masserman e seus colegas na Universidade Northwestern, como parte de um amplo estudo que integra correlatos biológicos e psicológicos ("biodinâmica"), vêm desenvolvendo métodos experimentais para o estudo de princípios de intervenções psicoterapêuticas em animais. Os animais foram submetidos a processos experimentais que criaram neles conflitos e, portanto, neuroses. Por exemplo, os animais foram colocados em situação de tensão na qual se viram forçados a escolher entre padrões de sobrevivência mutuamente incompatíveis. Um macaco foi condicionado a ir até uma caixa de alimento depois de um sinal e em seguida uma cobra de brinquedo foi colocada na caixa de alimento. Os macacos têm um medo instintual de cobras. Via-se assim o macaco diante da perspectiva de fome a fim de evitar um inimigo mortal. Masserman e seus colegas descobriram certos processos curativos para esses animais com neuroses provocadas experimentalmente.

Esses métodos são semelhantes aos empregados por psiquiatras no tratamento de seres humanos sob tensão. São os seguintes:

1 — Satisfação ou diminuição de uma das necessidades biológicas cheias de conflito, como fome frustrada ou sexo frustrado.

2 — Mudança para um ambiente de menos tensão.

3 — Forçar a solução por tensão direta mantida dentro da tolerância do organismo. O exemplo em seres humanos seria ajudar um indivíduo que tenha medo de lugares altos por fases graduais até ele atingir uma altura imponente.

4 — Usar relações sociais para ajudar o organismo a adotar melhores padrões de comportamento. Uma analogia seria mandar uma "criança problema" a uma "boa escola" onde os alunos se comportam de maneira culturalmente aprovada.

5 — Empregar influência de "transferência positiva" para ajudar a treinar novamente o organismo neurótico em métodos mais sadios de adaptação. Um experimentador delicado pode gradualmente ajudar um animal a vencer sua resistência à aproximação de um estímulo conflitual. De maneira interessante, se o animal tem medo constante do experimentador, não pode ser treinado de novo. No mesmo sentido, um paciente que associa o terapeuta a alguma figura que tenha tido influência negativa sobre ele no passado ("transferência negativa") será incapaz de melhorar enquanto não for modificada essa situação. A importância que tem na terapia animal a influência de uma relação positiva entre o animal neurótico e o experimentador (terapeuta) foi repetidamente demonstrada pelas experiências de Massermann.

6 — Oferecer oportunidades para utilização de aptidões adquiridas para voltar a dominar a situação de conflito anterior. Uma analogia em seres humanos é o encorajamento dado a um piloto que sofreu um desastre de avião, mas não foi ferido, para que volte a voar.

As experiências de Masserman são exemplos de como estudos com animais, que muitas vezes são suspeitos para o clínico, podem fornecer informações práticas significativas. De fato, a produção experimental e a cura de doenças em animais têm sido tradicionalmente uma fonte básica de conhecimento médico-científico. É compreensível, portanto, que psicanalistas como Masserman se tenham interessado por pesquisa básica com animais neuróticos.

É ainda muito cedo para prever todas as consequências que terão sobre a teoria e prática médica esses estudos sobre a relação entre processos fisiológicos e psicológicos. À medida que progride nosso conhecimento, estamos aprendendo que fatores emocionais têm influência sobre praticamente todas as doenças; contribuem até mesmo para a precipitação de doenças orgânicas bem definidas como a tuberculose. Além disso, a importância da tensão emocional varia de caso a caso e não é possível no momento avaliar a significação relativa de fatores orgânicos e fatores psicológicos.

O termo "psicossomático" deveria, portanto, ser reservado a um método geral de encarar todo o campo da medicina. Cada paciente tem uma personalidade; suas tensões emocionais exercem influência sobre todos os processos do corpo. A personalidade pode ser considerada como um governo central que está ligado a todas as outras partes do corpo por meio de vias *nervosas e endócrinas*. Recebe informações de todas as partes do corpo e pode mandar mensagens executivas a todos os órgãos. Assim como todo cidadão é afetado pelas alterações na taxa de impostos feitas em Washington, assim todos os órgãos são influenciados pelos processos centrais que chamamos de funções da personalidade.

O conhecimento da interação entre fatores emocionais e as funções orgânicas básicas do corpo ainda está no começo, mas seu valor potencial é imenso, pois há fatores emocionais envolvidos em todas as doenças. O conhecimento preciso da interação psicossomática permitirá que uma psicoterapia mais direta e ativa seja inteligentemente coordenada com o cuidado médico geral do paciente.

O método psicossomático exige trabalho de equipe. Durante a fase aguda da doença e durante a hospitalização, o tratamento deve necessariamente centralizar-se em torno do cuidado médico do paciente. Esta parte do cuidado médico amplo é executada por especialistas médicos. Depois de controlados os sintomas agudos, idealmente o foco de atenção se transfere para a psicoterapia sistemática efetuada por psiquiatras, que procuram aliviar as tensões emocionais crônicas que contribuem para a doença.

No tratamento das doenças crônicas mencionadas nesta seção, o cuidado médico sozinho raramente pode proporcionar alívio permanente. Se a tensão emocional resultante de conflitos não resolvidos persiste, o paciente inevitavelmente recairá. Os estímulos emocionais crônicos resultantes de conflitos precisam também ser eliminados ou pelo menos reduzidos para assegurar cura permanente. Estreita colaboração entre especialistas médicos e psiquiatras deve ser baseada na compreensão mútua e no respeito pelos respectivos conhecimentos especializados; por enquanto isso só existe em limitado número de centros médicos. Mas o simples fato de existir é provavelmente um dos significativos progressos da medicina moderna.

Às vezes um paciente, que sofre de doença orgânica na qual haja suspeita de fatores emocionais desempenharem papel etiológico, ainda procura secretamente um psiquiatra, escondendo esse fato do médico que dele trata a fim de não despertar sua cólera; e alguns psiquiatras que tratam de pacientes sofrendo de condições orgânicas crônicas não veem com bons olhos o contínuo contato do paciente com um organicista, considerando isso algo que interfere no tratamento psiquiátrico. O antagonismo entre o organicista e o psicologista médico é indicação de uma das fraquezas mais comuns da mente humana — procurar solução na base de ou isto ou aquilo. Felizmente, as explanações monocausais estão gradualmente perdendo terreno em todos os setores da medicina.

A tendência prevalecente nos Estados Unidos em favor do estabelecimento de departamentos psiquiátricos nos hospitais gerais é realmente encorajadora. Médicos pioneiros nesses hospitais — tanto psiquiatras como organicistas — frequentemente conseguem promover uma integração significativa dos cuidados somáticos e psicológicos tanto nos casos psiquiátricos como nos casos orgânicos. O asilo de doentes mentais isolado tanto geográfica como ideologicamente dos centros médicos está sendo considerado por muitos apenas como um vestígio do passado.

CAPÍTULO 25

Perspectivas

As motivações humanas — amor, ódio, esperança, desespero, vingança, o conteúdo atual da vida de uma pessoa, todas as suas experiências mais significativas e reais — só psicologicamente podem ser explicadas de maneira significativa. A posição básica do método psicossomático de hoje é que a personalidade e o corpo do homem constituem um todo indivisível e que a medicina deve tratar os problemas de personalidade e seus efeitos corporais com uma combinação de métodos psicológicos e somáticos de tratamento. O método psicológico não é senão outro caminho para influenciar o organismo. A psicologia e a biologia lidam com o mesmo organismo complexo e representam apenas dois aspectos diferentes dele.

Há pouca dúvida de que na construção da ponte entre o conhecimento da estrutura cerebral, de um lado, e do comportamento, de outro lado, a nova ciência da cibernética e a teoria da comunicação desempenharão papel proeminente. Esta contribuição provém principalmente da tecnologia. Os processos cerebrais, assim como os processos de pensamento, podem ser encarados como transmissão de mensagens cifradas em um complexo sistema de comunicações governado por princípios universais básicos. O próximo passo nesses desenvolvimentos evidentemente será o conhecimento da transmis-

Franz G. Alexander | Sheldon T. Selesnick

são, não apenas de sinais, mas de significações, coisa que nem mesmo as mais engenhosas mentalidades que hoje trabalham nesse setor podem presentemente fazer. Em vista desses desenvolvimentos, pode-se esperar que os próximos anos sejam caracterizados por crescente colaboração entre psiquiatras, psicanalistas, psicólogos experimentais, fisiologistas e engenheiros, permitindo uma compreensiva visão do comportamento humano e animal. O método multidisciplinar, além disso, estudará o homem não só como organismo biológico e personalidade individual, mas também como membro de um sistema superior — a sociedade. Como a configuração social total, as instituições e os valores prevalecentes em uma sociedade contribuem para modelar a personalidade; é questão que atrairá a atenção das melhores mentes nos setores da psiquiatria, antropologia e ciências sociais.

Apesar dos recentes avanços rumo a essa integração, o terreno da psiquiatria está ainda em estado de fluxo. Esses métodos diferentes coexistem, mas não foram unificados em um sistema coesivo. Podemos imaginar, porém, desenvolvimento futuro em pelo menos quatro direções.

Primeiro, contínuo e crescente interesse pelo método psicológico, que consistirá em descrição e compreensão psicodinâmica mais precisas do processo psicoterapêutico. O avanço crucial resultará do rompimento da barreira do incógnito do terapeuta, que até agora tem sido — como observador participante — a única fonte de conhecimento da complicada relação interpessoal entre terapeuta e paciente. Expor o processo de tratamento, inclusive o terapeuta, a observadores não participantes e gravar todos os acontecimentos da terapia, toda a comunicação verbal e não verbal, fará com que esse material possa ser estudado e reestudado por outros.

Segundo, há toda indicação de que o interesse psicossomático continuará sendo uma das principais vias de integração dos fenômenos psicológicos e fisiológicos. A velha dicotomia filosófica mente-corpo já está sendo rapidamente liquidada. Novos desenvolvimentos virão da crescente ênfase dada a processos experimentais nos quais situações emocionais, tal como ocorrem na vida cotidiana, serão realisticamente reproduzidas e estudadas no que afetam todo o organismo.

Pode-se esperar emprego experimental ainda mais engenhoso da pesquisa de arte — particularmente filmes cinematográficos — através da qual todos os conflitos humanos existentes podem ser provocados no espectador.

Terceiro, recentes progressos na farmacologia, devido a seu grande valor prático para o cuidado de pacientes hospitalizados, enriquecerão nossa capacidade de regular a intensidade de excitações nas diferentes partes do sistema nervoso. O resultado teórico desses desenvolvimentos não pode ainda ser inteiramente imaginado, mas não parece provável, como acreditam alguns autores, que métodos farmacológicos e bioquímicos lancem mais luz sobre os complexos fenômenos das relações interpessoais e substituam os métodos psicológicos de tratamento. Parece pelo contrário que o método psicológico não pode ser substituído e continuará sendo o método principal.

Quarto, o ponto de vista sociológico necessariamente adquirirá maior significação.

Vivemos em uma era de colaboração e integração. O homem solitário do século XIX com seu inexpugnável sistema autossuficiente de valores está rapidamente cedendo lugar à pessoa dotada de alma, que se diz dirigida para outros, comunal, procurando inutilmente sua própria identidade. O sinal dessa mudança cultural na psiquiatria manifesta-se no crescente interesse pela dinâmica de grupo e seus aspectos sociológicos. Consequentemente, os desenvolvimentos futuros consistirão em crescente integração dos métodos biológicos, psicodinâmico e sociológico, e no aparecimento de uma psiquiatria compreensiva que não tente mais resolver o grande mistério do comportamento humano de um único e restrito ponto de vista, mas procure por todos os meios enriquecer-se considerando contribuições provenientes das outras vias de acesso.

Essa necessidade de integração é a última da grande cadeia de necessidades que assinalou a evolução da psiquiatria através dos tempos. Assim como outras necessidades foram satisfeitas, esta também o será e em resultado surgirão novos desafios. Neste estudo vimos como o homem atendeu à aguda necessidade de conhecer-se. Na corrente viva de influência de Platão a Santo Agostinho, a Spinoza, a Vives, a Heinroth, a Freud, vimos o reconhecimento e o crescente conhecimento, por parte do homem, do princípio vital da realidade psíquica e observamos o homem penetrar no estranho reino de suas mais profundas motivações. Igualmente, a começar por Hipócrates e continuando com Plater, Sydenham, Esquirol e Kraepelin, vimos a doença mental ser colocada na estrutura da medicina clínica. Finalmente, na pessoa de Soranus e Cícero, os monges medievais, do corajoso Weyer e de homens de misericórdia como Pinel, Chiarugi e os Tukes, vimos a psiquiatria libertar os doentes mentais dos açoites da incompreensão e dos grilhões da brutalidade, colocando à disposição deles métodos de psicoterapia tendentes à cura efetiva. Vimos essa linha de desenvolvimento avançar de Reil, com suas técnicas de persuasão, até os terapeutas morais e depois até o trabalho de Charcot e Bernheim, e a revolucionária arremetida criada por Freud. Todos esses desenvolvimentos, os que tiveram êxito e os que malograram, foram em resposta ao eterno desafio feito ao homem para que o homem chegue a um acordo consigo mesmo como deseja ser e como realmente é.

O desafio é eterno porque a psiquiatria, tendo acabado de atingir a maioridade, ainda tem muito mais a aprender. Estão sendo oferecidos conceitos novos e dinâmicos, e está sendo erguida oposição aos princípios estabelecidos. Existe mesmo um movimento para pôr de lado cerca de sessenta anos de conhecimento e ideias acumulados através do método freudiano. É preciso que a psiquiatria conserve seu senso de proporções, reconheça que, embora o método freudiano tenha suas limitações, seria absurdo não aproveitar o grande trabalho que resultou do legado de Freud.

E o desafio continuará porque hoje, dos homens, mulheres e crianças que precisam de assistência psiquiátrica, apenas número relativamente pequeno pode recebê-la. A falta de dinheiro, a falta de facilidades e a falta de política pública esclarecida ainda conspiram com os antigos preconceitos do homem para que pessoas emocionalmente perturbadas continuem presas aos grilhões do desamparo e da miséria. Só quando todas as pessoas, seja qual for a sua riqueza, raça, religião, lugar ou posição social, puderem obter a ajuda que a psiquiatria é capaz de oferecer, terá a grande tradição psiquiátrica realmente alcançado o que merece.

APÊNDICE A(*)

Os Fundadores da Associação Psiquiátrica Americana

Em 16 de outubro de 1844, treze médicos que eram então superintendentes de instituições de doentes mentais reuniram-se em Filadélfia e fundaram a Associação Americana de Superintendentes Médicos. Essa organização transformou-se posteriormente na Associação Psiquiátrica Americana. Os treze fundadores foram: Samuel Woodward (1787-1850), que serviu como primeiro presidente. Um dos fundadores do Hartford Retreat em Connecticut e ex-membro do Legislativo do Estado, Woodward manifestou ativo interesse pelo tratamento de alcoólatras e foi autor de *Essays on Asylums for Inebriates* (1838).

Samuel White (1777-1845), que foi o primeiro vice-presidente, inaugurou o Hudson Lunatic Asylum, em Nova York.

(*) A maior parte da informação contida neste apêndice foi extraída do artigo de Nolan Lewis *American Psychology from Its Beginnings to World War 11*, em *Handbook of Psychiatry,* vol. I, pp. 5-7. Editado por S. Arieti, Nova York: Basic Books, Inc., 1959.

Thomas Kirkbride (1809-1883), superintendente do Pennsylvania Hospital e espírito orientador da construção do "hospital modelo", foi o primeiro secretário-tesoureiro.

Amariah Brigham (1798-1849) foi o fundador e primeiro diretor do *American Journal of Insanity*, que depois se transformou no *American Journal of Psychiatry*. Foi superintendente da primeira instituição pública para doentes mentais no Estado de Nova York: o Lunatic Asylum, em Utica.

Isaac Ray (1807-1881), superintendente do State Hospital em Augusta, Maine, publicou em 1838 seu *Treatise on the Medical Jurisprudence of Insanity*, que foi o primeiro texto escrito em ingles sobre psiquiatria forense.

Pliny Earle (1809-1892), superintendente do Bloomingdale Hospital, em Nova York, ocupou uma das primeiras cátedras de medicina psicológica, na Instituição Médica Berkshire, em Pittsfield, Massachusetts. Escreveu a influente e otimística obra *Curability of Insanity* (1877).

Luther Bell (1806-1862), superintendente do McLean Asylum, em Somerville, Massachusetts, escreveu sobre estados psicóticos agudos e outros assuntos médicos.

William Awl (1799-1870) foi um dos organizadores do Ohio State Asylum.

Nehemiah Cutter (1787-1859) organizou um hospital particular, o Pepperell Asylum, em Massachusetts.

Francis Stribling (1810-1874) foi superintendente do Western Lunatic Asylum, de Virgínia.

John Butler (1803-1890) foi superintendente do Boston Lunatic Asylum e posteriormente superintendente do Hartford Retreat (depois de Brigham).

John Galt (1819-1862), primeiro superintendente do Williamsburg Asylum, publicou *The Treatment of Insanity* (1846), uma compilação de todos os fatos conhecidos sobre a doença mental.

Dr. Charles Stedman (1805-1866) sucedeu a Butler como superintendente do Boston Lunatic Hospital e editou uma tradução do frenologista Spurzheim sobre a anatomia do cérebro.

APÊNDICE B

Jung e os Nacionais-socialistas

Depois de Hitler subir ao poder, Jung fez à filosofia racial nazista concessões que sustentam a impressão de que lhe faltavam a intransigente fortaleza moral e também a objetividade científica de Freud. Além disso, este episódio da carreira de Jung ilustra a perversão das idéias de Freud pelos nacionais-socialistas.

Em 1933, o dr. M. H. Goering, parente do líder nazista Hermann Goering, nomeado por Hitler, organizou a Nova Sociedade Alemã de Psicoterapia. No mesmo ano, o professor Kretschmer, presidente da Sociedade, resignou e Jung assumiu a presidência, assim como a direção do órgão oficial da Sociedade, *Zentralblatt für Psychotherapie.*

A sociedade e sua revista aceitaram oficialmente o ponto de vista nazista. Goering anunciou essa mudança em termos inconfundíveis no primeiro número da revista reorganizada: "Esta Sociedade tem a tarefa de unir todos os médicos alemães dentro do espírito do governo nacional-socialista... particularmente os médicos que estejam dispostos a praticar a psiquiatria de acordo com a "Weltanschauung" dos nacionais-socialistas".[1](*) Jung escreveu no mesmo número uma

---

(*) Traduzido do "Zentralblatt" pelos autores.

curta declaração introdutória, na qual, entre outras frases politicamente ambíguas, declara: "As bem conhecidas diferenças fatuais entre psicologia germânica e judaica não devem ser mais obscurecidas, o que só pode beneficiar a ciência."[2] No número seguinte da mesma revista, em um confuso artigo intitulado A *Atual Situação da Psicoterapia,* Jung atacou severamente os pontos de vista de Freud a respeito da significação das raízes infantis da neurose. Nesse artigo Jung atacou também a "teoria judaica" de Adler sobre a vontade de poder como força motivadora básica. Comparando a ênfase por ele próprio dada aos aspectos criativos da mente inconsciente com as opiniões hedonistas (o princípio do prazer) de Freud, acusou Freud e Adler de só verem os lados sombrios da natureza humana. Atribuiu a popularidade do método de tratamento de Freud ao fato de o psicanalista subestimar a personalidade do paciente, "atingir o paciente em seu ponto vulnerável e dessa maneira obter facilmente superioridade... Existem realmente pessoas decentes que não são impostoras e que não usam ideais e valores para o embelezamento de sua personalidade inferior. Tratar tais pessoas redutivamente e atribuir a elas motivos inconfessáveis e suspeitar que por trás de sua pureza natural existe sujeira antinatural é não só pecaminosamente estúpido, mas também criminoso".[3]

O fato de Jung, que conhecia as coisas, ter podido pôr no papel tão demagógica falsificação das opiniões de Freud só pode ser explicada como uma tentativa de justificar em linguagem pseudocientífica os pontos de vista nazistas sobre a baixeza da mentalidade judaica.

Jung escreve: "Os judeus têm esta semelhança comum com as mulheres: sendo fisicamente mais fracos, precisam visar as brechas nas defesas do adversário e, devido a essa técnica que lhes foi imposta através dos séculos, os judeus têm as melhores defesas onde outros são mais vulneráveis... Devido à sua antiga cultura são capazes de maneira perfeitamente consciente, mesmo no ambiente mais amistoso e tolerante, de entregar-se a seus próprios vícios, enquanto nós somos jovens demais para não termos "ilusões" a nosso próprio respeito... O judeu, o nômade cultural, nunca criou e provavelmente nunca criará suas próprias formas culturais porque todos os seus instintos e dotes dependem de uma nação hospedeira mais ou menos civilizada. O inconsciente ariano tem um potencial mais elevado que o judaico; isto é a vantagem e a desvantagem de uma juvenilidade que está ainda mais próxima do barbarismo."[4] Jung considera a psique ariana ao mesmo tempo mais bárbara e mais criativa: "A mente inconsciente do ariano contém tensões e elementos criativos a serem realizados no futuro. É perigoso e não permissível desvalorizar essas forças criativas como romantismo da infância... Em minha opinião, foi um erro da psicologia médica até agora existente aplicar inadvertidamente as categorias judaicas — que não são válidas sequer para todos os judeus — aos alemães e eslavos cristãos. O mais valioso segredo da personalidade alemã, sua alma intuitiva criativa, foi declarado como um charco banal e infantil. Ao mesmo tempo minha voz de advertência foi suspeita de antissemitismo. Esta suspeita originou-se em Freud. Ele conhecia tão pouco a alma alemã quanto seus idólatras alemães. Não terão eles aprendido alguma coisa com o poderoso aparecimento do Nacional-socialismo para o qual o mundo inteiro olha cheio de espanto: Onde estava a tensão e ímpeto sem precedentes quando o Nacional-socialismo ainda não existia? Estava escondido na alma alemã, em seu fundo, que pode ser tudo menos uma cesta de lixo para desejos infantis não satisfeitos e ressentimentos familiares não resolvidos. Um movimento que toma conta de toda uma nação deve ter-se tomado predominante em cada pessoa."[5]

Ernest Harms, em um artigo intitulado *Carl Gustav Jung — Defensor de Freud e dos Judeus,* faz cuidadoso, mas inconvincente esforço para justificar as atividades de Jung durante esse período. Procura acentuar que Jung não era antissemita e que tentou defender Freud e os psiquiatras judeus em geral tanto quanto possível naquela época. Harms não desfaz, porém, a impressão de que Jung viu no movimento nacional-socialista uma oportunidade de vingar-se de Freud e liquidar a psicanálise freudiana na Alemanha, declarando-a inaceitável à personalidade germânica. Jung refere-se à psicanálise como um "movimento materialístico sem alma", produto de uma raça não criadora, que não é capaz de perceber as profundezas do gênio intuitivo criativo alemão. Jung não era cidadão alemão e não tinha desculpa para tornar-se líder de uma nova espécie de psiquiatria alemã e redator-chefe de uma revista que aberta e oficialmente apoiava a filosofia do nacional-socialismo. Aceitando a liderança desse novo movimento psiquiátrico, que tinha decidida orientação política, Jung na verdade tornou-se o líder da psiquiatria na Europa Central. Seus motivos não foram antissemitismo nem verdadeira convicção a respeito dos princípios do Nacional-socialismo. Em uma carta a um colega, citada por Harms, Jung tenta refutar os rumores sobre seu antissemitismo: "O que o povo inventará em seguida é que eu sofro de completa falta de princípios e não sou antissemita nem nazista."[6] Foi isso exatamente o que o próprio Jung demonstrou no resto de sua carta. Surge inevitavelmente esta questão: Então o que motivou Jung a declarar que a psicologia de Freud era inadequada para não-judeus, psicologia essa para a qual ele próprio contribuíra e que louvara e defendera em anos anteriores? E o que o levou a desempenhar papel preeminente em um novo movimento psicológico racialmente orientado? Como evidentemente não foi preconceito racial nem convicção nazista, que foi então? É difícil fugir à resposta de que foi puro **oportunismo.** A suspeita de Freud era que Jung, para conquistai aplausos, não era imune a permitir que seus pontos de vista fossem influenciados pela opinião pública. Isso encontra forte apoio nas atividades e escritos de Jung durante a era de Hitler.[*]

(*) E. A. Bennet, em *C. G. Jung* (Londres: Barrie & Rockliff, 1961), discorda das observações do Apêndice B (nas pp. 56-62).

APÊNDICE C

A Organização de Ensino, Prática e Pesquisa Psicanalíticas e Psiquiátricas

O Movimento Psicanalítico

Nos últimos trinta anos, particularmente nos Estados Unidos, a institucionalização da psicanálise fez rápido progresso. Institutos psicanalíticos organizaram inteiramente o treinamento de psiquiatras para a prática da psicanálise.

O primeiro instituto psicanalítico americano foi fundado em Nova York em 1931. Um ano depois foi criado o instituto de Chicago e em seguida surgiram dezessete institutos em várias cidades, além de três centros de treinamento. Todos os institutos funcionam sob a supervisão de um órgão educacional nacional central, que estabeleceu padrões mínimos compulsórios e que diz a última palavra, através de sua comissão de admissão, sobre a qualificação de estudantes para membros da Associação Psicanalítica Americana. Essa qualidade de membro é equivalente a um certificado de especialista psicanalítico e corresponde ao certificado de especialista médico dado por uma junta de especialidade médica. Existe, porém, uma diferença importante entre a certificação de um médico em uma especialidade médica e a admissão de um estudante de psicanálise na Associação Psicanalítica Americana: as juntas de especialidade submetem os candidatos a um exame completo de competência profissional, ao passo que a comissão de admissão da Associação Psicanalítica Americana decide sobre as qualificações do candidato com base em relatórios escritos dos professores com os quais ele estudou em seu instituto.

Esta centralização e padronização do treinamento, que só entrou em vigor na década de 1940 depois de considerável controvérsia, é exclusiva da organização psicanalítica americana. Quando lavrava a controvérsia, um grupo minoritário sustentou a posição de que a psicanálise ainda não progredira ao ponto de poder dar-se ao luxo de uma organização de treinamento centralizada e rigidamente imposta. Aqueles que preconizavam a criação de um sistema de ensino nacional centralmente controlado argumentavam que a classe não tinha proteção alguma contra pretensos psicanalistas sem qualificação e nem meios de proteger o público contra terapeutas inescrupulosos. Embora a Associação tenha imposto com êxito a aceitação do sistema, muitos analistas ainda têm reservas quanto à sua conveniência.

Numerosos psicanalistas expressam dúvidas quanto ao espírito de "doutrinação" que prevalece nos institutos psicanalíticos. Edward Glover, um dos líderes da psicanálise na Inglaterra, assim manifestou suas reservas: "Dificilmente se pode esperar que um estudante que passou anos sob as artificiais... condições de uma análise didática e cuja carreira profissional depende de vencer a "resistência" de modo a satisfazer o analista que o treina, possa estar em posição favorável para defender sua integridade científica contra a teoria e prática do analista... pois de acordo com seu analista, as objeções do candidato às interpretações equivalem a resistência. Em suma, há na situação de treinamento uma tendência a perpetuar o erro".[2]

Em diversos escritos Alexander manifestou reservas quanto à prematura padronização e rigidez do ensino ministrado na maioria dos institutos psicanalíticos.(*) Sustentava ele que as questões essenciais são as seguintes: Como as regras numéricas e padrões uniformes influenciam os aspectos morais do treinamento? Como influenciam a moral dos professores e dos estudantes? Mais especificamente, a questão é saber se esses regulamentos numéricos criaram ou não mal maior que as frouxidões individuais do passado. Era isso então que em nosso sistema educacional exigia modificação? Não são as minúcias de nosso sistema que exigem revisão, mas seu espírito. Os institutos ensinam bem os princípios da psicodinâmica, psicopatologia psicanalítica, teoria do sonho e prática da interpretação de sonho, os fatos conhecidos do desenvolvimento da personalidade. Nosso sistema educacional precisa de melhora fundamental na orientação básica adequada ao preparo de profissionais sólidos capazes de usar o conhecimento teórico para finalidades terapêuticas, livres de regras e regulamentos tradicionais e não testados. O núcleo central de todas essas fraquezas de nosso sistema educacional é que no ensino nós somos mais orientados para o passado que para o futuro. Não como indivíduos, mas como grupo organizado de professores, nós não acentuamos suficientemente para nossos alunos que a psicanálise — particularmente sua aplicação terapêutica — não representa um sistema estático de regras de procedimento bem fundamentadas, mas é um terreno em firme desenvolvimento, cheio de incertezas, e que exige constante revisão. *O que podemos ensinar aos estudantes sem reserva é a ciência de raciocínio psicodinâmico demonstrada em material clínico vivo.* [3]

Em 1955, como reação contra a tendência conformista prevalecente na Associação Psicanalítica Americana, alguns psicanalistas fundaram um fórum científico chamado Academia de Psicanálise. Sua finalidade era servir como plataforma para troca de ideias de interesse comum para psicanalistas e representantes de disciplinas correlatas.

(*) Os institutos exigem que um número mínimo de horas seja dedicado à análise didática, que é basicamente uma análise terapêutica dirigida por membros categorizados do instituto designados como analistas didáticos. Estes últimos também supervisionam os estudantes (além daqueles que eles analisam) em suas análises de pacientes. Todo candidato precisa ter um número mínimo de sessões com seus supervisores.

Não é uma união do tipo de organização profissional de praticantes, mas oferece um local de reunião para troca de ideias por aqueles que foram treinados e reconhecidos pelos diferentes institutos de treinamento psicanalítico.

Em suma, portanto, a Associação Psicanalítica Americana, através de suas eficientes medidas de organização, preservou e ensinou eficientemente os princípios e práticas básicos da escola freudiana. Todavia, com raras exceções, pessoas suficientemente treinadas em pesquisa científica, como psicólogos experimentais, não participaram de programas de treinamento psicanalítico. Portanto, êsse sistema, embora bem-sucedido na preservação das importantes contribuições que no passado a psicanálise introduziu na psiquiatria, retardou a continuação do progresso da pesquisa psicanalítica.

Um dos problemas mais prementes no momento consiste na necessidade de coordenação do treinamento psiquiátrico de residentes em universidades com seu treinamento em institutos psiquiátricos.

Treinamento de Psiquiatras

Nos últimos trinta anos, os Estados Unidos assumiram a liderança no treinamento e pesquisa psiquiátricos. O treinamento de psiquiatras, nas últimas décadas, tornou-se consolidado e formalizado em departamentos universitários de psiquiatria e em uns poucos hospitais de ensino, onde foi estabelecido um currículo de três anos para residentes psiquiátricos. Este currículo inclui certa instrução teórica; a maioria dele consiste em trabalho clínico supervisionado com pacientes. Os programas de residência psiquiátrica não são tão rigidamente formalizados como os programas dos institutos psicanalíticos; são um pouco mais experimentais e diferem de um centro de treinamento para outro.

Um problema que ainda não foi resolvido satisfatoriamente surge quando um residente psiquiátrico deseja adquirir conhecimento psicanalítico. Se apresentar-se como candidato em um instituto psicanalítico precisará daí por diante dividir seu tempo entre as duas instituições. A coordenação dessas duas espécies de treinamento para a prática da psiquiatria é imperativa, mas até agora não foi conseguida plena integração.

Todavia, apesar da poderosa influência do isolamento tradicional do treinamento psicanalítico em institutos independentes, a separação entre esse treinamento e o treinamento em residência é menos acentuada. Desde que possa ser estabelecido pessoal de treinamento apropriado, incluindo analistas didáticos que possam participar da instrução teórica e que possam empreender tanto a análise preparatória como a supervisão do trabalho dos candidatos, não há razão para que esse treinamento especializado deixe de ser ministrado dentro do mesmo departamento de cada escola de medicina existente.

Notas

CAPÍTULO 3 – Contribuições dos Antigos

1 — Mackenzie D. — *Infancy of Medicine.* Londres: Macmillan & Cia., 1927.

2 — Sigerist, H. — *History of Medicine,* vol. I, p. 175. Nova York e Londres: Oxford University Press, 1951.

3 — Robinson, V. — *The Story of Medicine.* Nova York: The New Home Library, 1944.

4 — Gordon, B. L. — *Medicine Throughout Antiquity.* — Filadélfia: F. A. Davis Co., 1949.

5 — Sigerist — Op. cit., p. 490.

6 — *Medicine and Pharmacy: An Informal History of Ancient Egypt.* Bloomfield, N. J.: Schering Corp., 1955.

7 — Castiglioni, A. — A *History of Medicine.* Nova York; Alfred A. Knopft, 1947.

8 — Ibid., p. 57.

9 — Gold, H. R. — *Psychiatry and the Talmud,* vol. I, n.° 1. Jewish Heritage, 1957.

10 — Sotah 42, citado por Gold, op. cit., p. 11.

11 — Atkinson, D. — *Magic, Myth and Medicine.* Cleveland: World Publishing Co., 1956.

12 — Whitwell, J. R. — *Historical Notes on Psychiatry,* p. 28. Londres: H. K. Lewis & Co., Ltd., 1936.

13 — Gordon, op. cit., p. 299.

14 — Zilborg, G., com G. W. Henry — A *History of Medical Psychology*, p. 32. Nova York: W. W. Norton & Co., Inc., 1941.

CAPÍTULO 4 — A Era Clássica

1 — Edelstein, L. e E. — *Aesculapius,* vol. II. Baltimore: John Hopkins Press, 1945.

2 — Leonardo, R. A. — *The History of Medical Thought,* p. 16. Nova York: Froben, 1946.

3 — Heidel, W. A. — *Hippocratic Medicine.* Nova York: Columbia University Press, 1941.

4 — Chadwick, J., e W. Mann — *Hippocrates,* p. 148. Londres: Blackwell, 1950.

5 — Peterson, W. P. — *The Hippocratic Wisdon,* pp. 44 e 45. Springfield. Illinois: Charles C. Thomas, 1946.

6 — Gordon, B. L. — *Medicine Throughout Antiquity,* Filadélfia: F. A. Davis Co., 1949.

7 — Robinson, V. — *The Story of Medicine,* pp. 83-84. Nova York: The New Home Library, 1944.

8 — Robinson, op. cit., p. 119.

9 — Gordon, op. cit., p. 711.

10 — Cicero, M. T. — *Tusculan Disputations,* p. 225. Traduzido para o inglês por J. E. King. Londres: William Heinemann; Nova York: G. P. Putnam's Sons, 1927.

11 — Ibid., p. 431.

12 — Cicero, M. T. — *The Academic Questions, Treatise de Finibus, and Tusculan Disputations,* p. 410. Traduzido para o inglês por C. D. Yonge. Londres: George Bell and Sons, 1878.

13 — Ibid., p. 431.

14 — Aurelanius, C. — *On Acute Disease and On Chronic Disease,* p. 38. Traduzido para o inglês por I. E. Drabkin. Chicago: University of Chicago Press, 1950.

15 — Ibid., p. 43.

CAPÍTULO 5 — 0 Período Medieval

1 — MacKinnzy, L. C. — *Early Medieval Medicine,* p. 50. Baltimore: Johns Hopkins Press, 1937.

2 — Wright, E. — *Medieval Attitudes Toward Mental Iliness,* p. 356. Bulletin, History of Medicine, vol. VII, 1939.

3 — Wals, J. J. — *Medieval Medicine,* p. 201. Londres: Black, 1920.

4 — *Brett's History of Psychology,* p. 215. Editado por R. S. Peters. Londres: George Allen and Unwin, Ltd.; Nova York: The Macmillan Co., 1953.

5 — Santo Agostinho — *Confessions,* pp. 166-167. Traduzido para o inglês por E. B. Pusey. Nova York: The Modem Library, 1949.

6 — Ibid., pp. 190-192.

7 — Ibid., p. 7.

8 — Ibid., pp. 9 e 10.

9 — Ibid., pp. 10 e 11.

10 — Ibid., p. 15.

11 — Ibid., p. 17.

12 — Ibid., p. 19.

13 — Ibid., pp. 29 e 31.

14 — Ibid., p. 34.

15 — Ibid., p. 67.

16 — Ibid., p. 55.

17 — Browne, E. G. — *Arabian Medicine,* p. 83. Cambridge: The University Press, 1921.

18 — Martí-Ibánez, F. — *Centaur-Essays on the History of Medical Ideas,* p. 90. M. D. Publications, 1958.

19 — Robinson, V. — *The Story of Medicine,* p. 192. Nova York: The New Home Library, 1944.

20 — Browne, op. cit., p. 84.

21 — Robinson, op. cit., p. 162.

22 — Martí-Ibánez, op. cit., p. 92.

23 — Browne, op. cit., p. 85.

24 — Ibid., p. 89.

25 — Zilboorg, G., com G. W. Henry — *A History of Medical Psychology,* p. 126. Nova York: W. W. Norton & Co., Inc., 1941.

26 — Ackerknecht, E. H. — *A Short History of Psycriatry,* Traduzido para o inglês por S. Wolff. Nova York e Londres: Hafner Publishing Co., 1959.

27 — Whitwell, J. R. — *Historical Notes on Psychiatry,* p. 195. Londres: H. K. Lewis and Co., Ltd., 1936.

28 — Havelock Ellis, citado por Bromberg, W. — *The Mind of Man,* p. 51. Nova York: Harper & Brothers (Torchbooks), 1959.

29 — Zilboorg, G. — *The Medical Man and the Witch During the Renaissance.* Baltimore: Johns Hopkins Press, 1935.

30 — Institoris, H. — *Malleus Maleficarum,* p. 87. Traduzido para o inglês pelo rev. Montague Summers. Londres: Pushkin, 1928.

31 — Ibid., p. 47.

32 — Zilboorg, G., com G. W. Henry — A *History of Medical Psychology,* p. 161.

CAPÍTULO 6 — A Renascença

1 — Russell, B. — A *History of Western Philosophy,* p. 495, Nova York: Simon and Schuster, 1945.

2 — Robinson, V. — *The Story of Medicine,* p. 249. Nova York: The New Home Library, 1944.

3 — Malraux, A. — *The Voices of Silence.* Traduzido para o inglês por S. Gilbert. Nova York: Doubleday and Co., Inc., 1953.

4 — Ortega y Gasset, J. — *Man and Crisis,* p. 186. Nova York: W. W. Norton & Co. Inc., 1958.

5 — Osler, W. — *Evolution of Modern Medicine,* p. 120. New Haver, Connecticut: Yale University Press, 1921.

6 — "Hand and Medicine", M. *D. Magazine,* março de 1960, p. 90. Editado por F. Martí-Ibánez.

7 — Ore, O. — *Cardano: The Gambling Scholar,* p, 25. Princeton, Nova Jersey: Princeton University Press, 1953.

8 — Ibid., p. 47.

9 — Gorton, D. A. — *History of Medicine,* p. 205. Nova York e Londres: G. P. Putnam's Sons, 1910.

10 — Laurence, R. M. — *Primitive Psychotherapy and Quackery,* p. 255. Boston: Houghton Mifflin, 1910.

11 — Robinson, op. cit., p. 269.

12 — Sigerist, H. — *The Great Doctors, p. 98.* Nova York: Doubleday and Co., Inc., 1958.

13 — *Bromberg, W. — The Mind of Man: The History of Psychotherapy and Psychoanalysis, p. 64.* Nova York: Harper & Brothers, *1959.*

14 — Ehrenwald, J. — *From Medicine Man to Friend,* p. 240. Nova York: Dell Publishing Co., 1956.

15 — Ibid., p. 241.

16 — Zilboorg, G. — *The Medical Man and the Witch During the Renaissance,* p. 192. Baltimore: Johns Hopkins Press, 1935.

17 — Zilboorg, G., com G. W. Henry — A *History of Medical Psychology,* p. 228. Nova York: W. W. Norton & Co., Inc., 1941.

CAPÍTULO 7 — *A Era da Razão e Observação*

1 — Finch., J. S. — Sir *Thomas Browne.* Nova York: Henry Schuman, 1950.

2 — Latham, R. G. — *The Works of Thomas Sydenham, M. D.,* vol. I, p. 14. Traduzido da edição latina do dr. Greenhill para o inglês. Londres: The Sydenham Society, 1848.

3 — *Selected Works of Thomas Sydenham, M. D.,* com uma curta biografia e notas explicativas por J. D. Comrie, p. 135. Londres: John Bale and Sons, Danielson Ltd., 1922.

4 — *The Works of William Harvey,* p. 7. Traduzido para o inglês por Robert Willis. Londres: C. J. Adlard para a Sydenham Society, 1847.

5 — Ibid., p. 70.

6 — Ibid., pp. 7 e 127-128.

7 — Ibid., pp. 128-129.

8 — Evans, B., e G. J. Mohr — *The Psychiatry of Robert Burton,* p. 122. Nova York: Columbia University Press, 1944.

9 — Burton, R. — *The Anatomy of Melancholy,* vol. II, p. 81. Editado por F. Dell e P. Jourdan-Smigh. Londres: J. M. Dent and Sons, 1961.

10 — Ibid., p. 107.

11 — Ibid., pp. 108-109.

CAPÍTULO 8 — O Iluminismo

1 — Whytt, R. — Observações sobre a Natureza, Causas e Cura dos Distúrbios que têm sido comumente chamados de nervosos, hipocondríacos ou histéricos (citado por W. Riese, "History and Principles of Classifications of Nervous Diseases", *Bulletin of the History of Medicine,* p. 472).

2 — Weschsler, I. S. — *The Neurologist's Point of View.* Nova York: A. A. Syn, 1950.

3 — Cullen, W. — *First Lines of the Practice of Physic,* pp. 327 e 300. Edinburgh: Bell and Bradfute, 1812.

4 — Ibid., p. 330.

5 — Haslam, J. — "Observações sobre insanidade com declarações particulares sobre a doença e um relato da aparência mórbida em dissecações". Londres: 1798. (Citado por Zilboorg em A *History of Medical Psychology,* p. 302).

6 — Código Policial de 1808, p. 369, citado em *The Care and Treatment of the Mentally Ill in Louisiana,* no "Louisiana State Mental Journal", vol. 110, n.° 11 (Novembro de 1958).

7 — Kraepelin, E. — *Hundert Jahre der Psychiatrie,* em "Zeitschrift fiir die gesante Neurologie", vol. 38 (1918), p. 162.

8 — Ibid., p. 172.

9 — Ibid., p. 173.

10 — Bassoe, P. — *Spain as the Cradle of Psychiatry,* em "American Journal of Psychiatry", maio de 1945, pp. 731-738.

11 — *Mora, G. — Bi-Centenary of the Birth of Vincenzo Chiarugi (1749-1820): A Pioneer of the Modern Mental Hospital Treatment, em American Journal of Psychiatry, vol. 116 (setembro de 1959), pp. 287-271.*

12 — Mora, G. — *Vincenzo Chiarugi* (1759-1820) *and His Psychiatric Reform im Florence in the Late 18th Century,* em "Journal of the History of Medicine", vol. 14 (outubro de 1959), p. 431.

13 — Mora, G. — *Pietro Pisani (1760-1837): A Precursor of Modem Mental Hospital Treatment,* em *American Journal of Psychiatry,* vol. 117, n.° 1 (julho de 1960), p. 79.

14 — Raskin, N. — *Non-Restraint,* em *American Journal of Psychiatry,* vol. 115, n.° 5 (novembro de 1958), p. 471.

15 — Rush, B. — *Medical Inquieries and Observations upon Diseases of the Mind,* 4.ª edição, pp. 241-242. Filadélfia: J. Grieg, 1830.

16 — Rush, B. — *Medical Inquiries and Observations upon the Diseases of the Mind,* 4.ª edição, pp. 241-242. Filadélfia: J. Grieg, 1830.

17 — Ibid., p. 104.

18 — Ibid., pp. 106-107.

19 — Ibid., p. 108.

20 — Ibid., p. 365.

21 — Goodman, N. — *Benjamin Rush,* p. 346. Filadélfia: University of Pennsylvania Press, 1934.

22 — Guthrie, D. — A *History of Medicine,* p. 219. Londres: Nelson, 1958.

23 — Lewis, N. — *Short History of Psychiatric Achievement.* Nova York: W. W. Norton & Co., Inc., 1941.

24 — Davies, J. — *Phrenology: Fad and Science,* p. 7. New Haven, Connecticut: Yale University Press, 1955.

25 — Combe, G. — *Functions of the Cerebellum,* p. 19. Introdução. Edinburgh: Madachlan and Stewart, 1838.

26 — Davis, op. cit., p. 20.

27 — Ibid., p. 71.

28 — Mesmer, F. A. — *Mesmerism.* Traduzido para o inglês por V. R. Myers, com introdução de Gilbert Frankau. Londres: MacDonald, 1948. (Publicado originariamente em 1779).

29 — Freeman, L., e M. Small — *The Story of Psychoanalysis,* p. 16. Nova York: Pocket Books, Inc., 1960.

30 — Goldsmith, M. — *Franz Anton Mesmer,* p. 64. Nova York: Doubleday and Co., Inc., 1934.

CAPÍTULO 9 — A Reação Romântica

1 — Reil, J. — *Rhapsodien* über *die Anwendung der psychischen Curmethode auf Geisteszerriittungen, p. 30.* Halle: Curt, 1803.

2 — Ibid., p. 50.

3 — Ibid., p. 187.

4 — Zilboorg, G., com G. W. Henry. *A History of Medical Psychology,* p. 395. Nova York: W. W. Norton & Co., Inc., 1941.

5 — Moreau (de T.), J. — Du *Hachisch et de Valienation mentale,* p. 41. Paris: Librairie de Fortin, Masson et Cie., 1945.

6 — Ibid., p. 42.

7 — Ibid., p. 31.

8 — Heinroth, J. A. — *Lehrbuch der Stoerungen des Seelenlebens. Leipzig,* 1818.

9 — Zilboorg, G., op. cit., p. 476.

10 — Zilboorg, G., citando *Lehrbuch der Ärztlichen Seelenkunde* (Viena, 1845), de Feuchtersleben, op. cit., p. 477.

11 — Carus, K. G. — *Psyche,* Zur *Entwicklungsgeschichte der Seele,* p. 1. Pforzheim: Flammer und Hoffman, 1846.

CAPÍTULO 10 — A Era Moderna

1 — Griesinger, W. — *Mental Pathology and Therapeutics,* p. 1. Traduzido para o inglês por C. L. Robertson e J. Rutherford. Londres: New Sydenham Society, 1867.

2 — Ibid., p. 4.

3 — Zilboorg, G., com G. W. Henry — *A History of Medical Psychology,* p. 437. Nova York: W. W. Norton & Co., Inc., 1941.

4 — Griesinger, op. cit., p. 59.

5 — Ibid., pp. 108-109.

6 — Ibid., pp. 165-166.

7 — Ibid., p. 173.

8 — Ibid., p. 491.

9 — Ibid., p. 461.

10 — Ibid., p. 460.

11 — Ibid., p. 483.

12 — Ibid., p. 489.

13 — Lewis, A. — *The 25th Maudsley Lecture — Henry Maudsley: His Work and Influence,* em "Journal of Mental Science", vol. XCVII, abril de 1951.

14 — Wortis, J., citando *Soviet Psychiatry,* de Sechenov, p. 18. Williams and Wilkins C., 1950.

15 — Ibid., p. 31.

16 — Magoun, H. W. — *Concept of Brain Function,* em "Quarterly Bulletin", da Northwestern Medical School, vol. XXXIII, p. 324.

17 — Ackerknecht, E. H. — A *Short History of Psichiatry,* p. 48. Nova York e Londres: Hafner Publishing Co., 1959.

18 — Guillain, G. — *J. M. Charcot, His Life, His Work,* p. 139. Traduzido para o inglês por P. Bailey. Nova York: Hoeber Medical Division, Harpert & Row, Publishers, Incorporated, 1959.

19 — Freud, S. — An *Autobiographical Study,* em The Complete Psychological Works of Sigmund Freud, vol. XX, pp. 30-31. Traduzido para o inglês por J. Strachey. Londres: The Hogarth Press, 1950.

20 — Bromberg, W. — *The Mind of Man: The History of Psychotherapy and Psychoanalysis,* p. 193. Nova York: Harper and Brothers, 1959.

21 — Dubois, P. — *The Psychological Origin of Mental Disorders,* p. 64. Nova York. Funk and Wagnalls, 1913.

22 — Déjerine, J., e E. Gauckler — *The Psychoneuroses and Their Treatment by Psychotherapy,* pp. VII-VIII, Traduzido para o ingles por E. E. Jelliffe. Filadélfia e Londres: J. B. Lippincott Co., 1913.

23 — Ibid., pp. 267 e 268.

24 — *Edouard Claparède,* traduzido para o inglês por D. Beineman, em "A History of Psychology in Autobiography", vol. I, editoriado por C. Murchison, p. 80. Nova York: Russell and Russell, 1961.

25 — Ibid.,

26 — Ibid., p. 78.

CAPÍTULO 11 — Sigmund Freud

1 — Freud, S. — An *Autobiographical Study*, em *The Standard Edition of the Complete Psychological Works of Sigmund Freud*, vol. XX, pp. 32-33. Traduzido para o inglês por James Strachey. Londres: The Hogarth Press, 1959.

2 — Sachs, H. — *Freud, Master and Friend*, pp. 36, 146. Cambridge, Massachusetts: Harvard University Press, 1944.

3 — Ibid., pp. 146 e 147.

4 — Jones, E. — *The Life and Work of Sigmund Freud*, vol. I, p. 5. Nova York: Basic Books, Inc., 1953.

5 — Ibid., p. 22.

CAPÍTULO 12 — A Evolução Científica de Freud

1 — Jones E. — *The Life and Work of Sigmund Freud*, vol. I. p. 27. Nova York: Basic Books, Inc., 1953.

2 — Freud, S. — *Gesammelte Werke*, Bd. I/III, p. 281. Londres: "Imago", 1940-1952. Tal como foi registrado por Ernest Jones em *The Life and Work of Sigmund Freud*. Editado e resumido em um volume por Lionel Trilling e Steven Marcus, pp. 21-22. Nova York: Basic Books, Inc., 1961.

CAPÍTULO 13 — Contribuições de Freud à Teoria Social e à Humanidade

1 — Jones, E. — *The Life and Work of Sigmund Freud*, vol. Ill, p. 79. Nova York: Basic Books, Inc., 1957.

2 — Freud, S. — *An Autobiographical Study*, em *The Standard Edition of the Complete Psychological Works of Sigmund Freud*, vol. XX, post scriptum, p. 72. Traduzido para o inglês por James Strachey. Londres: The Hogarth Press, 1959.

3 — Jones, op. cit., p. 131.

CAPÍTULO 14 — O Movimento Psicanalítico

1 — Alexander, F., e S. T. Selesnick — *Freud-Bleuler Correspondence,* em "Archives of General Psychiatry", janeiro de 1965, pp. 1-9.

2 — Ibid., p. 5.

3 — Ibid., p. 5.

4 — Jones, E. — *Free Associations: Memoirs of a Psychoanalyst,* p. 219. Nova York: Basic Books, Inc., 1959.

5 — Ibid., p. 227.

6 — Ibid., p. 227.

CAPÍTULO 15 — Os Pioneiros da Psicanálise

1 — Jones, E. — *Free Associations: Memoirs of a Psychoanalyst,* p. 98. Nova York: Basic Books, Inc., 1959.

2 — Lorand, S. — *Sandor Ferenczi* (1873-1933), em *Psychoanalytic Pioneers.* Editado por F. Alexander, M. Grotjahn e S. Eisenstein. Nova York: Basic Books, Inc., no prelo.

CAPÍTULO 16 — Os Dissidentes

1 — Adler, A. — *Studie über die Mindertwertigkeit von Organen.* Viena: Urban und Schwartzenberg, 1907. (Tradução inglesa: *Study of Organ Inferiority and Its Psychical Compensation: A Contribution to Clinical Medicine. Nova York: Nervous and Mental Diseases Publishing Company, 1917).*

2 — Ibid., p. 4.

3 — Ibid., p. 23.

4 — Freud, S. — *Collected Papers,* vol. I, p. 339. Editado por Ernest Jones. Londres: The Hogarth Press e Institute of Psychoanalysis, 1953.

5 — Adler, A. — *Der Agressionstrieb im Leben und in der Neurose,* em "Fortschritte der Medizin", vol. XXVI, pp. 577-584 (1908). Citado por H. e R. Ansbacher em *The Individual Psychology of Alfred Adler,* 1.ª edição, p. 35. Nova York: Basic Books, 1956.

6 — Freud, S. — *Instincts and Their Vicissitudes,* em "Collected Papers", vol. IV, pp. 69 e 72.

7 — *Ansbacher, H. e R.* — *The Individual Psychology of Alfred Adler,* 1.ª edição, p. 44. Nova York: Basic Books, Inc., 1956.

8 — Freud, S. — *Collected Papers,* vol. Ill, p. 281.

9 — Ibid., p. 282.

10 — Ibid., p. 281.

11 — Adler, A. — *Der Psychische Hermaphroditismus im Leben und in der Neurose,* em "Fortschritte der Medizin", vol. XXVIII (1910), pp. 484-493.

12 — Jones, E. — *The Life and Work of Sigmund Freud,* vol. I, p. 402. Nova York: Basic Books, Inc., 1953.

13 — Adler, A. — (a) *Die Rolle der Sexualitat in der Neurose* (1911). Reeditado em "Heilen und Bilden; ärztlich-wädogogische Arbeiten des Vereins für Individualpsychologie" (com Carl Furtmüller, ed.), pp. 94-103. Munique: Reinhardt, 1914: (b) "Verdragung" und "Mannlicher Protest"; ihre Rolle und Bedeutung für die neurotische Dynamik" (1911). Republicado em "Heilen und Beilden", pp. 103-104.

14 — Adler, A. — *Social Interest: A Challenge to Mankind,* p. 21. Londres: Faber and Faber, Ltd., 1938.

15 — Freud — "Collected Papers", vol. I, p. 341.

16 — *Colby, K.* — *On the Disagreement Between Freud and Adler,* em *American Imago, vol. VIII, p. 235.*

17 — Freud — *Collected Papers,* vol. I, p. 340.

18 — Freud, S. — An *Autobiographical Study,* pp. 97-98. Traduzido para o inglês por James Strachey. International Psychoanalysis Library, 1950.

19 — H. e R. Ansbacher, op. cit., p. 77.

20 — Adler, A. — *New Leading Principles for the Practice of Individual Psychology,* p. 23. Traduzido para o inglês por P. Radin. Editado por C. R. Ogden. Paterson, Nova Jersey: Littlefield, Adams & Co., 1959.

21 — Ibid., p. 24.

22 — *Adler, A.* — *Social Interest: A Challenge to Mankind, p. 48.*

23 — Ibid., p. 38.

24 — Woodworth, R. — *Contemporary Schools of Psychology,* p. 197. Nova York: Ronald Press Co., 1948.

25 — Bennet, E. A. — *C. G. Jung,* p. 146. Londres: Barrie and Rockliff, 1961.

26 — Ibid., p. 147.

27 — Jung, C. G. — *Referate über psychologische Arbeiten schweizerischer Autoren (bis Ende 1909), em Jahrbuch für psychoanalytische und psychopathologische Forschungen, vol. II, 356-388, (1910).*

28 — Jung, C. G. — On the Psychology and Pathology of So-Called Occult Phenomena, em "Collected Works", vol. I, p. 70. Nova York: Pantheon Books, 1960.

29 — Ibid., p. 69.

30 — Ibid., p. 79.

31 — Jung, C. G. — *The Psychogenesis of Mental Disease,* em "Collected Works", vol. Ill, p. 161. Nova York. Pantheon Books, 1960.

32 — Jones, E. — *The Life and Work of Sigmund Freud,* vol. II, p. 30. Nova York: Basic Books, Inc., 1957.

33 — Brill, A. A. — Introdução à tradução inglesa de "The Psychology of Dementia Praecox", de Jung. Monografia n.° 3, p. IX. Nova York: Nervous and Mental Diseases Publishing Co., 1936.

34 — Jung, C. G. — *The Psychology of Dementia Praecox,* Monografia n.° 3, p. III. Nova York: Nervous and Mental Diseases Publishing Co., 1936.

35 — Ibid., p. 31.

36 — *Jung, C. G.* — *Letter to the Chairman of a Symposium on Chemical Concepts of Psychoses, em "Collected Works", vol. Ill, p. 272.*

37 — Jung, C. G. — *The Content of the Psychoses,* Introdução à Segunda Edição, em *Collected Works,* vol. III, 156.

38 — Freud S. — *On Narcissism,* em *Collected Papers,* vol. IV, p. 31. Traduzido para o inglês por James Strachey. Londres: The Hogarth Press e Institute of Psychoanalysis, 1949.

39 — *Jung, C. G.* — *The Psychology of Dementia Praecox, em Collected Works, vol. Ill, p. 26.*

40 — Bennet, op. cit., p. 148.

41 — *Jones* — *The Life and Work of Sigmund Freud, vol. II, p. 48.*

42 — Ibid., p. 33.

43 — Binswanger, L. — *Sigmund Freud: Reminiscences of a Friendship,* p. 2. Nova York: Grune & Stratton, 1957.

44 — Bennet, op. cit., p. 44.

45 — Jung, C. G. — *Freud and Psychoanalysis,* em "Collected Works", vol. IV, pp. 10-24. Nova York: Pantheon Books, 1961.

46 — Ibid., p. 320 n.

47 — Ibid., p. 321 n.

48 — Freud, S. — *The Complete Psychological Works of Sigmund Freud.* Traduzido para o inglês por James Strachey, vol. XIV, On *the History of the Psychoanalytic Movement,* p. 43. Londres: The Hogarth Press, 1957.

49 — Jung, C. G. — *Psychology of the Unconscious,* p. 27. Traduzido para o inglês por Beatrice Henkle. Nova York: Moffat, Yard & Company, 1916.

50 — Ibid., p. 29.

51 — Ibid., p. 37.

52 — Freud — *Collected Papers,* vol. Ill, p. 470.

53 — Clark, R. A. — *Jung and Freud: A Chapter in Psychoanalytic History,* em "American Journal of Psychotherapy", outubro de 1955, p. 608, n.° 2.

54 — Freud, S. — *Collected Papers,* vol. Ill, p. 461.

55 — *Jung, C. G. — Wandlungen und Symbole der Libido, II, em Jahrbuch für psychoanalytische und psychopathologischen Forschungen, vol. IV (1912), p. 173.*

56 — *Jung, C. G. — Psychology of the Unconscious, p. 433.*

57 — Ibid., p. 138.

58 — Glover, E. — *Freud or Jung?,* p. 59. Nova York: Meridians Books, Ink., 1956.

59 — Freud, S. — *On Narcissism,* p. 38.

60 — Bennet, op. cit., p. 40.

61 — Binswanger, op. cit., p. 31.

62 — Ibid., p. 45.

63 — Bennet, op. cit., p. 63.

64 — Jung, C. G. — Prefácio de *The Psychology of Jung,* de Jolan Jacobi. New Haven, Connecticut: Yale University Press, 1943.

65 — Bash, K. W. — *Zur experimentellen Grundlegung der Jungschen Traumanalyse,* em "Schweiz. Z. Psychol. Anwend.", vol. XI (1952), pp. 282-295. Citado em C. S. Hall e G. Lindzey, "Theories of Personality", p. 110. Nova York: John Wiley & Sons, Inc., 1957.

66 — Hall, C. S., e G. Lindzey — *Theories of Personality,* p. 108. Nova York: John Wiley & Sons, Inc., 1957.

67 — Jung, C. G. — *Collected Works,* vol. VIII, "Analytical Psychology and "Weltanschauung", p. 376.

68 — Jung, em entrevista com Richard Evans, da Universidade de Houston, filmada em Zurique em 1957; apresentada pelo Clube de Psicologia Analítica de Los Angeles, em 27 de outubro de 1960.

69 — Peters, R. S. — (editoria) — *Brett's History of Psychology* (resumida), p. 695. Nova York: The Macmillan Company, 1953.

70 — Taft, J. — *Otto Rank,* pp. 20-29. Nova York: Julian Press, 1958.

71 — Ibid., p. 57.

72 — *Jones — The Life and Work of Sigmund Freud, vol. II, p. 160.*

73 — Rank, O., e S. Ferenczi — *The Development of Psychoanalysis.* Traduzido para o inglês por Caroline Newton. Nova York e Washington: Nervous and Mental Diseases Publishing Company, 1925.

74 — Ibid., p. 13.

75 — Ibid., p. 62.

76 — Jones, E. — *The Life and Work of Sigmund Freud,* vol. III, p. 57. Nova York: Basic Books, Inc., 1957.

77 — Ibid., p. 59.

78 — Taft, J., op. cit., p. 150.

79 — Ibid., pp. 110-111.

80 — Rank, O. — *Will Therapy and Truth and Reality,* pp. 111-112. Nova York: Alfred A. Knopf, 1950.

81 — Ibid., p. 183.

CAPÍTULO 17 — Contribuições de Fora da Escola Psicanalítica

1 — Bleuler, M. — Schizophrenia: Review of the Work of Professor Eugene Bleuler, em *Archives of Neurology and Psychiatry,* vol. XXVI (1931), pp. 611-627.

2 — Bolgar, H. — Jean Piaget and Heinz Hartmann: Contributions Toward a General Theory of Mental Development, em *Science and Psychoanalysis, vol. VII,* edit00ado por J. Masserman, p. 40. Nova York: Grune & Stratton, 1964.

3 — Piaget, J. — Intellectual Development of the Child, em *Bulletin of the Menninger Clinic, vol. XXVI, n.° 3, p. 123, (maio, 1962).*

4 — Piaget, J. — Effect and Intelligence in Mental Development, *Bulletin of the Menninger Clinic, vol. XXVI, n.° 3, p. 123, (maio, 1962).*

5 — Ibid., p. 130.

6 — *Ink Blot Investigations,* "M. D. Magazine", vol. V, n.° 2, p. 176 (fevereiro de 1961).

7 — Klopfer, B. e D. Kelley — *The Rorschach Technique,* p. 6. Yonkerson-Hudson, Nova York: World Book Company, 1942, 1946.

8 — *Meyer, A.* — *A Historical Sketch in Outlook of Psychiatric and Social Work,* em Hospital Social Service Quarterly, vol. V (1922), p. 22.

9 — Lewis, N. — *American Psychiatry from Its Beginnings to World War II,* em American Handbook of Psychiatry, vol. I, p. 11. Editado por S. Arieti. Nova York: Basic Books, Inc., 1959.

10 — Lief, A. — *The Common Sense Psychiatry of Adolph Meyer,* 1.ª edição. Prefácio, p. X. Nova York: McGraw-Hill Book Company, 1943.

11 — Muncie, W. — *The Psychobiological Approach,* em *American Handbook of Psychiatry,* vol. II, p. 1.319. Editado por S. Arieti. Nova York: Basic Books, Inc., 1959.

CAPÍTULO 18 — O Método Orgânico

1 — Kalinowski, L. B., e P. H. Hoch — *Shock Treatments, Psychosurgery and Other Somatic Treatments in Psychiatry,* p. 4. Nova York: Grune & Stratton, 1952.

2 — *Cobb, S.* — *One Hundred Years of Progress in Neurology, Psychiatry and Neurosurgery,* em Archives of Neurology and Psychiatry, vol. 59 (1948), p. 79.

3 — Von Meduna, L. — *The Convulsive Treatment: A Reappraisal,* em *Great Physiodynamic Therapies in Psychiatry,* p. 86. Editado por A. Sckler e F. Martí-Ibánez. Nova York: Harper & Brothers, 1956.

4 — Cerletti, U. — *Electro-Shock Therapy,* em Sackler e Martí-Ibánez, op. cit., Nova York: Hoeber Division, Harper & Row, Publishers, Incorporated, 1956.

5 — *Cerletti, U.* — *Old and New Information About Electro-Shock,* em American Journal of Psychiatry, pp. 87-94.

6 — Moniz, E. — *How I Succeeded in Performing the Prefrontal Leukotomy,* em Sackler e Martí-Ibánez, op. cit., p. 131. Nova York: Hoeber Division, Harper & Row, Publishers, Incorporated, 1956.

7 — Alexander, F. — *Treatment of Mental Disorders,* p. 75. Filadélfia: Saunders, 1953.

8 — Sargant, W. e E. Slater. — *An Introduction to the Physical Methods of Treatment in Psychiatry,* 3.ª edição, p. 239. Baltimore, Maryland: Williams and Wolkins Co., 1954.

9 — Diethelm, O. — *An Historical View of Somatic Treatment in Psychiatry*, em *American Journal of Psychiatry*, vol. 95 (julho-março, 1938-1939), pp. 1.165-1.179.

10 — Moore, R. B., W. Pierce e A. D. Dennison, Jr. — *The Story of Reserpine*, em *Journal of the Indiana State Medical Association*, vol. 47, n.° 8 (agosto de 1954), p. 854.

11 — Jarvik, M. — *Mechanisms of Action of Lysergic Acid Diethylamide, Serotonin and Related Drugs*, em *Psychopharmacology*, p. 145. Editado por N. Kline. Washington, D. C.: American Association for the Advancement of Science, 1956.

12 — Kallman, F. J. — *Genetic Aspects of Psychoses*, em *Biology of Mental Health and Disease*. Nova York: Hoeber Division, Harper & Row, Publishers, Incorporated, 1952.

CAPÍTULO 19 — Desenvolvimentos Psicológicos

1 — Nunberg, H. — *The Course of the Libidinal Conflict in a Case of Schizophrenia*, em *Internationale Zeitschrift für Psychoanalyse*, vol. 7, p. 30, 1921.

2 — Nunberg, H. — *Ego Strenght and Ego Weakness*, em *American Imago*, vol. 3, pp. 25-40, 1942.

3 — Alexander, F. — *Fundamentals of Psychoanalysis*, p. 219, Nova York: W. W. Norton and Co., Inc.

4 — Piers, G. e M. B. Singer — *Shame and Guilt*. Springfield, Illinois: Charles C. Thomas, 1953.

5 — Eaton, J., e R. Weil — *The Mental Health of the Hutterites*, em *Mental Health and Mental Disorder: A Sociological Approach*, pp. 223-237. Editado por A. Rose. Nova York: W. W. Norton & Co., 1955.

6 — Alexander, F., e H. Ross (editora) — *Dynamic Psychiatry*, p. 10. Chicago: The University of Chicago Press, 1952.

7 — Schilder, P. — *Medical Psychology*, pp. 299-300. Traduzido para o inglês por D. Rapaport. Nova York: International Universities Press, Inc., 1953.

8 — Weiss, E. — *The Principles of Psychodynamics*, p. 37, Nova York: Grune & Stratton, 1950.

9 — Ibid., p. 39.

10 — Ibid., p. 43.

11 — Freud, A. — *The Concept of Normality*, aula em faculdade de medicina, University of Califórnia, em Los Angeles, 2 de abril de 1959.

12 — Hartman, H. — *Ego Psychology and the Problem of Adaptation,* em *Organization and Pathology of Thought,* p. 365. Compilado por D. Rapaport, Nova York: Columbia University Press, 1951.

13 — Waelder, R. — *The Psychoanalytic Theory of Play,* em "Psychoanalytic Quarterly", vol. II (1933), pp. 208-224.

14 — Alexander, F. — *A Contribution to the Theory of Play,* em *Psychoanalytic Quarterly, vol. XXVII (1958), pp. 175-193.*

15 — Fairbaim, W. R. — An *Object-Relations Theory of Personality,* pp. 167 e 169. Nova York: Basic Books, Inc., 1964.

16 — Kardiner, A. — *The Traumatic Neuroses of War,* em *Psychosomatic Medicine,* Monografia II e III, n.° 4, 1941.

17 — Kardiner, A. — *Traumatic Neuroses of War,* em *American Handbook of Psychiatry,* vol. I. Compilado por S. Arieti. Nova York: Basic Books, Inc., 1959.

18 — Alexander, F. — *Psychoanalysis and Medicine: The Harvey Lectures,* 1930-1931. Baltimore: Williams & Wilkins Co., 1941.

19 — French, T. M. — *The Reintegrative Process in a Psychoanalytic Treatment,* em *The Integration of Behavior,* vol. Ill, p. 25. Chicago: The University of Chicago Press, 1958.

20 — Selesnick, S. T. — *Franz Alexander and Thomas French: Psychoanalysis Integrated and Expanded,* em *Science and Psychoanalysis,* vol. VII, Compilado por J. Masserman. Nova York: Grune & Stratton, 1964.

21 — Hilgard, E. R. — *Theories of Learning.* Nova York: Appleton-Century-Crofts, 1948, 1956.

22 — *Liddell, H. S. — The Alteration of Instinctual Processes Through the Influence of Conditioned Reflexes,* era "Experimental Medicine", *vol. 4 (1942), pp. 390-395.*

23 — Thorndike, E. L. — *A Proof of the Law of Effect,* em *Science,* vol. 77 (1933), pp. 173-175.

24 — *Thomidike, E. L. — Animal Intelligent: An Experimental Study of the Associative Processes in Animals,* em *Psychological Review Monograph,* Suplemento 2, n.° 8 (1898), pp. 1-16.

25 — Marmor, J. — *Psychoanalytic Therapy and Theories of Learning,* em Masserman, op. cit., p. 271.

26 — Ibid., p. 267.

27 — Rapaport, A. — *Mathematics and Cybernetics,* em *American Handbook of Psychiatry,* vol. II, compilado por S. Arieti, pp. 1.743-1.760. Nova York: Basic Books, Inc., 1959.

28 — Neuman, J. von, e O. Morgenstern (1944) — *Theory of Games and Economic Behavior*, edição revista, Princeton, Nova Jersey: Princeton University Press, 1947.

29 — Kubie, L. S. — *Instincts and Homeostasis*, em *Psychosomatic Medicine: Experimental and Clinical Studies*, vol. X. Nova York: Hoeber Division, Harper & Row, Publishers, Incorporated, 1948.

30 — Alexander, F. — *The Scope of Psychoanalysis, Unexplored Areas in Psychoanalytic Theory and Treatment*, Parte II, pp. 319-335. Nova York: Basic Books, Inc., 1962.

31 — Bibring, E. — *Psychoanalysts and the Dynamic Psychotherapist*, em *Journal of the American Psychoanalytic Association*, vol. 2 (1954), pp. 762.

32 — Alexander, F. — *Psychoanalysis and Psychotherapy*, pp. 74-75. Nova York: W. W. Norton & Co., 1956.

33 — Sterba, R. — *The Fate of the Ego in Analytic Therapy*, International Journal of Psychoanalysis, vol. XXVIII (1947).

34 — Strachey, J. — *The Nature of the Therapeutic Action of Psychoanalysis*, em *International Journal of Psychoanalysis*, vol. XV (1934).

35 — Marmor, op. cit., p. 272.

36 — Szondi, L. — *Die Anwendung der Psychoshock-Therapie in det Psychoanalysis*, em *Acta Psychotherapeutica*, Basiléia e Nova York: S. Karger, vol. V., Fase. 1 (1957).

37 — Rado, S. — *Recent Advances in Psychoanalytic Therapy*, em *Psychiatric Treatment*, vol. XXXI, pp. 42-58. Atas da Associação de Pesquisa em Doenças Nervosas e Mentais. Baltimore: Williams & Wilkins Co., 1953.

38 — Ibid., p. 53.

39 — Ibid., p. 54.

40 — Marmor, op. cit., p. 273.

CAPÍTULO 20 — Psiquiatria Social

1 — *Dreikurs, R.* — *Early Experiments with Group Psychotherapy*, em *American Journal of Psychotherapy*, vol. 13 (1959), p. 884.

2 — Walker, N. — A *Short History of Psychotherapy in Theory and Practice*, Nova York: The Noonday Press, 1957.

3 — Maine, T. F. — *The Hospital as a Therapeutic Institution*, em Bulletin of the Menninger Clinic, vol. 10, n.° 3 (1946), pp. 65-70.

4 — Jones, M. — *Therapeutic Community*, p. 53. Nova York: Basic Books, Inc., 1953.

5 — Grotjahn, M. — *Individual and Family Dynamics*, em Science and Psychoanalysis, vol. II, pp. 90-101. Editado por J. Masserman. Nova York: Grune & Stratton, 1959.

6 — Hebb, D. O. — *The Organization of Behavior*: A Neuropsychological Theory. Nova York: John Wiley & Sons, Inc., 1949.

7 — Kraepelin, E. — *Psychiatrie*, 8.ª edição, Leipzig: I. Band Barth, 1909.

8 — Rado, S. — *Narcotic Bondage*, em American Journal of Psychiatry, vol. 114, Parte I (agosto de 1957).

9 — Knight, R. P. — *The Psychodynamics of Chronic Alcoholism*, em Journal of Nervous and Mental Disorders, vol. 86 (1937), p. 538.

10 — Masserman, J. H., e K. S. Yum — An *Analysis of the Influence of Alcohol in Experimental Neuroses in Cats*, em "Psychosomatic Medicine", vol. 8 (1946), p. 36.

11 — Rado, S. — *The Psychic Effects of Intoxicants: An Attempt to Evolve a Psychoanalytic Theory of Morbid Cravings*, em International Journal of Psycho-Analysis, vol. 7 (1929), p. 396.

12 — Lolli, G. — *Alcoholism as a Disorder of the Love Disposition*, Quarterly Journal of Studies on Alcohol, vol. 17 (1956), p. 96.

13 — Myerson, A. — *The Treatment of Alcohol Addiction in Relation to the Prevention of Inebriety*, Quarterly Journal of Studies on Alcohol, vol. 5 (1944), pp. 189-199.

14 — Williams, R. — *Nutrition and Alcoholism*. Norman: University of Oklahoma Press, 1951.

15 — *Rehabilitation of Drug Addiction*, U. S. Departament of Health, Education and Welfare. Mental Health Nomograph n.° 3, maio de 1963. Diretor do projeto: Leon Brill.

16 — Overholser, W. — *Psychiatry and Some Problems of Criminal Responsability*, Archives Suisses de Neurologie, Neurochirurgie e Psychiatrie, vol. 91, Fasc. 1 (1963), pp. 316-322.

17 — Ibid., p. 319.

18 — Overholser, W. — *Major Principles of Forensic Psychiatry*, American Handbook of Psychiatry, vol. II, p. 1.898. Editado por S. Arieti. Nova York: Basic Books, Inc., 1959.

19 — *Guttmacher, M. — Why Psychiatrists Do Not Like to Testify in Court, The Practical Lawyer, vol. I, n.° 5 (maio de 1955).*

20 — *Overholser, W. — Major Principles of Forensic Psychiatry, p. 1.898.*

21 — *Freud, S. — Criminality from a Sense of Guilty: Some Character Types I Have Met With in Psychoanalytic Work, Collected Papers, vol. IV, pp. 342-344. Londres: The Hogarth Press, 1925.*

22 — *Johnson, A., e S. Szurek — The Genesis of Antisocial Acting Out in Children and Adults, Psychoanalytic Quarterly, vol. 21 (1952), p. 323.*

23 — Shaw, C., e H. McKay — *Delinquency Areas.* Chicago: The University of Chicago Press, 1929.

24 — Glueck, S., e E. — *Unraveling Juvenile Delinquency.* Nova York: Commonwealth Fund, 1950.

25 — Mohr, G. J. — Comentários sobre *Criminal Youth and the Borstal System,* de William Healy and Benedict Alper. (The Commonwealth Fund, 1941). Em *Psychoanalytic Quarterly,* vol. 12 (1943), pp. 419-422.

26 — Szasz, T. — *Legal and Moral Aspects of Homosexuality,* em *The Sexual Inversion,* pp. 124-132. Compilado por J. Mannor. Nova York: Basic Books, Inc., 1965.

27 — Marmor, op. cit., p. 19.

28 — Szasz, T., op. cit., p. 135.

29 — Marmor, op. cit., p. 4.

30 — *Karpman, B. — Sex Life in Prison, em Journal of Criminal Law and Criminology, vol. 38 (1948), 475-486.*

31 — Rapaport, W., e D. Lieberman — *The Sexual Psychopath in California,* em *California Medicine,* vol. 85 (1956), p. 232.

32 — *Risks of Parole of Sex Offenders, em Medical Tribune, 13 de abril de 1964.*

CAPÍTULO 21 — A Escola Culturalista
e os Neofreudianos

1 — *Alexander, F. — A Contribution to the Theory of Play, em Psychoanalytic Quarterly, vol. 27 (1958), pp. 175-193.*

2 — Mead, M. — *Male and Female.* Nova York: Morrow, 1949.

3 — Erikson, E. — *Childhood and Society,* Nova York: W. W. Norton & Co., Inc., 1950.

4 — Alexander, F. — *The Scope of Psychoanalysis,* pp. 145-155, em *Psychoanalysis Revised,* Nova York: Basic Books, Inc., 1961.

CAPÍTULO 22 — Visões Filosóficas

1 — Suzuki, D. T. — *Zen Buddhism,* p. 52. Editado por W. Barrett. Nova York: Doubleday & Co., Inc. (Anchor), 1956.

2 — Ibid., p. 84.

3 — Ibid., p. 23.

4 — Ibid., p. 92.

5 — Ibid., pp. 103-108.

6 — Suzuki, D. T., E. Fromm e R. de Martino — *Zen Buddhism and Psycho-Analysis.* Nova York: Grove Press, 1960.

CAPÍTULO 23 — Desenvolvimentos na Psiquiatria Infantil

1 — Kanner, L. — *Child Psychiatry,* p. 17. Springfield, Illinois: Charles C. Thomas, 1945.

2 — Harms, E. — *At the Cradle of Child Psychiatry,* em *American Journal of Orthopsychiatry,* vol. 30 (1960), p. 187.

3 — MacMillan, M. B. — *Extra Scientific Influences in the History of Child Psychopathology,* em *American Journal of Psychiatry,* vol. 116, n.° 12 (junho de 1960), p. 1.093.

4 — Bettelheim, B. — *Love Is Not Enough,* p. 5. Nova York: The Free Press of Glencoe, 1950.

5 — Freud, A. — *Psichoanalytic Treatment of Children,* p. 3. Londres: Imago Publishing Co., 1946.

6 — Freud, A. — *Assessment of Childhood Disturbances,* em *Psychoanalytic Study of the Child,* vol. XVII, pp. 149-158. Nova York: International Universities Press, 1962.

7 — Spitz, R. — *Hospitalism: A Follow-up Report,* em *Psychoanalytic Study of the Child,* vol. II, pp. 113-117, 1947.

8 — Spitz, R. — *Anaclytic Depression,* em *Psychoanalytic Study of the Child,* vol. II, pp. 313-342.

9 — Ribble, M. — *Ansiety in Infants and Its Disorganizing Effects,* em *Modern Trends in Child Psychiatry,* p. 23. Editado por N. Lewis. Nova York: International Universities Press, 1945.

10 — Ibid., p. 24.

11 — *Escalona, S., e M. Leitch* — *The Reactions of Infants to Stress: A Report on Clinical Findings,* em *Psychoanalytic Study of the Child,* vol. 3-4, pp. 121-140, 1947.

12 — Bowlby, J. — *Childhood Mourning and Its Implications for Psychiatry,* em *American Journal of Psychiatry,* vol. 118, n.° 6 (1961), pp. 481-499.

13 — Bowlby, J. *Maternal Care and Mental Health,* p. 11, Organização Mundial de Saúde, Genebra, 1951.

14 — Levy, D. — *Maternal Over-Protection,* em N. Lewis, op. cit., p. 30.

15 — Harlow, H., e N. — *The Effect of Rearing Conditions on Behavior,* em *Bulletin of the Menninger Clinic,* vol. 26, n.° 5 (1962), pp. 213-224.

16 — Liddel, H. — *Conditioning and Emotions,* em *Scientific American,* vol. 190, (1954), pp. 48-57.

17 — Selesnick, S. T. — *Historical Perspectives in the Development of Child Psychiatry in Current Theories.* Editado por J. Masserman. Nova York: Grune & Stratton, 1965.

CAPÍTULO 24 — O Método Psicossomático na Medicina

1 — Alexander, F., e T. M. French — *Studies in Psychosomatic Medicine.* Nova York: The Ronald Press, 1948.

2 — *Cannon, W. B.* — *Bodily Changes in Pain, Hunger, Fear and Rage. Nova York: Appleton, 1920.*

3 — Alexander, F. — *Psychosomatic Medicine,* pp. 85-132. Nova York: W. W. Norton & Co., Inc., 1950.

4 — Mirsky, I. A. — *Phisiologic, Psychologic and Social Determinantes in the Etiology of Duodenal Ulcer.* Republicado no *Journal of Digestive Diseases,* Nova Série, vol. 3, n.° 4 (abril de 1958). Nova York: Hoeber Division, Harper & Row, Publishers, Incorporated.

5 — Selesnick, S. T. — *Franz Alexander and Thomas French: Psychoanalysis Integrated and Expanded,* em *"Science and Psychoanalysis",* vol. VII, p. 63. Editado

por J. Masserman. Nova York: Grune & Strattou, 1964.

6 — Pollock, G. — Debate sobre estudo experimental de correlações psicofisiológicas. Relatório preliminar. Apresentado à Sociedade Psicossomática Americana, Atlantic City, Nova Jersey, maio de 1959.

7 — *Benedek, T.* — *The Functions of the Sexual Apparatus and Their Disturbances*, em Alexander e French, op. cit.,

APÊNDICE B — Jung e os Nacionais-socialistas

1 — *Goering, M. H.* — *Mitteilung des Reichfuehrers der Deutschen Allgemeinen Artzlichen Gesellschaft für Psychotherapie*, em *"Zentralblatt für Psychotherapie"*, vol. 6 (1933), pp. 140-141.

2 — Jung, C. G. — Introdução a Goring, op. cit., p. 139.

3 — *Jung, C. G.* — *Zur Gegenwartigen Lage der Psychotheraple*, em *Zentralblatt für Psychotherapie*, vol. 7 (1934), p. 11.

4 — Ibid., pp. 8-9.

5 — Ibid., p. 9.

6 — *Harms, E.* — *Carl Gustav Jung. Defender of Freud and the Jews*, em psychiatric Quarterly, vol. 20, (1946), pp. 199-230.

APÊNDICE C — Organização de Ensino, Prática e Pesquisa Psicanalíticas e Psiquiátricas

1 — Alexander, F. — *The Western Mind in Transition*, Nova York: Random House, 1960.

2 — Glover, E. — *An Investigation of the Technique of Psychoanalysis*. Baltimore: William & Wilkins Co., 1940.

3 — Alexander, F. — *Psychoanalytic Education for Practice*, em *Psychoanalysis and Human Values*, Editado por J. Masserman. Nova York: Grune & Stratton, 1961.

Bibliografia

BIBLIOGRAFIA GERAL

A bibliografia selecionada, que não é completa, destina-se a suplementar os artigos e livros usados como referências diretas (Notas) e ajudar o leitor que deseje aprofundar-se mais na matéria de cada capítulo.

Vários livros foram usados pelos autores com tanta frequência que merecem menção especial. Estão incluídos aqui e tratam das seguintes matérias:

História da Psiquiatria

ACKERKNECHT, E. H. — *A Short History of Psychiatry.* Traduzido para o inglês por S. Wolff. Nova York e Londres: Hafner Publishing Co., 1959.

ALTSCHULK, M. — *Roots of Modem Psychiatry* ("Psychiatry: Essays in the History of Psychiatry") Nova York: Grune & Stratton, 1957.

BROMBERG, W. — *The Mind of Man: The History of Psychotherapy and Psycho-analysis. Nova York: Harper & Brothers, 1959.*

LEWIS, N. — *A Short History of Psychiatric Achievement, Chapman and Hall, 1942.*

SCHNECK, J. — *History of Psychiatry.* Springfield, 111.: Charles C. Thomas, 1960.

WHITWELL, J. R. — *Historical Notes on Psychiatry.* Londres: H. K. Lewis & Co., Ltd., 1936. Desde os tempos primitivos até o século XVI.

ZILBOORC, G., com G. W. Henry — *A History of Medical Psychology.* Nova York: W. W. Norton & Co., Inc., 1941. (O mais extraordinário e completo livro, escrito em inglês, que abrange o período desde os tempos primitivos até meados da década de 1930).

História da Medicina

Castiglioni, A. — *A History of Medicine.* Nova York: Alfred A. Knopf, 1947. Estudo muito compreensivo da matéria.

Garrison, F. H. — *History of Medicine,* 4.ª edição, Filadélfia e Londres: W. B. Saunders, 1960.

Leonardo, R. A. — *The History of Medical Thought.* Nova York: Froben, 1946.

Major, R. H. — *A History of Medicine.* Springfield, 111.: Charles C. Thomas, 1954.

Robinson, V. — *The Story of Medicine.* Nova York: The New Home Library, 1944. Uma história curta, escrita caprichosamente sem torcer os fatos.

Sigerist, H. — *The Great Doctors.* Traduzido para o inglês por Eden e Cedar Paul. Nova York: Doubleday & Co., Inc., 1958.

História da Psicologia

Boring, E. G. — *A History of Experimental Psychology.* Nova York: Appleton-Century-Crofts, 1950.

Fliecle, J. L. — *A Hundred Years of Psychology* (1833-1933). Andover: Ducworth, 1948.

Murphy, G. — *Historical Introduction to Modern Psychology. Nova York: Harcourt Brace & Co., 1949.*

Peters, R. S. (editora) — *Brett's History of Psychology.* Londres: George Allen and Unwin, Ltd.; Nova York: The Macmillan Co., 1953. (Erudito e completo estudo da matéria).

História da Ciência

Bishop, P. W. e G. Schwartz — *Moments of Discovery* (2 vols.). Nova York: Basic Books, Inc., 1958.

Nordenskiöld, Erik — *The History of Biology; a Survey. Nova York: Tudor, 1949.*

Sarton, G. — *Introduction to the History of Science* (3 vols.). Washington: Carnegie, 1931.

Singer, C. — *Studies in the History and Methods of Science* (2 vols.). Oxford: Clarendon Press, 1917, 1921.

Thorndike, L. — *History of Magic and Experimental Science* (2 vols.). Nova York: The Macmillan Co., 1929, 1941.

História do Desenvolvimento do Pensamento

Brinton, C. — *Ideas and Men: The Story of Western Thought.* Englewood Cliffs, N. J.: Prentice Hall, Inc., 1950.

Ortega y Gasset, José — *Toward a Philopy of History.* Nova York: W. W. Norton & Co., Inc., 1941.

Russell, B. — *History of Western Philosophy.* Nova York: Simon and Schuster, 1945.

Seligman, K. — *History of Magic.* Nova York: Pantheon, 1948.

Taine, H. A. — *The Ancient Regime.* Traduzido para o inglês por J. Durand e Peter Smith. Nova York: Henry Holt and Co., Inc., 1931.

Windelband, W. — *Lehrbuch der Geschichte der Philosophic,* Tubingen: J. C. B. Mohr, 1928.

Coleções de Ensaios Clássicos por Autores que contribuíram para o Conhecimento Psiquiátrico

Hunter, R., e Ida MacAlpine — *Three Hundred Years of Psychiatry* (1535-1860). Londres: Oxford University Press, 1963.

Shipley, Thorne (editora) — *Classics in Psychology.* Nova York: Philosophical Library, 1961.

Existem muitos livros referentes a desenvolvimentos psiquiátricos ocorridos fora dos Estados Unidos ou escritos em outros idiomas que não o inglês, como:

Adam, H. — **Über** *Geisteskrankheit in Neuer Zeit. Regensburg: Rath, 1928.*

De Boor, W. — *Psychoatrische Systematik. Ihre Entwicklung in Deutschland seit Kahlbaum.* Berlim: Springer Verlag, 1954.

Dorer, M. — *Historische Grundlage der Psychoanalyse.* Leipzig: Meiner, 1932.

Ellenberger, H. — *La Psychiatric Suisse.* Aurillac, 1953.

Foucault, M. — *Folie et Déraison. Histoire de la Folie a l'Age Classique.* Paris; Editions Plon, 1961.

KmcHOFF, T. — *Grundriss einer Geschichte der deutschen Irrenpflage.* Berlim, 1890.

KOLLE, K. (editoria) — *Grosse Nervenaerzte* (3 vols.). Stuttgart: Thiene, 1956, 1959, 1963.

LEIBRABD, W., E A. WETTLEY — *Der Wahnsinn. Geschichte der abendländlischen Psychopatrologie.* Freiberg-Munique: Alber, 1961.

MARTHE, R. — *La Revolution psychoanalytique. La vie et Voeuvre de Freud* (2 vols.). Paris: Editions Payot, 1964.

SCHLTZ, J. — *Psychotherapie. Leben und Werke grosser Aerzte.* Stuttgart: Hippokrates Verlag, 1952.

SEMELAIGNE, R. — *Les pionniers de la psychiatrie française avant et après Pinel* (2 vols.). Paris: Bailliere, 1930, 1932.

TUKE, D. H. — *Chapters on the History of the Insane in the British Isles.* Londres: Paul, Trench & Co., 1882.

ULLERSPERGER, J. — *La historia de la psicologia y de la psiquiatria en Espana.* Madri: Alhambra, 1954.

BIBLIOGRAFIA SELECIONADA

CAPÍTULO 2 — As Três Tendências Básicas na Psiquiatria

ACKERKNECHT, E. H. — *A Short History of Medicine.* Nova York: Ronald Press, 1955.

CLEMENTS, H. — *Magic, Myth and Medicine.* Londres: Health for All, 1952.

EHRENWALD, J. — *From Medicine Man to Freud.* Nova York: Dell Publishing Co., 1956.

ELLENBERGER, H. — *The Ancestry of Dinamic Psychotherapy,* em Bulletin of the Menninger Clinic, vol. 20 (1956), p. 288.

FRAZRE, J. G. — *The Golden Bough,* Londres: Macmillan & Co., 1910-1915.

FREUD, S. — *Totem and Taboo.* Londres: George Routledge and Sons, Ltd., 1919.

HAGGARD, H. W. — *Mystery, Magic and Medicine.* Nova York: Doubleday, Doran, 1933.

LIPS, J. E. — *The Origin of Things.* Nova York: Win Inc., 1947.

Malinowski, B. — *Magic, Science and Religion.* Nova York: Doubleday & Co., Inc. (Anchor), 1955.

Osler, W. — *The Evolution of Modern Medicine.* New Haven, Conn.: Yale University Press, 1921.

Roheim, G. — *Magic and Schizophrenia.* Nova York: International Universities Press, 1955.

Sigeres, H. — *History of Medicine,* vol. I. Londres: Oxford University Press, 1951.

Wright, J. — *The Medicine of Primitive Man,* em *Medical Life,* vol. 31 (1924), p. 483.

CAPÍTULO 3 — Contribuições dos Antigos

Alexander, F. — *Buddhistic Training as an Artificial Catatonia,* em "Psychoanalytic Review", vol. 18 (1931), pp. 129-145.

Chi-Min Wang e Lientê Wu — *History of Chinese Medicine.* Changai: National Quarantine Service, 1936.

Dahl, R. A. — *A Brief History of Faith Healing,* em "Quarterly Bulletin", Northwestern University Medical School, vol. 34 (1960), pp. 64-71.

Friedenwald, H. — *The Jews and Medicine* (2 vols.). Baltimore: Johns Hopkins Press, 1944.

Garrison, F. H. — *Persian Medicine and Medicine in Persia,* em "Bulletin of Institute of History of Medicine", vol. 1 (1933), p. 4.

Gordon, M. D. — *Medicine Among the Ancient Hebrews,* em "Isis" vol. 33 (1941), p. 4.

Jayne, W. A. — *On Healing Gods of Ancient Civilization,* New Haven, Conn.: Yale University Press, 1925.

Kagan, S. R. — *Jewish Medicine.* Boston: Medico-Historical Press, 1952.

Lederer, W. — *Primitive Psychotherapy,* em "Psychiatry", vol. 22 (1959), pp. 255-265.

Murray, M. — *The Splendour That "Was Egypt.* Nova York: Philosophical Library, Inc., 1949.

Muthu, D. C. — *The Antiquity of Hindu Medicine and Civilization.* Nova York: Hoeber Division, Harper & Row, Publishers, Incorporated, 1931.

Petrie, W. M. F. — *A History of Ancient Egypt.* Londres: Methuen & Company, Ltd., 1924.

REINACH, S. — *Orpheus: The History of Religions.* Nova York: Liveright, 1930.

SNOWMAN, J. — *A Short History of Talmudic Medicine*, Londres: Bale, 1935.

SUN, J. G. — *Psychology in Primite Buddhism*, em "Psychoanalytic Review", vol. 11 (1924), pp. 39-47.

THOMPSON, R. C. — *Devils and the Evil Spirits of Babylonia.* Londres: Luzac, 1903.

VEITH, ILZA — *Ancient Japonese Medicine*, em "Ciba Symposia", vol. 2 (1950), p. 1.191.

_____ — *Psychiatric Thought in Chinese Medicine*, em "History of Medicine and Allied Sciences", vol. 10 (1955), p. 261.

CAPÍTULO 4 — A Era Clássica

ADAM, F. — *The Genuine Works of Hippocrates,* vols. I e II. Nova York: Wood, 1886.

ALBUTT, T. C. — *Greek Medicine in Rome.* Londres: Macmillan & Co., 1921.

DICKENSON, G. L. — *The Greek View of Life.* Nova York: Doubleday, Doran, 1925.

DRABKIN, T. E. — *Remarks on Ancient Psychotherapy,* em "Isis", vol. 46 (1955), p. 223.

EDELSTEIN, L. — *Greek Medicine in Its Relation to Religion and Magic,* em "Bulletin of the Institute of History of Medicine", vol. 5 (1937), p. 201.

JELIFFE, S. E. — *Notes on the History of Psychiatry: 15 Papers Dealing with Greco-Roman Psychiatry,* em "Alienist and Neurologist", fevereiro de 1910 a fevereiro de 1917.

LEWIS, N. — *Historical Roots of Psychotherapy,* em "American Journal of Psychiatry", vol. 114, N.° 9 (março de 1958).

RAYMOND, A. — *Sciences in Greek and Roman Antiquity.* Londres: Methuen & Company, Ltd., 1927.

ROSXOVTZEFF, M. — *A Social and Economic History of the Roman Empire.* Nova York e Londres: Oxford University Press, 1926.

SINGER, C. — *The Failure of Inspiration. Science, the Handmaid of Practice: Imperial Rome (50 B.C.—A.C. 400),* em "A Short History of Scientific Ideas to 1900". Nova York: Oxford University Press, 1959.

VEITH, ILZA — *Medical Ethics Throughout the Ages,* em "A.M.A. Archives of Internal Medicine", vol. 100 (1957), p. 504.

WITHINGTON, E. T. — *The Aesclepiadiae and the Priests of Asclepius,* em "Studies in the History and Method of Science", vol. 2. Editado por C. Singer. Oxford: Clarendon Press, 1921.

CAPÍTULO 5 — 0 Período Medieval

CAMBELL, D. — *Arabian Medicine and Its Influence on the Middle Ages (2 vols.).* Londres: Kegan Paul, 1926.

DURANT, WILL — A *History of Medieval Civilization,* vol. IV: "The of Faith, A. D. 325-1300". Nova York: Simon and Schuster, 1950.

FORT, G. F. — *History of Medical Economy During the Middle Ages.* Nova York: Boston, 1883.

HUIZINGA, H. — *The Waning of the Middle Ages.* Nova York: Doubleday & Co., Inc., (Anchor), 1954.

LAWRENCE, B. M. — *Primitive Psychotherapy and Quackery.* Boston: Houghton, 1910.

MARTÍ-IBÁNEZ, F. — *Centaur: Essays on the History of Medical Ideas,* pp. 81-109. Nova York: M. D. Publications, 1958.

MURRAY, M. A. — *The Witch-Cult in Western Europe, A Study in Anthropology.* Oxford: Clarendon Press, 1921.

RIESMAN, D. — *Medicine in the Middle Ages.* Nova York: Paul B. Hoeber, 1936.

WALSH, J. J. — *Medieval Medicine.* Londres: A. & C. Black, 1920.

CAPÍTULO 6 — A Renascença

BURCKHARDT, J. — *The Civilization of the Renaissance in Italy.* Londres: Phaidon Press, 1951.

CASTICLIONI, A. — *The Renaissance of Medicine in Italy,* Baltimore: Johns Hopkins Press, 1934.

ECKMAN, I. — *Jerome Cardan.* Baltimore: John Hopkins Press, 1946.

HAGGARD, H. — *The Doctor in History.* New Haven, Conn.: Yale University Press, 1934.

HEARNSHAW, F. J. C. — *The Social and Political Ideas of Some Great Thinkers of the Renaissance and Reformation.* Londres: C. C. Harrap & Co., 1925.

MAQUIAVEL, N. — *The Prince in the Historical, Political and Diplomatic Writings,* vol. 2. Traduzido para o inglês por Christian E. Detmold e J. R. Osgood. Boston, 1882.

WITHINGTON, E. T. — *Dr. Johann Weyer and the Witch Mania,* em "Studies in the History and Method of Science". Editado por C. Singer. Oxford: Clarendon Press, 1917.

CAPÍTULO 7 — *A Era da Razão e Observação*

ALEXANDER, B. — *Spinoza und die Psychoanalyse,* em "Chronicon Spinozanum", vol. 5 (1927), pp. 96-103.

CLARK, G. M. — *The Seventeenth Century.* Nova York e Londres: Oxford University Press, 1929.

DENONAIN, J. J. — *Sir Thomas Browne, Religio Medici.* Londres: Cambridge University Press, 1955.

FULTON, J. F. — *The Rise of Experimental Methods,* em "Yale Journal of Biology and Medicine", março de 1931.

HUNTER, R. A., E IDA MACALPINE — *William Harvey: His Neurological and Psychiatric Observations,* em "History of Medicine and Allied Science", vol. 12 (1957), p. 26.

LECKY, W. E. H. — *History of the Rise and Influence of the Spirit of Rationalism in Europe, (2 vols.).* Londres, 1910; Nova York, 1914.

SCHNECK, J. — *"Thomas Sydenham and Psychological Medicine",* em "American Journal of Psychiatry", vol. 113 (1957), p. 1.034.

CAPÍTULO 8 — *O Iluminismo*

ACXERKNECHT, E., I. GALDSTON E G. ROSEN — *Mesmerism,* em "Ciba Symposia", vol. 9, N.º 11 (1948).

BECKER, C. L. — *The Heavenly City of the 18th Century Philosophers.* New Haven, Conn.: Yale University Press, 1932.

BUTTERFIELD, L. H. (editora) — *Letters of Benjamin Rush,* vol. I. Filadélfia: Sociedade Americana de Filosofia, 1951.

CASSIRER, E. — *The Philosophy of the Enlightenment.* Traduzido para o inglês por F. C. A. Koelin e J. P. Pettegrove. Princeton, N. J.: Princeton University Press, 1951.

CUTTEN, G. B. — *Three Thousand Years of Mental Healing.* Londres: Hodder and Stoughton, 1910.

DE SAUSSUBE, R. — *French Psychiatry of the 18th Century,* em *"Ciba Symposia", 2.ª série, 1950.*

MAJOR, R. — *Faiths That Healed.* Nova York: D. Appleton-Century, 1940.

MEYER, A. — *Reevaluation of Benjamin Rush,* em "American Journal of Psychiatry", vol. 101 (1945), p. 433.

MORA, G. — *Biagio Miraglia and the Development of Psychiatry in Naples in the 18th or 19th Century,* em "Journal of the History of Medicine", vol. XIII, (1958).

RIESE, W. — *History and Principles of Classifications of Nervous Diseases,* em "Bulletin of the History of Medicine", dezembro de 1945.

— *Philippe Pinel, His Views on Human Nature and Disease, His Medical Thought,* em "Journal of Nervous and Mental Diseases", vol. 114 (1951), p. 313.

RUSH, B. — *The Autobiography of Benjamin Rush.* Editado por G. W. Corner. Princeton, N. J.: Princeton University Press, 1948.

SHYROCK, R. H. — *The Psychiatry of Benjamin Rush,* em "American Journal of Psychiatry", vol. 101 (1945), p. 429.

TEMPKIN, O. — *Gall and the Phrenological Movement,* em "Bulletin of the History of Medicine", vol. 21 (1947), p. 275.

VEITH, ILZA — *Medical Ethics Throughout the Ages,* em "A. M. A. Archives of Internal Medicine", vol. 100 (1957).

WILLEY, B. — *Eighteenth Century Background: Studies on the Idea of Nature in the Thought of the Period.* Londres: Chatto and Windus, 1940.

WITTELS, F. — *The Contribution of Benjamin Rush to Psychiatry,* em "Bulletin of the History of Medicine", vol. 20 (1956), p. 157.

WOLF, A. — A *History of Science and Technology and Philosophy of the 18th Century* (2.ª edição). Revista por D. McKie. Londres: George Allen and Unwin, Ltd., 1952.

ZWEIG, S. — *Mental Healers.* Traduzido para o inglês por Eden e Cedar Paul. Londres: Cassell & Co., Ltd., 1933.

CAPÍTULO 9 — A Reação Romântica

BARUK, H. — *Moreau de Tours: precurseur en psychopathologie e en psychopharmacologie,* em "Bulletin de l'Academie National de Medicine", Paris, vol. 144 (1960), p. 852.

CARLSON, E. T., E N. DAIN — *The Psychotherapy Thas Was Moral Treatment,* em "American Journal of Psychiatry", vol. 117 (1960), p. 519.

COBB, S. — *Foundations of Neuropsychiatry.* Baltimore: Williams & Wilkins Co., 1941.

ELEENBERCER, H. — *The Unconscious Before Freud,* em "Bulletin of the Menninger Clinic", vol. 21 (1957), p. 3.

EULNER, H. H. — *Johann Christian Beil,* em "Neue Zeitschrift Arztl. Fortfild", vol. 49 (1960), p. 472.

HARMS, E. — An *Attempt to Formulate a System of Psychotherapy im 1818",* em "American Journal of Psychotherapy", vol. 13 (1957), p, 269.

_____ — *The Early Historians of Psychiatry,* em *"American Journal* of Psychiatry", vol. 113 (1957), p. 749.

LEWIS, N. D. C. — *Historical Roots of Psychotherapy,* em "American Journal of Psychiatry", vol. 114 (1958), p. 795.

NEUBERGER, M. — *British and German Psychiatry in the Second Half of the 18th and Early 19th Century,* em *"Bulletin of the History of Medicine", vol. 18, p. 121.*

RIESE, W. — *The Pre-Freudian Origins of Psychoanalysis,* em "Science and Psychoanalysis". Editoriado por J. Masserman. Nova York: Grune & Stratton, 1958.

SIGERIST, H. — *Psychiatry in Europe in the Middle of the 19th Century,* em "One Hundred Years of American Psychiatry". Editoriado por J. K. Hall. Nova York: Columbia University Press, 1944.

WHYTE, L. — *The Inconscious Before Freud.* Nova York: Doubleday & Co., Inc. (Anchor), 1962.

CAPÍTULO 10 — A Era Moderna

ALPER, L. — *The History of Neurology During the 19th Century,* em 'Bulletin, University of Miami School of Medicine", vol. 14 (1960), p. 75.

BRACELAND, F. J. — *Kraepelin, His System and His Influence,* em "American Journal of Psychiatry", vol. 113 (1956), p. 871.

BRAZIER, M. — *The Historical Development of Neurophysiology,* em "Handbook of Neurophysiology". Editado por J. Fields. Washington: Sociedade Fisiológica Americana, 1959.

COBB, S. — *One Hundred Years of Progress in Neurology, Psychiatry and Neurosurgery,* em *"Archives of Neurology and Psychiatry", vol. 59 (1948), p. 89.*

FREUD, S. — *Some Character Types Met With in Psycho-Analytic Work (Those Wrecked by Sucess),* em "Collected Papers" vol. IV, pp. 323-341. Londres: The Hogarth Press, 1949.

GANTT, W. H. — *Russian Medicine.* Nova York: Paul B. Hoeber, 1937.

HAYMAKER, W. — *The Founders of Neurology.* Springfield, 111.: Charles C. Thomas, 1953.

Kahn, E. — *Emil Kraepelin,* em "American Journal of Psychiatry", vol. 113 (1956), p. 289.

Meyer, A. — *Obituary of August Forel,* em "Archives of Neurology and Psychiatry", vol. 26 (1931), p. 1.303.

Riese, W. — *History of Neurology,* M. D. Publications, 1959.

―――――― — *The Impact of Nineteenth Century Thought on Psychiatry,* em "International Review of Medicine", vol. 173 (1960), p. 7.

Walshe, F. — *The Evolution of Ideas in Neurology During the Past Century and the Future of Neurological Medicine,* em "Journal of the Royal Institute of Public Health", vol. 23 (1960), p. 33.

Wechsler, I. S. — *The Neurologist's Point of View.* Nova York: A. A. Wynn, 1950.

Winkler, J. R., e W. Bromberg — *Mind Explorers.* Nova York: Reynal and Hitchcock, 1939.

CAPÍTULO 11 — *Sigmund Freud*

Alexander, F., e Helen Ross — *The Impact of Freudian Psychiatry.* Chicago: The University of Chicago Press, 1961.

Ellenberger, H. — *Fechner and Freud,* em "Bulletin of the Menninger Clinic", vol. 20 (1956), p. 201.

Freud, E. L. — *Letters of Sigmund Freud.* Editado por Ernest L. Freud. Traduzido para o ingles por Tania e James Stem. Nova York: Basic Books, Inc., 1960.

Freud, M. — *Sigmund Freud: Man and Father.* Nova York: Vanguard Press, 1958.

Freud, S. — *The Origins of Psycho-Analysis* (Cartas a Wilhelm Fliess, Rascunhos e Anotações, 1887-1902). Editado por Marie Bonaparte, Anna Freud e Ernest Kris. Traduzido para o inglês por Eric Mosbacher e James Strachey. Nova York: Basic Books., Inc., 1954.

Fromm, E. — *Sigmund Freud's Mission.* Nova York: Harper & Brothers, 1959.

Grinker, R. — *Reminiscences of a Personal Contact with Freud,* em "American Journal of Orthopsychiatry", vol. 10 (1940), p. 850.

Jones, E. — *Sigmund Freud: Four Centenary Addresses.* Nova York: Basic Books, Inc., 1956.

Wittels, F. — *Freud and His Time.* Nova York: Liveright, 1931.

CAPÍTULO 12 — *Evolução Científica de Freud*

ALEXANDER, F. — *Fundamentals of Psychoanalysis.* Nova York: W. W. Norton & Co., Inc., 1948.

BREUER, J., E S. FREUD — *Studies in Hysteria.* Nova York: Nervous and Mental Diseases Publishing Company, 1956.

FENICHEL, O. — *The Psychoanalytic Theory of Neurosis.* Nova York: W. W. Norton & Co., Inc., 1945.

FREUD, A. — *The Ego and the Mechanisms of Defense.* Londres: The Hogarth Press, 1937.

FREUD, S. — *The Basic Writings of Sigmund Freud.* Traduzido para o inglês por A. A. Brill. Nova York: Modern Library, 1938.

FREUD, S. — *Collected Tapers,* vols. I-V. Traduzido para o inglês por Joan Riviere. Londres: The Hogarth Press, 1924-1953.

FREUD, S. — *The Standard Edition of the Complete Psychological Works of Sigmund Freud,* vols. II-XXIII. Traduzido para o inglês por James Strachey. Londres: The Hogarth Press, 1953-1964.

GLOVER, E. — *Psychoanalysis,* 2.ª edição. Londres: Staples Press, 1949.

OBERNDORF, C. P. (editora e tradução) — *Autobiography of Josef Breuer (1842-1925),* em "International Journal of Psycho-Analysis", vol. 34 (1953), p. 64.

WAELDEH, R. — *"The Historical Development of Psychoanalytic Thought",* em "Basic Theory of Psychoanalysis", Parte I, pp. 33-93. Nova York: International Universities Press, 1960.

CAPÍTULO 13 — *Contribuições de Freud à Teoria Social e às Humanidades*

ALEXANDER, F. — *Adventure and Security in a Changing World,* pp. 462-473; Introdução a "Group Psychology and the Analysis of the Ego", de S. Freud, pp. 473-483; "On the Psychodynamics of Regressive Phenomena in Panic States", em "Scope of Psychoanalysis". Nova York: Basic Books, Inc., 1961.

FREUD, S. — *The Standard Edition of the Complete Psycholological Works of Sigmund Freud",* com especial referência aos vols. XIII, XVII, XXI e XXIII. Traduzido por James Strachey. Londres: The Hogarth Press, 1953-1964.

CAPÍTULO 14 — O Movimento Psicanalítico

EHRENWALD, J. — *History of Psychoanalysis,* em "Science and Psychoanalysis", pp. 145-152. Editora J. Masserman. Nova York: Grune & Stratton, 1958.

NUNBERG, H., E E. FEDERN (editoria) — *Minutes of the Vienna Psychoanalytic Society,* vol. I, 1906-1908. Traduzido para o inglês por M. Nunberg. Nova York: International Universities Press, 1962.

OBERNDORF, C. P. — *History of Psychoanalysis in America.* Nova York: Grune & Stratton, 1953.

THOMPSON, CLARA — *Psychoanalysis-. Evolution and Development.* Nova York: Hermitage House, 1950.

CAPÍTULO 15 — Os Pioneiros da Psicanálise

ABRAHAM, K. — *Selected Papers on Psychoanalysis* (2 vols.). Traduzido para o inglês por D. Bryan e A. Strachey. Nova York: Basic Books, inc., 1957.

DE FOREST, ISETTE — *The Leaven of Love: A Development of the Psychoanalytic Technique of Sandor Ferenczi.* Nova York: Harper & Brothers, 1954.

FERENCZI, S. — *Final Contribution to the Problems and Methods of Psychoanalysis.* Editora M. Balint. Traduzido para o inglês por E. Mosbacher e outros. Nova York: Basic Books, Inc., 1955.

_____ — *Further Contributions to Theory and Technique of Psychoanalysis.* Editora J. Riekmann. Traduzido para o inglês por J. I. Sattie e outros. Nova York: Basic Books, Inc., 1952.

_____ — *Sex in Psychoanalysis: Contributions to Psychoanalysis.* Traduzido para o inglês por E. Jones. Nova York: Brunner, 1950.

_____ — *Thalassa: A Theory of Genitality.* Nova York: Psychoanalytic Quarterly, Inc., 1938.

_____ — E O. RANK — *The Development of Psychoanalysis.* Nova York: Nervous and Mental Diseases Publishing Co., 1925.

FREUD, S. — *Sandor Ferenczi,* necrológio, em "International Journal of Psycho-Analysis", vol. 14 (1933), pp. 298-299.

JONES, E. — *Essays in Applied Psychoanalysis,* vols. I e II. Londres: The Hogarth Press, 1951.

_____ — *Papers on Psychoanalysis.* Baltimore: Williams & Wilkins Co., 1950.

CAPÍTULO 16 — Os Dissidentes

ADLER, A. — *"Neurotic Constitution"* — Traduzido para o ingles por B. Glueck e J. Lind. Nova York; Moffat, Yard and Co., 1917.

——————— — *The Practice and Theory of Individual Psychology.* Traduzido para o inglês por P. Radin. Nova York: Humanities Press, 1951.

ALEXANDER, F. — Crítica de *The Development of Psychoanalysis,* de Otto Rank e Sandor Ferenczi, em "International Journal of Psycho-Analysis", vol. 6 (1927), p. 484.

BOTTOME, P. — *Alfred Adler: A Portrait from Life.* Nova York: Vanguard Press, 1957.

FERENCZI, S. — *Kritiken und Referate, C. G. Jung: Wandlungen und Symbole der Libido,* em "Internationale Zeitschrift für Artztl. Psychoanalysis", vol. I (1913), p. 391.

FREUD, S. — *The Defence Neuro-Psychoses,* em "Collected Papers", vol. I. Londres: The Hogarth Press, 1924.

——————— — *Further Remarks on the Defence Neuro-Psychoses,* em "Collected Papers", vol. I. Londres: Hogarth Press, 1924.

FROMM, E. — *An Evaluation of Jung's Memories, Dreams and Reflections,* em *"Scientific American",* setembro de 1963.

HALL, C. S., E G. LINDZEY — *Theories of Personality.* Londres: John Wiley & Sons, Inc., 1957.

JUNG, C. G. — *Collected Works* (13 vols.). Editora H. Read e outros. Traduzido para o inglês por R. F. C. Hull. Nova York: Pantheon Books, 1953-1964.

——————— — *Memories, Dreams, Reflections.* Traduzido para o inglês por Richard e Clara Winston. Nova York: Pantheon Books, 1963.

——————— — *Modern Man in Search of a Soul.* Nova York: Harcourt, Brace & Co., 1933.

KARPF, F. B. — *Psychology and Psychotherapy of Otto Rank.* Nova York: Philosophical Library, 1953.

LEWIS, A. — *Jung's Early Work,* em "Journal of Analytic Psychology", vol. 2 (1957), p. 119.

MULLAHY, P. — *Oedipus Myth and Complex, A Review of Psychoanalytic Theory.* Nova York: Hermitage Press, 1948.

MUNROE, RUTH L. — *Schools of Psychoanalytic Thought.* Nova York: The Dryden Press, 1955.

ORGLER, H. — *Alfred Adler: The Man and His Work.* Londres: C. W. Daniel, Co., Ltd., 1947.

PROGOFF, I. — *The Death and Rebirth or Psychology.* Nova York: Julian Press, Inc., 1956.

RANK, O. — *Art and Artist.* Traduzido para o inglês por Charles Francis Atkinson. Nova York: Alfred A. Knopf, 1932.

_____ — *Beyond Psychology.* Scranton, Pa.: Haddon Craftsmen, 1941.

_____ — *The Myth of the Birth of the Hero.* Traduzido para o inglês por F. Robbins e Smith E. Jelliffe. Nova York: Basic Books, Inc., 1952.

_____ — *Psychology and the Soul.* Traduzido para o inglês por William D. Turner. Filadélfia: University of Pensilvania Press, 1950.

_____ — *The Trauma of Birth.* Nova York: Basic Books, Inc., 1952.

_____ — *Will Therapy and Truth and Reality.* Nova York: Alfred A. Knopf, 1950.

RAYNEH, D. — *Adler and His Psychology — Seen Through His Early Memories,* em "Mental Health", vol. 16 (1957), p. 58.

SCHICK, A. — *The Cultural Background of Adler's and Freud's Work,* em "American Journal of Psychotherapy", vol. 18 (1964), p. 7.

SELESNICK, S. — *Alfred Adler e C. G. Jung,* em "Psychoanalysis Pioneers". Editoriado por F. Alexander, M. Grotjahn e S. Eisenstein. Nova York: Basic Books, Inc., no prelo.

_____ — *C. G. Jung's Contributions to Psychoanalysis,* cm "American-Journal of Psychiatry", vol. 120 (1963), p. 350.

THOMPSON, CLARA. — *Psychoanalysis: Evolution and Development.* Nova York: Hermitage House, 1950.

WALKER, N. — *A Short History of Psychotherapy in Theory and Practice.* Nova York: Noonday Press, 1957.

WAY, L. — *Adlers Place in Psychology.* Nova York: The Macmillan Co., 1950.

WHITE, R. — *Is Alfred Adler Alive Today,* em "Contemporary Psychology", vol. 2 (1957), p. 3.

CAPÍTULO 17 — Contribuições de Fora da Escola Psicanalítica

ABT, E. L., E L. BELLAK — *Propective Psychology.* Nova York: Alfred A. Knopf, 1950.

ANTHONY, E. J. — *The Significance of Jean Piaget for Child Psychiatry,* em "British Journal of Medical Psychology", vol. 29 (1956), p. 20.

BEERS, C. — *A Mind That Find Itself.* Nova York: Doubleday & Co., 1908.

BINET, A. — *Attention et Adaptation,* em "L'Année Psychologique", vol. 6 (1899), p. 268.

────────── — E V. HENRY — *La Psychologie individuette,* em "L'Année Psychologique", vol. 2 (1896), p. 411.

BLEULER, E. — *Dementia Praecox or the Group of Schizophrenias.* Traduzido para o inglês por J. Ziskin. Nova York: International Universities Press, 1950.

────────── — *Textzook of Psychiatry.* Traduzido para o inglês por A. A. Brill. Nova York: The Macmillan Co., 1924.

DIETHELM, O. — *Obituary of Adolph Meyer,* em "American Journal of Psychiatry", vol. 107 (1950), p. 78.

ELLENBERGER, H. — *The Life and Work of Hermann Rorschach (1884-1922),* em "Bulletin of the Menninger Clinic", vol. 18 (1954), p. 173.

FLAVELL, J. H. — *The Developmental Psychology of Jean Piaget".* Princeton, N. J.: D. Van Nostrand, Co., Inc., 1963.

FREEMAN, F. N. — *Mental Tests: Their History, Principles, and Aplications.* Boston: Houghton Mifflin, 1939.

HUNR, J. McV. — *Intelligence and Experience.* Nova York: Ronald Press Co., 1961.

LOWREY, L. — *Obituary of Adolph Meyer,* em "American Journal of Orthopsychiatry", vol. 20 (1950), p. 424.

MCKOWAN, ROBIN — *Pioneers in Mental Health.* Nova York: Dodd, Mead & Co., 1961.

MEYER, A. — *Collected Works of Adolph Meyer* (4 vols.). Editoriado por E. E. Winters. Baltimore: Johns Hopkins Press, 1950-1952.

────────── — *Psychobiology: A Science of Man.* Editado e traduzido para o inglês por E. E. Winters e A. M. Bowers. Springfield, 111: Charles C. Thomas, 1958.

MUNCIE, W. — *The Psychobiological Approach,* era "American Handbook of Psychiatry", vol. II. Editado por Silvano Arieti. Nova York: Basic Books, Inc., 1959.

Piaget, J. — *The Child's Conception of Physical Causality*, Littlefield, 1960.

—————— — *The Child's Conception of the World.* Londres: Humanities Press, 1951.

—————— — *The Growth and Logical Thinking from Childhood to Adolescence.* Nova York: Basic Books, Inc., 1958.

—————— — *The Language and Thought of the Child.* Londres: Humanities Press, 1959.

—————— — *Logic and Psychology,* Nova York: Basic Books, Inc., 1957.

—————— — *The Moral Judgement of the Child.* Nova York: The Free Press of Glencoe, 1948.

—————— — *Play, Dreams and Imitation in Childhood.* Nova York: W. W. Norton & Co., Inc., 1951.

Rapaport, D. — *Diagnostic Psychological Testing,* vol. II. Chicago: Year Book Medical Publishers, Inc., 1946.

Rorschach, H. — *Psychodiagnostics.* Editado por W. Morgenthaler. Traduzido para o inglês por Paul Lemkau e Bernard Kronenberg. Nova York: Grune & Stratton, 1949.

Rosenzweig, S., com a colaboração de Kate Kogan. — *Psychodiagnosis.* Nova York: Grune & Stratton, 1949.

Schafer, R. — *Psychoanalytic Interpretation in Rorschach Testing, Theory and Application.* Nova Pork: Grune & Stratton, 1964.

Terman, L. M., e M. A. Merrill — *Measuring Intelligence.* Boston: Houghton Mifflin, 1937.

Varon, Edith J. — *The Development of Alfred Binet's Psychology.* Princeton, N. J.: Psychological Review Company, 1935.

Wechsler, P. — *The Measurements of Adult Intelligence.* Baltimore: Williams & Wilkins Co., 1944.

Wolff, P. H. — *Developmental and Motivational Concepts in Piaget's Sensorimotor Theory of Intelligence,* em "Journal of the American Academy of Child Psychiatry", vol. 2, N.º 3 (abril de 1963).

—————— — *The Developmental Psychologies of Jean Piaget and Psychoanalysis,* em "Psychological Issues", vol. II, N.º 1, Monografia 5. Nova York: International Universities Press, Inc., 1960.

Zilboorg, G. — *Eugen Bleuler and Present Day Psychiatry,* em "American Journal of Psychiatry", vol. 114 (1957), p. 299.

CAPÍTULO 18 – O MÉTODO ORGÂNICO

Arieti, S. — *Interpretation of Schizophrenia*. Nova York: Robert Brunner, 1955.

Berger, F. M. — *Meprobamate: Its Pharmacological Properties and Clinical Uses*, em "International Record of Medicine and G. P. Clinics", vol. 169, N.° 4 (abril de 1956).

Cohen, S. — *The Beyond Within: The LSD Story*. Nova York: Atheneum, 1964.

———— — *Notes on the Hallucenogenic State*, em "International Record of Medicine", vol. 173 (1960), p. 380.

Freeman, W. — *Psychosurgery*, em "Handbook of Psychiatry", vol. II. Editado por S. Arieti. Nova York: Basic Books, Inc., 1959.

Harms, E. — *Origin and Early History of Electrotherapy and Electroshock*, em "American Journal of Psychiatry", vol. 12 (1955), p. 933.

Himmwich, H. E. — *Effect of Shock Treatment on the Brain*, em "The Biology of Mental Health and Disease". Milbank Memorial Fund Conference. Nova York: Paul B. Hoeber, 1952.

Hoch, P. — *Drugs and Psychotherapy*, em "American Journal of Psychiatry", vol. 116 (1959), p. 305.

Hollister, L. — *Drugs in Emotional Disorders, Past and Present*, em "Annals of Internal Medicine", vol. 51 (1955), p. 1.032.

Jackson, D. (compilação) — *The Etiology of Schizophrenia*, Nova York: Basic Books, Inc., 1960.

Kety, S. — *Biochemical Theories of Schizophrenia*, em "Science", vol. 129 (1959), pp. 1.528-32 (5 de junho), pp. 1.590-96 (12 de junho).

Kretschmer, E. — *Physique and Character*. Londres: Kegan Paul, 1925.

Morgan, C. T., e E. Steller — *Physiological Psychology*. Nova York: McGraw-Hill Book Company, 1950.

Rinkel, M., e H. Himwich — *Insulin Treatment of Psychiatry*. Nova York: Philosophical Library, 1959.

Sheldon, W. H. — *Varieties of Human Physique*. Nova York: Harper & Brothers, 1940.

Uhr, L. M., e J. G. Miller (editora) — *Drugs and Behavior*. Nova York: John Wiley & Sons, 1960.

Wikler, A. — *The Relation of Psychiatry to Pharmacology*. Baltimore: Williams and Wilkins Co., 1957.

Wortis, J. (compilação) — *Recent Advances in Biological Psychiatry*. Nova York: Grune & Stratton, 1960.

Wright, W. W. — *Results Obtained by the Intensive Use of Bromides in Functional Psychoses*, em "American Tournal of Psychiatry", vol. 5 (1926), p. 365.

CAPÍTULO 19 — Desenvolvimentos Psicológicos

Alexander, F. — *Fundamentals of Psychoanalysis*. Nova York: W. W. Norton & Co., Inc., 1948.

—————— — *The Psychoanalysis of the Total Personality,* Monograph Series N.° 52. Nova York: Nervous and Mental Disease Publishing Co., 1959.

—————— — *The Relation of Structure and Instinctual Conflicts,* em "Psychoanalytic Quarterly", vol. 2 (1933), p. 181.

—————— — *Three Fundamental Dynamic Principles of the Mental Apparatus and of the Behavior of Living Organisms,* em "Scope of Psychoanalysis". Nova York: Basic Books, Inc., 1961.

Arlow, J., e C. Brenner — *Psychoanalytic Concepts and the Structural Theory.* Nova York: International Universities Press, 1964.

Bandaha, A. — *Behavioristic Psychotherapy.* Nova York: Holt, Rinehart & Winston, Inc., 1963.

Benedek, Therese — *On the Organization of Psychic Energie: Instincts, Drives and Effects,* em "Mid-Century Psychiatry — An Overiew". Editado por R. Grinker. Springfield, 111: Charles C. Thomas, 1953.

Bibring, E. — *The Development and Problems of the Theory of the Instincts,* em "International Journal of Psycho-Analysis", vol. 22 (1941), p. 102.

Burton, A. (editora) — *Psychotherapy of the Psychoses.* Nova York: Basic Books, Inc., 1961.

Bychowski, G. — *Psychotherapy of Psychosis.* Nova York: Grune & Stratton, 1952.

—————— — e *J.* Despert — *Specialized Techniques in Psychotherapy.* Nova York: Basic Books, Inc., 1952.

Carson, I., e S. Selesnick — *Ego Strenghning Aspects of Supportive Psychotherapy,* em "American Journal of Psychotherapy", vol. 13 (1959), p. 298.

Deutsch, F. — *Applied Psychoanalysis.* Nova York: Grune & Stratton, 1949.

Diethelm, O. — *Treatment in Psuchiatru.* Springfield, 111.: Charles C. Thomas, 1950.

Dollard, J., L. W. Doob, N. E. Miller e R. R. Sears — *Frustration and Agression.* New Haven, Comn.: Yale University Press, 1939.

Miller, N. — *Personality and Psychotherapy.* Nova York: McGraw-Hill Book Company, 1950.

ERICKSON, E. — *Childhood and Society.* Nova York: W. W. Norton & Co., Inc., 1950.

FENICHEL, O. — *The Collected Papers of Otto Fenichel.* Nova York: W. W. Norton & Co., Inc., 1953.

FROMM-REICHMANN, FRIEDA — *Principles of Intensive Psychotherapy.* Chicago: The University of Chicago Press, 1950.

GANTT, W. H. — *The Origin and Development of Behavior Disordens in Dogs.* Nova York: Psychosomatic Monograph, 1952.

GLOVER, E. — *The Techniques of Psychoanalysis.* Nova York: International Universities Press, Inc., 1958.

HARTMANN, H., E. KRIS e R. M. LOWENSTEIN — *Comments on the Formation of Psychic Structure,* em "Psychoanalytic Study of Child", vol. II. Nova York: International Universities Press, 1946.

HULL, C. L. — *Conditioning: Outline of a Systematic Theory of Learning,* em "The Psychology of Learning". National Social Studies Education, 41.° anuário, 1952.

KNIGHT, R. P., E C. R. FRIEDMAN — *Psychoanalytic Psychiatry and Psychology.* Nova York: International Universities Press, Inc., 1954.

KOFKA, K. — *Principles of Cestalt Psychology.* Nova York: Harcourt, Brace & Co., 1935.

KOHLER, W. — *The Mentality of Apes.* Traduzido para o inglês por E. Winter. Nova York: Harcourt, Brace & Co., 1925.

LEWIN, K. — *Field Theory and Learning,* em "Psychology of Learning". National Social Studies Education, 41.° anuário, 1942.

LORAND, S. — *Techniques of Psychoanalytic Therapy.* Nova York: International Universities Press, 1946.

MASSERMAN, J. H. — *Behavior and Neuroses.* Nova York e Londres: Hafner Publishing Co., 1964.

_____ — *Dynamic Psychiatry,* Filadélfia e Londres: W. B. Saunders Co., 1955.

MENNINGER, K. — *Regulatory Devices of the Ego Under Major Stress,* em "International Journal of Psycho-Analysis", vol. 35 (1954), p. 1.

_____ — *Theory of Psychoanalytic Technique.* Nova York: Basic Books, Inc., 1958.

NUNBERG, H. — *Principles of Psychoanalysis.* Nora York: International Universities Press, 1955.

PAUL, L. (editora) — *Psychoanalytic Clinical Interpretation.* Nova York: The Free Press of Glencoe, 1963.

PAVLOV, I. P. — *Conditioned Reflexes.* Traduzido para o inglês por G. V. Anrep. Londres: Oxford University Press, 1927.

REICH, W. — *Character Analysis.* Nova York: Orgone Institute Press, 1949.

REDC, T. — *Listening with the Third Ear.* Nova York: Farrar, Straus & Co., 1949.

ROGERS, C. R. — *Client-Centered Therapy.* Boston: Houghton Mifflin, 1951.

ROSEN, J. M. — *Direct Analysis.* Nova York: W. W. Norton & Co., Inc., 1957. Grune & Stratton, 1953.

RUESCH, J. — *Disturbed Communication.* Nova York: W. W. Norton & Co., Inc., 1957.

SKINNER, B. F. — *The Behavior of Organisms.* Nova York: AppletonCentury-Crofts & Co., 1938.

SULLIVAN, C. — *Freud and Fairbairn: Two Theories of Ego Psychology.* Doylestown, Pa.: Doylestown Foundation, 1963.

SZASZ, T. — *On the Psychoanalytic Theory of Instincts,* em "Psychoanalytic Quarterly", vol. 21 (1952), p. 25.

—————— — *Pain and Pleasure: A Study of Bodily Feelings.* Nova York: Basic Books, Inc., 1957.

TOLMAN, E. C., B. F. RITCHIE E D. KALISH — *Studies in Spatial Learning: Response Learning vs. Place Learning by the Non-Correction Method,* em "Journal of Experimental Psychology", vol. 37 (1947), p. 285.

WERTHEIMER, M. — *Productive Thinking.* Nova York: Harper & Brothers, 1945.

WIENER, N. — *The Human Use of Human Beings.* Boston: Houghton Mifflin, 1954.

WOLBERG, L. — *The Technique of Psychotherapy.* Nova York: Grune & Stratton, 1954.

CAPÍTULO 20 — Psiquiatria Social

ACKERMAN, N. W. — *The Psychodynamics of Family Life.* Nova York: Basic Books, Inc., 1959.

AICHHORN, A. — *Wayward Youth.* Nova York: Viking Press, 1935.

ALEXANDER, F. — *The Neurotic Character,* em "International Journal of Psychoanalysis", vol. 9 (1930), p. 11.

_____ — e W. Healy — *Roots of Crime,* em "Psychoanalytic Studies". Nova York: Alfred A. Knopf, 1935.

Alexander, F. e H. Staub — *The Criminal, the Judge and the Public.* Nova York: The Free Press of Glencoe, 1956.

Allen C., e C. Berg — *The Problem of Homosexuality.* Nova York: Citadel Press, 1958.

Aring, S. D. — *Senility,* em "A. M. A. Archives of International Medicine", vol. 100 (outubro de 1957), p. 519.

Bach, C. — *Intensive Group Psychotherapy,* Nova York: Ronald Press, 1960.

Bell, N. W., e E. F. Vogel — *The Family.* Nova York: The Free Press of Glencoe, 1960.

Bieber, I., e outros — *Homosexuality.* Nova York: Basic Books, Inc., 1952.

Bowen, M. — A *Family Concept of Schizophrenia,* em "The Ethiology of Schizophrenia". Editado por Donald Jackson. Nova York: Basic Books, Inc., 1960.

Clausen, J. A., e R. N. Wilson (editora) — *Explorations in Social Psychiatry.* Nova York: Basic Books., Inc., 1957.

Cohen, A. — *Delinquent Boys: The Culture of the Gang.* Nova York: The Free Press of Glencoe, 1955.

Cony, D. W. — The Homosexual American: A Subjective Approach. Nova York: Castle Books, 1960.

Cowdry, E. V. — *Problems of Aging.* Baltimore: Williams & Wilkins Co., 1952.

Davidson, H. — *Forensic Psychiatry.* Nova York: Ronald Press, 1952.

De River, J. P. — *The Sexual Criminal: A Psychoanalytical Study.* Springfield, 111.: Charles C. Thomas, 1949.

Donnelly, J. — *Psychiatric Therapy in the Geriatric Patient,* em "Journal of the American Geriatrics Society", vol. 2 (1954), p. 655.

Douglas, W. O. — *Law and Psychiatry.* Nova York: William Alanson White Institute or Psychiatry, 1956.

Edelson, M. — Ego Psychology, Group Dynamics and the Therapeutic Community. Nova York: Grune & Stratton, 1964.

Eissler, K. (editora) — *Searchlights on Delinquency.* Nova York: International Universities Press, 1949.

Foulkes, S. H. — Introduction to Group Analytic Psychotherapy. Londres: Heinemann, 1948.

Frank, J. D. — *Group Therapy in the Mental Hospital,* Monograph Series N.° 1. Washington: Associação Psiquiátrica Americana, Serviço de Saúde Mental, 1955.

Greenleigh, L. — *Some Psychological Aspects of Aging,* em "Social Casework". Nova York: Associação de Serviço da Família da América, 1955.

—————— — *Timelessness and Restitution in Relation to Creativity and the Aging Process,* em "Journal of the American Geriatrics Society", vol. VIII, N.° 5 (1960).

Grotjahn, M. — *Psychoanalysis and the Family Neurosis.* Nova York: W. W. Norton & Co., Inc., 1960.

Guttmacheh, M. — *Sex Offenses: The Problem, Causes and Prevention.* Nova York: W. W. Norton & Co., Inc., 1951.

—————— — *e H. Weihofen Psychiatry and the Law.* Nova York: W. W. Norton & Co., Inc., 1952.

Kaplan, J. — *Mental Disorders in Later Life.* Stanford, Califórnia: Stanford University Press, 1956.

Klapman, J. W. — *Group Psychotherapy, Theory and Practice.* Nova York: Grune & Stratton, 1946.

Kruse, H. D. (editora) — *Alcoholism as a Medical Problem.* Nova York: Hoeber Division, Harper & Row, Publishers, Incorporated, 1956.

Lroz, E., e S. Fleck — *Schizophrenia, Human Integration, and the Role of the Family,* em "The Etiology of Schizophrenia". Editado por Donald Packson. Nova York: Basic Books, Inc., 1960.

Lorand, S., e M. Balint (editora) — *Perversions: Psychodynamics and*

Therapy. Nova York: Randon House, 1956.

Mobeno, J. L. — *Psychodrama,* em "American Handbook of Psychiatry", vol. II. Editado por Silvano Arieti. Nova York: Basic Books, Inc., vol. II, 1959.

Nyswander, M. — *The Drug Addict as a Patient.* Nova York: Grune & Stratton, 1956.

Overholseh, W. — *The Psychiatrist and the Law.* Nova York: Harcourt, Brace & Co., 1953.

Reek T. — *Gestandniszwang und Strafbediirfnis: Probleme der Psychoanalyse und der Kriminologie. Leipzig: Internationaler Psychoanalytischer, Verlag, 1925.*

Schmideberg, M. — *The Offender's Attitude Towards Punishment,* em "Journal of Criminal Law, Criminology and Police Science", vol. 51 (1960), p. 328.

Slavson, S. R. (editorial — *The Fields of Group Therapy.* Nova York: International Universities Press, 1947.

STERNS, A. W. — *Isaac Ray, Psychiatrist and Pioneers in Forensic Psychiatry,* em "American Journal of Psychiatry", vol. 101 (1945), p. 573.

THEWEIS, M. W. — *The Care of the Aged (Geriatrics)* St. Louis: Mosby, 1954.

THOMPSON, G. N. (editora) — *Alcoholism.* Springfield, 111: Charles C. Thomas, 1956.

WALLERSTEIN, R. S. — *Hospital Treatment of Alcoholism.* Nova York: Basic Books, Inc., 1957.

WEAKLAND, J. H. — *Double Bind Hypotheses of Schizophrenia and 3-Party Interaction,* eh "The Etiology of Schizophrenia". Editado por Donald Jackson. Nova York: Basic Books, Inc., 1960.

WIKLER, A. — *Opiate Addicition.* Springfield, 111.: Charles C. Thomas,

1953.

WYNNE, L. C., L. M. RYCXOFF, J. DAY E S. I. HIRSCH — *Pseudomutuality in the Family Relations of Schizophrenics,* em "Psychiatry", vol. 21 (1958), p. 205.

CAPÍTULO 21 — A Escola Culturalista e os Neofreudianos

ALEXANDER, F. — *Adventure and Security in a Changing World,* em "Medicine in a Changing Society". Editado por I. Galdston. Nova York: International Universities Press, 1957.

_____ — *The Age of Unreason: A Study of the Irrational Forces in Social Life.* Filadélfia: J. B. Lippincott Co., 1942.

_____ — *Psychoanalysis Revised,* em "Psychoanalytic Quarterly", vol. IX (1940). Também em "The Scope of Psychoanalysis", pp. 137-164. Nova York: Basic Books, Inc., 1961.

_____ — *Psychoanalysis and Social Disorganization,* em *"American Journal of Sociology",* vol. XLII, N.° 6 (1937). Também em "The Scope of Psychoanalysis", pp. 137-164. Nova York: Basic Books, Inc., 1961.

_____ — *Crítica de The Origin and Function of Culture, de Geza* Roheim, em "Psychoanalytic Review Quarterly", vol. 24 (1945), p. 3.

_____ — *The Western Mind in Transition. Nova York: Random House,* 1960.

BENEDICT, RUTH — *The Chrysanthemum and the Sword.* Boston: Houghton Mifflin, 1946.

_____ — *Patterns of Culture,* Boston: Houghton Mifflin, 1934.

BIRNBACH, M. — *Neo-Freudian Social Philosophy.* Stanford, Califórnia: Stanford University Press, 1961.

FROMM, E. — *The Art of Laving.* Nova York: Harper & Brothers, 1956.

_____ — *Escape from Freedom.* Nova York: Renehart & Co., 1941.

_____ — *The Sane Society.* Nova York: Rinehart & Co., 1955.

HORNEY, KAREN — *Self-Analysis.* Nova York: W. W. Norton & Co., Inc., 1942.

_____ — *Neurotic Personality of Our Time.* Nova York: W. W. Norton & Co., Inc., 1937.

_____ — *New Ways in Psychoanalysis.* Nova York: W. W. Norton & Co., 1939.

KARDINER, A. — *Adaptational Theory: The Cross Cultural Point of View,* em "Changing Concepts of Psychoanalystic Medicine", Editado por S. Rado e G. E. Daniels. Nova York: Grune & Stratton, Inc., 1956.

LINTON, R. — *The Concept of National Character, Personality and Political Crisis.* Editado por Alfred H. Stanton e Stewart E. Perry. Nova York: The Free Press of Glencoe, 1951.

MEAD MARGARET, e G. BATESON — *Balinese Character.* Nova York: Academia de Ciências de Nova York, 1942.

ROHEIM, G. — *The Origin and Function of Culture.* Nervous and Mental Diseases Monograph N.º 69, 1943.

_____ — *Psychoanalysis and Anthropology.* Nova York: International Universities Press, 1950.

SALZMAN, L. — *Developments in Psychoanalysis.* Nova York: Grune & Stratton, 1962.

SYLLIVAN, H. S. — *The Interpersonal Theory of Psychiatry.* Editado por Helen S. Perry e Mary L. Gawel. Nova York: W. W. Norton & Co., Inc., 1953.

CAPÍTULO 22 — Visões Filosóficas

BINSWANGER, L. — *Existential Analysis and Psychotherapy,* em "Progress in Psychotherapy", vol. I. Editado por Frieda Fromm-Reichmann e J. L.

Moreno. Nova York: Grune & Stratton, 1956.

Boss, MEDARD — *Desainanalysis and Psychotherapy,* em "Progress in Psychotherapy", vol. II. Editoriado por J. Masserman e J. L. Moreno. Nova York: Grune & Straton, 1957.

HEIDEGGER, M. — *Sein und Zeit.* Halle: Niemeyer, 1927.

KIERKEGGARD, S. — *The Concept of the Dread.* Traduzido para o inglês por Walter Lowrie. Princeton, N. J.: Princeton University Press, 1944.

MAY, R., E. ANGEL E H. ELLENBERGER — *Existence: A New Dimension in Psychiatry and Psychology.* Nova York: Basic Books, Inc., 1958.

RUIDENBERCK, H. (compilação) — *Psychoanalysis and Existential Philosophy.* Nova York: Dutton, 1962.

WATTS, A. — *The Way of Zen.* Nova York: Pantheon Books, 1957.

CAPÍTULO 23 — Desenvolvimento na Psiquiatria Infantil

AICHHORN, A. — *Yayward Youth.* Nova York: Viking Press, 1935.

ALLEN, F. — *Positive Aspects of Child Psychiatry.* Nova York: W. W. Norton & Co., Inc., 1963.

——————— — *Psychotherapy with Children.* Nova York: W. W. Norton & Co., Inc., 1942,

BENDER, LORETTA — *Child Psychiatric Techniques.* Springfield, 111.: Charles C. Thomas, 1952.

CAPLAN, G. — *Principles of Preventive Psychiatry.* Nova York: Basic Books, Inc., 1964.

CRUTCHER, ROBERTA — *Child Psychiatry, A History of Its Development,* em "Journal of Psychiatry", vol. 6 (1943), p. 191.

DEUTSCH, A. — *The Mentally III in America.* Nova York: Doubleday, Doran, 1937.

GERARD, M. — *Direct Treatment of the Child,* em "Orthopsychiatry 1923-1948: Retrospect and Prospect", pp. 498-499. Editado por L. Lowrey e V. Sloane. Nova York: Associação Americana de Ortopsiquiatria, Inc., 1948.

GLOVER, E. — *Examination of the Klein System of Child Psychology,* em "The Psychoanalytic Study of the Child", vol. I. Nova York: International Universities Press, 1945.

HARLOW, H. — *The Nature of Love,* em "American Psychologist", vol. 113 (1958), p. 677.

HESS, E. — *Imprinting in Animals,* em "Scientific American", vol. 198 (1958), p. 81.

KANNER, L. — *In Defense of Mothers,* 4.ª edição. Springfield, 111.: Charles C. Thomas, 1958.

KLEIN, MELANIE — *Psychoanalysis of Children.* Editado por Ernest Jones. Traduzido para o inglês por A. Strachey. International Psychoanalytic Library. Londres: The Hogarth Press, 1954.

―――――――― — *The Psychoanalytic Play Technique,* em "American Journal of Orthopsychiatry", vol. 25 (1955), p. 223.

LEVY, D. — *Use of Play Techniques as Experimental Procedure,* em "American Journal of Orthopsychiatry", vol. 3 (1933), p. 266.

LEWIN, B. — *.Child Psychiatry in the 1830s,* em "Psychoanalytic Study of the Child", vol. III-IV, p. 489, 1949.

LEWIE, N. (compilação) — *Modern Trends in Child Psychiatry.* Nova York: International Universities Press, 1945.

MOHR, G. — *August Aichhorn,* em "Psychoanalytic Pioneers". Editado por F. Alexander, M. Grotjahn e S. Eisenstein. Nova York: Basic Books, Inc., no prelo.

PASAMANICK, B., E H. KNOBLOCH — *Epidemiologic Studies on the Complications of Pregnancy and the Birth Process,* em "Prevention of Mental Disorders in Children: Initial Exploration". Editoriado por G. Caplan. Nova York: Basic Books, Inc., 1961.

REDL, F., E D. WINEMAN — *Children Who Hate.* Nova York: The Free Press of Glencoe, 1951.

―――――――― — *Controls from Within.* Nova York: The Free Press of Glencoe, 1952.

SCHRUT, A. — *Suicidal Adolescents and Children,* em "Journal of the American Medical Association", vol. 188 (1964), p. 1.103.

"WITMER, H. L. — *Psychiatric Interviews with Children.* Cambridge, Mass.: Harvard University Press, 1946.

CAPÍTULO 24 — O Método Psicossomático na Medicina

ALEXANDER, F. — *The Logic of Emotions and Its Dynamic Background,* em "International Journal of Psychoanalysis", vol. 16 (1955), p. 399.

―――――――― — *Preliminary Report on a Psychosomatic Study of Rheumatoid Arthritis* (com Adelaide Johnson e Louis B. Shapiro), em "Psychosomatic Medicine", vol. 9 (1947), p. 295.

ALKAN, L. — *Anatomische Organkrankheiten aus seelischer Ursache.* "Med., klin", vol. 27 (1931), p. 457.

BELLAK, L. (editora) — *Psychology of Physical Illness: Psychiatry Applied to Medicine, Surgery and the Specialties. Nova York: Grune & Stratton, 1952.*

BERGMANN, G. VON — *Ulcus duodeni und vegetatives Nervensystem,* em "Berliner Klinische Wchnschr.", vol. 50 (1913), p. 2.374.

DEMENT, W. — *The Effect of Dream Deprivation,* em "Science", vol. 131 (1960), p. 1.705.

_____ — E N. KLEITMAN — *Cyclic Variations in EEG During Sleep and Their Relation to Eye Movements, Bodily Motility, and Dreaming,* em "EEG Clin. Neurophysiology", vol. 6 (1957), p. 673.

_____ — *The Relation of Eye Movements During Sleep to Dream Activity: And Objective Method of the Study of Dreaming,* em "Journal of Experimental Psychology", vol. 53 (1957), p. 339.

DONIGER, M. E., E. D. WITTKOWER e outros — *Psychophysiological Studies in Thyroid Function,* em "Psychosomatic Medicine", vol. 18, N.º 4 (1956).

DUNBAR, FLANDERS — *Emotions and Bodily Changes.* Nova York: Columbia University Press, 1954.

ENGEL, G. L. — *Studies of Ulcerative Colitis.* I: "Clinical Data Bearing on the Nature of the Somatic Process", em "Psychosomatic Medicine", vol. 16 (1954), p. 496.

_____ — *Studies of Ulcerative Colitis.* II: "The Nature of the Somatic Processes and the Adequacy of Psychosomatic Hypotheses", em "American Journal of Medicine", vol. 16 (1954), p. 416.

_____ — *Studies of Ulcerative Colitis.* III: "The Nature of the Psychologic Processes", em "American Journal of Medicine", vol. 19 (1955), p. 231.

_____ — *Studies of Ulcerative Colitis.* IV: "The Significance of Headaches", em "Psychosomatic Medicine", vol. 18 (1956), p. 234.

_____ — F. Reichsman e H. L. Segal — A *Study of the Infant with a Gastric Fistula",* em "Psychosomatic Medicine", vol. 18 (1956), p. 374.

FAHRENKAMP, K. — "Die Psychophysischen Wechselwirkungen bei den Hypertonie-Erkrankungen". Stuttgart: Hyppokrates Verlag, 1926.

FISHER, D., E W. C. DEMENT — *The Utilization of Psychoanalytic Method of Theory in Psychiatric Research: Studies on the Psychopathology of Sleep and Dreams,* apresentado em reunião conjunta das associações Psiquiátrica Americana e Psicanalitioa Americana, em Toronto, Canadá, maio de 1962.

GRINKER, R. — *Anxiety and Stress.* Nova York: McGraw-Hill Book Company, 1955.

HALLIDAY, J. L. — *Concept of a Psychosomatic Affection,* em "Lancet", vol. 2 (1943), p. 692.

HAM, G., F. ALEXANDER E H. G. CARMICHAEL — A *Psychosomatic Theory of Thyrotoxicosis,* em "Psychosomatic Medicine", vol. 13 (1951), p. 18.

HEYEH, G. R. — *Das Korperlich-Seelische Zusammenwirken in den Lebensvorgaangen*, Munique: J. F. Bergman, 1925.

HOLMES, T. H., T. THEUTING E H. G. WOLFF — *Life Situations, Emotions and Nasal Disease: Evidence of Summative Effects Exhibited em Patients with Hay Fever*, em "Psychosomatic Medicine", vol. 13 (1951), p. 71.

MOHR, F. — *Psychophysiche Behandlungsmethoden*. Leipzig: Hirzel, 1925.

SELESNICK, S. T. — *Separation Anxiety and Asthmatic Attacks Related to Shifts in Object Cathexes*, em "The Asthmatic Child". Compilado por H. Schneer. Nova York: Hoezer Division, Harper & Row, Publishers, Incorporated, 1963.

_____ — E Z. SPERBER — *"The Problem of the Eczema-Asthma Complex: A Developmental Approach*, em "Psychoanalysis and Current Biological Thought". Editado jor N. Greenfield e W Lewis. Madison, Wis.: University of Wisconsin Press, 1965.

SELESNICK, S. T., D. B. FRIEDMAN E BERNICE AUGENBRAUN — *"Psychological Management of Childhood Asthma"*, em "California Medicine", vol. 100 (1964), p. 406.

SPERLING, M. — *Psychoanalytic Study of Ulcerative Colitis in Children*, em "Psychoanalytic Quarterly", vol. 15 (1946), p. 302.

WEISS, EDOARDO — *Psychoanalyse eines Falles* von *Nervoesem Asthma*, em "Interna. Zeitschrift für Psychoanal.", vol. 8 (1922), p. 440.

_____ — E D. S. ENGLISH — *Psychosomatic Medicine*. Londres: W. B. Saunders, 1957.

WEIZACKER, V. VON — *Fälle und Probleme*. Stuttgart: Ferdinand Enke Verlag, 1886.

_____ — *Der Kranke Mench*. Stuttgart: K. F. Koehler Verlag, 1951.

WEST, L. J., H. H. JANSZEN, B. K. LESTER E F. S. CORNELISOON JR. — *The Psychosis of Sleep Deprivation*, em "Annals of the New York Academy of Sciences", vol. 96 (1962), p. 66.

WESTPHAL, K. — *Untersuchungen zur Frage der Nervoesen Entstehung Peptischer Ulcera*, em "Deutsches Archiv. Klin. Med.", vol. 114 (1914), p. 327.

APÊNDICE C. — A Organização de Ensino, Prática e Pesquisa Psicanalíticas e Psiquiátricas

ALEXANDER, F. — *Psychoanalysis and Psychotherapy*. Londres: George Allen & Unwin, Ltd., 1957.

BLAIN, D. — *The Organization of Psychiatry in the United States,* em "Handbook of Psychiatry", vol. II. Editado por S. Arieti. Nova York: Basic Books, Inc., 1959.

LEVIN, M. — *The Impact of Psychoanalysis on Training in Psychiatry,* em "Twenty Years of Psychoanalysis". Editado por F. Alexander e H. Ross. Nova York: V. W. Norton & Co., Inc., 1953.

——————— — E H. LEDEHER — *Teaching of Psychiatry in Medical Schools,* em "Handbook of Psychiatry", vol. II. Editoriado por S. Arieti. Nova York: Basic Books, Inc., 1959.

MENNINGER, K. — *The Contributions of Psychoanalysis to American Psychiatry,* em "A Psychiatrist's World", Editado por B. H. Hall. Nova York: Viking Press, 1959.

WHITEHORN, J. (editora) — *The Psychiatrist, His Training and Development.* Washington: Associação Psiquiátrica Americana, 1953.